JN300069

STANDARD TEXTBOOK OF PSYCHOSOMATIC MEDICINE

心身医学
標準テキスト

第3版

編集

久保　千春
九州大学総長

執筆（執筆順）

久保　千春
九州大学総長

中川　哲也
九州大学名誉教授

池見酉次郎
元九州大学名誉教授

石川　俊男
国立国際医療センター国府台病院心療内科部長

田中　正敏
久留米大学名誉教授

粟生　修司
九州工業大学大学院教授・脳情報専攻

須藤　信行
九州大学大学院教授・心身医学

東　　豊
神戸松蔭女子学院大学教授

夏目　高明
夏目心療クリニック院長

小牧　　元
国立精神・神経センター精神保健研究所
心身医学研究部長

有村　達之
九州大学大学院心身医学

日高三喜夫
久留米大学准教授・文学部心理学科

菅原　英世
すがはら天神クリニック院長

野村　幸伸
協生会品川病院内科部長

稲光　哲明
福岡歯科大学教授・心療内科

中井　吉英
関西医科大学名誉教授

十川　　博
九州中央病院心療内科・アレルギー科部長

金光　芳郎
九州大学病院心療内科

野崎　剛弘
九州大学非常勤講師・心療内科

瀧井　正人
九州大学病院心療内科講師

細井　昌子
九州大学病院心療内科

芳賀　彰子
九州大学大学院・医学研究院心身医学

河合　啓介
九州大学病院心療内科講師

石橋慎一郎
鞍手クリニック院長

福永　幹彦
関西医科大学教授・心療内科学

郷久　鉞二
朋佑会札幌産科婦人科理事長

大島　　彰
国立病院機構九州がんセンター
サイコオンコロジー科医長

永田　頌史
産業医科大学大学院教授・精神保健学

吾郷　晋浩
吉備国際大学大学院客員教授・臨床心理学研究科

中野　重行
大分大学教授・創薬育薬医学

小手川　勤
大分大学准教授・臨床薬理学

新里　里春
琉球大学理事・副学長

松岡　洋一
岡山大学教授・学生支援センター長

杉田　峰康
福岡県立大学名誉教授

松原　秀樹
日本赤十字広島看護大学教授・専門基礎

青木　宏之
門司田野浦病院副院長

松木　邦裕
京都大学大学院教授・教育学

早川　　洋
北九州市立医療センター心療内科主任部長

児島　達美
長崎純心大学教授・人間心理学

三島　徳雄
池見記念心療内科クリニック院長

荒木登茂子
九州大学大学院教授・医療経営・管理学

金沢　文高
まつお内科クリニック副院長

黒川　順夫
黒川内科院長

吉原　一文
九州大学病院心療内科

岡　　孝和
九州大学大学院准教授・心身医学

富岡　光直
九州大学病院心療内科臨床心理士

森　　睦子
九州大学病院副看護師長

医学書院

心身医学標準テキスト
発　行　1996年　3月15日　第1版第1刷
　　　　1999年　7月　1日　第1版第3刷
　　　　2002年　7月15日　第2版第1刷
　　　　2006年　1月15日　第2版第3刷
　　　　2009年10月　1日　第3版第1刷©
　　　　2016年　4月15日　第3版第3刷
編　者　久保千春（くぼちはる）
発行者　株式会社　医学書院
　　　　代表取締役　金原　優
　　　　〒113-8719　東京都文京区本郷1-28-23
　　　　電話　03-3817-5600(社内案内)
印刷・製本　真興社

ISBN978-4-260-00443-5

第 3 版序

医学の進歩や変化は急速であり，それにあわせて改訂する必要に迫られ，このたび，「心身医学標準テキスト」を 7 年ぶりに大幅に改訂し，第 3 版を出版することになった。本書は，心身医学総論，基礎，検査，心身症各論，心身医学的治療法について幅広く全体を網羅している。今回の改訂では近年の心身医学の進歩を取り入れ，大変充実した内容となっている。執筆者は，今回も九州大学心療内科のスタッフと教室出身の方々が中心である。

1959 年に精神身体医学会が設立され，1961 年に精神身体医学教室が日本で最初に九州大学に創設され，本年 50 周年記念式典を開催した。その創立 50 周年に本書を新しく改訂して出版できることは喜ばしいことである。

21 世紀に増加する病気としては，生活習慣病，老年病，ストレス病がある。これらの病気の診療には，生理・心理・社会的側面から総合的に診ていく心身医学が必要と思われる。本書はそのような日常診療に役立つ内容となっている。心身医学を専門とする人のみならず，プライマリケア，リハビリテーション，緩和医療，老年医学などの日常診療，および学生の教育，さらには今後の研究などに利用していただければ幸いである。

本書の出版にあたっては執筆者各位，医学書院の方に大変お世話になりました。感謝申し上げます。

2009 年 8 月

久保千春

第 2 版序

医学の進歩や変化は急速であり，それにあわせて改訂する必要に迫られ，このたび，『心身医学標準テキスト』を 6 年ぶりに改訂することになった。本書は，心身医学総論，基礎，検査，心身症各論，心身医学的治療法について幅広く全体を網羅している。今回の改訂では近年の心身医学の進歩を取り入れ，大変充実した内容となっている。執筆者は，今回も九州大学心療内科のスタッフと教室出身の方々が中心である。

21 世紀に増加する病気としては，生活習慣病，老年病，ストレス病である。これらの病気の診療には，生理・心理・社会的側面から総合的に診ていく心身医学が必要と思われる。本書はそのような日常診療に役立つ内容となっている。心身医学を専門とする人のみならず，プライマリケア，リハビリテーション，緩和医療，老年医学などの日常診療，および学生の教育，さらには今後の研究などに利用していただければ幸いである。

1961 年に日本で最初に精神身体医学教室が九州大学に創設され，本年 40 周年記念を迎えることになった。ちょうどその創立 40 周年に本書を新しく改訂して出版できることは喜ばしいことである。初代教授の池見西次郎先生は 3 年前に亡くなられたが，初版 I 章の 3 項の先生のお原稿は，今版では I 章の 2 項としてそのまま残させていただいた。

本書の出版にあたっては執筆者各位，医学書院の方に大変お世話になりました。感謝申し上げます。

2002 年 7 月

久保千春

初版序

1960年に日本精神身体医学会が発足し，翌年の1961年に日本で最初に精神身体医学研究施設が九州大学医学部に設立された。1963年には臨床講座となり診療科名として心療内科が誕生した。そして，心身医学を勉強するために全国から多くの人が集まってきた。そこで九州大学心療内科における教育研修のために心身医学・心療内科オリエンテーション・レクチュアの本が1968年に発刊された。その本は，九州大学心療内科教室に入局してきた研修医，臨床心理士およびナースなどを対象として心身医学の概要や，心身医学的な診療の基本を理解してもらうために書かれた入門書であった。また，九州大学医学部における学生教育にも活用されたり，一般の臨床の先生方にも広く利用されてきた。改訂を重ね第5版までになっていた。しかし，自費出版の形で出版されており，一般の書店では手に入れることができなかった。以前より各方面から一般の書店でも手に入るようにしてほしいとの要望があった。そこで，今回，医学書院のご協力により，内容も全面的に改訂し，題名を『心身医学標準テキスト』として出版することとなった。

本書の執筆者は，現在の九州大学心療内科教室のスタッフを中心にして，教室出身の方である。いずれも心身医学の診療や研究を長年続けてこられた専門家である。本書は最新の知見も取り入れられており，たいへん充実した内容になっている。心身医学の教育や日常診療，さらに今後の研究に必ず役立つものと思われる。多くの方に利用していただければ幸いである。

最後に，本書の出版にあたって多大の御尽力を賜った分担執筆者および医学書院の各位に感謝する次第である。

1996年3月

久保千春

目次

Ⅳ 心身症各論

V 心身医学的治療法

I

心身医学総論

1　心身医学とは

心身医学は心身相関のメカニズムの研究および心身症の病態解明が中心である。心身相関については20世紀前後からフロイト Freud S の精神分析，パブロフ Pavlov IP の条件反射，キャノン Cannon WB の緊急反応，セリエ Selye H のストレス学説などの有名な臨床的，基礎的研究がなされている。これらの研究は現在，脳生理学や精神生理学などの進歩によって科学的にそのメカニズムが解明されつつある。

A　心身症とは

心身症とは，「身体疾患のなかで，その発症や経過に心理社会的因子が密接に関与し，器質的ないし機能的障害が認められる病態をいう。ただし神経症やうつ病など，他の精神障害に伴う身体症状は除外する」（日本心身医学会，1991）と定義されている[1)]。心身症は独立した疾患単位ではなく，各診療科や各器官における疾患のなかで上記の条件にあてはまるものである。すなわち心身症は，疾患名ではなく病態名である。心身症としては表I-1のようなものがあり，病名を記載するにあたっては，例えば，気管支喘息（心身症）としている。この中で過換気症候群，過敏性腸症候群などの機能性疾患，消化性潰瘍，気管支喘息，緊張型頭痛，神経性食欲不振症などの心身相関のはっきりした身体疾患が主な心身症である。

B　分類

心身症に対しては，これまで積み重ねてきた臨床経験から次のように3つのカテゴリーに分類される[2)]。ただし，これら3つのカテゴリーは相互に無関係ではなく，しばしば依存し，相互に関連し合っている。

表I-1　心療内科でよく診る心身症

1. 呼吸器系	気管支喘息，過換気症候群，神経性咳嗽，喉頭痙攣など
2. 循環器系	本態性高血圧症，本態性低血圧症，起立性低血圧症，一部の不整脈など
3. 消化器系	胃・十二指腸潰瘍，急性胃粘膜病変，慢性胃炎，機能性ディスペプシア，過敏性腸症候群，潰瘍性大腸炎，胆道ジスキネジー，慢性膵炎，心因性嘔吐，びまん性食道痙攣，食道アカラシア，呑気症など
4. 内分泌・代謝系	神経性食欲不振症，過食症，pseudo-Bartter症候群，愛情遮断性小人症，甲状腺機能亢進症，心因性多飲症，単純性肥満症，糖尿病など
5. 神経・筋肉系	緊張型頭痛，片頭痛，慢性疼痛，書痙，痙性斜頸，自律神経失調症など
6. その他	関節リウマチ，線維筋痛症，腰痛症，外傷性頸部症候群，更年期障害，慢性蕁麻疹，アトピー性皮膚炎，円形脱毛症，Ménière症候群，顎関節症など

1）ストレスにより身体疾患が発症，再燃，悪化，持続する群（狭義の心身症）

心理社会的ストレスが身体疾患の悪化因子あるいは発症因子の1つとなっている場合である。この場合，生活上のライフイベントの変化（出産，結婚，離婚，転居，就職，転職，進学，近親者の病気や死など）や日常生活のストレス（家庭，職場，学校での対人関係の問題，慢性の勉学，仕事の負担など）が疾患の発症や再燃に先行してみられる。また心理状態（不安，緊張，怒り，抑うつなど）と症状の増減との間に密接な相関が認められる。

表Ⅰ-2　心身症に相当するDSM-IV-TRの記載

一般身体疾患に影響を与えている心理的要因 psychological factors affecting medical condition
…［一般身体疾患を示すこと］…に影響を与えている［特定の心理的要因］
…［Specified Psychological Factor］Affecting
…［Indicate the General Medical Condition］

A．一般身体疾患（第Ⅲ軸にコード番号をつけて記録されている）が存在している。
B．心理的要因が，以下のうち１つの形で一般身体疾患に好ましくない影響を与えている．
(1) その要因が一般身体疾患の経過に影響を与えており，その心理的要因と一般身体疾患の発現，悪化，または回復の遅れとの間に密接な時間的関連があることで示されている。
(2) その要因が一般身体疾患の治療を妨げている。
(3) その要因が，その人の健康にさらに危険を生じさせている。
(4) ストレス関連性の生理学的反応が，一般身体疾患の症状を誘発したり悪化させたりしている。

▶心理的要因の内容に基づいて名称を選ぶこと（2つ以上の要因が存在している場合には，最も顕著なものを示すこと）
…［一般身体疾患を示すこと］…に影響を与えている精神疾患（例：心筋梗塞からの回復を遅らせている大うつ病性障害のようなⅠ軸障害）
…［一般身体疾患を示すこと］…に影響を与えている心理的症状（例：手術からの回復を遅らせている抑うつ症状，喘息を悪化させている不安）
…［一般身体疾患を示すこと］…に影響を与えているパーソナリティ傾向または対処様式（例：手術の必要性に対する癌患者の病的否認；心血管系疾患に関与している敵対的，心迫的行動）
…［一般身体疾患を示すこと］…に影響を与えている不適切な保健行動（例：食べすぎ，運動不足，危険な性行為）
…［一般身体疾患を示すこと］…に影響を与えているストレス関連生理学反応（例：潰瘍，高血圧，不整脈，または緊張性頭痛のストレスによる悪化）
…［一般身体疾患を示すこと］…に影響を与えている，他のまたは特定不能の心理的要因（例：対人関係的，文化的，または宗教的要因）

2) 身体疾患に起因する不適応を引き起こしている群

身体疾患の中でも特に，気管支喘息，アトピー性皮膚炎，関節リウマチ，クローン病，エイズ，悪性腫瘍などの慢性疾患では，慢性再発性に経過し改善の見通しが立ちにくいことが少なくなく，しばしば治療にかかる肉体的，精神的，時間的，経済的負担が大きい。それらによって，患者に著しい心理的苦痛や社会的，職業的機能の障害が生じ，心身医学的な治療の対象となる場合がある。症状として，睡眠障害，対人関係障害，社会的状況の回避や引きこもり，学業や仕事の業績の低下，抑うつ気分，不安などがみられる。

3) 身体疾患の治療・管理への不適応を引き起こしている群

心理社会的要因によって医師の処方や指導の遵守不良などが引き起こされ，身体疾患に対する適切な治療や管理を行うことが妨げられ，治療や経過に著しい影響を与えている。症状として，ステロイド治療をはじめとした薬物や処置に対する不合理な不安・恐怖，症状のコントロールに対しての無力感，医療あるいは医療従事者に対する強い不信感などを認める。

C　DSM-IVおよびICD-10における心身症

多軸評定を用いるDSM-IV-TR[3)]では，心身症は，第1軸にpsychological factors affecting med-ical condition（身体疾患に影響を与えている心理的要因）を，第3軸には身体疾患や身体症状を記載することになっている。さらに，身体疾患に影響を与えている心理的要因の関与の仕方が詳細に規定されている（表Ⅰ-2）。

ICD-10では，心身症に相当する個所は，“behavioural syndromes associated with physiological disturbances and physical factors（生理的障害および身体的要因に関連した行動症候群）”，という項目（F5）の中における，摂食障害

(F50)，性機能不全 (F52)，他に分類される障害あるいは疾患に関連した心理的および行動的要因 (F54) などであり，(F54) の例として，喘息，皮膚炎と湿疹，胃潰瘍，粘液性大腸炎，潰瘍性大腸炎，蕁麻疹などがあげられている。その際，身体的障害はその疾患に応じてそれぞれ別の該当コードを併記することになっている（例：喘息ではF54-J45，胃潰瘍ではF54-K25，蕁麻疹ではF54-L50など)。その他，neurotic, stress-related and somatoform disorders（神経症性障害，ストレス関連障害および身体表現性障害）の項目 (F4) では，「身体表現性自律神経機能不全」(F45.3) があり，本邦で汎用されてきた「自律神経失調症」に相当する。

＜文献＞

1) 日本心身医学会教育研修委員会編：心身医学の新しい治療指針，心身医学 31：540-542，1991
2) 小牧　元，久保千春，福土　審編：心身症診断・治療ガイドライン 2006．協和企画，東京，2006
3) 髙橋三郎，大野　裕，染矢俊幸訳：DSM-IV-TR 精神疾患の分類と診断の手引．医学書院，東京，2002
4) 久保千春，中井吉英，野添新一編：現代心療内科学．永井書店，大阪，2003

2 心身医学の歴史

心身医学 psychosomatic medicine という言葉と関連して，psychosomatisch（psychosomatic）という表現を最初に用いたのは，ドイツの精神科医ハインロート Heinroth J で，1818 年睡眠障害についての論文の中であるといわれている。

しかし心身医学の基本的なテーマである心身相関の現象や，病人に対する全体的な見方の必要性は，すでに古代ギリシャの医学，哲学の先達が指摘している。すなわち，ソクラテス Socrates，プラトン Plato，アリストテレス Aristotle は，心身の統一体としての人間存在の重要性を説き，医学の祖といわれるヒポクラテス Hippocrates は，医師としての心構えや，医師・患者関係，養生法（生活指導）などについて注意を促している。また東洋の医学は，本来心身一如の立場から全体的，統合的に病気をみようとする傾向が強かった。

その後西洋医学が，中世の暗黒時代といわれる長い年代にわたる宗教的，神秘主義的な傾向から抜け出て，近代医学としての形態が整うようになったのは，ルネッサンス以降の自然科学の成立とその医学への導入によるもので，特にウィルヒョウ Virchow R の唱えた細胞病理学やパスツール Pasteur L，コッホ Koch R らによる細菌学の進歩に負うところが大きい。

このような医学の流れに伴い，一時はすべての病気が器質的な身体病変が原因となって生ずるものとみなされるに至った。そのような状況の中で，現代の心身医学が誕生し，科学的にその正当性が認められ，学問的な基盤が形成されるようになったのは，20 世紀に入る前後からで，なかんずく精神分析の創始者であるフロイト Freud S（1856～1939），緊急反応で知られるキャノン Cannon WB（1871～1945），および条件反射で有名なパブロフ Pavlov IP（1849～1936）ら 3 人の偉大な先駆者たちの研究成果[1]によるところが大きい。その後，多くの研究者たちの努力と臨床経験の積み重ねによって今日の心身医学の発展がもたらされた。さらに，現代の複雑な社会機構に由来するストレス障害の増加などもあって，心身医学への関心が次第に高まりつつある。そこで現代心身医学の成立背景をなす諸要因を整理し考察してみたい。

A 現代心身医学の成立背景[2]

第 1 に，複雑で，微妙な人間の心理や行動を理解する手がかりが得られるようになったことがある。例えば，Freud による精神分析理論や力動精神医学，あるいは学習理論，行動心理学などがあげられる。

第 2 に，脳科学，精神生理学などの進歩に伴う，心身相関の実証的，科学的な研究成果によるところが大きい。具体的には，Cannon の緊急反応やホメオスターシス homeostasis の概念，セリエ Selye H のストレス学説，Pavlov の条件反射学説，スキナー Skinner BF のオペラント条件づけ理論などがあげられる。最近は特に心の座である脳の働きを解明しようとする脳科学や脳を中心とする精神神経内分泌学 psychoneuroendocrinology，精神神経免疫学 psychoneuroimmunology といった分野での研究の進歩により，心身相関についての新しい知見が得られつつあり，今後の発展が期待される。

第 3 に，従来の専門的に細分化された身体医学は，それなりに今日の医学の発展と患者への恩恵をもたらした反面，ともすれば身体偏重，臓器中心に傾き，人間不在の傾向をも生ずるに至った。心身医学は，このような従来の医学，医療のあり方に対する批判や反省のもとに，臨床医学の原点に立ち戻って，心身両面からの統合的な病状の理解と，病気よりも病人を中心とした全人的医療のあり方を目ざすものである。

第4に，時代の変遷に伴って疾病構造も大きく変化しつつある。すなわち，病原体の発見，抗生物質の出現，生活環境の改善などにより，伝染病や感染症による発症や死亡率が減少し，代わりに生活習慣病（成人病），老年病，慢性病が増加しつつある。いわゆる成人病は，長年月にわたる生活習慣やライフスタイルの歪みが大きく関与しており，慢性病患者の診療には心理社会面への配慮が不可欠である。また平均寿命の延長は高齢化社会を招き，保健，医療，福祉のあり方，ターミナルケアなど，この領域でも心身医学上の課題が多い。さらには現代のストレス社会において，ストレス関連障害が増加しつつあり，この点からも心身医学的な対応が求められている。

B　心身医学の歴史と発展 [2〜4]

心身医学の歴史と発展の跡を振り返ってみると，およそ3つの時期に分けられる。第1の時期は，精神分析の立場から，不安神経症や転換ヒステリーなど，神経症についての心身相関の研究とそれに基ずく診療がなされた時期である。第2の時期は，消化性潰瘍，気管支喘息，筋収縮性頭痛など，その発症や経過に心理社会的因子が密接に関連している身体疾患，いわゆる心身症が研究や診療の対象となった時期である。しかし，心身医学が本来目ざす理念から，心身医学の対象は神経症や心身症といった特定の疾患に限定されるべきでないという主張のもとに，現在は第3の時期ともいえる，臨床各科の疾患一般について，心身両面から総合的，統合的に病状をとらえ，全人的な医療を行う方向に進展しつつある。

すなわち，心身医学は神経症学から出発し，心身症学を経て，総合医学，全人的医療へと発展しつつある。「臨床医学の基本としての心身医学」「総合医療体系の基幹としての心身医学」という表現も，このような動向を反映してのものといえよう。

このような心身医学の概念や枠組みに関するとらえ方の進歩に伴つて，医学・医療モデルに対する考え方も変わりつつある。従来の医学・医療が病気中心の生物医学的モデル biomedical model に立脚していたのに対して，これからの医学，医療は患者中心に，人間を身体的，心理的，社会的存在ととらえようとする biopsychosocial medical model（Engel GL 1977）[5] に転換すべきであるという主張がなされている。またこれまでの心身医学は，ややもすると心因論的，因果論的な病状の見方が強かったが，今日の心身医学は，身体面，心理面，社会面における多因子的，相互作用的なかかわり合いの中で病態を理解していこうとする傾向にある。

さらに最近は，CT，MRI，臓器移植，体外授精，遺伝子操作，再生医療など高度の医療技術の進歩に伴い，医療における生命倫理や患者の主体性，意思と選択，quality of life（QOL）なども重視した biopsychosocioethical アプローチ，人生に対する姿勢，生きる意味や価値など実存的な視点にも配慮した biopsychosocioexistential アプローチ，あるいは人間の健康と関係が深い生態系の保全まで考慮に入れた biopsychosocioecological アプローチが，心身医学，全人的医療のあるべき姿とされている。

なお近年，医学，医療の中では，特に客観的，普遍的，実証的な「科学的根拠に基づく医学，医療」evidence-based medicine（EBM）が強調されている。臨床の場で，このような EBM によるアプローチが重要なことはいうまでもないが，同時に医師は患者との対話によって，個々の患者が抱える悩み，苦しみなどの主観的な体験，ないしは生活史的な「人生の物語り」（narrative）にも関心を持ち，その問題解決を援助する narrative-based medicine（NBM）への配慮も求められる。古くから，Medicine is an art based on medical science（Osler W）といわれるように，医学，医療は単なる自然科学とは異なり，病気や障害に悩み苦しむ人間を対象にしている。したがって，医科学としての EBM とアートとしての NBM は相補的な関係にあるといえよう。一般臨床医，特に心身医療に携わる者は，個々の患者の病状や実情に即してこの EBM と NBM を上手に組み合わせて診療を行うことが望ましい。

C 諸外国およびわが国における心身医学の歴史

1. 米国[6~8)]

米国における初期の心身医学は，Freud の後継者たちによる精神分析と，Cannon をはじめとする精神生理学的な研究が中心であった。すなわち，1935 年にダンバー Dunbar F は，それまでの心身相関に関する膨大な文献を整理して，“Emotions and Bodily Changes”という一冊の本にまとめ，この方面の研究者たちに大きな貢献をした。そして 1939 年に彼女が編集者となって“Psychosomatic Medicine”という雑誌が発刊された。1944 年には精神分析医や，精神生理など基礎系研究者が中心となって，American Psychosomatic Society という学会が結成された。また 1943 年には，内科医であるワイス Weiss E と精神科医イングリッシュ English OS の共著による“Psychosomatic Medicine”という教科書が，また 1950 年に精神分析学者アレキサンダー Alexander F による同名の著書が出版され，心身医学の啓蒙と普及に寄与した。

一方，精神生理の立場から，Cannon は，動物が外敵に襲われ，戦うか逃げるかといった緊急事態に陥った時，交感神経系の興奮と副腎髄質からのアドレナリン分泌を中心とする全身反応が生ずることを明らかにし，これを緊急反応 emergency reaction (1929) と名づけた。またウォルフ Wolff HG らは，トムという胃瘻をもった男を対象に，彼が日常生活の中で経験するさまざまな感情が，胃の分泌，運動，血流に大きな影響を及ぼすことを明らかにして，これを“Human Gastric Function”(1943) という本にまとめて出版している。

ところで 1930～1940 年代における，主として特定の心身症を対象とした，精神分析理論に基づく臨床的研究は次第にその限界が明らかとなり，その結果として，初期の臨床的観察から基礎的研究へ，また精神分析学から実験心理学へと学問的な関心が次第に移行するようになった。このような学会主流の動きに対して批判的で，心身医学はもっと臨床的アプローチとその実践を重視すべきであるという趣旨のもとに，ドルフマン Dorfman W らが中心となり，臨床家向けの Academy of Psychosomatic Medicine という学会が誕生し，1960 年にその機関誌“Psychosomatics”が刊行されるに至った。

その後，シフネオス Sifneos PE ら (1973) は，心身症患者が神経症患者と比べて，内的な感情への気づきに乏しくその言語化が制約される傾向を見いだし，これをアレキシサイミア alexithymia (失感情言語化症) と表現した。またシュメール Schmale AH とエンゲル Engel GL (1986) は，対象喪失による抑うつ反応として，無力感 helplessness と絶望感 hopelessness を伴う“giving-up-given-complex”(失われつつある，失われてしまった感情体験) が身体疾患の発症に結びつくことを唱えた。一方，ホームズ Holmes TH とレイ Rahe RH (1968) は，生活上の出来事が種々の病気の発症と密接に関係することを示し，心理社会的ストレスの指標として Social Readjustment Rating Scale (社会的再適応評価尺度) (1967) を作成した。これに対してラザルス Lazarus RS は，大きな出来事よりも，むしろ日常生活における慢性的な悩みやいらだち事 daily hassles とその対処の仕方がストレスとして病気の発症に関与すると主張している。このほか，キュブラー・ロス Kübler-Ross E (1969) は，癌などの末期患者の多数例に面接してその心理反応を分析し，患者は「否認，怒り，取り引き，抑うつおよび受容」の 5 段階の心理的な過程をとることを示唆し，ターミナルケアの領域に先駆者として大きな足跡を残した。

1970 年代になり，精神力動的アプローチにあきたりない人々によって，学習心理学を基盤に行動医学への関心が高まるようになった。具体的には，ベンソン Benson H のリラクセーション反応，ジェイコブソン Jacobson E の漸進的筋弛緩法，ウォルピー Wolpe J の系統的脱感作療法，Skinner のオペラント条件づけ技法，さらにはミラー Miller NE やシャピロ Shapiro D その他によるバイオフィードバック biofeedback などがあげられる。最近は，認知療法をも加味した認知行動療法も盛んである。

それ以外にも，バーン Berne E による交流分析，パールズ Perls FS によるゲシュタルト療法，ミヌーチン Minuchin S その他によるシステム論的家族療法，バーグ Berg IK による解決志向アプローチ solution-focused approach など，現在に至るまで各種の心理療法が開発され試みられつつある。ちなみにウィーナー Wiener N は，情報と制御に関する cybernetics（情報工学）理論を唱え，ベルタランフィー von Bertalanffy L（1948）は原子，分子，細胞，組織，器官，人間，社会，宇宙などあらゆるシステムに共通する「一般システム理論」を唱えて，社会科学，生物科学，自然科学とを統合する理論的枠組みを提供した。このように人間を環境との相互作用を営む有機的な生体システムとしてとらえる見方は，システム論的家族療法の発展にも大きな影響を与えた。

一般に，米国での心身医学の臨床は精神科医がリーダーシップをとってきており，特に近年は総合病院の臨床各科で精神科医によるコンサルテーション・リエゾン精神医学の活動が盛んである。その一方で，上述のように精神分析による精神内界の葛藤や不安の追求よりも，学習理論の立場から実際に外的に表出された，客観的で具体的な問題行動の追求と修正に重点を置く行動医学的アプローチやこれと関連した健康心理学 health psychology の活動も盛んになりつつある。例えば，フリードマン Friedman M，ローゼンマン Rosenman RH ら（1959）は，慢性的な時間の切迫感，気短さ，過度の競争心といった一定の性格・行動特性が虚血性心疾患の発症に危険因子として作用することを示し，これを A 型行動様式 type A behavior pattern と呼んだ。ウィリアムズ Williams R は A 型行動様式の構成要素として，敵意が重要なことを指摘した。また Benson は，mind-body medicine の立場から，リラックス反応がストレスによる心身障害に有効なことを実証して，全米各地に mind-body institute が設立されるのに貢献した。

このほか，心身医学，心身医療に関連した特筆すべき最近の動向として，補完（相補）・代替医療 complementary and alternative medicine（CAM）や統合医療 integrative medicine が注目される。従来の西洋的な医療に加えてそれを補うのが補完医療であり，それに代わるものが代替医療である。また西洋医療に有効性と安全性の根拠が認められた補完・代替医療を組み合わせたものは統合医療と呼ばれる。特に米国国立保健研究所 National Institutes of Health（NIH）の中に，補完・代替医療センター（1999）が設置され，CAM に多額の研究予算が組まれ，年々その額が増加している由である。しかもこの補完・代替医療の中には mind-body interventions という項目があり，リラックス反応，催眠法，自律訓練法，バイオフィードバック，認知行動療法，group support，太極拳，ヨーガ，瞑想など，mind-body medicine に基づく各種のアプローチが含まれている。

2．カナダ

カナダにおいても心身医学の研究と診療が盛んであるが，特に Selye は精神生理の立場から，ストレス学説として全身適応症候群 general adaptation syndrome（1936）を唱えた。その中で Selye は，物理的，化学的，生物学的ストレスと並んで，情動ストレスも脳下垂体-副腎皮質系を介して全身反応を示し各種の障害をきたすことを明らかにして，心身医学の基礎的な研究分野の発展に大きく貢献した。またルーテ Luthe W は，シュルツ Schultz JH の開発した自律訓練法をさらに発展させ，自律療法として体系化させた。

3．ドイツ[9～12]，オーストリア

精神分析は，オーストリアの Freud によって創始されたこともあって，ドイツやオーストリアでは精神分析的な心理療法が盛んで，今日の心身医学の基本になっている。実際に，ドイツではしばしば psychosomatics/psychotherapy と一緒に表現されるように，心身医学は心身相関の研究にとどまらず，心理療法を前提とした実践的な学問として受け止められている。

ドイツにおいて，古典的な精神医学や伝統的な身体医学中心の流れを変えたのは，ベルグマン von Bergman A，ヨーレス Yores T，ユクスキュール von Uexküll J，ワイツゼッカー von Weizsäcker V ら数名の内科医の活躍によるといわれる。すなわち 1920 年に，最初の精神分析的外来治療を行う診療所がベルリンに設立されて以来，精神分析的な心理療法の卒後研修が活発化した。その後大学紛争をきっかけに，1970 年には

新しい医学教育カリキュラムが導入され，医療心理学 medical psychology，医療社会学 medical sociology が必修科目として取り入れられた。また医学生の臨床研修の段階で心身医学と心理療法の教育も必修となった。現在，ドイツではほとんどすべての大学医学部，医科系大学において心身医学の講座や診療科が設置されているが，その組織形態は内科学講座や内科センターに属するもの，精神科に併設されたもの，心身医療科ないし心理療法科として独立したものなど，施設によってさまざまなようである。

ドイツで心身医学や心理療法に関して，もっとも規模が大きく中心的な役割を担ってきたのは，1974年に創立されたドイツ心身医学会 Das deutsche Kollegium für Psychosomtische Medizin（DKPM）である。この学会自体は学会誌を発行していないが，ドイツには前述のような歴史的な背景もあって，“Zeitschrift für Psychosomtische Medizin und Psychoanalyse”，“Praxisis der Psychotherapie und Psychosomatik”，“Zeitschrift für Psychotherapie，Psychosomtik，und medizinische Psychologie”など，心身医学，心理療法に関する学術誌も多い。

ドイツにおける主要な心理療法は，精神分析的な方向づけを持つものであるが，そのための専門的な卒後研修は5～10年を要するとされる。これに付随して，ドイツでは1992年に，心身医療の卒後研修制度が制定され，3段階に分けられている。第1段階は，一般臨床医に対する基礎的な心身医学の教育であり，1年半から2年間に80時間の研修（講義：症例検討，バリント方式による面接技法の実習）を受ける。この段階を履修すると，外来で簡単な精神力動的心理療法を行い，心身医学療法（心理療法）の保険料を加算する資格が得られる。第2段階は，内科，外科，婦人科，小児科，泌尿器科などの専門医の資格を得た後に，心身医学，心理療法の研修を受けるもので，最低2年半の年月を要する。第3段階は，心身医療，心理療法の専門医 pschosomaticist（medical specialist of psychothrapeutic medicine）の資格を取得するためのもので，内科学1年，精神医学1年，入院患者への心理療法，心身医学的アプローチ3年，合計5年にわたるフルタイムの卒後研修が課せられている。実際に，健康保険制度の上でも，神経症，パーソナリティ障害，機能的な心身症などに心理療法を行うことが承認され，それに要する費用が支払われている。なおドイツには約9,000もの心身医療の病床が存在する由である。

精神分析以外の心理療法として，Schultz（1932）は自律訓練法の創始者として有名である。またドイツにおいても最近は，行動療法が盛んになりつつあるが，それは主として臨床心理士たちの働きによるところが大きい。さらにオーストリアのフランクル Frankl VE は人間としての主体的な生き方，人生の意味や価値に重点を置いた実存分析，ロゴセラピー logotherapy の提唱者として知られている。

このほか，ドイツでの心身医学の卒前教育に関し，シュッフェル Schüffel W がウルム大学で1969年に始めた Anamnesegruppe（問診グループ）による教育方法も注目される。現在では，医学生たちが自主的に全国規模でこの Anamnesegruppe を組織化し，医療者と患者のコミュニケーションを重視した医療面接の体験学習が行われている。またドイツでは最近，salutogenesis（健康生成）への関心や活動が高まりつつあるという。これは従来の医学，医療が病気中心で，病気の原因や成り立ちの追求に力点が置かれていたのに対して，むしろ病気を予防し，ストレスへの抵抗力を高め，健康増進に役立つ技法の開発と実践を重視しようとするものである。

4. 英国[13)]

英国においても，心身医学の発展は主として精神科医の働きによるところが大きい。ロンドン大学の精神分析医，バリント Balint M（1896～1970）は，実地医家を対象に，小グループを作って症例を中心に簡易心理療法のスーパービジョンを行い，「傾聴」を主とした全人的な患者理解の啓発に努めた。その経験を基にまとめられた彼の著書“The Doctor，his Patient and the Illness”は患者心理を理解するための名著として，わが国でも翻訳され紹介されている。バリント方式といわれるこのような医療面接のやり方は，今日でもヨーロッパの各国で医学教育の方法論として受け継がれて実施されている。

なお英国では，リー Leigh D を中心に，1956

年に研究面に重点を置いた“Journal of Psychosomatic Research”が刊行され，心身医学の発展に大きな役割を果たしてきた。また英国では，心身医学の学会組織や独立した心身医療科はないが，国民保健サービス National Health Service の制度のもと，一般開業医による初期医療の場でそれなりの心身医学的な配慮がなされているという。このほか，心理学者のアイゼンク Eysenck HJ は，精神分析を批判し行動療法の有用性を唱えた。また末期癌患者ケアのために，ソーンダース Saunders CM らが，初めてロンドン郊外に近代的なホスピス St. Christopher's Hospice を設立して（1967）始めた医療活動は，その後ターミナルケア，緩和医療やホスピス設立運動のモデルとして，世界的に大きな影響を与えた。

5．フランス[14)]

フランスでも，心身医学会のような一定の組織は存在しない。しかし，精神分析の立場から心身医学や心身症の病状を理解しようとする動向も認められる。特にマーティー Marty P らは，心身症の患者では，機械的な思考，感情表現の乏しさ，空想力や夢の欠如など，いわゆるアレキシサイミアの傾向がみられるとしている。

6．ロシア[15)]

大脳生理学者の Pavlov は，イヌの唾液分泌に関する実験に基づいて条件反射学説を唱えた。またブイコフ Bykov KM は，同じ条件反射の立場から，大脳皮質の興奮と制止の乱れが脳幹を介して内臓機能の障害をきたすという皮質内臓症 corticovisceral disorder という概念を唱えた。この皮質内臓症はいわゆる心身症に相当するもので，その代表例として胃潰瘍や高血圧症があげられている。なお近年は，中枢神経系と癌の発育との関連性についても研究が行われている。

心理療法に関しては，近年西欧諸国の影響のもとに，催眠療法，自律訓練法，精神分析療法などが次第に用いられるつつあるといわれる。

7．日本[2,16〜18)]

戦前においては，わずかに神経症に対する心理療法として，森田正馬の独創による森田療法や Freud の流れをくむ丸井清泰，古沢平作らによる精神分析療法が散発的に行われていたにすぎなかった。

しかし戦後，米国の医学が急速にわが国に導入され，大きな影響を及ぼす中で，日野原重明，堀見太郎，沖中重雄らによって精神身体医学という概念が紹介され，次第にその関心が高まっていった。このような状況の中で，たまたま米国で心身医学の実際を見聞する機会に恵まれた九州大学内科の池見酉次郎は，帰国後，慶応大学精神科の三浦岱栄らと協力して，1960 年に日本精神身体医学会を設立し，その第 1 回大会が東京で開催された。1961 年には，同学会の機関誌『精神身体医学』が発刊された。1975 年に日本精神身体医学会は日本心身医学会に，1976 年には機関誌『精神身体医学』は『心身医学』にそれぞれ改名された。1979 年に日本心身医学会は，日本医学会の 1 分科会として加入が認められ，1996 年には，長い間切望されていた心療内科という診療標榜科名が正式に認可された。

本学会組織は，1997 年に社団法人日本心身医学会となって現在に至っているが，その会員数は 3700 人を超え，その構成は内科医が最も多く，ついで精神科の順であり，その他臨床各科の医師，基礎医学者およびコメディカルの人々も加わっている。日本心身医学会の活動（**表Ⅰ-3**）としては，心身医学の臨床的および基礎的研究の発表が主であるが，同時に心身医療の実践と啓発にも力を注ぎ，心身症の概念規定や心身医学的な診療指針の作成なども行ってきた。すなわち，1970 年に『心身症の治療指針』，1991 年にそれを改訂した『心身医学の新しい診療指針』が発表され，1985 年には学会としての認定医制度が，2005 年には学会認定による医療心理士制度が発足した。

また 1977 年には，京都において第 4 回国際心身医学会（メインテーマは Psychosomatic Medicine；A Core Approach to Clinical Medicine－Education，Practice，Research and Theory）が開催され，米国，ドイツと並んで日本が心身医学の大きな勢力となっていることを印象づけた。さ

表 I-3 日本心身医学会総会

	年次	場所	会長	所属
第 1 回	昭和 35 年(1960)	東 京	三浦岱栄	慶應大学精神科
第 2 回	昭和 36 年(1961)	東 京	田坂定孝	東京大学内科
第 3 回	昭和 37 年(1962)	京 都	前川孫二郎	京都大学内科
第 4 回	昭和 38 年(1963)	東 京	相沢豊三	慶應大学内科
第 5 回	昭和 39 年(1964)	福 岡	池見酉次郎	九州大学心療内科
第 6 回	昭和 40 年(1965)	仙 台	九嶋勝司	東北大学産婦人科
第 7 回	昭和 41 年(1966)	大 阪	金子仁郎	大阪大学精神科
第 8 回	昭和 42 年(1967)	名古屋	日比野 進	名古屋大学内科
第 9 回	昭和 43 年(1968)	札 幌	諏訪 望	北海道大学精神科
第 10 回	昭和 44 年(1969)	東 京	古閑義之	東京慈恵会医科大学内科
第 11 回	昭和 45 年(1970)	鹿児島	金久卓也	鹿児島大学内科
第 12 回	昭和 46 年(1971)	弘 前	松永藤雄	弘前大学内科
第 13 回	昭和 47 年(1972)	京 都	諸富武文	京都府立医科大学整形外科
第 14 回	昭和 48 年(1973)	東 京	新福尚武	東京慈恵会医科大学精神科
第 15 回	昭和 49 年(1974)	米 子	下田又季雄	鳥取大学内科
第 16 回	昭和 50 年(1975)	仙 台	山形敞一	東北大学内科
第 17 回	昭和 51 年(1976)	東 京	日野原重明	聖路加国際病院内科
第 18 回	昭和 52 年(1977)	久留米	稲永和豊	久留米大学精神科
第 19 回	昭和 53 年(1978)	東 京	阿部達夫	東邦大学内科
第 20 回	昭和 54 年(1979)	東 京	馬島季麿	日本大学産婦人科
第 21 回	昭和 55 年(1980)	盛 岡	光井庄太郎	岩手医科大学内科
第 22 回	昭和 56 年(1981)	名古屋	祖父江逸郎	名古屋大学内科
第 23 回	昭和 57 年(1982)	東 京	五島雄一郎	東海大学内科
第 24 回	昭和 58 年(1983)	京 都	加藤伸勝	京都府立医科大学精神科
第 25 回	昭和 59 年(1984)	旭 川	並木正義	旭川医科大学内科
第 26 回	昭和 60 年(1985)	東 京	石川 中	東京大学心療内科
第 27 回	昭和 61 年(1986)	岡 山	大月三郎	岡山大学精神科
第 28 回	昭和 62 年(1987)	仙 台	鈴木仁一	東北大学心療内科
第 29 回	昭和 63 年(1988)	東 京	桂 戴作	日本大学心療内科
第 30 回	平成 元年(1989)	名古屋	笠原 嘉	名古屋大学精神科
第 31 回	平成 2 年(1990)	福 岡	中川哲也	九州大学心療内科
第 32 回	平成 3 年(1991)	大 阪	中島重徳	近畿大学内科
第 33 回	平成 4 年(1992)	札 幌	山下 格	北海道大学精神科
第 34 回	平成 5 年(1993)	横 浜	長谷川和夫	聖マリアンナ医科大学精神科
第 35 回	平成 6 年(1994)	浦 安	吾郷晋浩	国立精神神経センター心身医学研究部
第 36 回	平成 7 年(1995)	東 京	末松弘行	東京大学心療内科
第 37 回	平成 8 年(1996)	京 都	中嶋照夫	京都府立医科大学精神科
第 38 回	平成 9 年(1997)	東 京	筒井末春	東邦大学心療内科
第 39 回	平成 10 年(1998)	新 潟	櫻井浩治	新潟大学医療技術短期大学
第 40 回	平成 11 年(1999)	弘 前	佐々木大輔	弘前大学保健管理センター
第 41 回	平成 12 年(2000)	東 京	河野友信	東洋英和女学院大学
第 42 回	平成 13 年(2001)	鹿児島	野添新一	鹿児島大学心身医療科
第 43 回	平成 14 年(2002)	東 京	白倉克之	国立療養所久里浜病院精神科
第 44 回	平成 15 年(2003)	沖 縄	石津 宏	琉球大学精神衛生学教室
第 45 回	平成 16 年(2004)	小 倉	永田頌史	産業医科大学精神保健学教室
第 46 回	平成 17 年(2005)	奈 良	中井吉英	関西医科大学心療内科
第 47 回	平成 18 年(2006)	東 京	久保木富房	東京大学心療内科
第 48 回	平成 19 年(2007)	福 岡	久保千春	九州大学心療内科
第 49 回	平成 20 年(2008)	札 幌	小山 司	北海道大学精神科
第 50 回	平成 21 年(2009)	東 京	山岡昌之	九段坂病院心療内科

らに 2005 年には再び神戸で第 18 回世界心身医学会議が開催されたが，そのメインテーマは“からだとこころを科学する―日本から世界に向けて―”であり，わが国の心身医学の現状や成果を

表Ⅰ-4 日本心療内科学会総会

	年次	場所	会長	所属
第 1 回	1996	東京	桂 戴作	LCC ストレス医学研究所
第 2 回	1998	東京	吾郷晋浩	国立精神・神経センター国府台病院
第 3 回	1999	東京	筒井末春	東邦大学医学部心療内科
第 4 回	2000	大阪	中井吉英	関西医科大学心療内科
第 5 回	2001	東京	菊池長徳	榊原記念病院内科
第 6 回	2002	札幌	奥瀬 哲	札幌明和病院内科
第 7 回	2003	新潟	荒川正昭	新潟大学医学部内科
第 8 回	2004	大分	坂田利家	大分大学医学部内科
第 9 回	2005	仙台	本郷道夫	東北大学病院総合診療部
第 10 回	2006	東京	山岡昌之	九段坂病院心療内科
第 11 回	2006	大阪	生野照子	神戸女学院大学
第 12 回	2007	大阪	中島重徳	近畿大学医学部内科
第 13 回	2008	弘前	佐々木大輔	弘前大学保健管理センター
第 14 回	2009	東京	石川俊男	国立国際医療センター国府台病院心療内科

国際的に発信する場となった。

わが国における心身医学の特色としては，心身相関の基礎的，臨床的研究を踏まえて，臨床医学ないし全人的医療の核として位置づけられていること，研究面と診療面とのバランスが保たれていること，精神科，心療内科，臨床各科との協力関係が重視されていること，心身医学的な治療法としては，カウンセリング，精神分析療法，自律訓練法（自己調法），催眠法，筋弛緩法，交流分析，ゲシュタルト療法，行動療法，認知療法，バイオフィードバック，家族療法，解決志向型心理療法，作業療法，箱庭療法などの西洋的な psychosomatic アプローチと，森田療法，絶食療法，内観療法，気功法，ヨーガなどの東洋的な somatopsychic アプローチが病態に応じて，また治療者の好みや選択により，幅広く用いられていることなどがあげられる。

なお心身医学の研究，教育，診療施設として，大学関係では，1963 年に日本で初めての精神身体医学講座が九州大学に設置され，診療科名として心療内科が誕生した。その後，東京大学分院（1972 年），東北大学（1974 年），東邦大学（1980 年），日本大学（1979 年），関西医科大学（1993 年），近畿大学（1999 年）に相次いで心療内科が，鹿児島大学には心身医療科（1994 年）が設立され，また秋田大学には心療センター（1976 年）が置かれた。このほか，全国の大学や一般病院においても，内科，精神科をはじめ臨床各科の中に，心身医学の研究ないし診療部門があり，それぞれ特色をいかした活動が行われている。

日本心身医学会の関連学会ないし研究会としては，まず内科系の心身医療の臨床に重点をおいた日本心療内科学会（表Ⅰ-4）があげられる。その他，日本小児心身医学会，日本女性心身医学会，日本歯科心身医学会，日本精神分析学会，日本交流分析学会，日本自律訓練学会，日本行動療法学会，日本バイオフィードバック学会，日本ストレス学会，日本慢性疼痛学会，日本絶食療法学会，森田療法学会，日本プライマリ・ケア学会，日本保健医療行動科学会，日本行動医学会，日本サイコオンコロジー学会，日本緩和医療学会，循環器心身医学会，消化器心身医学研究会，内観医学会などがある。さらに全人的な医療の実践と健康増進の達成，および学会相互間の交流と研修を目的として，心身医学の関連学会と心理関係の諸学会による学際的な協力体制として，日本心理医療諸学会連合（心医連）が 1987 年に結成され，毎年大会が開かれている。心身医療に関する現状の課題としては，心理療法（心身医療）の保険点数の改善，各種心理療法（心身医療）の統合，心身医療に関する専門医制度の確立と教育研修制度の充実，臨床心理士の国家資格の認定，チーム医療の整備などがあげられる。

8．心身医学，心身医療に関する国際学会ならびに学術専門誌

ヨーロッパでは，内科医を中心とする Yores,

表Ⅰ-5 心身医学の主要な国際学会と学術専門誌

国際学会
The European Conference on Psychosomatic Research 1956
The International College of Psychosomatic Medicine (ICPM) 1971
The International Society of Behavioral Medicine (ISBM) 1990
The Asian College of Psychosomatic Medicine 2000
(The Asian Chapter of the International College of Psychosomatic Medicine 1984)
学術専門誌
Psychosomatic Medicine 1939 米国
Journal of Psychosomatic Research 1956 英国
Psychosomatics 1960 米国
Psychotherapy and Psychosomtics 1965 スイス
Journal of Behavioral Medicine 1978 米国
Annals of Behavioral Medicine 1985 米国
International Journal of Behavioral Medicine 1994 米国
Zeitschrift für Psychosomatische Medizin und Pschotherapie 1999 ドイツ
(Zeitschrift für Psychosomatische Medizin und Pschoanalyse 1967 ドイツ)
Biopsychosocial Medicine 2007 日本

von Uexküll らのドイツのグループ，Leigh を中心とする英国のグループ，シェルトク Chertok L などを中心とするフランスのグループ，ストクヴィス Stokvis B らを中心とするオランダのグループ，グローエン Groen JJ らのイスラエルらのグループが協力して，1956 年に European Conference on Psychosomatic Research が結成され，以来 1 年おきにヨーロッパ各地で国際学会が開催されている。

また 1970 年に，米国，カナダ，中南米が中心となって，国際心身医学会 International College of Psychosomatic Medicine (ICPM) が組織化され，その第 1 回大会 (1971 年) がメキシコで開催されて，以来 2 年ごとに世界各地で開催が続けられている。この他，わが国を中心にアジア諸国による国際心身医学会アジア部会も結成され，1984 年にその第 1 回大会が東京で開催された。同学会は 2000 年にアジア心身医学会と改名され隔年に開催されている。また行動医学に関しても国際行動医学会が結成され (2000 年)，その活動が続けられている。なお日本自律訓練学会を中心に関連諸学会の協力のもと，2006 年国際サイコセラピー会議イン・ジャパンおよび第 3 回アジア国際サイコセラピー会議が東京で開催された。

参考のために，心身医学，心身医療に関連する代表的な国際学会および学術専門誌の一覧を表Ⅰ-5 に示した。

<文献>

1) Wittkower ED：Historical perspective of contemporary psychosomatic medicine. Lipowski IJ et al ed：Psychosomatic Medicine, pp3-13, Baywood, New York, 1975
2) 中川哲也：心身医学の歴史．末松弘行編：新版 心身医学，pp10-23，朝倉書店，東京，1994
3) Kaplan HI & Sadock BJ：Synopsis of Psychiatry. 8th ed, pp797-828, Williams & Wilkins, Baltimore, 1998
4) 筒井末春：心身医学の歴史．石川 中，末松弘行編：心身医学—基礎と臨床，pp12-21，朝倉書店，東京，1979
5) Engel GL：The need for a new medical model — a challenge for biomedicine. Science 196：129-136, 1977
6) 早野順一郎：各国の心身医学の現状—アメリカ．心身医 39：29-34, 1999
7) 中尾睦宏：海外における心身医学の展開；ハーバード大学における心身医学の展開— Mind/Body Medical Institute での活動を中心に．心身医 45：487-494, 2005
8) 竹林直紀，中井吉英：海外における心身医学の展開：もう一つの心身医療—米国での Integrative Medicine (統合医療) の動き．心身医 45：495-503, 2005
9) ハインツ・シエパンク (安田弘之，楊 思根訳)：ドイツにおける心理療法的健康管理．心身医 32：517-525, 1992
10) Schüffel WD：Psychosomatic Medicine in Germany within a European Context. 心身医 35：551-560, 1995
11) 野間俊一：各国の心身医学の現状—ドイツ．心身医 39：45-51, 1999
12) 橋爪 誠：海外における心身医学の展開；ドイツにおける心身医学の現状．心身医 45：505-509, 2005
13) 矢崎直人：各国の心身医学の現状—イギリス．心身医 39：53-58, 1999
14) 森 孝宏：各国の心身医学の現状—フランス．心身医 39：35-43, 1999
15) 2006 年国際サイコセラピー会議イン・ジャパンおよび第 3 回アジア国際サイコセラピー会議抄録集
16) 池見酉次郎：わが国における心身医学の歴史と展望．心身医 25：486-490, 1985
17) 池見酉次郎：全人的医療の核としての心身医学—心身医学の現状と将来．心身医 30：251-260, 1990
18) 日本心身医学会教育研修委員会：心身医学の新しい診療指針．心身医 31：537-576, 1991

3 東西の心身医学の統合

東西の心身医学（以下 PSM と略記）の統合についてのポイントは，次の通りである。

A 図Ⅰ-1 に示したように，かつての病気の原因としては，外から入ってくる細菌やウィルスの感染，栄養失調，外傷などが主体であり，それらに対しては，この人物の右側にある身体医学的な療法で処理することができた。

ところが，現代の病の病因としては，各人の生きざま，生活環境からくるストレスなどが主体となっており，表面化した体の症状を対症療法によって除くことだけでは，本当の治療にはなりかねる。そこで，左側にある健やかな生活をするための健康教育，家庭や職場でのストレスについてのカウンセリングを行って，ストレスの解消を手伝うこと，不健康な生活習慣（ライフ・スタイル）を改めさせる行動療法，人生早期からの性格形成の歪みについて分析し，それからの解放をもたらす精神分析，人間としての生きがいや意味への目覚めを促す人間学的療法などを，身体的療法に併用する PSM が 1930 年代に米国で興った。

図Ⅰ-1 は，1986 年にワシントンで開かれた「科学の統一に関する国際会議」の中で企画された 3 日間にわたる「気」のコミッティーで，私がそのまとめとして作った図である。従来の PSM 的療法でも，まだ見落とされていたのは，各人の中に宿る心身両面での自然治癒力の問題であった。東洋医学では，つとに，各人が持つ生命エネルギー（気）を活性化し，同時に，内なる気を支えている外なる自然の生命エネルギー（気）との交流を促すことに重点がおかれている。近年になって，西欧諸国でも，免疫能などを含めて，「内なる治癒力」がようやく注目されつつある。日本で「病は気から」といわれるように，このような内外の「気」のセルフコントロールが健康増進の要（かなめ）となる。

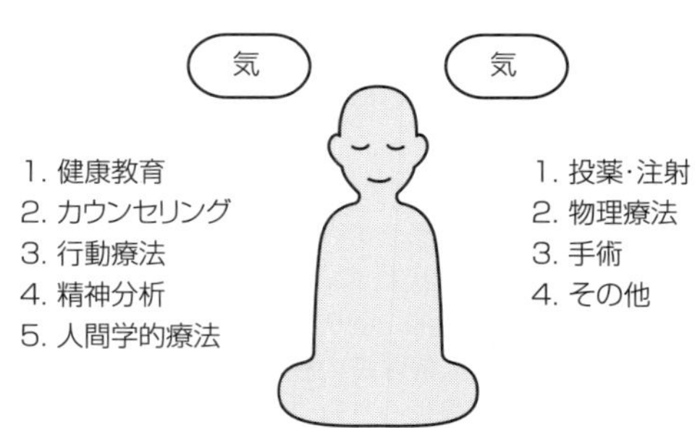
気
気
1. 健康教育
2. カウンセリング
3. 行動療法
4. 精神分析
5. 人間学的療法
1. 投薬･注射
2. 物理療法
3. 手術
4. その他
▶セネカ:人は死ぬのではなく,自殺するのである
図Ⅰ-1 東洋医学 ヘルス・アート

B 次に，1989 年に，国際心身医学会の先の Weiner 会長が，「過去 30 数年の間に，個人的な心因よりも，生活環境からくるインパクトのほうが，より重要な問題となってきている」と唱えており，1977 年には，エンゲル Engel GL が biopsychosocial medical model を提唱している。

日本でも，現代人の死因となる病気の 70% は，生活習慣病であるといわれている。図Ⅰ-2 にあるように，われわれの生きざまをコントロールする脳の働きは，大きく分けて，知性，情動，生命活動の 3 つに分かれており，その健康なバランスをととのえることが，健やかに生きる秘訣となる。1973 年には，ハーバード大学のシフネオス Sifneos PE が，「知性と情動との乖離が現代の心身症の基本病理となる」と唱えた。なるほど，現代人の白け，3 無主義に基づく情動の抑圧が，体の病気や暴力の発生のルーツとなる場合が多いようである。ところが，それよりももう 1 つ深いのは，生命脳からの声が聞こえなくなる「失体感症」であり，これに基づく暴飲，暴食，拒食症，突然死などが現代人をむしばんでいる。

さらには，図Ⅰ-3 にあるように，自己中心のエゴと知性が主体となって，現代社会の中にはまり

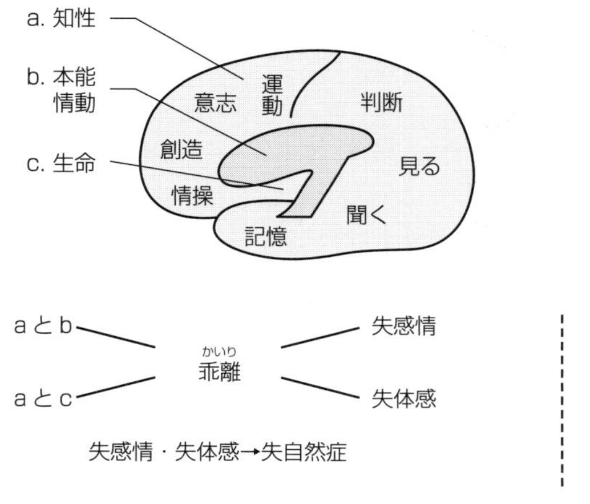

デカルトの物心（身心）二分の哲学
我思う故に我あり，機械文明の暴走

140 億の脳細胞
知恵つき 3～5 歳までに基礎工事
渋柿（b, c）→甘柿（a, b, c の調和）

渋柿の渋がそのまま甘さかな

図 I-2　脳の 3 つの働きとそのバランス

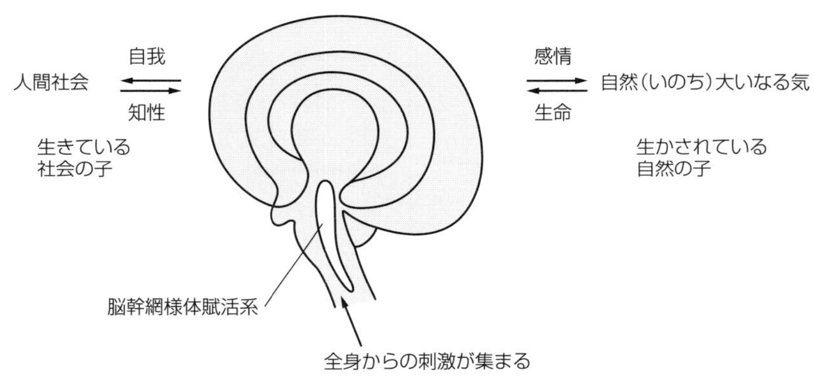

図 I-3　知性と情動の乖離

こんでいる人間たちでは，失感情，失体感だけではなく，自然の大いなるいのちに生かされて生きる自己への気づきの鈍磨が，現代人の病だけではなく，21 世紀に向かっての現代の危機のルーツとなっていることは衆知の通りである。先の Weiner 会長の言葉にもあるように，今日では，これら 3 つの脳の働きの間の歪みは，ハイテク社会の中でのインパクトに基づくところが大きいようである。

1930 年代に PSM が発足した当時は，脳の働きの基礎工事が行われる人生早期における養育者との交流の歪み（言葉を持たない乳幼児の泣き声だけで，脳のどのレベルからのどのような欲求であるかを，鋭敏に感じ取れるよき触れ合いの欠如）が，脳の基礎工事の歪みを招くという精神分析的な心因を見つけ出して，それからの解放を助けることが，心理的療法の核となっていた。それが，今日では，生活環境からくるインパクトによって，現代人のほとんどに，多かれ少なかれ形成されている失感情，失体感，失自然への処理へと進展してきている。

C 次に大切なことは，図 I-4 にあるように，現代人の精神生活，生きざまの歪みを矯めようとする諸々の心理療法を行う際，われわれの心の座である脳の働きの歪み（失感情，失体感，失自然など）をそのままにした状態では，治療の効果はきわめて限られたものとなろう。そこで，私は，1977 年に第 4 回国際心身医学会（京都）での会頭講演の中で，図 I-4 のような同心円を初めて公表した。先に，本学会の第 35 回大会で特別講演をしたドイツのマールブルク大学のシュッフェル Schüffel W 教授は，これに深い関心をもたれ，帰国してから，この同心円をドイツの新聞

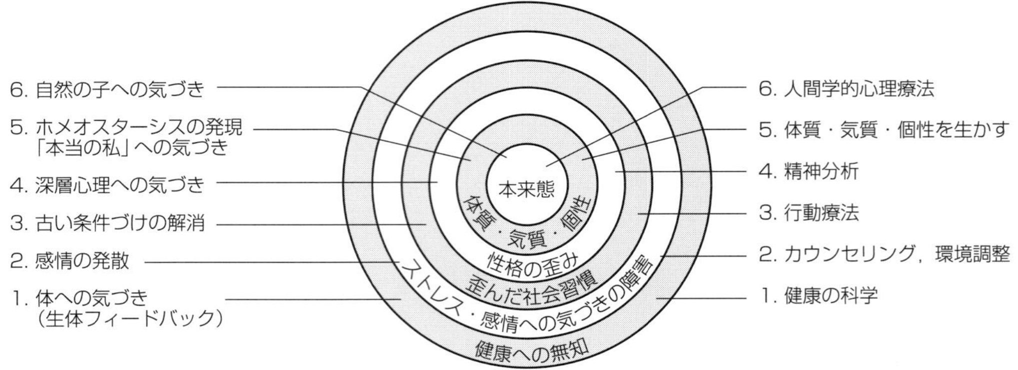

図 I-4 心身的アプローチと身心的アプローチとの統合

に発表された。また，同教授は，PSM における東西の統合の必要性を痛感され，「日本での生活を体験したい」と申し出られ，この国際学会の事務局長を務められた東大心療内科の石川中先生のお宅に 2〜3 日逗留された。

また，この大会に参加されたハイデルベルク大学の PSM 科の Bräutigam 教授と私との間で，「PSM 的療法のゴールはどこにあるか」ということで意見が対立した。同教授は「社会的な適応が治療のゴールである」とされたのに対して，私は「『自然の子』として生かされて生きる『社会の子』としてのあり方こそが治療のゴールである」と主張した。2 人の議論は，4 日間の会期中続いたが，4 日目の午後になって，同教授は，やっと，私の主張する「自然の子をふまえて社会の子として生きる」という治療のゴールに，賛同されるようになった。そして，本学会の閉会式で，ヨーロッパ代表としての挨拶をされた時，「これからの PSM の進展には，東西の対話（dialogue）が欠かせないものである」と強調された。

話をもとに戻して，図 I-4 の同心円にあるように，患者の脳をととのえてから，心理的にアプローチするという工夫は，すでにフロイト Freud S に始まっている。彼は，催眠によって患者の知的な自我の働きをコントロールし，脳の深層にひそむ無意識の本能を解放することによって，彼の深層心理学への道を拓いた。しかし，このようなやり方では，そのような本能を直視できずに心の底に抑えこんでいた自我にとっては，後で耐えがたいショックを与えられることになる。私どもが PSM に取り組み始めた当時，不用意に精神分析を受けた患者たちに，自殺を図るものが，時として出てきたものである。

シュルツ Schultz JH が考案した自律訓練法による自律状態でも，自我の抑圧の緩みが起こり，知性な新皮質と情動，生命活動を司る皮質下との機能の再調整が促される。そこで，ルーテ Luthe W は，自律状態を活用して，本人の脳ペース（自我のペース）にそって，自律性解放をはかる自律性中和法を開発した。

D 1976 年には，ドイツのデュッセルドルフでの第 8 回国際精神分析アカデミーの国際シンポジウムで，「ASC（altered states of consciousness，変性意識状態）の長所と短所」がテーマとなり，私はこのテーマについての招待講演を頼まれた。自律訓練法，超越瞑想法 transcendental meditation（TM），いろいろな瞑想など，self-induced ASC を使うと，患者の深層心理が表面化しやすくなるものである。シカゴ大学の Gendlin 教授は，「患者の体験レベルを深めることが，心理療法の土台となる。このような体験レベルの深化は，体に働きかけることによって得られる」としてフォーカシング「焦点づけ」という技法を考案して有名になっている。ところで，このような深層心理への働きかけも，慎重に行われないと，いわゆる“Makyo”（魔境）を引き起こしやすいものである。これには 2 通りあって，それまで無意識であった衝動が噴出して，化物的な状態に陥るものと，正常な意識状態では感じ取れない自分を生かす大自然からのささやきが聞こえたりすると，俄かに大悟に達したように錯覚する「勝境」とがある。

私の親友で，ハリとカウンセリングを併用することで有名になった高橋孝二郎氏は，ツボにハリを刺した時に起こる特有な痛み（響き）を感知することで，失体感が和いでくると，失感情のほうも軽くなり，カウンセリングの内容が急に深まってくることを，学会でも報告しておられる。

明治鍼灸大学の森和教授は，主要なツボにハリを刺すことによって，脳波のポリグラムでアルファ波，シータ波など，座禅の時のような波型が現われ，さらに，ポジトロンCTによって大脳の血流を測ると，現代人に多い左半球に偏っていた血流から，左右両半球にバランスがとれた血流パターンになってくることを，実験的に証明され，国際的に有名になっておられる。京都の国際学会に参加した米国のPSMアカデミーのSilverman会長は，「心身症は大脳のlateralizationによって起こる」といっていた。

ところで，「このようなself-inducedのASCの長所と短所について，東洋のPSM医によるまとまった解説をしてほしい」というのが，私が招待された理由であった。日本の座禅の場合，師家の役割は，座禅をする若い僧たちが陥りやすいMakyo（魔境）のコントロールを指導するところにある。座禅の本来の目的は，ASCではなく，各人の脳が持つ本来のバランス（NSC，正常意識）に立ち帰らせるところにある。このようなことをまとめて話したところ，講演後，参加者の全員が立ち上がって拍手してくれた。

10数年前に結成されたInternational Academy of Eclectic Psychotherapistsに，私も参画しているが，そのメンバーであるニューヨークのRubinという精神分析家は，患者に座禅をさせながら精神分析を行い，好成績を納めている。

このように，西洋流のpsychosomaticな医学に東洋のsomatopsychicなアプローチを統合することによって，真のホリスティック医学への道が拓けるものと思われる。ところで，Rubinは，「西洋の心理療法の歴史はまだ100年に満たないが，東洋の仏教（自然哲学）などは2000年以上の歴史を持っている」と述べている。

E 1994年8月には韓国のソウルで第16回国際精神治療学会が「東西の精神療法の統合」をメインテーマとして行われ，私も，「PSMにおける東西の統合」についての講演を頼まれている。会長のRhee教授（ソウル大学精神科）は，かつて，医の哲学の第一人者であったチューリッヒ大学のBoss教授の指導を受けた人だが，「西洋流の精神療法だけではultimate solutionに至ることができない。それを補うものとして，私はBoss教授とともに，タオイズムに取り組んできた」と話している。彼は，3〜4年前に亡くなったBoss教授から，私の話をよく聞かされていたのが，今回の講演依頼となったわけである。

「PSM的療法のゴールは，実存的な目覚めにある」として，私が，1977年の国際心身医学会の頃から提唱してきたbiopsychosocio-ecological（existential）なモデルが，国内ではなかなか理解してもらえなかった。

それが，1993年の心身医学会総会で，ウィーンのフランクルFrankl VE教授による実存分析（ロゴセラピー）の招待講演が行われ，その機会に彼と懇談することができた。彼はユダヤ系だったので，第二次大戦中にナチの強制収容所に入れられ，生と死の境をさまよう体験をし，両親も妻子もガス室で殺され，人の生を支えるルーツとなるのは「意味への意志」（ロゴスへの目覚め）であるとして，実存分析（ロゴセラピー）を開拓した。私は，彼との対話を通して，彼が唱える西洋的，哲学的な実存は，東洋の「死から生を見るわび・さびの文化」（茶道で説かれる一期一会など）といった日常的な生活文化と深く相通じるものであることに気づいた。

また，彼の説く「意味への意志」は，生と死の限界状況といったきびしい条件下だけではなく，われわれの日常生活の中で常に問題になることにも気づいた。私どもは，20余年前から癌の自然退縮の研究に取り組み，末期癌で死の宣告を受けることによって，実存的転換（有限のいのちを周囲からの支えによって，生かされて生きていることへの目覚め）が，しばしば癌からの生還を促し，これには，精神神経免疫学が関係するらしいことに気づいていた。このような癌の自然退縮の実例を全国から74例集め，このような現象の発生に関係する生理的ならびに心理的な因子の分析をも行ってみた。癌の自然退縮の体験者たちの心理は，Franklのアウシュヴィッツでの実存的な体験と相通じるものといえよう。

さらに，私どもの日常の診療においても，喫煙や過度の飲酒，飽食が病因としてかかわっている患者たちに対して，禁煙や節酒，節食の必要を論しても，煙草をやめ節酒，節食をしても生きるに値する人生を生きていない人たちにとって，このような医師からの助言に従うことは，なかなか容易ではない。また，偏差値教育の中で勉強を強いられている学生たちでは，「勉強をすることの意味」についての適切な指導がない限り，登校拒否や心身症の発生は妨ぎきれないものである。さらに，定年退職後の第2の人生に意味を見いだせない人たちは，早々とボケに陥りやすいものである。

このような形でのFrankl博士の来日がきっかけになり，本学会でも，ようやく，1977年以来私が提案してきたbiopsychosocio-ecological（existential）なモデルを認めていただき，「PSM的療法のゴールとしての実存」という言葉が通用するようになってきている。

F ところで，実存への目覚めは，われわれの人生にとって一大事であり，生涯にわたるテーマでもある。Franklは，「ロゴスへの目覚めには，自我を超えてスピリットへの超越が必要であり，科学としての実存分析は，超越点の入り口にまで，われわれを導くものである」としている。

図Ⅰ-5は，私の親友である聖泉女子短大の本多学長（医の哲学者）が作られたモデルである。自我を超えてわれわれを生かす大いなるいのちに目覚めるためには，Franklが説くように，天の父なる神を目ざして，自我を超える「上昇的超越」が，西欧では一般的である。一方，東洋では，自らの体への気づきを深め，体の知恵を通して自然の声を聞き，自然の秩序への目覚めを促す「下降的超越」が基本となっている。本多学長は，このモデルをもとにした論文によって，米国のクレアモント大学で神学博士の学位をもらっておられる。

近年，アサジオリの超個心理学でも，「偶像としての神は死につつあり，宇宙的意志と個人的意志との出会いが現代人のゴールである」とされている。

これについては，近年，宇宙飛行士の体験が，下降的超越の良き例となっているようである。日本の毛利衛さんは，宇宙から帰還するさいに，「あの緑の美しい地球には綺麗な水と空気がある」といっておられ，そのような体験を通して，「生命」と題するNHKのスペシャル番組の企画に参加しておられる。私は3年前に，アポロ14号のアストロナットであったエドガー・ミッチェル氏から，ある日突然ファックスをもらった。彼は，地球に帰還してから間もなく洗礼を受けて，心と体，自然治癒力を研究するNoetic Instituteを創

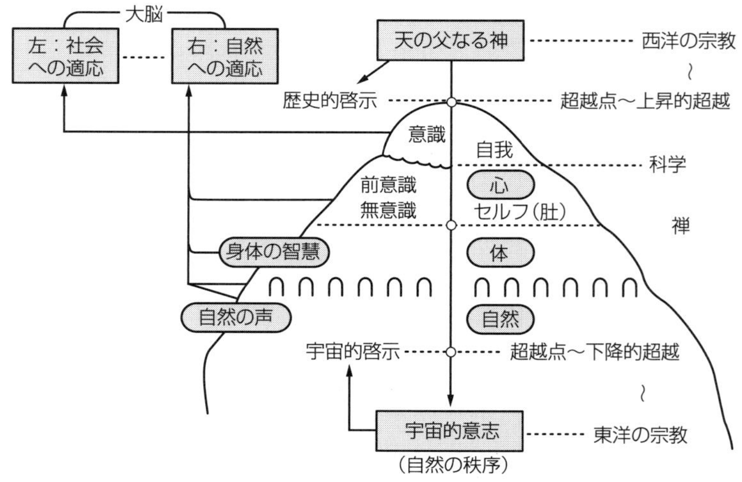

図Ⅰ-5　上昇的超越と下降的超越

設しており，私どもの癌の自然退縮の資料を要請してきた。

近頃，日本のPSMのメンバーの中でよく用いられている絶食療法についても，私は一種の下降的超越が起こっているのではないかと思っている。10日間の絶食の終りごろになると，脳波でアルファ波が目覚ましく増加し，心身両面でのプロホメオスターティック（本来の自己への回復を促す）な力が活性化されるようで，これに吉本式の内観法を併用すると，父母への感謝を超えて，生命の本源への目覚めが促されることが，しばしばあるようである。私の精神分析の恩師である古沢平作先生は，Freudのエディプス・コンプレックス（父親殺し）を超えて，アジャセ・コンプレックス（母親殺し）を説かれ，晩年は毎朝早朝から座禅をしておられた。

本多学長は，「上昇的超越を目ざして自我を育んだ上での下降的超越が望ましい」としておられる。とくに，日本人の場合，これは必要なことといえよう。

G ところで，東洋の「肚」の文化では，体の知恵（腹脳）を通して自然の声を聞くことが説かれており，近年，欧米でも，日本の座禅（調身・調息・調心）やこれをダイナミックにした気功法，ヨーガなどがブームを呼びつつある。そのようなことで，私は「肚」の文化を科学化することに，長年心血を注いできた。最近になって，ようやく，その糸口が見つかったので，これを最後にご紹介しよう。

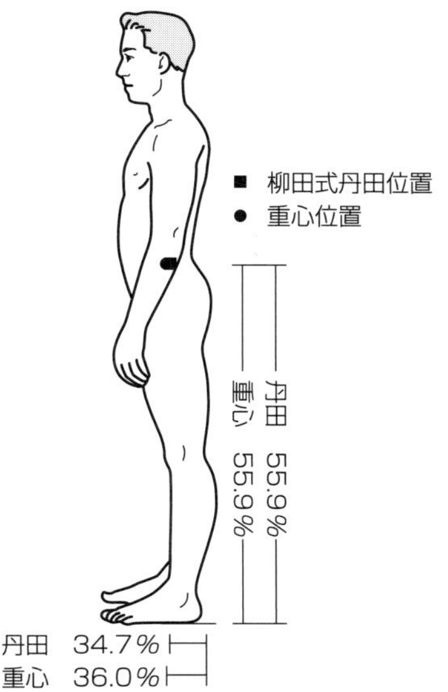

図I-6　柳田式丹田位置と重心位置の一致

日本では，昔から，「臍下丹田に気（生命エネルギー）を貯える」といわれ，中国では，丹田は不老長寿の妙薬を溜める田という意味に解されている。実は，数年前から，筑波大学の運動科学系の浅見高明教授が，「気を溜める臍下丹田と人間工学的な重心との関係」についての研究を始められ，柳田式の作図法による丹田と重心の位置とがほぼ一致することを発見された。「柳田式の丹田は，深息法を行った時に，力を感じるところを，力を感じる方向に線で結ぶことによってできたもの」とされている。「これは，物体的人間の力の集約点（動的重心）をふまえた『肚』の文化を科学化する上での糸口となる」と説いておられる。小笠原流の家元が説かれる礼法でも，『剣と禅』で有名な大森老師の剣法でも，このような動的重心の役割が核となっている。私は，東洋の臍下丹田（重心）をふまえた正常姿勢をととのえることが，脳を始めとする身体諸器官のセルフコントロールの要（かなめ）となると感じている。

また，皇学館大学の故佐藤通次学長の丹田呼吸（丹田をふまえた呼主吸従の呼吸）は腹腔内の血行の改善，腹腔内臓器の活性化を促し，先に述べたLutheのいう脳の新皮質（知性）・皮質下（情動，生命力）の再調整を促すことが考えられる。さらに，この丹田呼吸の要領を会得することによって，丹田の位置を体得しやすくなり，呼吸を通してのセルフコントロールが促される。ここで，図I-6～8を参考にしながら呼吸の自己訓練をしていただきたい。図I-7の左側にあるように，正常姿勢では，腰が立ち，下腹筋がしまっている。この時は，図I-8にあるように，重心の位置が安定している。図I-7の右端は猫背であり，真ん中はそり返り姿勢である。図I-8にあるように，猫背になると重心が前方に移動し，そり返りになると後方に移動する。われわれの呼吸の60～70％は横隔膜呼吸とされているが，図I-8のように丹田をふまえた姿勢になった時には，自然に横隔膜の働きを促す胸腹式の呼吸（丹田呼吸）が行われやすくなる。

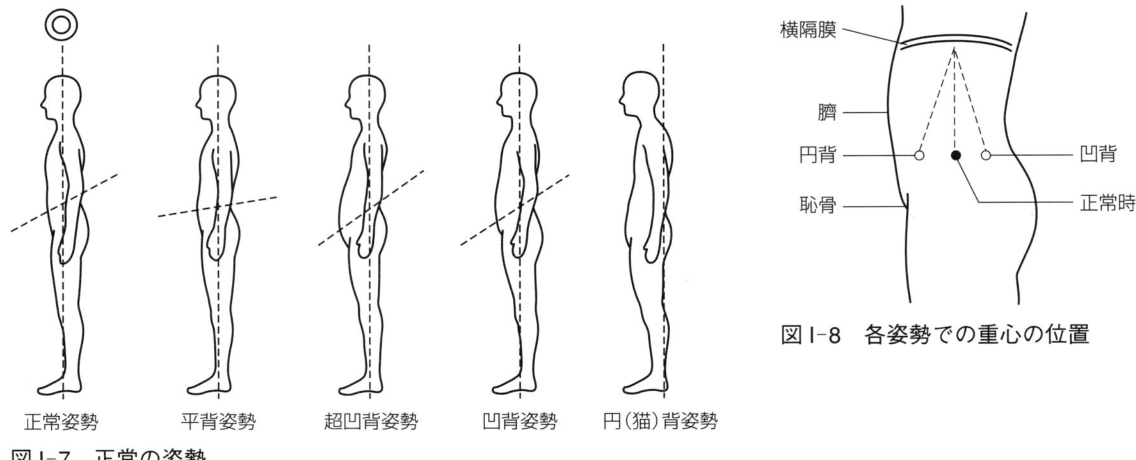

図1-7　正常の姿勢

図1-8　各姿勢での重心の位置

H　次に，気功法やヨーガでは，禅の3調だけでなく，運動によるツボ刺激を通して，「治神」の効果が加わってくる（「動中のくふうは静中のくふうに勝る」，白隠）。私は，近年，このような動的セルフコントロールにアート（ダンス，日舞）を加えたヘルス・アートのシステムを作り，1988年には，パリ大学体育学部主催の「Sports, Arts, Religions」の国際会議（キプロス）での招待講演を行った。

次に，1990年には，第1回国際行動医学会（ISBM）が行われ，健康の医学が今日の生活習慣病を早期に予防し，早期にコントロールすることによって，真の健康増進となり，医療費の大幅な削減に通じることが，近年になって注目され，1995年9月には，ISBMの日本支部の第1回大会が東京医大で開催された（会長：池見）。1995年スイスで催された第12回国際心身医学会の大会でも，salutogenesis（健康学），health promotionに関する総会講演が4日間の会期の午前中に毎日行われている。Schüffel教授は，行動医学とPSMの統合は，東洋と西洋の出会いに通じると述べておられるように，東洋医学では，つとに，未病を治す養生学が重視されている。

1996年6月の5，6の両日には，九大医学部で東西統合のPSMシンポジウム（会長：久保教授）が行われ，中国，韓国から20数名の教授クラスのメンバーが参加した。本シンポジウムは，WHOの訪問教授制，国際心身医学会のアジア部会の協賛によるものである。カナダのハミルトン精神病院のディレクターで，マクマスター大の教授でもあるDr. Singhは，インド出身であり，つとに，「東西をふまえたPSMをアジア各国に広げる」ことに深い関心を持ち，同氏の協力によって，WHOの訪問教授制が実現した。

以上によって，これからのPSMが，人間医学の核として成長するためには，東西の統合が不可欠であることを，おおよそご理解いただけたと思う。

4 心身医療研修システム

心身医療の研修については，日本心身医学会で定められた認定医制度の要項と研修カリキュラムのガイドラインがある。日本では，心身医学の臨床講座または診療科を持っている大学は現在のところ7つである。それ以外は，研修診療施設で研修が行われている。研修カリキュラムのガイドラインに沿って研修する。このガイドラインでは，研修指導医のいる研修診療施設において常勤医の場合は3年，非常勤の場合は5年の研修年限が必要とされている。卒後臨床研修については，初期研修医（2年），学外研修（1～2年），専門医研修（2年）の制度に則って臨床研修が実施されている。実質的に卒業後5～7年間で専門研修をすることとなる。2008年度より心身医学会認定として心身医療専門医が開始されている。

A 九州大学心療内科における教育・研修体制の現状

平成16年度よりスーパーローテート方式の2年間の卒後研修が義務化され，希望者は初期研修のなかで心療内科を2～4か月ローテートする。さらに，平成22年度からは，2年間の初期研修のうち内科6か月，救急2か月，地域医療1か月，そして選択必修（小児科，産婦人科，麻酔科，精神科のなかから2科選択）4か月を行い，残りは希望する科で研修することになっている。その後，専門医研修になる。学外の関連病院・関連施設で1～2年の臨床経験を積んだり，または心療内科でシニア医員（専門医研修）として大学で研修する。学外研修後は，希望に応じて大学院または研究生として研究活動に専念することも可能である。

1．初期研修目標

【心身医療研修1年次】

- 傾聴，共感的理解，患者-治療者関係の重要性を理解し，基本的な心理面接ができるようになる。
- 自律訓練法について理解し，自律訓練法の治療に参加する。
- 心療内科で用いる心理テストの意義と適応，判定法，判定上の注意について理解する。
- 抗不安薬，抗うつ薬，睡眠薬などの向精神薬について，作用機序，適応，副作用について理解する。
- 新患外来にて，心療内科外来に同席し，初期対応の仕方や病気を理解する。
- 過敏性腸症候群，慢性疼痛，摂食障害，うつ病，自律神経失調症などの心身症について病態を理解し，指導医の指導の下で治療に参加する。

【心身医療研修2年次】

（1年次の目標に加え）

- 行動療法，認知行動療法，箱庭療法について理解し，実践できる。
- 心理テストについてより習熟する。
- 指導医の指導の下で，抗不安薬，抗うつ薬，睡眠薬などの向精神薬の基本的な処方を行える。
- 自律訓練法を習得し実施できる。
- バイオフィードバック療法を体験学習する。
- 患者の家族・職場などへの環境調整について理解する。
- 過敏性腸症候群，慢性疼痛，摂食障害，うつ病，自律神経失調症などの病態を理解し，指導医の指導の下で治療できる。

2．専門医研修

・専門医養成コース：2年間にわたり，九州大学病院および九州大学病院関連病院の心療内科において入院主治医として勤務し，心身医学の実践を修得する。
・大学院コース：4年間にわたり大学院生として，ストレスと生体反応，心身相関などに関する研究にあたり研究論文をまとめ，医学博士を取得する。
・研究生コース：1年毎の更新で，ストレスと生体反応，心身相関などに関する研究を行う。希望者は，医師の免許があれば，臨床研修も行うことが可能。

B 学会・講習会・研修会

1．心身医学会ならびに関連学会

心身医学会を中心とした主たる学会・研究会として以下のようなものがある。

(1) 日本心身医学会
(2) 日本心療内科学会
(3) 日本自律訓練学会
(4) 日本行動療法学会
(5) 日本交流分析学会
(6) 循環器心身医学会
(7) 消化器心身医学会

その他に関連学会として，日本バイオフィードバック学会，内観医学会，森田療法学会，日本絶食療法学会，日本行動医学会，日本うつ病学会，日本東洋心身医学会，不眠研究会などがある。

2．地方会，講習会，研修会

日本心身医学会では全国が北海道，東北，関東甲信越，中部，近畿，中・四国，九州の7支部に分かれており，支部毎に地方会や多くの講習会，講演会を開いている。これらを通じて研鑽を積んでいく。

II

心身医学の基礎

1　ストレスの概念と歴史

心身症の病態を考えていく際には，心身相関に関連した心理・社会的要因と身体機能との相関を生物学的にも理解し，またその病態生理の解明が行われなければならない。そもそも心身医学における病態の解明は，歴史的にみて2つの方向からのアプローチがなされてきた。1つはアレキサンダー Alexander F らに代表されるフロイト Freud S の神経症理論にそった心理学的な方法論と，一方ではキャノン Cannon WB やセリエ Selye H，ウォルフ Wolff HG らによって行われてきた情動への生物学的アプローチといえる。精神分析的な疾病理解もそれなりに納得できる場合もあるが，心理学的観点からだけの視点で身体疾患の病理を説明することには限界があることも事実であり，心身症が身体疾患であることを考えると，生物学的観点からの心身相関の解明は，非常に重要な研究課題といわなければならない。その意味では，Selye らのストレス理論は，心身症の病態生理を生物学的に考えていくうえで，基礎的な考え方の一端を担っているということができる。ここではストレスの概念を形成してきた研究の歴史と，最近の心理学的アプローチについて述べる。

A　ストレスとは

現代社会は「ストレスの時代」といわれる。この言葉からもわかるように，すでにストレスは日常語として定着しているようである。

実際，1988年の厚生省の調査では，「ストレスという言葉を知っているか」という質問に「知っている」と答えた人はなんと89％もあった。ほとんどの人がストレスという言葉を知っていることがわかっている。しかし，ストレスの概念や言葉の使い方を正確に知っている人は少ないようだ。

ストレスという言葉は，もともと物理学や工学の分野で用いられたようで，外から力が加えられた時に物体に生じる歪み（不均衡）を意味する言葉であったが（図Ⅱ-1），これを医学や生理学の領域に導入したのはカナダの Selye で，1935年に発表している。当初は Selye 自身はストレスをいわゆる外界からの刺激（いわゆるストレッサー）として表現していたようであるが，誤解を招くということで後にストレッサーという言葉を用いてストレス（刺激によって生じる生体の反応）と区別した。すなわち生物学的なストレスとは，さまざまな外的刺激（ストレッサー）が加わった場合に生じる生体内の歪みの状態を指しているとしている。現代社会ではストレッサーとストレスとは区別されずに使われていることが多いが，厳密には区別して使われねばならない。

B　ストレス研究の歴史

さて，ストレスという言葉を最初に用いたのは

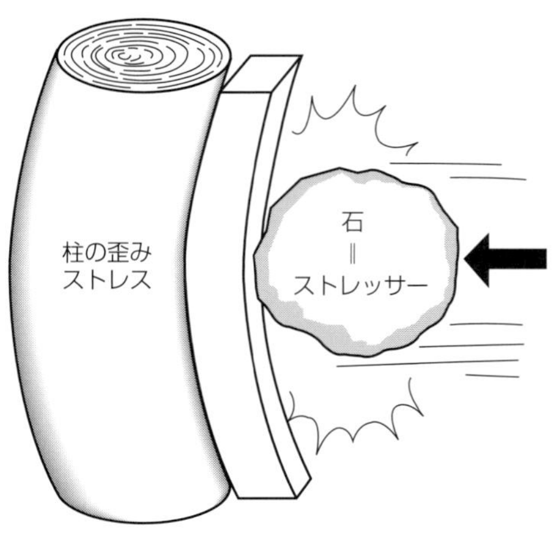

図Ⅱ-1　ストレス反応

Selyeであるが，実はストレスを理解するうえで重要な研究はそれ以前から行われていた。またそれは心身相関の理解を得るうえでも非常に重要な発見であった。それは，Cannonによって表された闘争-逃走反応 fight or flight reaction やホメオスターシス homeostasis の考え方の発見である。

1．闘争—逃走反応（緊急反応）

ハーバード大学の生理学の教授であったCannonは，吠えたてるイヌにおびえ興奮しているネコ（図Ⅱ-2）の副腎髄質からアドレナリンが分泌して，いわゆる交感神経-副腎髄質系の自律機能興奮が生じることを発見した。イヌに吠えたてられ興奮しているネコの血液の作用が，アドレナリンを投与した時の身体機能変化とほぼ同様であることから，情動興奮がアドレナリンを分泌して交感神経系を興奮させることを発見したのである。すなわち，興奮したネコは戦うか逃げるかの選択を迫られた状態となり，その情動変化は身体機能にその準備をさせる。瞳孔は散大し，唾液や胃液の分泌抑制，消化管運動機能低下，心臓機能の増強，血圧の上昇，骨格筋への血流の増加，血糖値の上昇，赤血球，血小板の増加などが認められたのである。図Ⅱ-3は自律神経系の解剖を表したものである。まさにストレス反応なのである。後の研究では，交感神経末端から分泌するのは主にノルアドレナリンであること，副交感神経系も情動の時間経過によっては興奮すること，両自律神経系が抑制される情動刺激もあることなど，情動刺激による自律神経反応は一様ではないことがわかってきたが，情動と生理機能を総合的に関連づけた最初の研究といってもよいであろう。

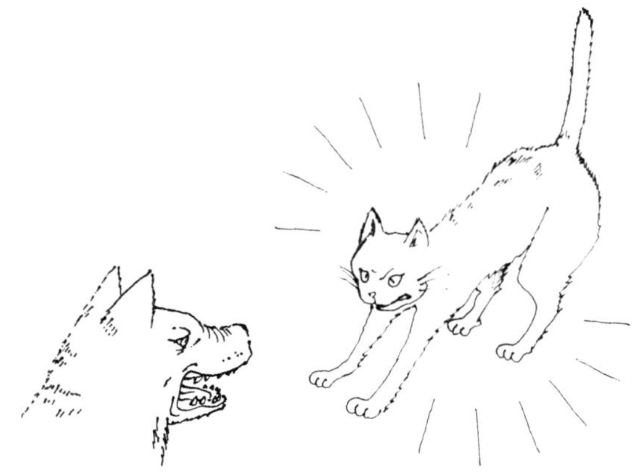

図Ⅱ-2 闘争ー逃走反応

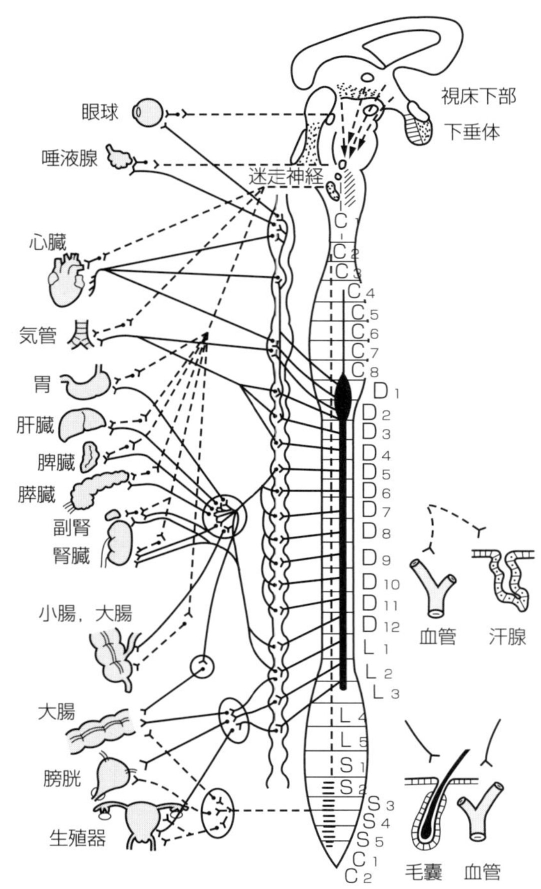

図Ⅱ-3 自律神経系

2．ホメオスターシス（恒常性）

ホメオスターシスの発見を説明していくには，フランスの実験生物学者の祖といわれるベルナール Bernard C が，19世紀に発表した内部環境説が重要な意味を持っている。彼は血液に関する考察で，以下のように内部環境説を概念づけている。

血液は完全な個体が生存している外部環境と直接安全に接触できない生命分子の間に介在する実際の有機的環境（内部環境）である。したがって，血液は生命に必要なあらゆる要素を含んでおり，それらを血液は一定の生命の仕組みによって外部から獲得する。さらに血液は外部からやってきた組織の性質に作用するあらゆる影響因子，酸素，栄養物質，温度などの媒質として働く。

血液はその壁を隔てて存在する細胞の生命の維持のために，血液の外部の環境の変化から細胞を守るためにある一定の定常状態を維持する働きをしているというのである。最終的には，彼によれば，血液に限らず生命機構はすべて，それらがどのように変化しようとつねに唯一の目的を持つ。それは内部環境の中で生命の状態を定常に維持するということである。

この考えはCannonのホメオスターシス理論へと発展する。つまり，生体はある一定の状態，安定した状態を維持しようとする。あらゆる外部環境の変化にも動じないシステムを作っているということである。一定の状態とはある幅を持つ動的状態である。例えば，緊急反応では，交感神経系の興奮によるエネルギー発散作用，安静時には，副交感神経系の興奮によるエネルギー蓄積作用の亢進など，自律神経系の微妙な作用の変化で生体をある一定の状態に維持しようとする作用である。また，外部からの有害物質の侵入からの生体防御作用，例えば，細菌に感染するとその感染部位には毛細血管の透過性が亢進しリンパ液が浸潤して，他の部位への侵入を防ぐとともにリンパ球は細菌を殺しにかかる。出血しても凝固因子の働きで止血する。血糖，血中の酸素や炭酸ガス濃度調節，各種ホルモン濃度など生体のあらゆる機構がある一定の範囲を保って生体の生命維持に寄与している。これらのつねに一定の安定性を保っている状態を恒常性の維持といったのである。

3．Selyeのストレス学説

さて，Cannonらの一連の研究成果などが得られた時代は，世界中でも新しいホルモンの発見に躍起になっていた時代であった。そんな頃，新しい性ホルモンの発見を試みていたSelyeは，1936年「種々の有害物質で生じる1症候群」という論文を発表した。実はこれは新しい性ホルモンの発見の報告ではなくて，その失敗から見いだした新たな発見だったのである。Selyeは，胎盤のエキスや卵巣のエキスをラットに注入して新しい身体機能変化が捉えられないだろうか，もし新しい変化が認められれば，それはエキスに含まれた未知の性ホルモンによる作用に違いないと。Selyeは，エキスの注入で得られた身体の変化として副腎皮質の肥大，胸腺の萎縮，胃・十二指腸潰瘍を特徴として見いだした。ところがそのような身体変化はエキスだけではなく，結果的にはどのような物質や外的刺激によっても同様の変化が起こることが明らかになった。Selyeはがっかりしたが，あることを思い出していた。それは学生の頃に受けた臨床講義の思い出である。呈示された患者はどの患者も，その罹患している疾患の特徴よりも，みな同様に病人らしくみえた。顔色が悪く皮膚も荒れており，痩せていた。また発熱や蛋白尿などはどの患者にも共通してみられたのである。まさに病気であったのである。どのような疾患であっても，その疾患特有の病態（特異的症候）以外は，どの病気であれ，共通の病態（非特異的症候）がみられるのではないかと考えた。そしてその非特異的反応の特徴として上記した3症候を示し，1症候群として発表したのである。その後彼は，さまざまな実験を繰り返し，心理的ストレッサーさえもが同様の反応を示すことを明らかにした。そしてこれらの非特異的反応群を，一般適応症候群general adaptation syndromeとして発表した。一方で局所においても，非特異的反応は存在するとして局所適応症候群local adaptation syndromeとして定義づけした。

1）一般適応症候群

これらの一連の生体反応は生体防御反応と考えることができるのであるが，Selyeは適応の維持の獲得と考え，一般適応症候群と名づけて研究を進めた。この症候群は次の3段階に分けて考えられている（図Ⅱ-4）。

a. 警告反応期

この時期は，外的刺激に曝されて生体ショックを受けるショック相と，それに対して，生体が防御機構を働かせ始める反ショック相に分けられる。ショック相では，体温の低下，血圧・血糖の低下，神経系の活動抑制，筋緊張低下，血液の濃縮，白血球の減少に続く増加，胃びらんなど，生体が刺激に曝されてダメージを受けた状態となる。反ショック相では副腎皮質ホルモンが分泌され，ショック相とは全く逆の反応が起こる。すなわち，副腎は軽度肥大し，体温・血圧・血糖の上

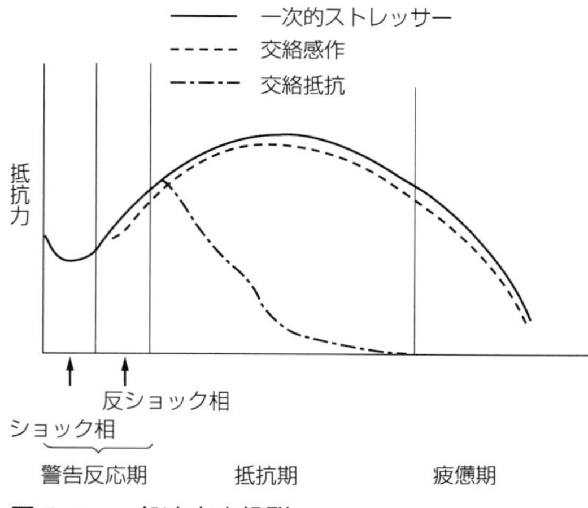

図 II-4 一般適応症候群

昇，神経系の活動は活発になり，筋緊張も高まる。白血球は増加を持続しているが，リンパ球は局所に集中し全体的には減少を続ける。胸腺は萎縮する。この時期はCannonのいうアドレナリンの分泌による緊急反応と非常に近似しており，実際にアドレナリン，ノルアドレナリンも分泌されている。また，この時期に生体に別の新たなストレッサーが加えられても，すでに防御機構が働いているので抵抗が強まっている。この状態を交絡抵抗という。

b. 抵抗期

引き続き同じストレッサーに曝され続けると，そのストレッサーに対する抵抗力も増大し適応状態に入る。この時期副腎皮質は肥大する。この時期に新たに他のストレッサーに曝されると，今度は警告反応期とは異なり，抵抗力は弱まっている。これは抵抗力が特定のストレッサーへの抵抗力強化のために使われているためであるとされている。このような状態を交絡感作といっている。と同時に，抵抗力（適応エネルギー）には限界があることを示している。

c. 疲憊期

さらにストレッサーが持続すると，抵抗力にも限界があるために生体は疲憊していく。身体的にはショック相の状態と同様の変化を示し，最後には生物の死をもたらす。Selyeは，これら一連の身体機能変化を副腎皮質の変化を中心に考えてきた。いわゆる視床下部-下垂体-副腎系の反応である。Cannonの緊急反応における交感神経興奮説との違いである。また，これらのストレス反応の3相は，ストレッサーの大きさによって時間経過は異なる。例えば，自動車事故などの急激で強烈なストレッサーではいきなり疲憊期ということもある。心理・社会的ストレッサーでも受験などでは抵抗期はかなり長い期間ともなりうる。

2）局所適応症候群

一方，身体の局所でストレッサーに曝されたりした場合でも，局所的に非特異的反応が起こることを，Selyeは証明した。変性，萎縮，壊死，炎症，肥大，増殖などがこの反応にあたるとしている。この場合，局所であることから疲憊期は有害とは限らず生物の死につながるとはいえない。

3）ストレッサー

ストレス反応を招来する外的な刺激は全てストレッサーとなることから，生物の環境全てがこれに含まれる。それらは物理的因子，化学的因子，生物学的因子，心理的因子に大まかに分けることができる。表 II-1 にはそれらの内容について分類して表した。心身症との関連では心理的因子が重要であるが，さまざまな心理・社会的要因がストレス反応を起こすことが知られている。

以上述べてきたことはストレスの概念を理解していくうえで重要な研究の歴史である。このような研究を中心としてその後も膨大な研究が行われてきている。新たにわかってきた種々のホルモンやペプチド類，神経伝達物質の働き（Selyeは後年，エンドルフィンの作用の発見を高く評価している），さらにはストレス反応の脳内機序の解明の前進，免疫とストレスとの関係，最近ではストレスと遺伝子に関する基礎医学的研究の進歩など，日進月歩の勢いである。図 II-5 はSelyeによ

表 II-1 ストレッサーの分類

(1) 物理的ストレッサー
寒冷，高温，熱傷，放射線，騒音など
(2) 化学的ストレッサー
酸素，飢餓，薬物，過食など
(3) 生物的ストレッサー
細菌，花粉など
(4) 心理的ストレッサー
配偶者の死，離婚，試験など

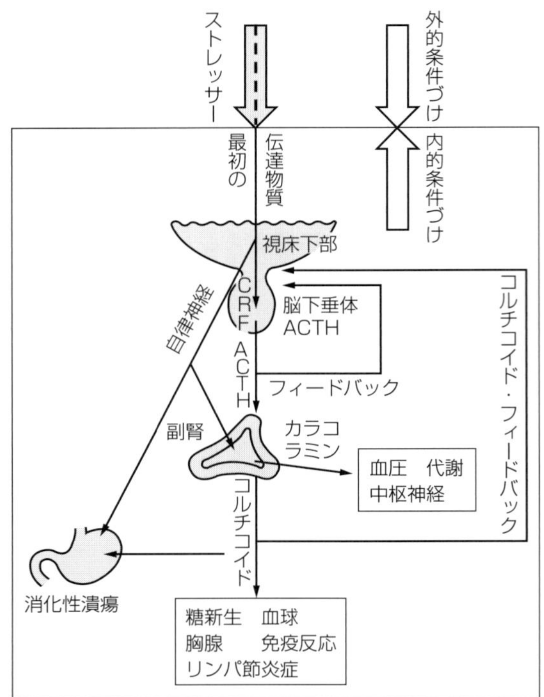

図 II-5 ストレス反応機序（Selye）

るストレス反応機序であるが，これはSelye, Cannon，Bernardの研究をベースに考えられたシェーマである。現代ではさらに詳細なものになってきているが，それらについては他項を参照されたい。また，これらのほとんどの研究は，ストレス研究としてなされるよりも大脳生理学的，神経薬理学的，神経解剖学的，精神神経免疫学的研究などの基礎医学研究としての成果がほとんどであり，すでにストレスという言葉で表せなくなっているとの指摘もあることも知っておく必要があるだろう。

C 心理・社会的ストレス

心身症の病態に関連する心理・社会的要因に関する考え方は先にも述べたが，Alexanderらによる神経症理論を応用した心身症患者の性格特性として表してきた。しかし，神経症と心身症との違いや疾患中心のアプローチ（心身症として考えられている疾患それぞれへのアプローチ）に無理があることなどから，その発症要因や増悪因子としての特異な性格傾向や考え方は省みられなくなってきている。どちらかというと，心身症全般に特徴的な性格傾向とする考え方（アレキシサイミア，タイプAなど）や，さまざまな心理・社会的因子を人に与えるストレッサーとして，その強度を客観的に評価して健康障害と関連づけようとする考え方が主流になってきている。いわゆるストレスとしての心理・社会的要因の考え方では後者の研究がわかりやすい。この考え方の基本となったのは，ホームズHolmes THとレイRahe RHらの一連の研究である。

1．社会的再適応評価尺度

Holmesらは，1967年に社会的再適応評価尺度life change unitを発表した。人生上で起こる大きな出来事をストレッサーとして表し，それを体験した人が，その体験以前の日常生活に復帰できるのにどれくらいの時間や努力が必要かとの質問を設け，点数で答えさせた。その際の基準を配偶者の死を100点，結婚を50点とした。表 II-2はその結果を表している。そしてその後の彼らの研究によれば，これらの出来事（過去1年間）を体験した点数が300点以上であれば，近い将来に病気になる可能性が80%，150〜299点だと50%，150点以下だと30%あるとの結論をだした。この点数づけは，純粋には客観的なものとはいえないが，これまでともすれば個別的で客観的評価になじめなかった心理・社会的要因が，あっさりと数字で表せるようになった。このことが強力なインパクトとなり，その後世界中でこれらに関する一連の研究がなされるようになった。

またこれらの研究の流れは，逆にこれまでの神経症理論に基づく心身症の病態の理解にも大きな影響を及ぼしており，その意味づけは慎重なものとなってきている。

しかし，この考え方にも問題はある。第1に，この表にでてくる出来事には，あまりにまれな出来事が多くて，日常的にはそう体験できないような出来事まで含まれている。第2に，これはストレッサーの強度のみを表しており，抵抗力の程度など受け取り側の個々の力やとらえ方，対処能力などは全く反映されていない。第3には，出来事を体験した時の環境要因（社会支援など）についても含まれていない。特に，体験する個人側の要

表 II-2 社会的再適応評価尺度(Holmes らより)

出来事	ストレス度	出来事	ストレス度
配偶者の死	100	息子や娘が家を出る	29
離婚	73	親戚とのトラブル	29
配偶者との離別	65	自分の特別な成功	28
拘禁や刑務所入り	63	妻が仕事を始める,辞める	26
家族の死	63	学校に行く,修了する	26
自分のけがや病気	53	生活条件の変化	25
結婚	50	習慣の変更	24
失業	47	上役とのトラブル	23
婚姻上の和解	45	労働条件の変化	20
退職	45	住居の変化	20
家族の健康上の変化	44	学校の変化	20
妊娠	40	気晴らしの変化	19
性的な障害	39	宗教活動の変化	19
新しい家族ができる	39	社会活動の変化	19
ビジネスの再調整	39	100 万以下の借金	17
経済状態の変化	38	睡眠習慣の変化	16
友人の死	37	同居家族数の変化	15
仕事の変更	36	食習慣の変化	15
配偶者との喧嘩の数	35	休暇	13
100 万円以上の借金	31	クリスマス	12
借金やローンの抵当流れ	30	軽微な法律違反	11
職場での責任の変化	29		

因を全く無視しているところに問題がある。

2. 日常苛立ち事

一方,ラザルス Lazarus RS らは,日常体験しにくい出来事よりも,日常生活で起こるさまざまな日常苛立ち事のほうが健康障害との関係が深いのだとする研究報告を行っている。彼らは,日常生活で起こるさまざまな出来事の苛立ち度を,精神混乱(苛立ち)と精神高揚(心地よさ)に分けて調査を行い,それぞれが健康状態と非常に高い相関を示したとしている。今のところ,健康障害とのはっきりとした関連は報告されていないが,心理研究者の間では注目されているストレス研究である。

このように,心理・社会的ストレスの評価に関する研究も,Holmes の研究をその端緒として世界中で行われるようになっている。特に最近では,ストレッサーに対する個人の認知や,その対処行動と健康障害の関連の重要性が指摘されている。また,社会支援や生活の質,さらには,これらの要因と組み合わせる形での性格傾向との関連も,新たな見地からの研究が進められている。

おわりに

ストレス研究の流れは,上記してきたように大きく2つの方向で研究が進められてきている。それぞれ情動の生物学的メカニズムの解明であったり,調査を主体にした社会科学的研究である。実はこれらの研究は統合されていかなければならないことはいうまでもないことであるが,実際にはそれぞれが別の研究手法を用いており,用語でさえ共通するものが多くはないのが実情である。また,脳の研究は生物学的には動物を用いた研究が主体であることや,生物学的研究は急性の情動反応をみている場合が多く,それはすなわち,生理学的反応でしかないといったギャップも見逃せない。一方で,社会科学的研究では,どうしても疾病に結びつく生物学的メカニズムを証明することが難しい。これらの問題を解決していくには,ストレス研究をしている基礎・臨床・心理学研究者が共通の言語で討論,研究のできる場の意識的な設定が求められている。今まさにそれが求められているのである。

＜文献＞

1) 田多井吉之助:新版 ストレス—その学説と健康設計への応用. 創元医学新書,創元社,大阪,1980
2) Olmsted J MD, Olmsted EH:Claude Bernard and the Experimental Method in Medicine. Henry Schuman, New York, 1952(黒嶋晨汎訳:クロード・ベルナール—現在医学の先駆者. 文光堂,東京,1987)
3) 林峻一郎:ストレスの肖像—環境と生命の対話. 中公新書,中央公論社,東京,1993
4) 山下 格:精神生理学的基盤. 諏訪 望,西園昌久編:現代精神医学大系 7A,中山書店,東京,1979
5) Selye H:History of the stress concept. Goldberger L, Breznitz S:Handbook of stress, pp7-21, Free Press, New York, 1993
6) Bernard C:Lecon sur les phenomenes de la vie communs aux animaux. Bailliere, Paris, 1878(三浦岱栄訳:実験医学序説. 岩波書店,東京,1947)
7) Cannon WB:Bodily Changes in Pain, Hunger, Fear and Rage. Harper & Row, New York, 1929
8) Holmes TH, Rahe RH:The social readjustment rating scale. J Psychosom Res 11:213-218, 1967

2 ストレスと脳

高度情報化社会，技術革新の波，産業オートメーション化，社会構造や文化や価値観の加速度的変化，家族制度の崩壊など，多くのストレッサーが現代生活を営む私たちを取り巻いている。現代はそれだけストレスの時代であり，いまやストレスという言葉は国際的な共通語として用いられている。ストレスの問題は単に医学の領域の問題にとどまらず，心理学，社会学，人間工学，産業界を含めた学際的課題になってきた。したがって，真にストレスの問題を解決しようとするなら，このような学際的取り組みがきわめて重要であることは間違いない。

しかし，一方では最終的にはストレスの問題は個人の問題として還元されてしまうという一面を有していることも間違いのない事実である。たとえ有効なストレス・マネジメントが考え出されたとしても，ストレス状態における生体反応が明らかにされていて，そのうえで対策が立てられたほうがずっと効率がよいことはいうまでもない。

そのため，ストレス状態ではどのような生体反応がみられるのか，それを放置したらどうなるのか，それはどうしたら予防できるのかといったことを医学的に明らかにしていくことは，心身症理解のために基本的に重要なことである。

A ストレスとは何か

ストレスとはいったい何であろうか。ストレスの問題が非常に学際的になってきたので，逆に定義も複雑になってきた。筆者らは，きわめて単純に外からの力に対して生じる生体内の変化をストレスと呼び，その際ストレスを生じさせるようになった原因をストレッサーと呼ぶことにしている。

しかしヒトのストレスの場合，認知のしかたが大きく影響するという考え方もある。確かに個体側の認知のしかたでストレス反応は大きく異なる可能性がある。

一方では，大腸菌などが熱を加えられた時に作る特殊な蛋白質をストレス蛋白と呼んだりしているので総括的なストレスの定義は難しい。

ここでは，個体が外的刺激にさらされた時に引き起こされる生体の反応をストレスと呼ぶことにしておき，その際認知過程も重要な役割を果たしていると考えることにする。

B ストレス反応

急性のストレスにさらされた動物に共通してみられる反応は，胃・十二指腸潰瘍，胸腺・リンパ節の萎縮，副腎皮質の肥大などである（図Ⅱ-6）。その他にも血圧が上昇する，動悸がするといった自律神経系の反応や，視床下部や脳下垂体からのホルモン分泌などの内分泌系の変化，それに最近では免疫系の変化などが生じる。また，恐怖や不安や怒りなどの情動反応やストレッサーに対する対処行動などの幅広いストレス反応がみられる。

これらのストレス反応を調節しているのはいうまでもなく中枢神経系，特に脳であり，ここに認知過程も含まれてくる。したがって，ストレス状況下における脳の変化について明らかにしていくことは，ストレスの真の理解のうえからもきわめて重要なことだといえる。

C 脳の基本構造とその働き

脳には約 140 億個の神経細胞があるといわれており，これらの神経細胞が機能する世界こそ人を人らしくあらしめていることになる。ではこれら

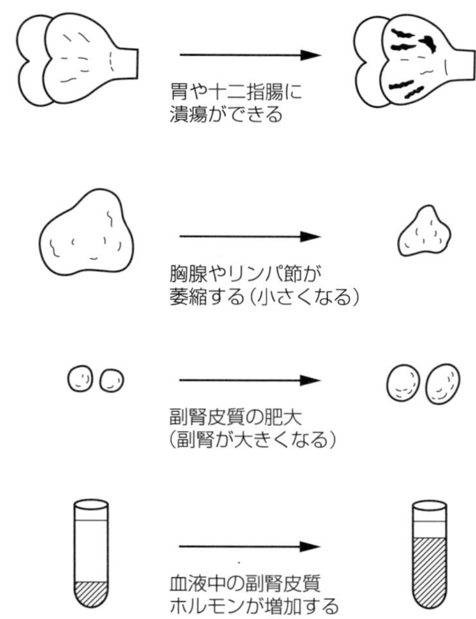

図 II-6　急性のストレス反応でみられる末梢臓器の変化と血漿副腎皮質ホルモン含量の変化

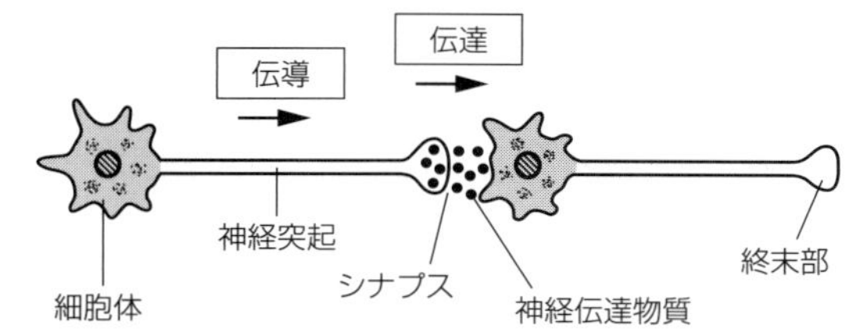

図 II-7　伝導と伝達

の変化をどのようにして調べていったらよいのだろうか。

脳を解剖学的，生理学的にもっとも単純な形でとらえるとするなら，図 II-7 に示すように，基本的には 2 個の神経細胞からなっていると考えることができる。その際，神経細胞のもっとも基本的な働きは，神経細胞内および神経細胞間で刺激（信号，情報）を伝えることにある。図の神経細胞から出ている突起の中を刺激を伝える様式は伝導といわれるもので，細胞膜を介したイオンの出入りによる電気的変化によるものである。

それに対して，1 個の神経細胞から次の神経細胞に刺激を伝える様式は，1 個の神経終末から化学物質が神経細胞と神経細胞との間隙であるシナプスに放出されて，それが次の神経細胞の膜の上にある受容体に結合する伝達という形式によっている。放出された神経伝達物質は再取り込みというメカニズムでもう一度神経終末に取り込まれたり，代謝酵素により代謝されて代謝産物になる。

つまり，脳では多数の神経細胞の間でこのような信号の伝導と伝達が盛んに行われて，さらに高度な情報を作りあげており，それが脳の働きであるといえる。神経終末から放出される化学物質は神経伝達物質と呼ばれるが，多くの物質が神経伝達物質として伝達にかかわっている。もし，ある部位の神経活動が上昇すれば，神経終末から神経伝達物質が盛んに放出されることになる。

もう少し伝達のメカニズムについてみてみることにする。図 II-8 にさらに詳しいシナプスの模式図を示す。神経伝達物質の前駆物質は血管から神経細胞に取り込まれ，神経終末部に存在する合成酵素により合成されて神経伝達物質となり，シナプス小胞中に貯蔵される。神経のインパルス（電気的変化）が神経終末部に達すると，シナプス小胞はいっせいにシナプス前膜の方に移動し，やがてシナプス小胞とシナプス前膜とが融合し，その後その一部が切れて，中の伝達物質がシナプス間隙に放出されることになる。放出された神経伝達物質は，シナプス後膜上にある特殊な蛋白である受容体に結合し，その結果受容体の構造に変化が生じ，生理作用が出現する。その際の変化としては，アデニレートシクラーゼ活性を促進させたり抑制したりして，サイクリック AMP 量を増加させたり，減少させたりする，あるいはホスホリパーゼ C を活性化し，ホスファチジールイノシトール 4,5-二リン酸の分解を促進し，イノシトール 1,4,5-三リン酸とジアシルグリセロールの生成を促進し，その結果，前者は細胞の小胞体からのカルシウムイオンの放出を引き起こし，後者はプロテインキナーゼ C の活性化を引き起こす。これらの変化は，最終的にはそれぞれ特異的なプロテインキナーゼを活性化して作用を発揮する。また受容体蛋白そのものがイオンチャネルを形成し，ナトリウムイオンやカリウムイオンやクロールイオンの出入りに影響し，細胞機能を変化させる。このように，神経伝達物質が受容体に結合した後の細胞内情報伝達機構によって，最終的には信号が伝えられた効果が現れることになるが，それがどの型を取るかは受容体の型によって異なっている。

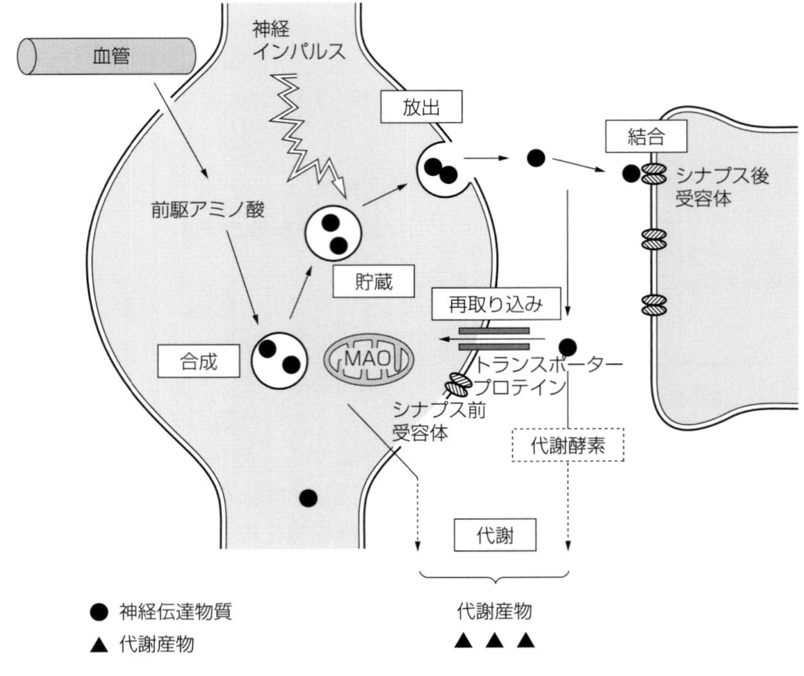

図Ⅱ-8　シナプスにおける伝達

ところで放出された伝達物質は，そのまま代謝酵素で代謝されたり，シナプス間隙からトランスポータープロテインを介して再び神経終末部に取り込まれて，貯蔵されたり代謝されたりする。

D　脳の変化をどのようにしてとらえるか

では，このような脳の営みをどのようにしてとらえたらよいだろうか。

脳の変化をとらえる方法としては，生理学的方法，生化学的方法のほかに，解剖学的方法，免疫学的方法，病理学的方法などいろいろある。その中で近年めざましく発展したのは生化学的方法であり，これは神経化学的方法ともいわれる。

これまで利用されてきた方法は大きく分けて2つある。1つは脳をいくつかの小さな部分に分割して，その中に含まれる神経伝達物質含量とその代謝産物含量とを定量することにより，脳の変化を知る方法である。例えば，放出が普通の状態より著しく亢進すると，代謝産物含量が著しく増加する。神経伝達物質そのものの含量の変化はその種類によって異なるが，合成速度があまり速くない神経伝達物質の場合，その伝達物質の放出亢進に合成が追いつかないため，神経伝達物質含量は減少することが多い。この方法では，神経伝達物質含量とその代謝産物含量とを同時に測定することにより動的な変化を知ることができるし，同時に多くの脳部位についての変化を知ることができるが，一方ではある一時期の変化しかとらえていない，神経伝達物質放出の間接的証明であるといった欠点もある。

脳内マイクロダイアリーシス法は，先端部が半透膜からなる細い管を一定の脳部位に植え込み，その脳部位を微小灌流し，灌流液中の神経伝達物質含量や代謝産物含量を定量する方法である。この方法は，同一個体について経時的変化を知ることができる，神経伝達物質放出のかなり直接的な証明になるなどの大きな利点があるが，脳の部位が限局されるなどの欠点もある。これらを一覧表にして表Ⅱ-3に示す。

E　ストレス状況をどう設定するか

次に問題になるのはストレス状況をどう設定す

表 II-3　ストレス研究の神経化学的研究方法

	脳の各部位の神経伝達物質や代謝産物含量の定量	脳内マイクロダイアリーシス法
やり方	脳の各部位やあるいは核レベルで神経伝達物質やその代謝産物の含量を定量する	脳の一定の部位にプローブを植え込み，そこの微小局所灌流を行い，灌流液中の神経伝達物質や代謝産物含量を定量する
定量される物質	脳各部位の神経伝達物質およびその代謝産物	局所の神経伝達物質およびその代謝産物
利点	同時にいくつもの脳部位の変化をとらえられる 代謝産物含量を定量することでより動的な変化を知ることができる 放射性同位元素などを使えばかなり微小部位での測定が可能	同一個体について経時的変化を知ることができる 行動その他の指標と同時測定が可能 神経伝達物質放出のかなり直接的証明になる
欠点	ある一時期の変化しかとらえられない 死後変化が測定に影響する可能性がある 神経伝達物質放出の間接的証明	脳の部位が限局される 灌流液が微量なため物質の測定感度に限界がある サンプリング・タイムが長い

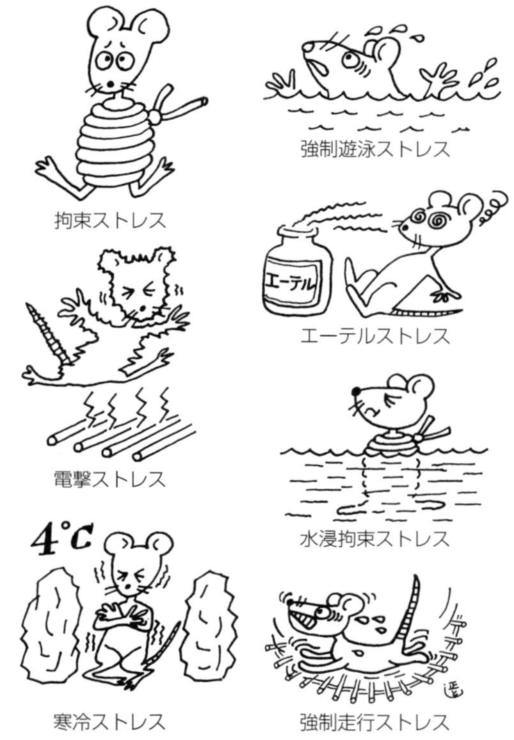

図 II-9　動物のストレス負荷法
(田中正敏：ストレス—そのとき脳は？　講談社．1987 より引用)

るか，特にできるだけヒトのストレス状況に近い状況をどう設定するかということが問題である。図 II-9 に動物実験における種々のストレス負荷法を示す。いくつかの方法についてはそれぞれ関連したところで述べる。

F　ストレスで脳はどう変化するか

筆者らは，主として神経伝達物質であるノルアドレナリン含量，およびその主要代謝産物である 3-methoxy-4-hydroxyphenylethyleneglycol sulfate (MHPG-SO_4) 含量の諸種のストレス状況における変化について詳細に検討してきたので以下それを中心に述べる。

1．身体的ストレスと心理的ストレス

まず，拘束ストレス，電撃ストレス，心理的ストレス，恐怖条件づけストレスという 4 種類の異なったストレスを 1 時間負荷するとどうなるであろうか。

拘束ストレスは金網にラットを入れ周囲を針金で固定する方法であり，電撃ストレスは床がステンレススチールの格子からなる箱にラットを入れ，床から電気ショックを加える方法である。

これら 2 つの方法に対して，心理的ストレスと恐怖条件づけはかなり純粋な情動ストレスといえる。心理的ストレスでは，小川らのコミュニケーション箱（小川ら：精身医 6：356, 1966）が用いられる。図 II-10 に示すように，ラットは透明な壁で仕切られた 18 × 19 cm の 25 のコンパートメントに 1 匹ずつ入れられ，床から電気ショックが与えられる。しかし，一定のコンパートメントの床にはプラスチックの板が敷かれており，そのコンパートメントのラットは直接に自ら電気ショックを受けることがない。しかし，自分の周囲のラットが電気ショックを受けて示す脱糞，排尿，鳴き声，もがきなどの情動反応にさらされる

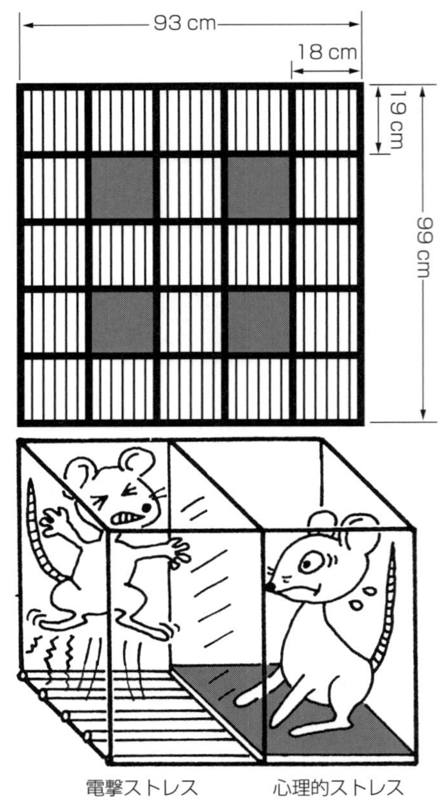

図 II-10　コミュニケーション箱と心理的ストレス

ことになる。この状況を私たちは心理的ストレスと呼んだ。

恐怖条件づけでは，ラットは一定の箱に入れられ床からの電気ショックを1時間与えられる。その後24時間して，自分がショックを与えられた箱に再び1時間入れられるが，その時には電気ショックは与えられない（図 II-11）。

つまり，心理的ストレスでは周囲の電気ショックを受けたラットが示す情動反応が，恐怖条件づけでは，かつて嫌な経験をした箱に再び入れられるということが，ストレスを引き起こすキューになっていると考えられる。その意味から，この2種類のストレス状況は，直接的には身体的要因がほとんど関与していないストレス状況と考えられる。

以上の4種類のストレスを負荷した時の脳各部位のノルアドレナリンの主要代謝産物であるMHPG-SO_4含量の変化は図 II-12 に示すとおりである。前述したとおり，MHPG-SO_4含量が増加する時には一般的にノルアドレナリンの放出は亢進していると考えられる。

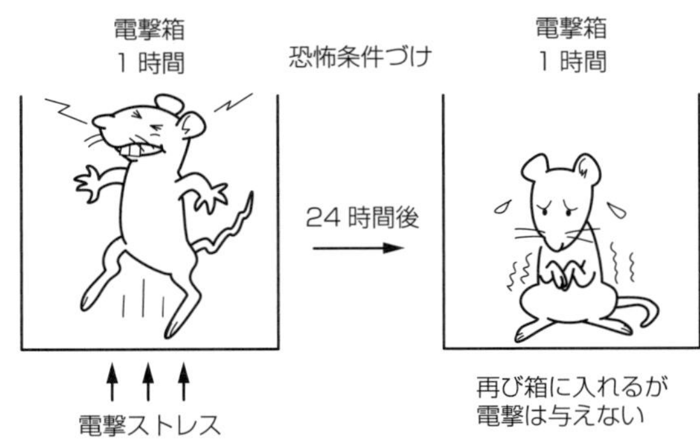

図 II-11　恐怖条件づけのパラダイム

拘束ストレスや電気ショックといった身体的要因が大きく関与するストレスでは，検討した脳のあらゆる部位で著しいノルアドレナリン放出の亢進が生じる。それに対して，心理的ストレスと恐怖条件づけでは，視床下部，扁桃核，青斑核部の3部位でのみノルアドレナリン放出の亢進が生じ，しかもその程度も身体的ストレスに比べると小さい。ただ，これらの部位は情動と密接に関連した部位であることが興味深い。

このように，身体的ストレスでは広範な脳部位で，著明なノルアドレナリン放出亢進が生じるのに対して，かなり純粋な情動ストレスでは，主として情動が関与する脳部位でノルアドレナリンの放出亢進が生じ，程度は身体的ストレスの場合より軽い。

実際にノルアドレナリンの放出が亢進しているかどうかを，マイクロダイアリーシス法で検討したのが図 II-13 である。拘束ストレスにより視床下部のノルアドレナリン放出が亢進していることが示されている。

このように脳各部位におけるストレス時と非ストレス時とのノルアドレナリン放出の状態を模式的に示すと図 II-14 のようになる。

G　いくつかのストレス要因と脳の反応

いくつかのストレスに関連した要因の違いによって脳の変化はどう異なってくるだろうか。ここでは，次のような要因について検討した結果を述べてみよう。

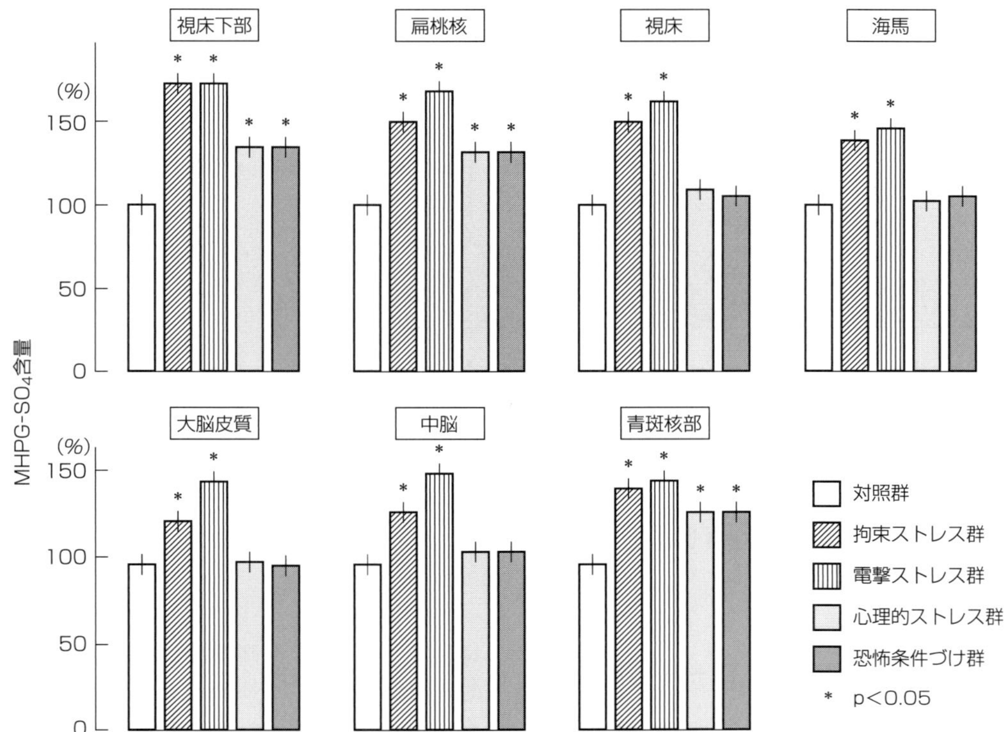

図 II-12 4種の異なったストレスが脳各部位の MHPG-SO4 含量に及ぼす影響
拘束ストレス，電撃ストレス，心理的ストレス，恐怖条件づけストレスという4種類の異なったストレスを1時間負荷した際のラット脳各部位のノルアドレナリンの主要代謝産物である MHPG-SO4 含量の変化を示す。

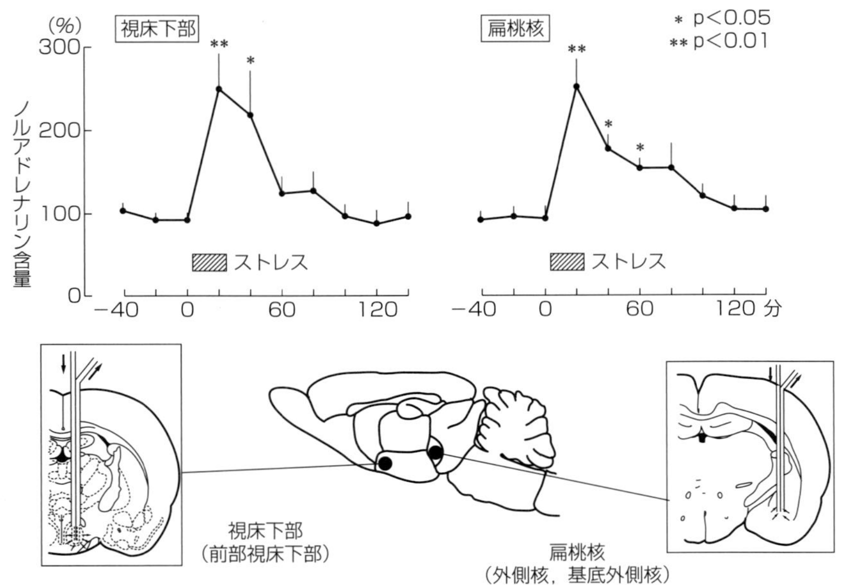

図 II-13 ラットの前部視床下部にプローブを植え込み透析灌流を行った際の灌流液中のノルアドレナリン含量の拘束ストレスによる変化
ストレスは20分間負荷（図の斜線部）

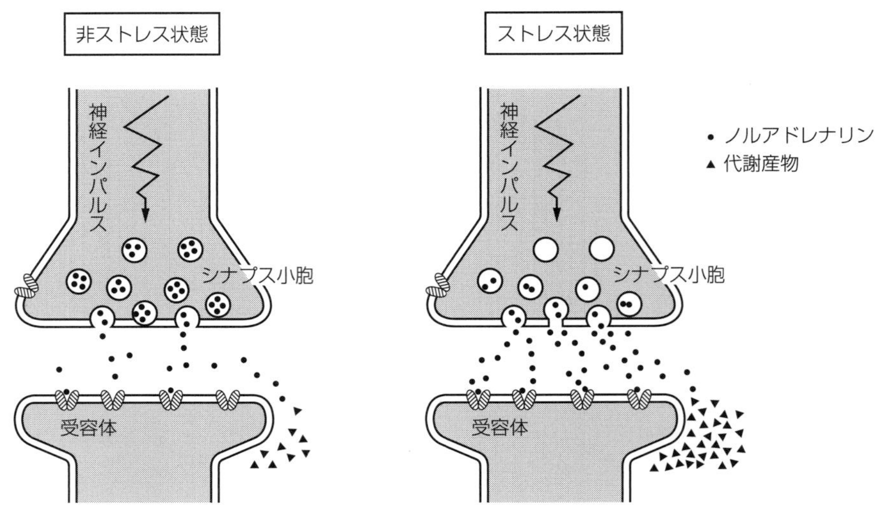

図Ⅱ-14　非ストレス時（左）とストレス時（右）のノルアドレナリン放出の変化

1．ストレッサーのコントロール可能性

同じストレッサーであっても，そのストレッサーに対して自らコントロールすることができる場合と，まったくコントロールする手段がない場合とで脳の変化は異なるだろうか。

これは，ストレッサーのコントロール可能性の問題であるが，その検討のためには，トリアディック・デザインが用いられる。これは図Ⅱ-15に示すように3匹のラットが1組になる。いずれのラットも図のような箱に入れられ，尻尾に電気ショック用の電極が装着される。その際，Aのラットの電極とBのラットの電極とは直列に配線されている。そのため，AもBも同じ強さの電気ショックを同じ回数だけ受けることになる。ただAとBの違いは，Aが目の前の円盤を押して自ら電気ショックを停めることができるのに対して，Bの円盤はダミーであり，この円盤を押しても電気ショックを停めることはできない。つまり，電気ショックに対して，Aはコントロール可能であるが，Bはコントロール不可能である。Cのラットはただ箱に同じ時間入れられているだけで電気ショックはまったく受けない対照群のラットである。

このような状態にして置くと，最初の3時間位でBのラットは円盤を押しても無駄なことを学び，やがてほとんど円盤を押さなくなる。それに対して，Aのラットは最初の6時間位は試行錯誤的に円盤を押すので，円盤を押す回数が多いが，その後はほぼ一定の割合で円盤を押せば電気ショックを停められることを学習し，円盤を押す回数は一定になり安定した押し方をするようになる。

21時間後に胃を調べてみると，図Ⅱ-16に示すようにストレッサーをコントロールできなかったBのラットにはひどい胃潰瘍ができるが，コントロールできたラットAの胃潰瘍はずっと軽い。最初に述べたように，A，B両方のラットとも受けた電撃量は同じであるので，この胃潰瘍の出来かたの違いはストレッサーを自らコントロールできたかどうかの違いに由来することになる。このことから，基本的にはストレッサーは一方的に受身的に受けるよりも，自らコントロールできたほうがよいと推測される。

しかし，最初の時期の脳の変化はこれとは完全に異なっていた。つまり，ストレス負荷の初期である3時間後や6時間後では，視床下部や扁桃核といった情動と関係の深い脳部位のノルアドレナリン放出の亢進は，ストレッサーをコントロールできるAのラットのほうが，Bのラットより著しいという結果であった。

ノルアドレナリン放出の亢進はある程度ストレスの強さの尺度にもなるので，この結果はAのほうが胃潰瘍の程度がずっと軽いという結果と矛盾

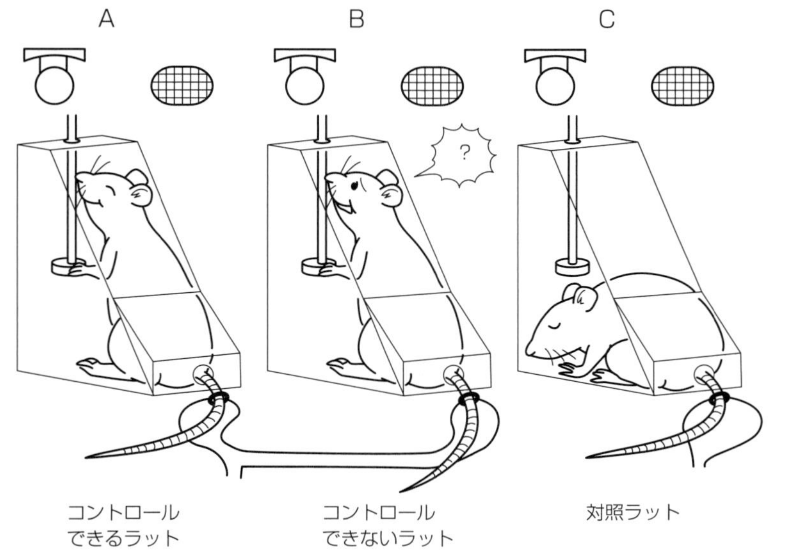

図 II-15　ストレッサーのコントロール可能性をテストするためのトリアディック・デザイン

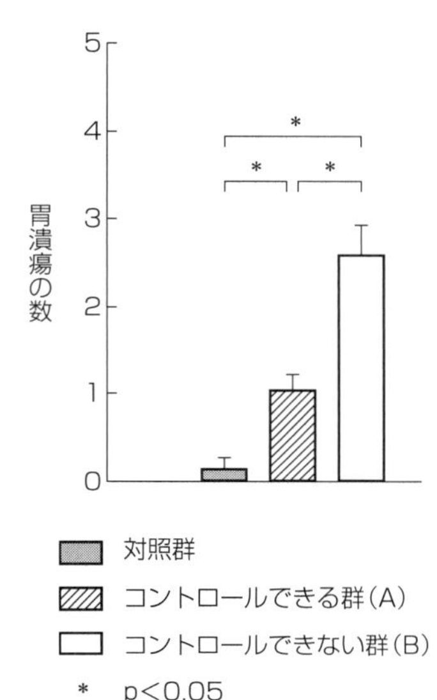

図 II-16　ストレッサーに対してコントロール可能であったラット（A）とそれが不可能であったラット（B）にできた胃潰瘍の数の差

する。この矛盾は，胃潰瘍発生について検討したのと同様の 21 時間後の結果について検討することで解決された。

つまり，十分にAのラットが円盤を押して電気ショックを停めることを学習した 21 時間後には，Bのノルアドレナリン放出亢進は 6 時間後とほとんど変わらないのに，Aのノルアドレナリン放出亢進は 6 時間後に比べると著しく減少していた。

まとめてみると，3〜6 時間後というストレス開始の時期は，Aは円盤を押して電気ショックを停めることを学習しようとしている時期であり，きわめて試行錯誤的である。そのため，ただ受身的に電気ショックを受けたのみのBに比べるとAのほうがストレスが強かったと考えられる。しかし，一度円盤押しを学習してしまった 21 時間後では，このような状況はAにとってもはや大きなストレスではなくなったと考えられる。

このように，ストレッサーのコントロール可能性という観点からすると，ストレッサーはやはり自らコントロールできるほうがよいが，コントロールする手段を学習するまでは大変であるということになる。

2．ストレッサーの予測性

次に，同じストレッサーであっても，それがやってくることを予測できる場合とそうでない場合とが私たちの日常生活の中でもある。このようなストレッサーを予測できたり，できなかったりで脳の変化は異なるだろうか。

これはストレッサーの予測性の問題であるが，この場合もトリアディック・デザインが用いられる。図 II-15 のように，やはりAとBの電極は直列につながれている。この際円盤はなくてよいが，Aのラットにはブザーと光の合図の後に必ず電気ショックがくるようにして電気ショックの到来を予測できるようにするが，Bはブザーも光も電気ショックとまったく関係なく与えられ，電気ショックに対する予測ができない。Cはただ箱に入れられる対照のラットである。

このような状態に 19 時間置いておくと，予測できたAに比べて，予測できなかったBのほうにはるかにひどい胃潰瘍ができ，しかも視床下部や扁桃核のノルアドレナリン放出亢進の程度は，Aに比べてBのほうがはるかに著しかった（図 II-17）。このようにストレッサーはあらかじめ予測できたほうが，できないよりずっとよいというこ

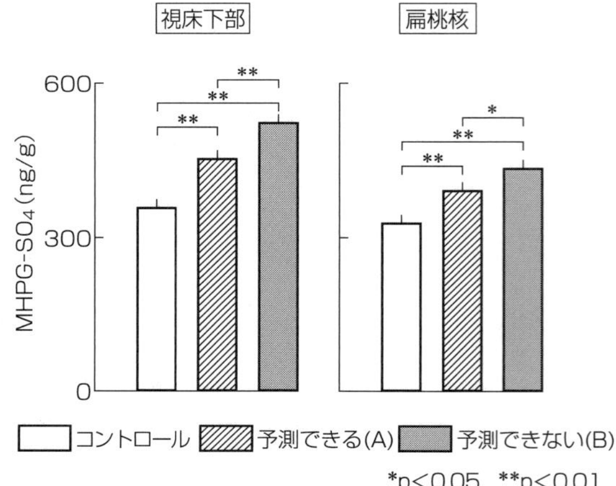

図Ⅱ-17 ストレッサーを予測できたかどうかが視床下部と扁桃核のノルアドレナリン放出に及ぼす影響

とになる。

3．ストレスの発散

同じストレッサーに曝されたとしても，その時のストレッサーに対して発散できる場合とできない場合とがある。発散したか，しないかで脳の変化が異なるだろうか。

ラットを仰臥位にして板の上に四肢をテープでとめて拘束する。このようなストレスを同時に2匹のラットに負荷するが，その際一方のラットは単にこのような拘束ストレスを負荷されるだけであるが，もう一方のラットには目の前に箸をさし出し，その箸に噛みつくことでストレスの発散ができるようにしてやる。10分間このようなストレス状態におき，その後ストレスから解放して50分後の状態を調べた。

血液中の副腎皮質ホルモンは，10分間のストレス直後には，両グループとも上昇したが，ストレスを発散できたラットでは解放50分後にはもとの値にまで戻るのに対して，ストレスを発散できなかったラットではストレスから解放されているにもかかわらず，副腎皮質ホルモンは上昇したままであった。

脳の変化も類似しており，視床下部や扁桃核などで，発散できたほうでは，ストレスによるノルアドレナリン放出の亢進がストレス解放直後と解放50分後とほとんど変わらないのに，発散できなかったほうでは，ストレスから解放後もノルアドレナリン放出の亢進が著しく増強されることが明らかになった（図Ⅱ-18）。このことは，ストレス曝露中の攻撃性の発散といったことが脳の物質レベルまで影響していることを示すものであり，確かにストレスの発散が重要であることを示唆している。

4．加齢の差

ストレスと年齢の問題もこの分野における大き

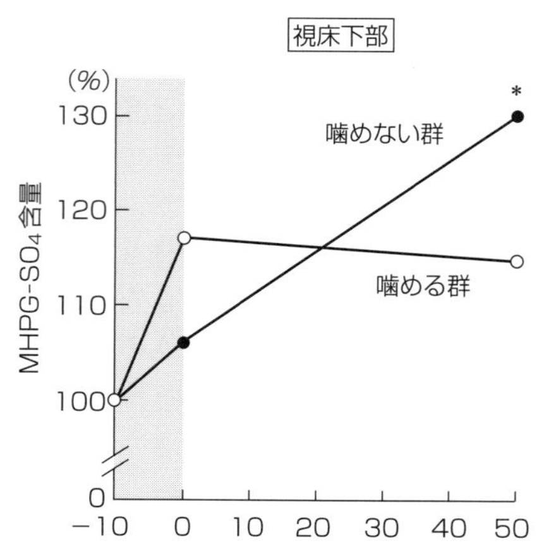

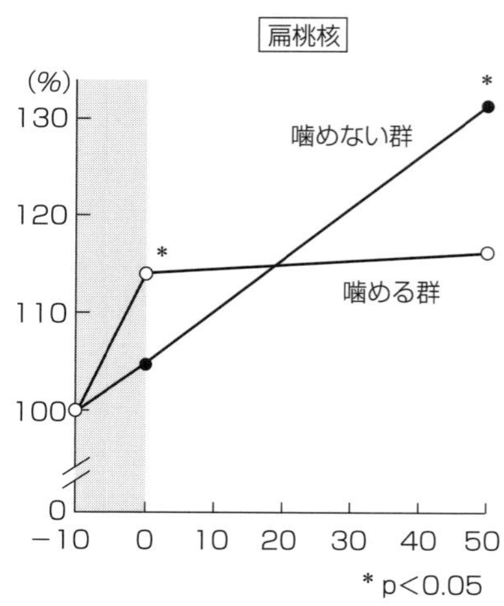

図Ⅱ-18 ストレス曝露中の怒りを発散できたかどうかがラットの視床下部と扁桃核のノルアドレナリン放出に及ぼす影響

図の網掛の部分でストレス負荷

な課題である。2月齢を若いラット，12月齢を高齢ラットとして，同じ金網による拘束ストレスを負荷した時の変化とそれからの回復について検討した。

その結果血液中の副腎皮質ホルモンの上昇も，視床下部や扁桃核などのノルアドレナリン放出亢進も年齢と関係なく同じようにみられた。しかし，大きく異なっていたのはストレスからの回復の様子である。

若いラットでは副腎皮質ホルモンの上昇はストレスから解放後6時間で速やかにもとに戻るのに対して，高齢ラットでは6時間後だけでなく24時間後にもまだ上昇しており，ストレスから解放後もストレス状態と似た状態が続くことが明らかになった。

このことは，視床下部や扁桃核などにおけるストレスによる脳のノルアドレナリン放出亢進からの回復とも類似していた。若いラットでは，ストレスによるノルアドレナリン放出亢進が解放後6時間で明らかに回復しているのに，高齢ラットでは，6時間後のみならず24時間後でさえ完全には回復していなかった（図Ⅱ-19）。このようにストレスからの回復が著しく遅れることに加齢の特色があることが明らかになった。

確かに年をとると回復が遅れるといったことは日常的に経験されることであるが，それは通常筋肉の疲労の回復などの末梢的変化についてである。ところが，筆者らの実験は末梢だけでなく，脳の変化の回復も遅れていることを示している。脳の回復が遅れているといったことは，実際にはおそらくなかなかわからない（感知されない）ことであるだけに重要な結果と考えられる。

H　ストレスによる脳の変化を抑えるもの

ストレスによるこれらの脳のノルアドレナリンの放出亢進はいろいろな薬物で抑えることができる。例えば，臨床的に広く用いられているベンゾジアゼピン系の抗不安薬であるジアゼパムは，視床下部や扁桃核や青斑核などの情動と関連した脳部位で，ストレスによるノルアドレナリン放出を減弱する。その他の多くの実験結果から，筆者らは視床下部や扁桃核や青斑核のノルアドレナリン放出の亢進が不安の惹起と関連しており，抗不安薬は，これらの亢進したノルアドレナリンの放出をこれらの部位で抑制することで，その抗不安効果を発揮するという不安のノルアドレナリン仮説を提唱している（詳細は文献参照）。

I　ストレスと非ストレス

筆者らが行ってきた諸種のストレス条件の違い

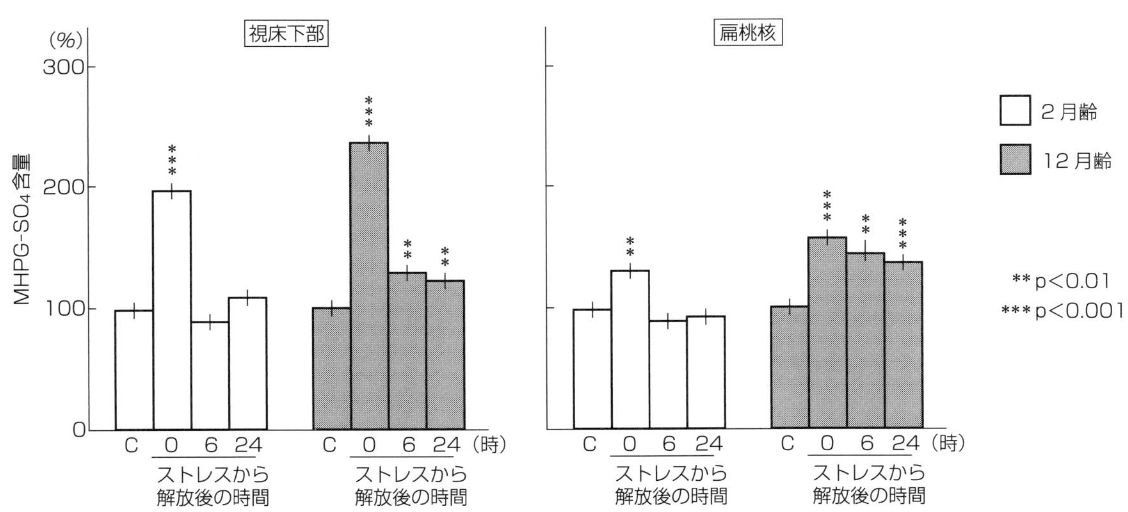

図Ⅱ-19　若いラット（2月齢）と高齢ラット（12月齢）にストレスを負荷した際の視床下部と扁桃核のノルアドレナリン放出の変化とストレスからの回復の差

によって，脳のストレス反応がどう違うかということを，いくつか例をあげて述べてきた。

もう1つ注目しておきたいのは，ストレッサーのon，offと生体反応（ストレス）のon，offは，時間的にかなり異なっているということである。つまり，ストレッサーのほうはoffになっていても，ストレス反応のほうはすぐにはoffにならず，かなり遅れてからoffになる（図Ⅱ-20）。このことは図Ⅱ-13に示した結果からも明らかである。

ヒトを対象とした試験からは，このような事実はわかりにくいと考えられるが，これらの実験事実は，少なくとも目の前からストレッサーが去ったからといって，生体機能が直ちに非ストレス状態の機能まで戻るわけではないことを示している。非ストレス状態まで回復するためには，一定の時間が必要であり，しかもその回復過程には加齢という要素なども大きく影響を与える。

このような「ストレス状態から回復していない」ということはどういう意味を持つのであろうか。生体が目の前のストレッサーに曝されている時のみが，ストレス状態であるというわけではない。目の前からストレッサーが去ってしまっても，生体がストレス状態にあるということはいくらでもあると考えられる。

このことは，ストレスの発散の実験からも明らかである。つまり，箸が噛めなくてうまく怒りを発散できなかったラットにとって，ストレスからすでに解放されて50分経っていても，著しいノルアドレナリン放出亢進が生じているという脳の変化からみれば，脳は完全にストレス状態にあると考えられる。

このように，たとえストレッサーに遭遇したとしても，それが去ってしまった時には，できるだけ早く非ストレス状態の生体に戻れることは，心身症の発症と関連して重要なことではなかろうか。

J 急性反応から慢性反応に

心身症の発症を考えると慢性のストレスの比重が大きいと考えられる。図Ⅱ-21に急性のストレス反応から，それが慢性の変化を引き起こすまでを模式的に示した。

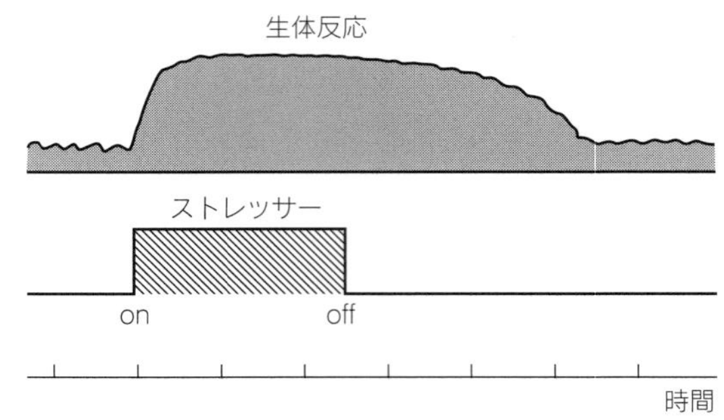

図Ⅱ-20 ストレッサーのon，offとその際の生体反応との関係

おわりに

以上述べてきたように，動物たちは私たちに多くの大切なことを教えてくれる。

一般的に動物実験の結果をすぐ擬人化して考えるのは大いに慎重であらねばならない。しかし，ここで述べてきたような結果は，私たちの日常生活にとってきわめて示唆的である。

枚数の都合上，割愛をせざるを得ないことも多かった。それぞれ筆者らの文献を参照いただければ幸甚である。

なお本項は，文献7と8とをもとに書き改めたので，一部はこれらの総説と重複していることをお断わりしておく。

＜文献＞

主な参考文献をあげる。オリジナル論文はそれぞれの論文の文献欄をさらに参照されたい。

ストレスと脳について

1）田中正敏：ストレス—そのとき脳は？ 講談社，東京，1987
2）田中正敏，他：ストレスの作用機序．臨と研 65：1380-1390, 1988
3）田中正敏：ストレス．代謝 26：122-131, 1989
4）田中正敏：ストレスと脳の仕組み—ストレスによる脳内物質の変化．化学と工業 42：1526-1530, 1989
5）田中正敏，他：ストレス潰瘍．心身医療 1：623-631, 1989
6）田中正敏：ストレスと神経伝達物質．治療学 25：765-772, 1991
7）田中正敏：ストレスと脳—実験的アプローチ．作業療法 10：110-118, 1991
8）田中正敏：ストレス—そのとき脳は？ 心身医療 5：778-786, 1993

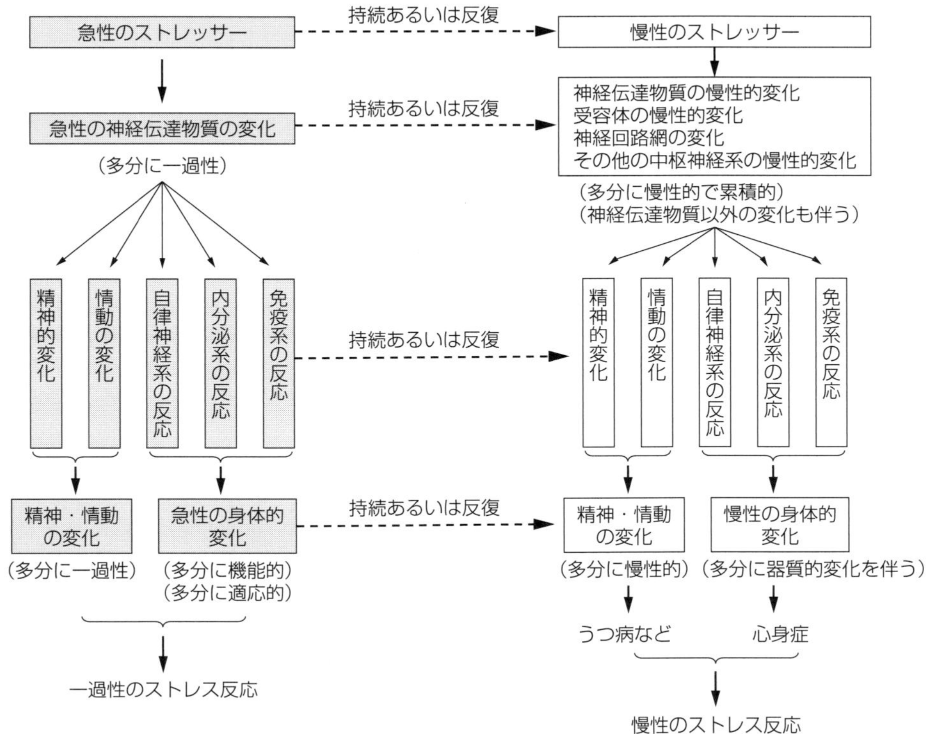

図 II-21　急性のストレス反応と慢性のストレス反応からみた心身症の発症過程

9) 田中正敏：脳とストレス．からだの科学 168：77-83, 1993
10) 田中正敏：動物実験におけるストレス負荷法．日薬理誌 102：69-76, 1993
11) 田中正敏：現代のストレス．臨と研 70：1013-1020, 1993
12) 田中正敏：心身症発症の神経化学的メカニズム．心身医 34：265-272, 1994
13) 田中正敏：ストレス反応におけるひきがね機構について．心身医学 39：193-202, 1999
14) Tanaka M：Emotional stress and characteristics of brain noradrenaline release in the rat. Ind Health 37：143-156, 1999

不安の神経化学について

15) 田中正敏，他：不安と脳内モノアミン．神精薬理 10：645-666, 1988
16) 田中正敏：ストレスと不安の神経化学—特に脳内 noradrenaline の動態．自律神経 29：199-216, 1992
17) 田中正敏，他：不安と脳内ノルアドレナリン神経系．臨精医 21：585-603, 1992
18) 田中正敏：不安と脳内ノルアドレナリン神経系．心身医 37：231-239, 1997
19) Tanaka M et al：Noradrenaline systems in the hypothalamus, amygdala and locus coeruleus are involved in the provocation of anxiety：basic studies. Eur J Pharmacol 405：397-406, 2000

抗不安薬の生化学的作用機序について

20) Tanaka M et al：Involvement of the brain noradrenaline system in emotional changes caused by stress in rats. Ann NY Acad Sci 597：159-174, 1990
21) 田中正敏：ストレスの仕組み．精神薬理の立場より．Clin Neurosci 12：506-510, 1994
22) 田中正敏：超図解 薬はなぜ効くか．講談社，東京，1998

3 情動のしくみ

情動とは，一般的には，怒り，恐れ，喜び，悲しみなどのように突然引き起こされる一時的で急激な感情のことをいう。

生理学的に述べると，個体および種族維持のための生得的な欲求が脅かされる，満たされない，または満たされた時の感情体験とそれに伴う身体反応のことを指す。

個体維持や種族保存に必要な生理的欲求（飢え，渇き，性欲，睡眠欲など）を一次性情動と呼び，これらの欲求に対してなんらかの行動をとり，うまく目的が達成できた場合（快感，喜び）や，そうでない場合（不快感，怒りや悲しみ）に発生する感情を二次性情動と呼ぶこともある。二次性情動を狭義の情動として扱うことも多く，この項目でも主としてこの狭義の情動の脳内機構を概説し，心身症との関連を考察する。

A 情動のカテゴリー

情動反応を引き起こす刺激は 2 種類に大別できる（図Ⅱ-22）。すなわち快感を引き起こす報酬刺激と苦痛を引き起こす罰刺激である。報酬刺激は正の強化因子として作用し，生物は接近し，獲得しようとする。罰刺激は負の強化因子となり，これに対して生物は回避したり遠ざかろうとする。なんらかの報酬刺激が予想される場合，まず期待感が生じる。報酬獲得が確かになると高揚感を感じ，獲得した時点で，報酬の価値や快感の程度に応じて喜び，歓喜，恍惚感などと表現できる種々のレベルの快感を感じる。

一方，苦痛や罰に関係する刺激に対して，対象が漠然としている時は，不安を感じ，対象が明確

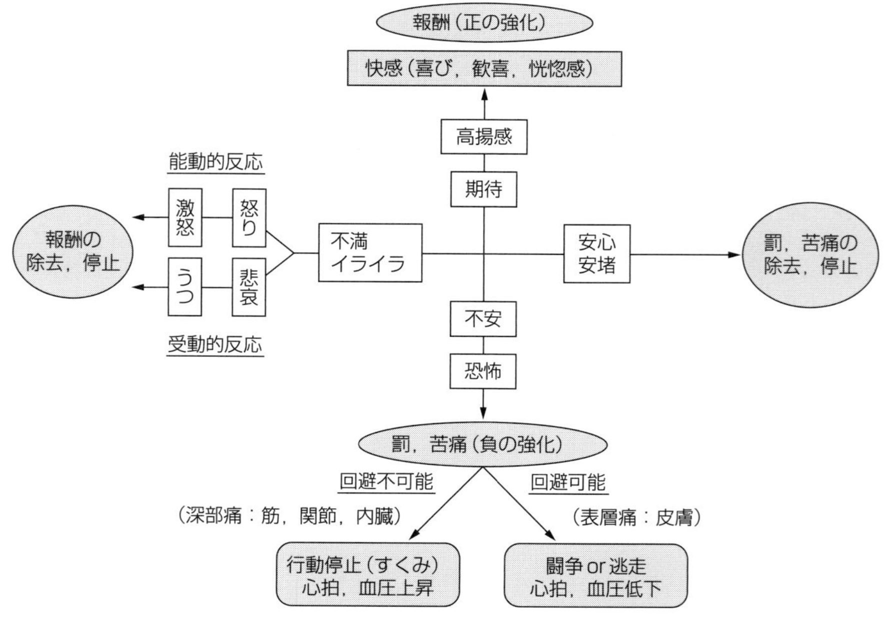

図Ⅱ-22 情動のカテゴリー

になり，その刺激強度が増すと恐怖感が生じる。

情動刺激は出現した時だけでなく，消失した時にも情動反応を誘発する。まず，苦痛・罰刺激が除去されたり，停止されると安心感，安堵感が生じる。逆に，報酬が除去されたり，停止されると，イライラ感や欲求不満が発生する。さらに反応が強く起こる場合，その個体が能動的に反応するタイプか，受動的に対応するタイプかで発生する情動が異なる。すなわち，能動的に反応するタイプは，怒り，さらには激怒といった反応行動を示す。受動的に反応するタイプでは，悲しみ，悲哀感を感じることになり，さらに進むとうつ状態となる。情動刺激の種類や出現様式により反応様式も異なることから，それぞれに対応して異なる調節機構が作動していることが予想される。

B　情動刺激の入力過程

生理的欲求すなわち一次性情動は，内界感覚刺激で引き起こされる。内部感覚は内臓の機械受容器や化学受容器で電気信号に変換され，内臓感覚として迷走神経を介して延髄の孤束核にまず伝えられる。さらに孤束核から直接あるいは脚傍核などを中継して，視床下部や扁桃体へ伝えられる(図Ⅱ-23)。内臓痛覚は主に交感神経を介して中枢に伝えられる。これらの神経性情報とは別に，血液中のホルモンや代謝物質，さらにはリンパ球やマクロファージなどの免疫担当細胞から放出されるサイトカインも，液性情報として脳血液関門のない最後野や脳室周囲器官などから脳幹や視床下部に伝えられる。末梢臓器および中枢神経系の各階層には，ブドウ糖感受性ニューロン，浸透圧感受性ニューロン，性ホルモン受容ニューロンならびに温度感受性ニューロンなどが存在している。これらのニューロン群は，末梢および中枢の各階層間で，同種の感受性ニューロン同士の神経回路網を形成している。これらの神経機構を介して，神経性および液性情報が統合され，飢餓感や口渇感，あるいは満腹感，さらには性欲あるいは睡眠欲など，複合生理感覚（一次性情動）が発生すると考えられている。

喜怒哀楽で代表される狭義の情動(二次性情動)は，一次性情動に基づく行動の結果に対して引き起こされる反応であり，基本的には，内界刺激と外界刺激が複合した結果誘発される。

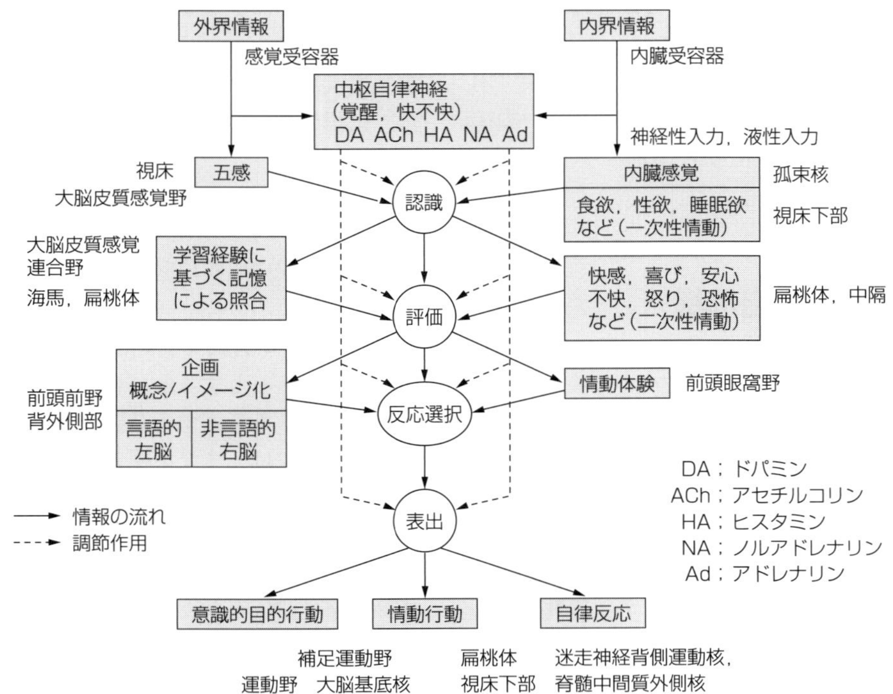

図Ⅱ-23　中枢神経系における情報処理過程

外界情報は，視覚，聴覚，味覚，嗅覚，平衡感覚といった特殊感覚および皮膚，筋，関節からの体性感覚に分類できる。これらの外界感覚情報は，各々の感覚受容器で電気信号に変換され，求心性神経線維内を上行し，視床特殊核群を中継して大脳皮質感覚野に送られ，それぞれの感覚の物理的性質がコードされる。それがさらにそれぞれの感覚連合野に伝えられ，統合されることにより特定の感覚情報として認識される（図Ⅱ-23）。感覚連合野で認識された外界感覚情報は，前頭連合野へ送られ，多種類の複合感覚の統合による外部世界の認知，評価，洞察がなされる。

一方，感覚連合野から海馬，扁桃体へも情報が送られ，それぞれの過程で経験や連合学習に基づく記憶で照合され，情動（快，不快）や新奇性の観点から評価される。情動を引き起こす刺激として生得的に規定されている感覚情報も存在しているが，どのような感覚情報も情動体験の記憶と連合することにより，習得的な情動刺激となりえる。

感覚受容から認識に至る感覚のコード化（識別）の過程と並行して，感覚信号は，脳幹網様体から視床非特殊核群に伝えられ，覚醒信号として処理される。また青斑核ノルアドレナリン細胞，縫線核セロトニン細胞，黒質や腹側被蓋野のドパミン細胞，Meynert 基底核のアセチルコリン細胞も感覚情報を受容し，覚醒や注意，あるいは快・不快のレベルに対応して，中枢自律系として，視床や大脳皮質の全般的な活動性の調節を行っている。

C 情動の表出機構

1．恐怖の神経機構

恐怖感は，苦痛を引き起こす刺激自身に対する反応というよりも，苦痛を「予期する」ことによって起きる感情である。苦痛や罰の対象に直面して緊急に行動を起こす場合は，逃走または闘争反応を示すが，差し迫った危険を警告する刺激に対しては，行動停止状態（すくみ反応，種によっては仮死反応を起こす）にして，危険（自然界では捕食動物）から免れようとする。

恐怖反応を引き起こすのは，視覚，聴覚，嗅覚などの身体から遠く離れた場所からの感覚刺激である。この外界恐怖刺激は，視床感覚中継核から直接，あるいはさらに感覚野や感覚連合野および島皮質を介して扁桃体外側核に入力する（図Ⅱ-24）。この部位で外界感覚情報（条件刺激）が苦痛や罰刺激（無条件刺激）と連合することにより，恐怖反応の条件づけが形成される。したがって，この部位を破壊しておくと恐怖条件づけが形成されない。この外側核における恐怖条件づけの形成には，興奮性アミノ酸であるグルタミン酸の N-methyl-D-aspartate（NMDA）受容体が重要な役割を果たしている[1)]。外側核からの信号は，基底外側核を経て扁桃体中心核に送られ，恐怖反応として以下に述べる領域を介して，行動，自律神経，神経内分泌反応を引き起こす[2)]。

まず，反応行動として中脳中心灰白質を介してすくみ反応が形成される。また自律反応としては，視床下部外側野から交感神経系を介して，心拍数の増加や血圧上昇などが起き，脚傍核を介して，過呼吸などの呼吸変化が誘発される。さらに，神経内分泌反応として，室傍核を介して CHR-ACTH-副腎皮質ホルモン分泌系が賦活化される。これ以外に，腹側被蓋野のドパミンニューロン，青斑核ノルアドレナリンニューロンや背外側被蓋野のアセチルコリンニューロンの活動にも影響を与えて，これらの神経伝達物質の放出を促し，覚醒レベルを上昇させている。

2．不安の神経機構：海馬ー中隔系

恐怖と不安に明確に区別することは実際的には困難である。しかし，不安を，「対象のはっきりしない状況」で苦痛や罰刺激が予想される時に生じる感情であるとすると，恐怖の脳内機構と異なるメカニズムを考慮する必要がある。不安の中枢機構については，まだ不明の点が多いが，抗不安薬のベンゾジアゼピンに対する脳内受容体および，内因性不安物質としてベンゾジアゼピン受容体に対する内在性逆アゴニスト物質，β-カルボリンの発見が，大きな手がかりとなっている。ベンゾジアゼピン受容体は，抑制性伝達物質の GABA の受容体と共役しており，塩素イオンチャネルを開いて細胞膜電位を過分極し，ニューロン

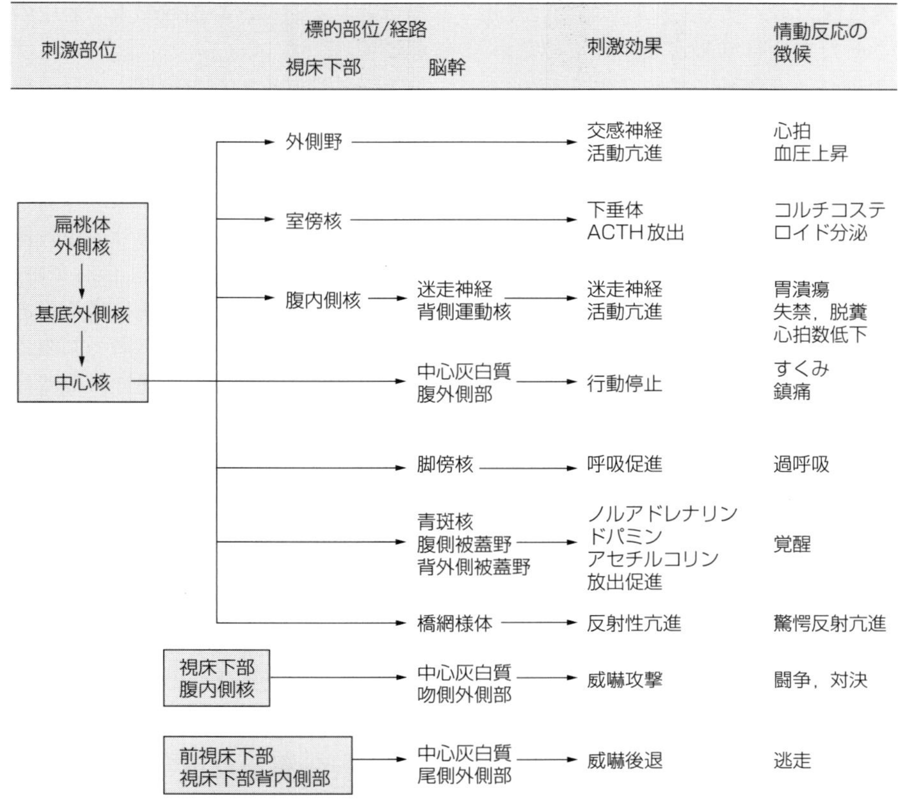

図 II-24　恐れと怒りの出力経路

活動を抑制する。この受容体は，大脳皮質に最も多く，次いで小脳，扁桃体，海馬，視床下部の順である。ベンゾジアゼピン系抗不安薬は，種々の中枢作用を示すが，海馬や海馬と密接な線維連絡がある中隔を破壊した時の効果と非常によく似ている。このことから，抗不安作用は，海馬や中隔の機能抑制によるもので，これらの部位が不安発生に重要な役割を果たしているとする仮説が提出されている[3]。

ヒトも含めて生物は，見知らぬ場所や状況に置かれると強い不安を感じる。海馬は感覚の識別には関与せず，複数の感覚情報を集めて，場所や状況の認識とその記憶に重要な役割を果たしている。恐怖条件づけに際して，動物は音や光などの条件感覚刺激だけでなく，条件づけの時の周囲の状況（実験環境に関する背景刺激）にも条件づけられるが，海馬の破壊により，条件刺激に対する反応形成は保たれるが，実験環境に対する条件反応は，形成されなくなる。このことも，海馬が対象の明確でない「状況」に対する不安反応に関与することを示唆している。

3. 怒りの中枢機構：視床下部内側部

視床下部腹内側核は，電気刺激で威嚇攻撃行動を誘発する最も効果的な部位である。一方，視床下部背内側部の電気刺激は，威嚇逃走行動を誘発する。これらの行動は，目標に正確に向けられた指向的な攻撃行動であり，行動だけでなく，自律神経反応も自然に起きるものと同じである。さらに刺激を，逃避学習や回避学習の動因（強化因子）としても用いることができる。したがって，この視床下部腹内側核刺激により引き起こされる行動は，自然の情動（怒り）反応とほぼ同じものと考えられている。この反応は，中脳中心灰白質の破壊で消失し，中脳中間部の中心灰白質外側部刺激でも同様の反応を引き起こすことから，腹内側核刺激の効果は，中心灰白質を介して発生すると考えられる[4]。

視床下部腹内側核の電気刺激は，怒り反応を誘発するが，興奮性アミノ酸で，神経細胞だけを選択的に興奮させた場合は効果がない。このため，電気刺激の効果が通過線維の刺激によるもので，腹内側核の神経細胞は怒り反応に関与していないとする考え方もある。ただし，グルタミン酸は投与領域の抑制性介在ニューロンも興奮させるため刺激効果が出にくかったり，過興奮でニューロン活動がかえって停止する場合もある。視床下部腹内側核ニューロンの興奮が，雌ラットの性行動（ロルドーシス反射）を促進させることは多くの実験で証明されているが，この部位を興奮性アミノ酸で化学刺激すると，電気刺激と逆のロルドーシス抑制効果を示す。視床下部腹内側核は，破壊によっても動物が怒りっぽくなることが知られており，ロルドーシスの場合と同様に，怒り反応でも促進機構と抑制機構が混在し，入力情報に応じて反応をスイッチさせている可能性がある。この問題については今後さらに検討する必要がある。

4．情動反応における中脳中心灰白質の機能分担

中脳中心灰白質では視床下部と異なり，興奮性アミノ酸の注入により部位特異的な情動反応が誘発される[4)]。中心灰白質は前額断面において背内側，背外側，外側，腹外側，腹側部に分類することができ，神経ペプチド線維の入力様式や視床下部諸核との線維連絡が異なっている。長軸方向にみて中間部の中心灰白質外側部を興奮性アミノ酸で刺激すると，心拍数および血圧の上昇とともに，威嚇攻撃行動や対決行動が誘発される。局所血流量を調べると，四肢や内臓血流は低下し，威嚇に適した反応として顔面への血流が増加する。

一方，外側部でも尾側領域では，心拍数および血圧の上昇は同じく誘発されるが，行動としては逃避行動が誘発される。局所血流も内臓血流は同じく低下するが，顔面への血流は低下し，逆に逃走に役立つように四肢の血流が増加する。

外側部の刺激が闘争-逃走系として行動を引き起こすのに対して，腹外側部の刺激は行動を抑制する[4)]。すなわち，この部位に興奮性アミノ酸を投与すると，自発行動が停止し，静止状態（すくみ反応）になる。また外界環境刺激に対する反応性も低下する。循環器系の変化も，外側部刺激の場合と全く逆に，心拍数および血圧の低下を引き起こす。

上記の情動行動と自律反応の発現機構は，さらに侵害受容機構とも密接な関連がある。中脳中心灰白質外側部刺激による行動誘発-循環系促進タイプの情動反応は，皮膚表面への痛み刺激が加えられた場合の生体反応であり，腹外側部刺激で誘発される反応（行動停止，心拍・血圧低下）は，関節や筋肉，あるいは内臓に痛みがある場合の生体反応でもある。さらに前者の刺激は，オピオイドを介さない鎮痛作用があり，後者は，オピオイドを介する鎮痛作用を示す。

生物が回避できる苦痛-ストレスとして対処する場合は，前者のシステムが作動し，回避できない苦痛-ストレスとして受け入れる時は，後者のシステムが作動する。これらの結果は，苦痛に対する反応行動，自律反応，さらには防御機構が，特定の中枢経路を介して協同して作動していることを示すものである。

5．快感の神経機構

快感の神経機構の研究は，脳内自己刺激の発見で大きく進展した。脳内自己刺激とは，レバーを押すと脳局所を刺激するようにしておくと，刺激を求めて動物がレバーを自発的に押すようになる現象である。ヒトでも同様の現象が認められており，脳の局所刺激により，なんらかの快感に関連する感覚が発生しているものと思われている。脳内自己刺激の有効部位（報酬系）は，中脳被蓋の腹外側部から視床下部外側野を縦に貫く内側前脳束を中心とする領域に存在する。また梨状葉，扁桃体，海馬，中隔野，前頭前野の刺激も報酬効果がある。

脳内自己刺激を誘発する神経経路には，摂食行動，性行動，飲水行動，母性行動などの本能行動を司るうえで，中心的役割を果たしている神経回路網が含まれている。実際，脳内自己刺激の効果は部位により差があるが，空腹状態や満腹状態，あるいは性行動の前後で異なり，自然の報酬系と密接な関連があることも明らかになっている。ドパミンやオピオイドペプチドが報酬系に関与する伝達物質として候補にあげられている。

D 情動反応の選択と臓器選択

情動反応は，情動刺激の種類によって異なるだけでなく，個体の対処法によっても大きく異なる。例えば，前述したように報酬の除去に対して能動的に反応する個体は怒りを表し，受動的に反応するタイプは，悲哀やうつを感じる。能動的・攻撃的なタイプは，ストレスに対してなんとか対処しようとする。この場合，交感神経系の興奮を介して活動性を高めるが，高血圧などの循環器系障害を起こしやすい。

一方，受動的タイプはあきらめてうつ状態を示すことが多いが，副交感神経系である迷走神経を介して胃潰瘍など，消化器系の障害を起こしやすい。このことは臨床レベルだけでなく，動物実験でも示されている。

この情動行動および自律反応の選択性の少なくとも一部が，視床下部で調節されていることが明らかになっている。視床下部腹内側核および室傍核は，ともにストレス応答に深く関与していることがよく知られている。腹内側核を破壊すると，その動物はストレス環境からなんとか逃れようとする行動が促進され，うつ反応が減弱するとともに，ストレス性潰瘍が軽症化する（図Ⅱ-25）。

一方，室傍核を破壊すると，逆にうつ反応ならびにストレス潰瘍が重症化する[5]。このことは，うつ反応とストレス潰瘍の発生には視床下部腹内側核が重要な役割を果たし，室傍核はこれに対して抑制的に働いていることを示唆する。一方，高血圧自然発症ラットは，胃潰瘍になりにくいが室傍核に異常があることが明らかになっている。なお高血圧自然発症ラットの遺伝的対照動物のWistar Kyotoラットは，高血圧にならない代わりに胃潰瘍になりやすく，うつ反応をよく示す[6]。今後の研究により，情動反応性と心身症における臓器選択の脳内機序が次第に明らかにされる可能性がある。

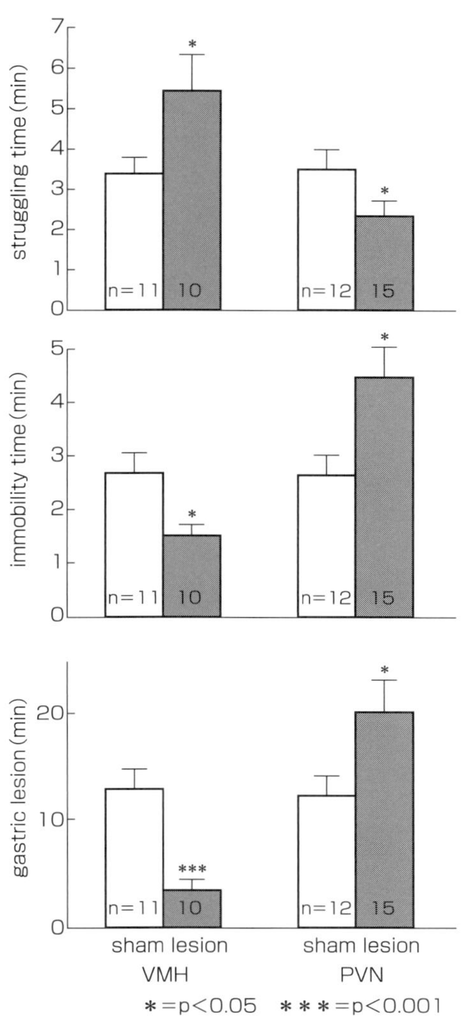

図Ⅱ-25 情動反応およびストレス性潰瘍に及ぼす視床下部破壊の効果

視床下部腹内側核（VMH）破壊ラットは強制水泳試験においてstruggling時間が延長し，水浸拘束ストレスによる胃潰瘍が軽減する。一方，室傍核（PVN）破壊ラットはうつ反応の指標であるimmobility時間が延長し，ストレス性潰瘍が重症化する。

E 高次機能と情動の認知，評価

前頭連合野は，最高次中枢として感覚連合野から外界情報を受け取ると同時に，辺縁系の海馬や扁桃体から，情動や記憶に関する情報を得ている。また視床下部や下位脳幹から内界情報も受けている。この部位は，背外側領域と腹側の眼窩野領域に大別でき，外界情報はおもに背外側領域で，内界情報は主として眼窩野領域で処理されている（図Ⅱ-23）。それぞれの情報が統合されることにより，前頭連合野では内・外界環境に応じた行動選択を行う。そしてその結果を命令信号として運動野や大脳基底核に送り，随意運動および不随意運動を発現させている。また，企画，創造性，自我意識などの最高次機能も営んでいる。

サルの前頭前野背外側部を破壊すると，破壊直後より活動性が亢進し，上位のサルを回避する行動が減少する。そのため，上位サルによる攻撃を誘発しやすくなるが，それに対して激しい反撃を試みるため，闘争の頻度が増し，社会構造の安定性が悪くなる。破壊後1〜2年以上経過すると，攻撃行動が減少し，引きこもりがちで臆病になり，自傷行為が増加する。

一方，サルの前頭眼窩野を破壊すると，初めの2〜3週間は活動性や覚醒レベルが低下するが，その後反応が亢進し，常同的な徘徊運動や，何でも口に入れる口唇傾向が出現する。また嫌悪・逃避行動が促進し，攻撃行動が低下する。数週から数か月の間に社会的地位も低下する。ヒトでは前頭眼窩野の損傷により多幸性，不安定・動揺性，現実遊離の児戯性など，人格変化につながる症状が起きる。また感情接触が疎遠となり，自己中心的背徳性や反社会的行為がみられることもある。

前頭前野は神経系の中で最も高次の機能を営んでいる領域であるが，破壊や刺激で情動行動や内臓機能に変化が起こる。さらに，社会の中での自分の立場の自覚と，それに対応した行動制御がこの領域で営まれていることが破壊実験から推測でき，心身症の病態機序を考えるうえで前頭前野，特に眼窩野は重要である。

F 失感情症および失体感症

心身症の病態機構の基盤として，失感情症や失体感症が重視されている。その神経生理学的メカニズムは，十分に解明されていないが，ポジトロンエミッショントモグラフィ（PET）や磁気共鳴画像解析（MRI），あるいは脳磁図など，非侵襲的な脳機能および構造の解析技術が進歩しており，今後の進展が期待できる。

1．失感情症

心身症患者に感情の言語化や表情による表出が困難な例が多く，心身症を理解するうえで，失感情症は鍵となる概念である。情動体験の言語化ができない場合，言語化の過程に直接問題があるのか，情動体験自体が障害されているのか，個々のケースで異なることが推測される。先に述べたように，情動の発現は，大脳辺縁系が重要な役割を担い，情動の認知やその言語化は大脳皮質で行われていると考えられている（図Ⅱ-2）。したがって失感情症については，辺縁系と大脳皮質間の連絡および右半球と左半球（言語中枢の存在する優位半球）間の連絡の2つの機構を考慮する必要がある。情動体験とその認識は辺縁系から大脳皮質へ情動信号が送られ，処理されることにより達成される。したがって，辺縁系-皮質連絡に障害があると感情の認知に障害が起こることになる。一方，情動体験の言語化は，言語機能を司る優位半球の左半球で行われる。脳梁を治療的に切断された患者は，健常者に比べ有意に失感情状態を示す。また右半球に優位脳が存在する場合の多い左利きにも失感情症が多い[7]。これらの事実は，左右の半球間の連絡障害が，失感情症の少なくとも一部に関与していることを示している。左右の大脳半球はともに情動過程に関与しており，その役割や性質に差異が認められている。すなわち，右脳では，悲観的，抑うつ的あるいは不愉快な情動体験を起こすのに優位に働き，左脳では，より楽観的な情動体験に関連していることを示唆する種々の報告がある。ただし否定的な報告もあり，今後さらに検討を要する問題である[8]。

2．失体感症

失体感症を生体警告信号に対する反応性の低下という観点から考えると，ストレス鎮痛の発生機構が関与している可能性がある。動物を回避できないストレス環境におくと，そのうちストレスから逃れようとしなくなると同時に，環境刺激に対する反応性が低下し，痛みに対する感受性が減弱する[9]。この鎮痛効果は，オピオイド受容体遮断薬で消失することから，オピオイド系の活動によるものであり，前述したように，中心灰白質の腹外側部が重要な役割を果たしている。回避できないストレス環境では，失体感症の発生機構の少なくとも一部として，このオピオイド作動機構が関与している可能性がある。

一方，非常な緊張を強いられる状態（例えば戦場）で外傷を受けた場合に，痛みをそれほど感じないことも古くから知られている。動物でも威嚇攻撃あるいは威嚇逃走行動を引き起こす状況でこのシステムが機能する。この鎮痛機構には，モノアミンなどの非オピオイド系が作動していることが明らかになっている。

3．失感情症および失体感症の生理学的意義

失感情症や失体感症の成立の系統発生的な側面を考慮すると，①過酷な外界環境に対して過剰反応を抑え，エネルギー消費を抑制することにより生存確率を高くする，あるいは逆に，②緊急に活動（闘争もしくは逃走）する必要がある時，活動の障害となるような苦痛を抑えて活動しやすくするという生物学的意義があると思われる。多くの病理反応は，適応的側面を持つ。例えば，外傷も含めた全身的な疾患や感染症に際して，インターロイキンやインターフェロンなどのサイトカインが作動し，発熱，食欲低下，傾眠を引き起こす。この一連の反応は，一般には病的反応ととらえられているが，実は生存率を高める効果も持っている。すなわち，感染時のある程度の高体温や食欲低下は，生体にとって有用な反応であり，解熱させたり，正常な時と同じ摂食量を維持させるとかえって生存率が低下することが，動物実験で観察されている[8)]。

脳は，環境変化に対する個体保存および種族保存のための戦略として，さまざまなメカニズムを備えている。痛み，疲労感，脱力感などは，脳の生体警告系が発する信号である。一過性の失感情あるいは失体感は，それらに耐えて外界と戦う体制を与える。しかし慢性的にそれが続くと，生体は消耗し，恒常性の維持に破綻をきたすことになる。

G 情動の発達的側面

1．遺伝的・体質的な素因

情動障害は遺伝と経験の両方に原因がある。戦争やレイプ，恐いスリラー映画のような精神的衝撃を与える経験に対する反応は，ヒトによって大きく異なるものの，遺伝子がかかわっている明らかな徴候がある。例えば，心的外傷後ストレス障害が双生児のベテラン兵士の両方に発生する率は，二卵性双生児よりも一卵性双生児の方が高い。また，神経性食欲不振症では，一卵性双生児における一致率が50％で，二卵性双生児の一致率が10％であることから，遺伝的・体質的な要素があることがわかる。またこの患者の家族内で，うつ病やアルコール依存症の発生が多いことや，これらの疾患でD_2受容体遺伝子の多型性との関連が認められることも，遺伝的・体質的な要因を示唆する。

2．生育歴

生育歴上の問題（母子・家族関係，虐待など）が，心身症の発症において大きな要因になっていることはよく知られている。母子分離をはじめとして生育時の種々のストレスが，中枢神経系や内分泌系，特に視床下部-下垂体-副腎/性腺系および行動様式に大きな影響を及ぼすことも，動物およびヒトで明らかにされている。

適切な情動反応の形成には，発達期の適切な環境が必要だと思われる。例えば，子ザルを1年ほど母親から分離すると，成長後まで持続する脳内変化が生じる。黒質や腹側被殻野のドパミン産生が低下し，前頭前野，嗅内皮質，尾状核のドパミン線維が発達しない。ドパミン受容体の感受性の亢進，尾状核や被殻のサブスタンスＰニューロンやエンケファリンニューロンの減少，脳脊髄液中のノルアドレナリン濃度の上昇（ラットではさらにセロトニンやアセチルコリンの異常も報告されている）なども認められる。

行動異常も成熟後まで認められ，常同行動（部屋の中をグルグル回るなど意味のない行動）の他，コミュニケーション障害（引きこもり，怖がり），外界に対する無関心，無感動などの情動障害が起きる。自傷行為，異性との性的関係障害，母性行動異常（子どもに対する無関心，虐待）なども認められる。母子分離という発達期の強い情動ストレスが脳に永久的に作用して，成長後まで続く情動障害を起こす顕著な例である。

母親の育て方に影響される情動反応性も，マウスの実験で明らかになっている[10)]。BALB/c マ

ウスは怖がりで，視床下部-下垂体-副腎ストレス反応が大きく，子どもの世話をあまりしない。一方，C57マウスは怖がらず，視床下部-下垂体-副腎ストレス反応も小さく，子どもの世話をよくする。BALB/cマウスの子どもを，面倒見のいいC57マウスの母親に育てさせると，BALB/c子マウスの恐怖反応，ストレス応答が低下し，この時，青斑核のコルチコトロピン放出ホルモン(CRH)受容体やNA α2受容体が減少している。また扁桃体や青斑核のベンゾジアゼピン受容体が増加しており，上記の恐怖・ストレス反応の抑制をよく説明する変化である。

H 情動と環境

近年の心身医学と神経科学の進歩で，心身相関の基礎的理解が深まり，心身症の病態メカニズムやその脳内過程もかなり解明され，診断法や治療法も大きく発展している。にもかかわらず，患者数が非常に増加しており，これまでの進歩が根本的な問題の解決に必ずしも結びついていない。また体内あるいは脳内のメカニズムだけでは説明できない現象も観察されている。

生体内のメカニズムで説明のつかない場合は，生体外の因子，すなわち環境因子を考える必要がある。

1．栄養

現代社会では，一見栄養豊かな食環境にいるようにみえて，偏った食物摂取によりビタミン，ミネラル，微量元素が欠如し，その結果，情動障害が起こることがある(表Ⅱ-4)。

2．環境化学因子

近年，食物，住宅，自然の環境汚染の深刻さが社会で広く認知されるようになっている。微量な化学物質の存在，あるいはその欠如が，情動行動に大きな影響を及ぼしていることが明らかになっている。

有機リン系農薬はコリンエステラーゼ阻害薬として作用する。シロアリ駆除剤，材木・合板・フローリング・畳などのカーペット防虫処理剤，塩化ビニール建材の難燃剤や可塑剤，殺虫剤，防ダニシート，布団，毛布，掃除機紙パックなどに使用されており，うつ，恐怖，怒り，悲しみ，情緒不安定，過剰反応，記憶減退，意欲低下，集中力低下，視力障害，自律神経障害，化学物質過敏症を誘発する危険性があるとされている。

内分泌撹乱物質のリストにあげられている合成女性ホルモン製剤のDESに胎内曝露されると，心身症や精神疾患に関連があると報告されている。すなわち，DESを服用した母親から生まれた子どもが大きくなるにしたがい，神経性食欲不振症，不安，うつ，強迫神経症，自己免疫疾患，喘息の発生率が増加する[11]。ただし，この結果は治療として投与された薬剤による薬害であり，日常に存在している低濃度の外因性環境化学因子が心身機能に影響を及ぼすのかどうかは，不明の点が多く，さらに検討する必要がある。

おわりに

ここでは，情動の脳内機序と生理学的意義を概説した。ヒト以外の動物では一般的に，情動は外界環境の変化により誘発される反応である。しかし，ヒトは，高度の概念形成能力と記憶機構を獲得しており，脳自身が現実にない想像や過去の記憶から，内因性の情動反応とそれに付随する自律反応を発生できるようになっている。このような外界に依存しない情動過程や，「心因」で発生する生体調節機構の破綻に対する生物学的な生体防御機構は，生物の進化過程では獲得されていない。

一方，生体外の環境でも，これまで人類および地球が経験していない変化，いわゆる化学環境汚染が起きている。当然のことながら，これらの環境ストレスに対する防御機構もわれわれは持っていない。ヒトはその対処法をなんとか獲得しなければならない。心身相関のメカニズムの解明がかなり進んでいる現在，その対処法を見いだすことが心身医学の大きな使命であろう。

―＜文献＞―

1) Pitkanen A, Savander V, LeDoux JE：Organization of intra-amygdaloid circuitries in the rat；An emerg-

表 II-4 ビタミンや微量元素の欠乏による情動障害

脳が必要とする重要な栄養素	作用	欠乏症状
ビタミンA	蛋白，DNA 合成	うつ状態，無感動，脳の成長の遅延と麻痺
ビタミンC	蛋白の利用↑，鉄吸収↑	うつ状態，疲労，感受性↑
サイアミン (B_1)	ブドウ糖や蛋白の分解によるエネルギー産生を補助	疲労，精神的混乱，易興奮性，衝動性，不眠，記憶障害，行動障害
リボフラビン	エネルギー(ATP)産生，ミエリンの維持	幼児の脳の成長，行動問題
ナイアシン (B_3)	ブドウ糖，脂肪，蛋白からエネルギー産生，ミエリン形成	うつ状態，神経過敏，長期記憶障害
ピリドキシン	脳化学物質産生，蛋白産生	易興奮性，疲労，気分動揺，集中力↓，不眠
葉酸	RNA，DNA	うつ状態，無感動，引っ込み思案，発達遅滞，易興奮性，知覚障害，記憶障害，脳の成長の遅延と麻痺
鉄	栄養素の処理，神経伝達物質と DNA 処理	行動障害，不注意，多動，集中力↓
マグネシウム	栄養素の処理，神経伝達物質と DNA 処理	易興奮性，神経過敏，嗜眠，うつ状態，混乱
カリウム	神経伝達物質の正常水準維持	虚弱，食欲↓，吐き気，非合理性，混乱
亜鉛	酵素反応，RNA/DNA/蛋白合成，ブドウ糖・蛋白からエネルギー産生	嗜眠，易興奮性，食習慣不良，食欲↓，疲労，混乱
クロム	ブドウ糖代謝	嗜眠，気分動揺，集中力↓，短期記憶障害

ing framework for understanding functions of the amygdala. Trends in Neurosciences 20：517-523, 1997

2) Aggleton JP：The Amygdala：Functional Analysis, Oxford Univ Press, Oxford, 2000

3) Gray JA：The psychology of fear and stress. 2nd ed., Cambridge Univ Press, Cambridge, 1987.〔八木欽治(訳)：ストレスと脳．朝倉書店，東京，1991〕

4) Bandler R, Shipley MT：Columnar organization in the midbrain periaqueductal gray：Modules for emotional expression? Trends Neurosci 17：379-389, 1994

5) Aou S et al：Hypothalamic linkage in stress-induced hypocalcemia, gastric damage, and emotional behavior in rats. Am J Physiol 267：R38-R43, 1994

6) Ma J et al：Linkage of stress-induced hypocalcemia, gastric lesions, and emotional behavior in Wistar-Kyoto rats. Am J Physiol 266：R960-R965, 1994

7) Redenhauser P, Khamis HJ, Faryna A：Alexithymia and handedness；A pilot study. Psychother Psychosom 45：169-173, 1986

8) 堀 哲郎：脳と情動—感情のメカニズム．共立出版，東京，1991

9) Zieglgansberger W：Central control of nociception. Mountcastle VB, Bloom FE, Geiger SR：Handbook of Physiology, section 1, The nervous system, vol.1；Intrinsic regulatory systems of the brain, pp581-645, Am Physiol Soc, Bethesda, 1986

10) Caldji C et al：Maternal care during infancy regulates the development of neural systems mediating the expression of fearfulness in the rat. Proc Natl Acad Sci USA 95：5335-5340, 1998

11) Giusti RM, Iwamoto K, Hatch EE：Diethylstilbestrol revisited；A review of the long-term health effects. Ann Intern Med 122：778-788, 1995

4 ストレスと神経・内分泌・免疫

内的・外的ストレスに対して内部環境の恒常性を維持するうえで，神経，内分泌，免疫のホメオスターシス系は，情報伝達の仕組みを共有して，総合的に生体調節系として働いている。これらの情報伝達物質には，ホルモン，ニューロトランスミッター，サイトカインなどが含まれる（図Ⅱ-26）。これまで神経系，内分泌系，免疫系それぞれ独自の産物と考えられていたものが，3つの系すべてにおいて産生され使われていることが明らかになってきた。近年，心理的ストレスおよび精神的状態などと神経・免疫・内分泌機能の関係を研究する精神神経免疫内分泌学が発展してきている。

A 中枢神経系

知情意など人間としての高度な働きをする大脳皮質（新皮質）に対し，主に本能の働きをつかさどっているのが大脳辺縁系（古皮質）である。大脳辺縁系は食欲・性欲の本能をコントロールしているが，同時に情動（怒り・快楽など）や自律神経の高位の中枢でもある。このように心臓や胃腸など内臓の働きを調節するところが情動を体験する場と同じであるということは，心と身体の結びつきの生理学的な根拠となる。さらに大脳辺縁系の一部である海馬は記憶内容の保持に関与している。強烈な忘れがたい記憶が心身症を起こすことがある。大脳辺縁系以外で心身相関に関係のある中枢神経が視床下部と脳幹である。視床下部には

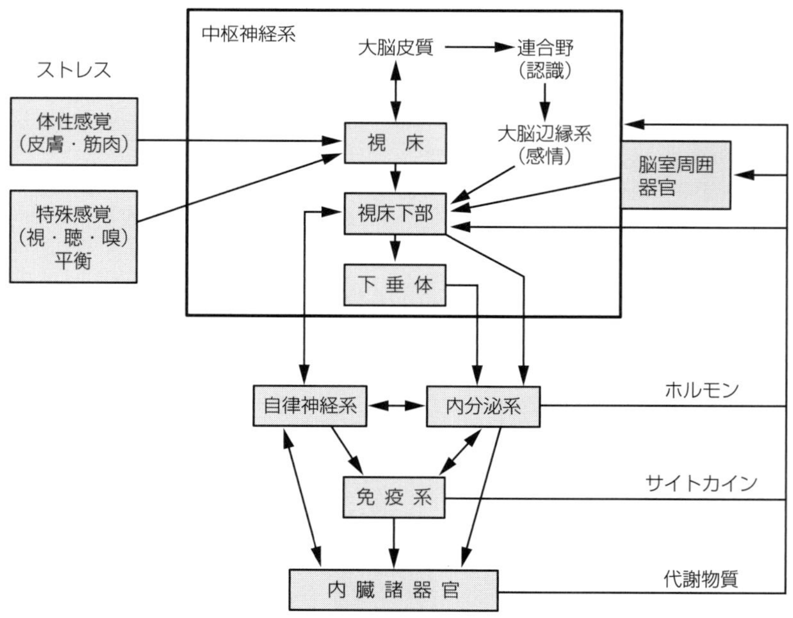

図Ⅱ-26 ストレスと神経・内分泌・免疫系の相関

食欲の中枢（摂食中枢・満腹中枢），自律神経の直接の中枢があり同時に内分泌系においても下垂体を支配する重要な役割を果たしている。一方，脳幹の網様体には意識の中枢があり，全身の感覚器官から送られてくる刺激によってその活動が駆動されるが，反対に意思や心構えによって意識をはっきりさせたり眠気を払うことができるので，脳幹網様体と大脳皮質の間には相方向性の経路があることがわかる。

B 自律神経系

自律神経には交感神経系と副交感神経系があり，内臓の働きをほとんどの場合拮抗的に二重支配している。一般に交感神経系は体内に貯蔵されたエネルギーを動員して体が活動しやすい状態をつくるのに対して，副交感神経系は消耗されたエネルギーを補充するように働く。自律神経は心臓拍動や消化管運動など，一見われわれの意思とは関係なく自律的に働いているが，緊張時には心拍が速くなるように情動の影響を受けて過敏に反応することがある。このことは自律神経の高位中枢が視床下部・大脳辺縁系さらには新皮質にもあり，これらの支配を受けていることからもうなずける。

C 内分泌系

こころとからだを結ぶもうひとつのルートが内分泌系である。下垂体は甲状腺・副腎・性腺などの内分泌腺を刺激するホルモンを分泌してこれらを調節するので，いわば内分泌系の指揮者のような役割を演じている。脳神経系の内分泌系への働きかけは視床下部-下垂体系によって行われているが，視床下部はさらに上位の大脳辺縁系からの支配を受けている。この神経と内分泌系を結ぶ仕組みには，神経伝達物質といわれるドーパミン，ノルアドレナリン，セロトニンなどの脳内アミンが関係している。情動が内分泌系に大きな影響を与えるのはこれらの仕組みによる。

D 視床下部-下垂体-副腎軸（HPA 軸：hyptothalamic-pituitary-adrenal axis）と免疫系

心理的ストレスが中枢神経系を介して内分泌系を動かし，副腎皮質ホルモンの分泌を促進し，それが免疫系の機能を抑制することはよく知られている。副腎皮質ホルモンのうちでも免疫抑制作用，抗炎症作用，抗腫瘍作用などの免疫能に影響するものとしてグルココルチコイドがある。一般に心理的ストレスによる副腎からのグルココルチコイドの分泌には，HPA 軸が重要である。ストレスにより視床下部の室傍核にある副腎皮質刺激ホルモン放出ホルモン（CRH：corticotropin-releasing hormone）ニューロンが活性化され，分泌された CRH により下垂体から副腎皮質刺激ホルモン（ACTH）の放出が促され，血中の ACTH より副腎皮質からグルココルチコイドが分泌される。一方，大脳辺縁系に位置する記憶の主座である海馬は CRH ニューロンに対し抑制性の作用を及ぼす。この CRH ニューロンは弓状核の proopiomelanocortin（POMC）ニューロンに線維を送っており，それから β-endorphin や α-melanocyte stimulating hormone（α-MSH），および ACTH を分泌させ，種々の免疫修飾作用を及ぼす。β-endorphin は室傍核からの CRH 分泌に負のフィードバックをかけ，また ACTH も同様に CRH 分泌，ACTH 分泌に負のフィードバックをかける。一般に急性のストレスの場合，増加したグルココルチコイドは，海馬の受容体に結合し，ニューロンを活性化させ，室傍核を介して CRH の分泌を抑制するという負のフィードバック機構の調節を行っている。しかし，慢性的ストレス状態では，高グルココルチコイド血症により海馬の受容体はダウンレギュレートされ，負のフィードバック機能は低下し，高グルココルチコイド血症は維持される。その結果，免疫能の持続的抑制による種々の生体内の変化がもたらされる。

ところで，CRH を生体に投与すると，ストレス反応に似た免疫機能障害を呈するようになり，この機能障害が CRH 拮抗剤によって消失する。

CRH は主に次の 4 つの作用機序により，ストレス時の免疫系反応に関わっている。①視床下部から放出された CRH は，下垂体から ACTH を放出させ，副腎皮質から副腎皮質ホルモンの放出を促進させ，一般に免疫機能を抑制させる。②CRH 受容体は，免疫系細胞や副腎にも認められており，中枢神経から分泌された CRH が直接免疫系細胞や内分泌機能に作用することができる。③室傍核から産生された CRH は，交感神経系を賦活化し，神経末端からノルエピネフリンやニューロペプタイド Y を放出させる。④ストレスにより中枢神経内の CRH の合成・産生が増加すると，ノルアドレナリン，セロトニン，アセチルコリン，アドレナリンの血中への分泌が上昇し，それらに対する受容体を持つ免疫系細胞に影響を与える。このように CRH はストレス応答において大変重要な役割を担っている。

E　神経系と免疫能

免疫系の各組織（胸腺，骨髄，脾臓，リンパ節）は交感神経および副交感神経の支配を受けている。その組織形態像から自律神経は血管を介し，リンパ組織の微小循環を調節するばかりでなく，リンパ球にも直接作用している可能性の指摘がある。自律神経末端からはアセチルコリンやノルアドレナリンが放出される。実際，リンパ球の膜表面にはコリン作動性レセプター，α，β-アドレナリンレセプターが存在する。α 受容体が刺激されると細胞内 cAMP 低下を介して，免疫応答は促進され，β 受容体が刺激されると細胞内 cAMP の上昇を介してリンパ球機能は抑制される。自律神経末端からはアセチルコリンやノルアドレナリン以外にもソマトスタチンや神経作動性腸管ポリペプチド（VIP），calcitonin gene-related peptide（CGRP），ニューロペプチド Y（NPY），さらにはオピオイド等の神経ペプチドが分泌され，これらの神経伝達物質は特異的レセプターを介して，cAMP や cGMP といったセカンドメッセンジャーを活性化することによりリンパ組織の免疫担当細胞に作用している。

また，ストレスにより下垂体前部からは β-endorphin が，また副腎髄質からは enkephalin が分泌される。Weigent らは多くの神経ペプチドに対する特異的レセプターが免疫担当細胞上に見いだされることを報告している。

また，リンパ球が種々の神経ペプチドを産生することが明らかになっている。このように神経ペプチドが免疫系内の調節物質，伝達物質としての役割を担っている。

F　免疫系による神経・内分泌調節

サイトカインは，ウイルスや細菌感染，抗原結合時やマイトジェンによる刺激時にリンパ球やマクロファージなどの免疫細胞から分泌され，免疫調節や炎症反応に関わっている。また，サイトカインは単に免疫細胞のみでなく生体の種々の細胞で産生され，他のサイトカインの産生や作用に影響し，サイトカイン同士の複雑なネットワークを形作っている。さらには，神経内分泌系の調節因子としてそれぞれ種々の作用を有している。例えば，感染などによって interleukin-1（IL-1），interferon-β（IFN-β），tumor necrosis factor-α（TNF-α）などのサイトカインが末梢組織より血中に放出され，視床下部の終板器官などの血液脳関門の欠如した脳室周囲器官に作用し，プロスタグランディン E_2 産生を介して発熱，食欲抑制，睡眠誘発などを引き起こす。また，多くのサイトカインが脳内でも産生されることが近年報告されている。すなわちサイトカインも脳内の伝達物質として関与していると考えられている。

G　ストレスと神経・免疫・内分泌

これまでの基礎的研究結果から，図Ⅱ-26 に示すように，ストレス刺激は大脳皮質，辺縁系あるいは脳幹部からセロトニンやアセチルコリンなどの神経伝達物質を放出させたり，視床下部，下垂体を介し，内分泌系を賦活化させ免疫系に影響を与えるとともに，ストレス刺激は脳幹を刺激し，交感神経系を興奮させ，免疫系器官にある神経末端からノルアドレナリンやニューロペプタイド Y などの神経ペプタイドを放出させ免疫系を変化させる。また，免疫系からのサイトカインは末梢組織より血中に放出され，神経内分泌系の調節因子として種々の作用を有している。

今後の展望

近年の脳科学，免疫学，分子生物学などの進歩によってストレスと生体反応を解明する精神神経内分泌免疫学という新しい分野が現れてきた。脳や各臓器に及ぼすストレスの影響について分子遺伝子レベルや画像で明らかにされていくものと思われる。また，ストレスに対する個体差や疾患感受性の研究も遺伝子や各種レセプターの解析からなされていくと思われる。

5 ストレスと身体反応

生体は有害なストレス刺激に曝露された時，生体内部の恒常性を一定に保つように反応するとともに，一方では環境に適応するように変化する。こうした一連のストレス反応には，自律神経系，内分泌系および免疫系が密接に関連している。本項では，まずストレス反応の概念とその変遷について概説し，次にストレス反応における自律神経系，内分泌系および免疫系それぞれの役割について述べる。

A ストレス反応：概念とその変遷

19世紀のフランスの生理学者であるベルナール Bernard C は，小動物を使った実験を精力的に行い，「実験医学の開祖」と呼ばれる業績を残した[1)]。彼は，気温や気象など，人間の身体を取り巻く環境の条件を外部環境という言葉で呼んだ。これに対し，細胞と，細胞間を満たす血液とリンパ液などの体液を内部環境と名づけた。そしてこの内部環境は，外部環境が大きく変化しても，一定の状態に保たれていることを示した。

この概念は，20世紀初頭，アメリカの生理学者キャノン Cannon WB によって，ホメオスターシス homeostasis（恒常性の維持）と概念化された。Cannon は猫を使った実験を繰り返すうちに，緊急反応（闘争-逃走反応 fight or flight reaction）と呼ばれる身体のメカニズムを発見した[2)]。つまり猫は犬にほえたてられると激しく興奮し，瞳孔は散大し，呼吸と脈拍が増え，血圧は上昇する。逆に，消化や吸収を押さえるため，胃腸の運動は弱まり，唾液や胃液の分泌が減る。こうした一連の反応は，すべて目前にさしせまった危機を回避するための，統一のとれた体の働きであり，同じ反応は人間にも観察されることを明らかにした。

Bernard, Cannon の研究成果をふまえ，ストレスに関する研究をさらに発展させたのがセリエ Selye H であった[3)]。彼はどのような有害刺激に対しても，体に共通して現れる3つの症状（副腎皮質の肥大，胸腺萎縮，胃・十二指腸潰瘍）を発見し，この非特異的生体反応を系統的な生体反応としてとらえ，ストレス学説として体系化した。

Cannon は交感神経系の活性化を，Selye は HPA axis の活性化をそれぞれ重視したが，最近では他のシステムを含めた総合的なアロスタシス allostasis の概念が注目されている[4)]。homeostasis の原義は，ギリシャ語の homeo（英語の same）と stasis（stable）に由来し，remaining stable by staying the same（同じ状態にとどまることにより安定性を維持する）という意味である。一方，allostasis の allo は変わりやすい（variable）という意味であり，remaining stable by being variable（変化することによって安定性を維持する）ということになる。

サポルスキー Sapolsky RM は，“Why Zebras Don't Get Ulcers”[5)] の中でアロスタシスとホメオスターシスの違いについて，以下のように述べている。

「ホメオスターシスとは血中酸素濃度，血糖値，pH のように決まったある基準点へ調整する働きをさす。例えば，砂漠を歩いている人が暑さを感じたならば，生体は汗をかくことによって体温の上昇を防ごうとする。こうすることで体温を一定に維持することはできるにしても，容易に脱水状態へ陥るかもしれない。しかし実際のところ，生体の中では他の多くのシステムがダイナミックに動いており，脱水状態にならないよう協調している。この砂漠の例では，脱水を防ぐべく，腎臓は尿量を減らすように作動するであろうし，口腔粘膜や鼻，眼は分泌液を減らすであろう。抗利尿ホルモンの分泌は増え，静脈や動脈は収縮して血圧を維持するように働くであろう。もしこのようなアロスタティックな変化がなければ人は脱水状態になり，容易に死に至るであろう。しかし，このような変化が長期間持続したとすれば，allostatic overloadとなり病的状態を招来することになる」(筆者訳)。

このようにアロスタシスは，ストレス刺激に対する生体の適応的反応とその破綻という枠組みの中で生体が病的状態に陥っていく過程を総合的に理解しようとする視点を提供するものであり，心身症やストレス関連疾患のみならず心身医学領域で問題となる生活習慣病の病態を理解する上で重要な概念となりつつある。

B 視床下部－下垂体－副腎軸 hypothalamic-pituitary-adrenal (HPA) axis

生体にストレスが加わると，視床下部室傍核の小細胞で産出された副腎皮質刺激ホルモン放出因子 corticotropin-releasing factor (CRF) は下垂体の門脈中に放出される。CRFは下垂体前葉より副腎皮質刺激ホルモン adorenocorticotropic hormone (ACTH) の分泌を促す。さらにACTHは副腎皮質よりコルチゾールの分泌をもたらし，視床下部－下垂体－副腎反応として知られる生体反応を引き起こす。この一連のHPA axisの活性化は自律神経系の賦活化とともに生命維持に不可欠であることがわかっている。

ところで，この主要な生体防御反応を構成するHPA axisの発達，成熟には，遺伝的要因のみならず，生後の外界環境も深く関与していることが知られている。例えば，生直後のmaternal deprivation[6]やhandling[7]などの行動学的操作により成長後のHPA axisの反応性は，それぞれ亢進，減弱する。さらに最近では授乳期でのmaternal behaviorが注目されており，maternal careの強さ－母マウスが仔マウスを舐めたりさすったりする程度－と成長後のHPA axis反応性が逆相関することが明らかにされている[8,9]。つまりmaternal careが密であれば仔の成長後のHPA axis反応性が低下するというわけである。これらの知見は，乳幼児期の外界要因が個体レベルでのストレス反応を制御する重要な要因のひとつであることを示している。

表 II-5 視床下部－下垂体－副腎軸の持続的活性化と海馬萎縮・学習記憶障害

動物種/方法	結果	文献
ラット/行動解析・組織学的検討	血中コルチゾール値は海馬の退化と空間学習能の障害と有意に相関	Landfield PW et al[10]
ラット/副腎摘出	副腎摘出は加齢による海馬の退化および認知機能低下を改善	Landfield PW et al[11]
ヒト/核磁気共鳴画像法(MRI)	海馬萎縮の程度は血中コルチゾール上の程度と基礎コルチゾール値に強く相関	Lupien SJ et al[12]

先に述べたように，HPA axisの活性化は急性ストレス時においては生命維持に不可欠であるが，慢性ストレス下のようにHPA axisの活性化が長期間持続する場合，生体にどのような影響をもたらすのであろうか? 表II-5にまとめたように，長期にわたるHPA axisの活性亢進は，海馬での神経細胞のアポトーシスを促進し，記憶などの高次機能へ深刻な障害をもたらすことが動物[10,11]，ヒト[12]で明らかにされている。

以上をまとめると，HPA axisは，急性ストレス負荷時における生体恒常性の維持に重要な役割を演じているが，慢性ストレス状況下ではさまざまな病態や疾患の発症や増悪因子として作用し得ることを示している。

C 自律神経系[13]

自律神経の中枢は視床下部にあり，情動の発現の場である大脳辺縁系とは多くの神経網で連絡されている。また，身体諸器官は交感神経系と副交感神経系の二重支配を受けている。生命の危機などの強いストレッサーに直面して生じる“危急反応”時には交感神経系が優位になり，副腎髄質からアドレナリンが，交感神経末端からノルアドレナリンが血中に放出され，心拍数増加や大血管拡張，皮膚や内臓の末梢血管縮小を起こすほか，血小板の凝集能を高める。これは，緊急時の闘争-逃走反応に際して筋肉への血液供給を増すと同時に，外傷時の止血を促進する合目的的な反応であ

表 II-6 自律神経系による各器官（臓器）の機能調節

	交感神経系	副交感神経系
大脳皮質	覚醒，興奮	鎮静
瞳孔	散大	縮小
唾液腺	分泌抑制	分泌亢進
心拍数	亢進	抑制
心拍出量	増大	減少
発汗	促進	—
大血管・筋肉血管	拡張	—
皮膚・内臓血管	縮小	拡張
気管支	拡張	収縮
胃酸分泌	抑制	増加
消化管運動	抑制	亢進
胆嚢	弛緩	収縮
肝（グリコーゲン）	分解促進	合成促進
副腎髄質	分泌亢進	分泌抑制
膀胱	収縮	弛緩
尿産生	抑制	促進

るが，動脈硬化により脳や心臓の血管内皮に障害がある人では血栓形成を促進し，脳血栓や心筋梗塞を引き起こす要因となり得る。

一方，副交感神経系は交感神経系とは逆に，睡眠や休息，食事などエネルギー補給の際に優位になる。各器官の及ぼす自律神経系の作用を表 II-6 に示す。表には短期的な反応を示しているが，ストレスが持続した場合，一時的に興奮した交感神経系を抑え，バランスをとるために副交感神経系の機能も亢進する。

D 免疫系[14]

胸腺，骨髄，脾臓，リンパ節などの免疫系組織は交感神経および副交感神経の支配を受けている。またリンパ球などの免疫担当細胞の膜表面にはさまざまなホルモンや神経伝達物質に対するレセプターが発現しており，ストレス負荷時にはこれらのレセプターや伝達物質を介して免疫系も強く影響される。

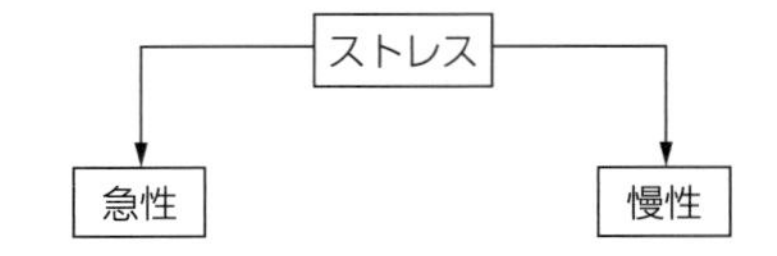

図 II-27 ストレスによる免疫関連指標の変化

一般に急性ストレス時においては，末梢血中の NK 細胞活性の亢進，リンパ球 CD4/CD8 比の低下（CD8 細胞数の上昇），唾液中 IgA の増加，等が報告されている。一方，慢性ストレスでは，NK 細胞活性の低下または NK 細胞数の減少がほぼ一致した所見として認められている。また，Con A や PHA などの mitogen による T 細胞増殖能の低下や唾液中 IgA の減少も慢性ストレスに特徴的な所見である。以上の結果をまとめると図 II-27 のようになる。急性ストレスでは一部の免疫機能が一過性に賦活化されるが，慢性ストレスでは細胞性免疫，液性免疫のいずれも抑制される。一般に急性ストレスでは交感神経系が，慢性ストレスでは HPA axis が優勢となると考えられており，急性と慢性で相反した変化を示す NK 細胞活性も，それぞれ優位となっている応答経路の違いを反映しているのかもしれない。

おわりに

生体は，ストレスに曝露されると，内分泌系，自律神経系あるいは免疫系を総動員してホメオスターシスを維持しようとする。本来，このような複数のシステムを介するストレス反応はさまざまな急性ストレスに対応できるように進化したと考えられるが，現代のように慢性ストレスが問題となる状況下では，上昇した多くのメディエーターは生体に対する両刃の剣となり得る。今後，ストレス関連疾患のみならず生活習慣病に代表される慢性疾患におけるストレス管理の重要性がますます高まることを期待したい。

―<文献>―

1) Bernard C：Introduction à l'étude de la médecine expérimentale. Librairie J. B. Bailliére et Fils, Paris, 1865（三浦岱栄訳：実験医学序説. 岩波文庫, 1970 改訳）
2) Cannon WB：Wisdom of the body, Peter Smith Pub, Gloucester, 1963（舘　鄰・舘　澄江訳：からだの知恵－この不思議なはたらき．講談社学術文庫，1981）
3) Selye H：The story of the adaptation syndrome. ACTA Inc. Medical Publishers, Montreal, 1952
4) McEwen BS：Stress, adaptation, and disease；Allostasis and allostatic load. Annals NY Acad Sci 840：33-44, 1998
5) Sapolsky RM：Why zebras don't get ulcers；An updated guide to stress, stress-related diseases, and coping. 2nd ed, W. H. Freeman, New York, 1988
6) Levine S, Huchton DM, Wiener SG et al：Time course of the effect of maternal-deprivation on the hypothalamic-pituitary-adrenal axis in the infant rat. Dev Psychobiology 24：547-558, 1991
7) Meaney MJ, Aitken DH, Vanberkel C et al：Effect of neonatal handling on age-related impairments associated with the hippocampus. Science 239：766-768, 1988
8) Liu D, Diorio J, Tannenbaum B et al：Maternal care, hippocampal glucocorticoid receptors, and hypothalamic-pituitary-adrenal responses to stress. Science 277：1659-1662, 1997
9) Francis D, Diorio J, Liu D et al：Nongenomic transmission across generations of maternal behavior and stress response in the rat. Science 286：1155-1158, 1999
10) Landfield PW, Waymire JC, Lynch G：Hippocampal aging and adrenocorticoids-quantitative correlations. Science 202：1098-1102, 1978
11) Landfield PW, Baskin RK, Pitler TA：Brain Aging Correlates；Retardation by hormonal-pharmacological treatments. Science 214：581-584, 1981
12) Lupien SJ, de Leon M, de Santi S et al：Cortisol levels during human aging predict hippocampal atrophy and memory deficits. Nat Neurosci 1：69-73, 1998
13) 永田頌史：ストレスの生理．河野友信，吾郷晋浩，石川俊男，永田頌史編：ストレス診療ハンドブック．第2版，pp6-13，メディカル・サイエンス・インターナショナル，東京，2003
14) 千田要一，須藤信行，久保千春：精神免疫学の現状と展望．精神医学 44：120-127，2002

6 学習理論—行動の原理

心身医療における代表的な治療技法群の1つに行動療法があり，その基礎理論が学習理論あるいは行動理論である。もちろん，そのような理論に習熟していなくても，よい臨床トレーニングさえ受ければ行動療法を実施することは可能である。しかし何事もそうであるように，基礎が身についていると応用がきく。その意味で，学習理論を学ぶことは，行動療法を日常の臨床に積極的に取り入れようとする治療者にとっては欠かせないものと思われる。本項では，行動療法を施行する際に知っておきたい学習理論の基礎知識を述べる。

A 意識か行動か

現代の心理学は，行動（運動，言動，筋肉の収縮その他身体で生じるすべての事象）を研究対象とし，その目的を行動の記述・説明・制御に置く行動科学の一分野であるとされている。しかし，19世紀末から今世紀初頭にかけては心理学は意識を研究する学問だと考えられていた。意識内容の要素を識別し，それらの結合のしかたを研究するのが心理学であるとする構成主義と，意識はわれわれを環境に適応させるための働きであるとの見地で，その作用を研究することが心理学であるとする機能主義とが，対立的に存在していたのである。ところがいずれにせよ，意識は外部から観察できないものであり，内省による言語報告が必ずしも意識を歪曲していないとは保証されない。このため，心理学が意識を研究しているかぎり科学たりえないとの反省から，意識というような主観的にしかとらえられないものは研究対象から外し，直接に観察可能な行動を心理学の研究対象として据えようとする運動が1920年頃，ワトソン Watson JBらによって展開された。これを行動主義という。彼は，「主観的に意識を内観する従来の方法はまちがいであり，環境刺激と生活体の示す反応の関係を明らかにすることによって，行動を予知し制御することのできる法則・原理を見いだす必要がある」，「行動の単位は刺激と反応の結合であり，そのもっとも単純なものが反射であって，複雑な行動はそうした結合の複合体である。こうして情緒的習慣，動作的習慣，言語的習慣が形成され，それらの複雑な習慣が集成化されたシステムがパーソナリティである」などと著述した。これは当時の伝統的な心理学に不満をもっていた人々に大いに受け入れられた。しかし一方ではその反動として，主体性を無視した機械論的な考えであるとの批判を受けることにもなった。

その影響もあり，1930年代より新行動主義が台頭するようになった。これは，直接の研究対象はあくまで行動であるものの，刺激と反応の関係を説明する仮説的構成概念についても，それが客観的に定義されていれば受け入れてもよいとするものである。こうして心理学者は，たんなる刺激-反応の関係ではなく，刺激-主体-反応という関係においてその理論化を試みるようになっていった。例えば，トールマン Tolman ECやハル Hull CLは，刺激と反応の間に介在する動因，要求，期待などの仲介変数の必要性を説いた。また，スキナー Skinner BFは，主体が能動的に自発する反応（オペラント）を研究した。こうして現在の心理学は，行動を客観的手続きによる先行条件の関数としてとらえ，そこから行動の法則を積みあげ，人の行動の予測と制御に寄与する科学の一分野となったのである。

B 学習

われわれの行動は実に多くの変数によって決定される。すでに経験的に観察されている「特定の行動とそれが生起する条件」は莫大な数に達している。そして，それらの「関係」を科学的に調査研究することは，人の行動の予測と制御の可能性を大いに高めることに貢献する。

「学習」という用語は，われわれの行動と環境刺激との間の法則的関係を示す心理学的概念である。その定義は一般に「経験あるいは訓練に基づく生活体の比較的永続的な行動の変容過程」とされている。すなわち成熟や老衰による変容は経験訓練を要しないので学習されたものとはいえないし，薬物や疲労による行動の抑制は一時的な変化であるから学習されたものとは考えない。さらに学習そのものは直接に観察できず，生体が学習しているかどうかは「観察可能な行動」を通して始めてわかることなのである。

以下，代表的な学習の様式であるレスポンデント条件づけとオペラント条件づけに関する基礎理論を述べる。

1．レスポンデント条件づけ（古典的条件づけ）

これはパブロフ Pavlov IP の条件反射学を基礎とした学習理論である。イヌの口の中に食物が入れられると唾液分泌が生じる。これは生得的な反射である。一方，例えば，メトロノームの音のような本来唾液分泌に無関係の刺激をイヌに与えると同時に，食物を口に入れることを反復すると，やがてイヌはメトロノームの音を聞いただけで唾液を分泌するようになる。これが Pavlov の発見した条件反射である。これはその後，唾液分泌だけでなく種々の反射についても確かめられ，電気ショックに対する皮膚電気抵抗の変化，照度の変化に対する瞳孔反射，空気の吹きつけに対する眼瞼反射などとさまざまにみられた。このような反射における反応，つまり生得的・本能的な反応をレスポンデント行動といい，この条件反応形成の過程全体をレスポンデント条件づけというのである。

1）刺激と反応

レスポンデント行動には生得的にそれを誘発する刺激が必ず存在する。そのような刺激をそのレスポンデント行動の無条件刺激 unconditioned stimulus（US）という。また，本来そのレスポンデント行動とは無関係の刺激を中性刺激 neutral stimulus（NS）というが，その刺激を無条件刺激と対提示すると，その中性刺激は，そのレスポンデント行動を誘発する刺激となる。これを条件刺激 conditioned stimulus（CS）という。そして，無条件刺激によって誘発されるレスポンデント行動を無条件反応 unconditioned response（UR）といい，条件刺激によって誘発されるレスポンデント行動を条件反応 conditioned response（CR）という。例えば，Pavlov の実験における食物は US であり，メトロノームの音は条件づけ以前が NS，条件づけ成立以後が CS，食物による唾液分泌が UR，メトロノームの音による唾液分泌が CR である。このようにレスポンデント行動は US もしくは CS によって誘発されるのであり，これらの刺激を誘発刺激 eliciting stimulus という。

2）レスポンデント強化と消去

レスポンデント条件づけの基本的手続きは，条件づけようとする CS（当初は NS）と US を繰り返し提示することである。その結果，以前には US だけが誘発していたレスポンデント（UR）が，CS だけでも誘発されるようになるのである（CR）。このような CS と US の対提示する操作をレスポンデント強化と呼び，そこで生じる現象を強化 reinforcement という。この際，CR の強度は強化された試行回数が多いほど大である。また，CS と US の提示される時間間隔は重要であり，およそ 0.5 秒，またはそれより少し短いくらいの時間間隔で，CS が US に先行するのがもっとも効率的であるとされている。そして，このように CR が確立してから，CS と類似した刺激を提示すると，その類似度に応じた CR が生じる現象があり，これを刺激般化 stimulus generalization という。例えば，Pavlov の実験での，120 拍節のメトロノームが CS である時の 100，80，60 拍節といったメトロノームの刺激にも，その類似度に応じた CR としての唾液分泌がみられるのである。

さて，レスポンデント強化の後，CS のみを提示し US を提示しない操作を繰り返すと，CR が次第に生じなくなる過程があるが，この現象を消去 extinction と呼ぶ。ただし，いったん消去が成立した後，後日再度CSを提示すると消えたはずのCRが一時的に回復する現象がみられる。これを自発的回復spontaneous recoveryという。

3）アルバート坊やの実験

現実に，相当数の生理的反応や情動的反応がこのようなタイプの条件づけの結果として出現し，そのいくつかが症状と呼ばれて臨床家に提示されることになる。

先に述べた行動主義の提唱者であったWatsonらによる古典的論文，conditioned emotional reactionsでは，生後9か月のアルバート坊やを被験者とした恐怖の条件づけの実験が行われた。まず2つの予備実験では，この幼児が，白ネズミ，ウサギ，毛の付いた面，真綿などに恐怖を示さないことが確かめられ（つまりこれらの刺激はNSであった），さらに，大きな音が幼児に恐怖反応を生起させることが確かめられた（つまりこの刺激はUSであった）。この後，幼児に白ネズミを提示すると同時に銅鉄の棒を金槌でたたいて大きな音をたてた。この結果，幼児は白ネズミをみると恐怖反応を示すようになったのである（つまり白ネズミはCSとなった）。ここに恐怖の条件づけは成立し，さらに白ネズミほどではないが，ウサギや毛の付いた面，真綿などにもアルバート坊やは恐怖を示したのである（この現象は刺激般化である）。幸いこの坊やの場合はネズミ恐怖症にはならなかったようであるが，このようなレスポンデント条件づけの結果としての症状があり得ることは，この実験からも十分推測できるのである。

2．オペラント条件づけ（道具的条件づけ）

有機体の行動はレスポンデント行動とオペラント行動に2分される。レスポンデント行動は，その環境の中で，無条件刺激や条件刺激といった，その反応を引き出す誘発刺激が必ず存在する。一方，オペラント行動は，環境の中にそのような誘発刺激は存在しない。オペラントは個体によって環境に働きかけるべく能動的に自発される行動なのである。しかし，その生起頻度はそれが生じた直後の環境変化（結果）により決定される。そして，直後の環境変化によってオペラント反応の生起頻度が増減する事実をオペラント条件づけと呼ぶのである。

1）オペラント強化と強化子

行動の結果として何らかの刺激が出現することがその行動の生起確率を高める場合，これを正の強化といい，その刺激は正の強化刺激，または正の強化子（a positive reinforcer）と呼ばれる（例えば実験室において，空腹時にバーを押すと餌を与えられたネズミの，空腹時のバー押し行動の生起確率が高くなったとしよう。この場合，餌がバー押し行動の正の強化子といえる）。また，ある刺激が行動の結果として消失することがその行動の以後の生起確率を高める場合，これを負の強化といい，その刺激は負の強化刺激，または負の強化子（a negative reinforcer）と呼ばれる（例えば実験室において，電気ショックが与えられた時，バーを押すとその事態から逃避できたネズミの，電気ショックがきた時のバー押し行動の生起確率が高くなったとしよう。この場合，電気ショックはバー押し行動の負の強化子といえる）。そして，これらの手続きを総称してオペラント強化というのである。強化スケジュールの代表的なものとして，オペラントの出現を毎回強化する連続強化と，何度かに一度強化する間欠強化があるが，間欠強化されたオペラントのほうが後述する消去は生じにくいのが特徴である。

ところで強化子には，無条件性強化子（一次性強化子）と条件性強化子（二次性強化子）といった分類が可能である。無条件性強化子とは個体にとって生得的に強化子としての機能を持っている刺激である。例えば，ほとんどの動物にとって食物は正の無条件性強化子であり，電気ショックは負の無条件性強化子であろう。一方，条件性強化子とは，経験を通して正もしくは負の強化子としての機能を獲得した刺激である。これはレスポンデント条件づけのように無条件性強化子と対提示することにより形成できるもので，正の無条件性強化子と対提示された刺激は正の条件性強化子となり，負の無条件性強化子と対提示された刺激は負の条件性強化子となるのである。例えば，イヌが「吠える」オペラント行動を自発した場合，無条件性強化子としての餌を提示しなくても，それにレスポンデント条件づけられたメトロノームの音を聞かせるだけで，そのオペラント行動は強化される。この場合，イヌにとってメトロノームの音は条件性強化子なのである。

2）弁別刺激

多くのオペラントはある特定の条件の下で頻発する。このような時，そのオペラント行動は弁別刺激 discriminative stimulus によって統制されているという。しかしそれは個体の遺伝特性によるものではなく，その弁別刺激のもとでそのオペラントが強化されたからである。例えば，イヌはもともと「座れ！」と命令されても座ったりはしない。しかしイヌに「座れ！」と弁別刺激を与えた後，実際にイヌが「座る」というオペラント行動を示したら必ず餌（正の強化子）を与え，「座れ！」と命令しない時にはイヌが座っても決して餌を与えないようにすると，次第にイヌは「座れ！」と命令された時に座るようになる。これはイヌの「座る」というオペラント行動が「座れ！」という弁別刺激によって統制を受けるようになった例である。例えば，横断歩道の信号。「青色信号」はもともと「歩行」を誘発したりしない。しかし,「青色信号」の弁別刺激のもとで，横断歩道を歩行するというオペラント行動を自発すると，危険な自動車（負の強化子）を避けつつ，向う側（正の強化子）に到達することができるのである。これは，信号の色という弁別刺激によって人の行動が統制を受ける例である。このようにほとんどのオペラントは弁別刺激のもとで自発されるのである。

しかし一方そのような統制は完全なものではない。ある刺激のもとで，あるオペラントを強化することは，その刺激下での生起頻度を増大させるだけでなく，他の刺激下での生起頻度も増大させるようになる。例えば，「座れ！」でなくて「触れ！」でもイヌは座るかもしれない。この現象を般化といい，物理的な属性が同じで量的に異なる刺激に対しては般化されやすいのである。

3）オペラント消去

それまで強化されていたオペラントがもはや強化されなくなる手続きをオペラント消去という。正の強化によって条件づけられたオペラント行動の消去は，そのオペラント行動が自発されても正の強化子を与えないことによって，負の強化によって条件づけられていたオペラント行動の消去は，そのオペラント行動が自発されても負の強化子を除去しないことによって達成される（この場合も，自発的回復といった現象はみられる）。さらに，あるオペラント行動が自発された直後に，それまで提示されていた正の強化子を除去する操作および負の強化子を提示する操作を罰 punishment といい，少なくとも一時的には，それに先行するオペラント行動の自発頻度を減少させる機能を持つものである。

おわりに

学習理論の基礎知識として，それが生まれてきた歴史的背景と，代表的な学習の形態であるレスポンデント条件づけとオペラント条件づけについて簡単に述べた。当然ながら実験研究は日進月歩であり，近年はより細密化された研究（認知に関しても）が進んでいる。一層理論を掘り下げて学びたい人は文献にあたってほしい。しかし，学習理論の厳密さに比べ，その臨床的応用である行動療法はいい意味でアバウトである。それゆえ厳密な学習理論を血眼になって学んでも，臨床現場ではあまり役に立たないだろう。臨床家が過剰に理論に凝るのは行き過ぎかもしれない。しかし逆に，ここに述べた程度の基礎理論すら理解せずに行動療法を行うというのも，臨床家としては大変な行き過ぎであると筆者は考える。誰にでも実践可能な行動療法であるからこそ,なおさらである。

＜文献＞

1）今田　寛（監修），中島定彦（編）：学習心理学における古典的条件付けの理論―パヴロフから連合学習研究の最先端まで．培風館，東京，2003
2）Watson JB, Rayner R：Conditioned emotional reactions. J Exp Psychol 3：1-14, 1920
3）佐藤方哉：行動理論への招待．大修館書店，東京，1976
4）伊藤正人：行動と学習の心理学―日常生活を理解する．昭和堂，京都，2005
5）小野浩一：行動の基礎―豊かな人間理解のために．培風館，東京，2005
6）磯　博行：他領域で学ぶ人のための行動科学入門．二瓶社，大阪，2002
7）山内光哉，春木　豊（編）：学習心理学，行動と認知．サイエンス社，東京，1985
8）久野能弘：行動療法〔医行動学講義ノート〕．ミネルヴァ書房，京都，1993

7 精神力動論

精神医学には2つの大きな流れがある。精神現象を客観的に観察・記述して分類することを重視し，病状の持つ意味や原因についての推測や解釈を加えないという記述精神医学は，ドイツを中心に発展した。一方，精神現象の基礎に働いているさまざまな動きの因果関係や意味を理解し解明していくという力動精神医学は，米国を中心に発展してきた。力動という言葉は，19世紀末にフロイトFreud Sが創始した精神分析の中の基本的な観点の1つである力動的観点dynamic aspectに由来している。Freudは物理学における力学の考え方を応用して，精神現象におけるさまざまな葛藤のあり方や，それによる症状形成のメカニズムを，力学的な因果関係の観点から理解しようとした。こうした見方による研究は，後のさまざまな学派に受け継がれ，力動精神医学・精神力動論とは精神分析そのものを意味することになった。

精神分析は，19世紀末にFreudが創始した後，さまざまな発展を遂げてきた。例えば，治療対象が，Freudの時代は成人の神経症であったが，やがてFreud以後に発展した「対象関係学派」によって，パーソナリティ障害，精神病へと広がり，また年齢も児童・思春期から老人まですべてが対象となった。それによって，治療構造もさまざまな修正や拡大がなされた。例えば，寝椅子による自由連想法から，対面法，遊戯療法へ，個人精神療法から集団療法・家族療法へ，外来精神療法から入院精神療法へと，広がっている。

ところで心身医学の領域においては，精神分析は1940年代後半から50年代にかけて欧米で特に研究が活発であった。心身症性格についても研究がなされ，アレキシサイミアについてもさまざまな議論がなされた。アレキシサイミア（失感情症）は，精神力動的な観点からは，感情をうまく体験し自覚することができないため，行き場のない心的エネルギーが身体化し，心身症症状となってしまうと推察されている。

さて，Freudの著作を初めて手にする者にとって違和感を覚えるのは，性欲や性愛に関するリビドー理論であろう。初期のFreudの論文では，性的な欲望の抑圧に関心を持ち，その後も独特な理論を展開している。すなわち，幼児の発育のそれぞれの段階に関与する身体部分との関係から，口愛期・肛門期・男根期・性器期という発達段階を設定し，幼児期においてこのどれかの段階で欲求が十分満たされないまま通過してしまい，その欲求の固着が生じると，大人になっても無意識的に固着した段階での幼児的な満足を求めようとする。そして大人になってから，不安や葛藤によって極度の不安定状態が続くと，固着のあった段階に退行するために，神経症症状が生じるという病因論を展開している。しかしこうしたリビドー理論は，Freud以後さらに対象関係論，自己心理学へと展開し，より対人関係や精神内界の動きを重視するようになっている。

以下にFreudの理論の発展の歴史を簡単に追いながら，Freudがどのようなやり方で無意識をつかむに至ったか，それが現在の分析治療でどう生かされているかをたどってみたい。

A Freudによる精神分析の発展

1．無意識の世界に至る2つの観点—発生論的観点と局所論的観点

Freudは初めヒステリー患者の生活史の中で，幼児期に大人から受けた性的誘惑，去勢のおどかし，原光景[注1]などの性的な出来事にまつわる傷ついた体験が，記憶の底に隠されていることに気づいた（心的外傷説）。このことから，ある時点に生じた精神的身体的な症状を理解するために，

その人がどのような環境で育ち生活し，どのような体験をしてきたかという生育歴・生活史を細かくたどることで，症状の原因をつきとめることを重視する考えが生まれた。これを発生論的観点といい，現在でも身体症状や精神症状がいつから始まったか，そしてその時期に，どのような生活の変化やストレスがあったかを，聞いていくという形で利用されている。

ヒステリーの研究でFreudは，外傷体験に伴う感情や願望を意識化することに「厳しい規制」が働くため，外傷体験は抑圧されて，無意識の領域に押し込まれ，その結果，神経症症状が起こると考えた。そして抑圧された内容が意識の領域に解放されると，それに伴って内容に関連した不安や葛藤が自覚できるようになり，症状が改善するという基本的な仮説（抑圧モデル）が立てられた。このように，人間の精神生活には，意識している領域以外に，無意識の領域，さらにはそれらの中間である前意識（通常は意識していないが，知ろうとすれば意識できる）の領域があると考えた。これらの，意識・前意識・無意識と分けて考えることを局所論的観点といい，無意識に至るためには，より自覚しやすい意識や前意識にいかに働きかけていくかが課題になった。

2．精神分析の治療技法の始まり—自由連想法

抑圧に対応する治療技法として，当初は催眠浄化法（注2）・前額法（注3）を用いた。やがて催眠に入ることが重要なのではなくて，過去を回想することが重要とわかり，自由連想を使うようになった。自由連想は，はじめ連想させるための刺激語を治療者側が能動的に与えていたが，刺激語を与えない方が意味ある連想を患者が働かせやすいことがわかり，刺激語そのものは患者に自由に選ばせ，治療者はその連想過程をみつめるという受身的な技法へと発展した。

そして，一定の治療構造，例えばどの場所で，どういう配置で座るか，1回何分で週何回するか，料金はどうするか，などの治療を規定する条件を保った中で行われる自由連想法が生まれた。今日でも，以前の伝統的なやり方である寝椅子（カウチ）あるいは，安楽椅子を使う治療者はいるが，多くは普通の椅子を使っている。患者は連想の連鎖によって，発生論的な時間軸を行き来したり，局所論的空間軸を行き来したりする。治療者も同時に直感の助けをかりて，この患者の連想の連鎖を追想して，患者の過去の生活史とそれにまつわる葛藤の歴史をたどり，過去の体験が再構成されるようになった。

3．心的現実の発見

ヒステリー症状の患者の性的な外傷体験が，一部は患者の空想の産物であることがわかり，患者の言葉をすべて真実と考えて，心的外傷説を唱えてきたことが，くつがえる事態が起きた。しかし，患者の述べた過去の外傷体験が，患者の空想であったにせよ，それは患者にとって現実に体験したのと同じだとFreudは考え，それを心的現実と表現した。

そして，その体験が外傷体験になるか否かは，患者の欲望と関係しており，問題の所在は外傷体験を与えた加害者側ではなく，患者の側の欲望にあるとした。言い換えれば，患者にとって重要なのは，ある重要なエピソードの事実がどうであったかということではなくて，どのようにそれを体験したかなのである。

こうして，それまで神経症の原因を外部の問題（心の傷になった出来事）に求めていたのが，原因を内面の問題として考えていくという立場に変化したのである。この変化は，面接そのものに一大革命を起こした。外的事実や事件を事細かに聞き出すという面接から，内面の体験の変化のほうを重視し，連想によってそれを追っていく方向へと進化した。

注1：子どもが実際に目撃したり，何かの手がかりで推測したり，想像したりした両親の性行為場面のこと。Freudは幼児期の性的体験の根源的なものの1つと考えていた。

注2：患者が忘れている傷ついた体験を，催眠によって思い出させ，語らせて再現させ，その体験によって起こしていた情動を吐き出させることで症状を改善する方法。

注3：目を閉じて横たわった患者に，Freudは1つの特定の症状に意識を集中させて，症状に関して思いつくことを何でも話すように命じ，何も思い出さない時は，自分の手で患者の額を圧して，「こうすれば必ずなんらかの考えが浮かぶはずだ」と断言して連想を促した。

4．フリース体験

心的現実の発見と同じ時期に，Freud は友人で耳鼻科医であるフリース Fliess W に向けて，自分自身の夢についての分析を手紙で書き送り続けた。この Fliess との 284 回に及ぶ手紙の交換による自己探求の方法は，精神分析が他者を通じて初めて自分を知ることができるという，「関係性」を軸として無意識を解明する手法の始まりであった。

われわれは，自分の無意識を知るのに，自分自身だけで無意識の連鎖をとらえることが難しい。他者の直感を通じて拡がりを得る。精神分析体験をすると，自分の予想と全く異なる連想が治療者からもたらされるという意外性に出会うが，これが意識の深層との出会いとなる。

5．エディプス・コンプレックスの発見

Freud はこの自己分析を進めている時期に父親が亡くなり，父親に関するさまざまな夢を分析することを通じて，母親への愛着と幼い時期に見た裸の母親に対する性的願望，母親を独占する父親への嫉妬や敵意，罰せられる不安などを自ら経験した。ギリシャ悲劇に，父親を父と知らずに殺害し，母と知らずに母親と結婚したエディプス王の物語があるが，Freud は自らの体験をその逸話に象徴させ，エディプス・コンプレックスと名づけた。その後，この三者関係における葛藤を乗り越えることが，精神的成長の到達点というモデルを立て，神経症の中核的な葛藤を理解する概念とした。

しかし，現代の精神分析では，現実の体験の中で起こっている中心的な葛藤を取りあげるようになっており，エディプス・コンプレックスの問題に全て集約させるやり方をとっているわけではない。ただ，対人関係において三者関係がどのように取れているのかをみることで，その人の対人関係がどの程度成熟しているのかを判断している。

6．関係性としての転移・逆転移の観点

1920 年代に，Freud は 13 の技法論文集を書いた。なかでも「想起・反復・徹底操作」では，それまでの言語的な回想を再構成していくという技法から，治療関係の中で反復したパターンとして現れる転移・抵抗を治療の場で扱う方向へと技法が大きく変化した。この転移を扱うようになったことで，精神分析は関係性という視点で飛躍的な展開を遂げた。この変化は，よくニュートン力学から量子力学への変化にたとえられる。つまり，治療者は，患者から何の影響をも受けずに患者を客観的に観察することは不可能で，治療者は，患者を観察すると同時に関係し，ある場合には気持ちも混乱することが，治療が展開していくための当然のプロセスと考えられるようになった。

転移とは，治療場面で患者が過去の特定の人々との特徴ある関係を，治療者との関係の中に持ち込むことである。

例えば，小さい頃から考えや行動が他の子に比べてユニークで，親がその子のユニークさを受け止められなくてついつい否定し，本人はそれに反発してきたという事例の場合，面接場面でも同じ現象が起こり，否定されることを怖れて，隙を見せない話し方で緊張した面接が続いたり，治療者の言葉を自分に対する非難と受け取って突然怒ったりする。治療者はその患者の反応を理不尽に感じたり，納得しにくかったりしつつも，これまでの患者の親子関係を考えると，自分が親と同じようにみなされているらしいと感じる。

これが転移関係であるが，この患者に起こるのと同じ反応が治療者にも起きることがわかった。それを逆転移というが，Freud 自身はそれは治療を邪魔するもので，起こさないようにすべきものと考えていた。しかし，Freud 以降の臨床家達がその重要性に気づき始め，逆転移にむしろ積極的な役割を考えるようになった。彼らは逆転移を，患者自身の持つ葛藤に由来するものと，治療者自身が持つ葛藤に由来するものの 2 つに分けた。そして，実際の面接場面では後者の悪影響をチェックしながら，前者の部分に焦点をあてていくといった手順を，直感を頼りにしながら進めるようになった。例えば，前の事例では，面接しているうちに，治療者の側が患者の気持ちを受け止め損ねてはいけないと緊張したり，患者の言葉の裏に治療者に対する皮肉を感じてイライラしたりして，治療者-患者関係が微妙に変化していることに気づく。このように治療者の感情に生じた変化

に基づいて，患者の転移を知ることができる。

このようにして気づかれたパターンを何度も話し合ううちに，患者は治療者に対して，前よりずっと率直に自由に自分の気持ちを表現するようになる。こうして患者は，転移・逆転移の関係性を通じて自分の無意識を知り，これまで背負ってきた転移による呪縛から解放されることになる。

B Freud の 3 つの貢献

Freud がその後の精神療法に貢献したことの第 1 は，われわれの心の動きは自分が自由に動かしているものではなく，幼い時期からの生活体験の積み重ねによって，いつの間にか構造化されており，しかもそれはかなり意識しにくい領域（無意識）であることを発見したこと，またそれを知るには，夢や自由連想や治療場面での無意識的な動きを通じて，解明することができるという方法を確立したことであろう。

第 2 の貢献は，無意識的に起こる対人関係のパターンを引き出す手段として，転移関係を扱ったことであろう。患者は，連想により過去や現在のさまざまな体験を語るが，そこでは 2 つの状況が同時進行する。一方では，さまざまな連想が治療者に語られる状況があり，もう一方では，治療者に連想を語る関係そのものが，過去の体験と類似した関係（転移関係）を使って行われる状況がある。面接はこの 2 つの状況が対のようになって進展する。不合理な関係の持ち方（転移関係）は，2 つの状況の中で繰り返し起きることで，あるパターンとして認識されるようになる。

その時に転移関係が深刻なものであればあるほど，患者も治療者も，転移関係の中での当事者となって共に悩むという体験が続くが，そのうち転移関係から少し離れて互いの関係を共に語ることができるようになる。それによって次第に患者自身の対人関係で受け止め方や行動が変化し，周囲の人々との関係が変化する。それが精神分析の治療であり癒しであろう。

第 3 の貢献は，転移関係における治療者の共感者としての役割である。人が成長するには，どんな話も話し合うことができ，どのような自分でも，十分に肯定的に承認される相手が必要なのだということを，Freud は教えてくれた。

＜文献＞

1) 小此木啓吾：フロイト．講談社学術文庫，講談社，東京，1989
2) 小此木啓吾：対象喪失．中公新書，中央公論社，東京，1979
3) フロイト著作集，1～11 巻．人文書院，京都，1968～83
4) 精神分析セミナー，1～5 巻．岩崎学術出版社，東京，1981～87

III

心身医学的診断と検査

1　心身症の診断

心身医学・医療が発展してきた背景には，いわゆる従来の因果論に基づく通常の身体的治療では軽快・消失せず，難治化・遷延化しがちな身体疾患が数多く存在するという現実がある。一般の治療法では埒が明かず，難治化したのち初めて心身医学的な見方の必要性に気づくことも少なくない。慢性的な病態に至る前に，心身症としての的確な診断を行い，治療を早期に開始する必要がある。

本項では，特に日常臨床の中で心身症として取り扱いを要する疾患に対して，早期診断を行うための正しい知識やアプローチのしかたを中心に解説する。

A　心身症のとらえ方・考え方

日本心身医学会（1991）では心身症の定義を，「その発症や経過に心理社会的な因子が密接に関与し、器質的ないし機能的障害が認められる病態をいう。ただし、神経症やうつ病など、他の精神障害に伴う身体症状は除外する」と定めている[1)]。

同じ病名の疾患であっても，心身症としての病態を呈する場合とそうでない場合が存在するのである。一般に心身医学的配慮が特に必要な疾患—いわゆる「心身症」と，その周辺疾患の代表例は，第Ⅰ章「心身医学総論」の項に掲載されているので参照されたい。

その診断に関しては，精神科領域では，DSM-IVなどいわゆる多軸評価を用いて分類している。それに従うとするならば，「心身症」は第Ⅰ，Ⅱ軸に一般身体疾患に影響を及ぼしている心理的因子，第Ⅲ軸に身体疾患や身体症状を記載することになる。具体的には表Ⅲ-1に示すように6つの場合に分けられる[2)]。

このDSM-IV診断方式では，身体疾患と心理

表Ⅲ-1　DSM-IVに基づく「一般身体疾患に影響を及ぼしている心理的諸因子」による分類[2)]

A　第Ⅰ軸，あるいは第Ⅱ軸に記す精神疾患が，身体疾患の経過や治療に影響するような場合	心筋梗塞，腎不全，あるいは血液透析の回復に影響するような大うつ病性障害；糖尿病の治療に影響する統合失調症
B　明確に第Ⅰ軸あるいは第Ⅱ軸の診断基準は満たさないが，同様に影響するような心理的症状	手術からの回復を悪化させる抑うつ，喘息を悪化させる不安
C　第Ⅱ軸のパーソナリティ障害の診断基準を満たさないが，特定の身体疾患の危険因子となるようなパーソナリティ傾向，あるいは不適応的な対処様式	手術の必要性に対するがん患者の病的否認，冠動脈疾患に対するタイプA性格行動様式
D　不健康な健康管理行動	運動不足，食べ過ぎ，飲み過ぎ，（性感染症等を引き起こすような）危険な性行動，ただし第Ⅰ軸の神経性過食症あるいは薬物依存の診断基準を満たせば，Aとして扱われる
E　ストレス関連性の生理学的反応が影響する場合	消化性潰瘍，高血圧，不整脈，あるいは筋緊張性頭痛におけるストレスによる悪化
F　他の特定不能な要因が影響する場合	対人関係や文化的，宗教的要因

DSM-IV改変

状態をそれぞれ「個別」に把握し，その関係を詳細に検討して，診断を行う。この，身体とこころを別々にとらえるという欧米流のアプローチは合理的であり，疾患の現象把握に役立つ。例えば，表Ⅲ-1 のＡに示すように，最初にⅠ軸の「うつ病」や「統合失調症」などといった精神疾患名を掲げ，次に身体病名を併記するといった方法である。

しかしながら，これら上記の例は，先の日本心身医学会が示した心身症の定義に合致するとは言いがたい。実際のところ，この DSM-IV に例としてあげられている疾患は，心筋梗塞，気管支喘息，潰瘍，高血圧，不整脈，あるいは筋緊張性頭痛などであり，『総論』で述べられている心身医学的配慮が必要とされる代表的疾患そのものと言える。こころと身体が，相互に密接に関連している病態（「心身相関」）を特徴に持つ身体疾患，つまり心身医学的配慮が特に必要な疾患自体が，現実に数多く存在しているのである。身体疾患に精神障害が合併したという見方，あるいはその逆の見方，さらには精神障害に起因した身体症状という見方だけでは，自ずと限界があるといわねばならない。精神と身体を明確に区別した，いわゆるデカルト流の二元論的アプローチでは，その病態把握は不十分である。

B 日常臨床における診断の進め方

1．心身症に対する誤ったとらえ方

以上のような背景も一因となり，一般的風潮として，「心身症」というと，何か「身体的病変を否定された精神的疾患」のようにとらえられ，患者として差別的な扱いを受ける場合すらある。それは，精神障害によってもたらされた身体疾患という，誤った定義から由来しているともいえる。さらには，医療者自身の「『検査でどこも悪くない』から心身症」というような間違ったとらえ方にも起因している。身体症状が現に存在するのに病気の存在そのものを否定されると，多かれ少なかれ，人は医療者に対して「うるさい患者」にならざるを得ない。あるいは，不必要な数々の検査を一方的に要求する事態となる。医療者に「重症でもないのに難治だ」と厄介払いされるのも，心身症に対するこうした誤解から生じているといえよう。前述した心身症の定義や病態を正しく理解するならば，こうした現象は起きないはずである。

2．診断手順

具体的診断手順は，①症状に関連する器質的疾患の有無の検討，また鑑別診断として②精神疾患の除外，が基本となる。器質的疾患の診断に関しては，一般内科・身体科医師として当然実施しなければならないし，必要ならば，早めに専門科の医師のコンサルテーションが必要かどうかを判断し，診察の依頼や紹介を行う必要がある。また明らかに精神疾患が疑われるようであれば，精神科医師に積極的にコンサルテーションをお願いする。このような場合，心身症を専門とする医療者は，身体科と精神科の間にあって，「扇の要」的な位置づけとなる。

1）心身相関を把握する

次に，積極的診断として，後述する種々の心身相関の目安となるものを把握する。

具体的手順としては，身体面では，病歴，現症，ならびに検査所見をしっかりと把握する。これは一般の内科診察となんら変わりはない。心理社会面では，生活史，行動観察，周囲からの情報の収集である。特に身体症状の発症や経過に心理社会的因子が密接に関与しているのが心身症であるが，実際には患者が最初からそのことに気づいているとは限らない。その逆が圧倒的に多く，むしろ否定している場合さえある。後述するが，初診では，徹底した傾聴を基本とした，十分に時間をかけた問診と診察を行うことである。将来のラポール形成に役立つ。

2）心理テストの利用

また，心理テストについては，まず，それに記入したりすることに対する患者の心理的抵抗感も考慮しておく。そうした面を考慮したうえで活用することである。記入結果から，不安や抑うつだけではなく，パーソナリティ傾向やストレス対処，QOL などについても知ることが可能である。ただし，こうした方法で得られた情報は，あくま

表Ⅲ-2　ライフサイクルと発達課題ならびに心理・社会的ストレッサーとなり得るもの[4)]

1．小児期
乳幼児期：基本的信頼感（安定感），基本的生活習慣（自律性）
母親との関係―愛情・スキンシップ不足，見捨てられる不安など
家庭の雰囲気―両親の不和・別居・離婚・病気・死亡，嫁・姑の関係など
しつけ―厳しすぎる（干渉しすぎる），一貫性がない，放任など
同胞との関係―弟妹の出生，親をめぐる葛藤など
学童期：社会的適応性の基礎（適格性）
家庭生活―両親との関係，母親不在，父親不在，厳しすぎるしつけ，両親（夫婦）の関係など
学校生活―友人や教師との関係，学業成績，いじめなど
2．思春期・青年期：自我同一性・性的同一性の確立（主体性）
家庭生活―親からの自立（依存・独立の葛藤）など
学校生活―友人（異性を含む）．教師との関係，学業成績，進学問題，受験失敗，クラブ活動など，
社会生活―恋愛，結婚，就職など
3．成人期・中年期：親密感，“育み，世話”
家庭生活―結婚，配偶者との関係，子どもの出生・育児，親の役割，子どもの独立，両親との関係の変化，住居の条件，単身赴任，共働きなど
社会生活―就職，仕事内容と適正，出世競争，配転，昇進，上司・同僚・部下との関係，職場環境，通勤時間，転職，倒産，失業，地域社会の人々との関係など
4．初老期（退行期，更年期）・老年期：統合感，“英知”
家庭生活―子どもの独立，子どもとの関係の変化，配偶者の病気・死亡，近親者の病気・死亡など
社会生活―退職，経済不安，役割喪失，生きがい喪失，地域社会の人々との関係など

でも本人に自覚された，主観的情報といえる。種々の脚色がなされている。一方，自己記入式ではなく，ロールシャッハテストなどの投影法は，患者の意識下の心理状態を探るものであり，心理的侵襲性が高い。心理・行動面の情報は，問診や診察によって十分に得られるはずであり，心理テストはあくまでも診断のための補助をなすものである。心理テストの結果が客観的状態を表すとは限らない。

3）病態仮説の作成

最後に，病名の診断と病態像の把握である。下記において解説するが，病態仮説の作成には，身体的因子と心理・社会的因子をいかに有機的に結びつけることができるか，それぞれの要素に精通しているとともに，それらの関係をダイナミックにとらえておく必要がある。

特に機能性疾患の診断に際しては，器質的要因と機能的要因の関係性の評価を正しく行えるかが重要になってくる。具体的な診断・鑑別診断については，他章で疾患ごとに説明されているので参考にされたい。

C　心身症としての病態を把握するための目安

一般に，患者自身が自分の病態を正しく把握して，「自分は心身症ではないだろうか？」といって受診することはまずない。前述したように，「身体の検査をいくらやっても異常はないので，心身症でしょうか？」と紹介されてきたり，あるいは，最悪の結果として，ドクターショッピングを繰り返した後，訪れてきたりする。

こうしたことを防ぐためにも，患者自身に心身相関の持つ意味を正しく把握してもらうことが，次の治療にもつながる。その具体的目安を述べると，以下の５つの項目があげられる[3)]。

1．ライフイベントや日常生活におけるストレスの存在

ライフイベントや日常生活のストレスを見極める参考に，**表Ⅲ-2**の「ライフサイクルと発達課題ならびに心理・社会的ストレッサーとなり得るもの」を掲げた。これは，自我発達を説いたエリクソン Erikson EH のライフサイクルを８段階に区分した考えに基づいたものである[4)]。こうしたライフイベントや日常生活におけるストレスの存在の有無を，個々に把握する必要がある。後述するが各種のストレス度の測定方法が開発されている。身体症状や疾患で受診しても，背後にこうしたストレスの存在が疑われないかどうか，チェックする必要がある。

また，以下 3．の項目で説明しているが，ストレスを受けていても本人がストレス（あるいはストレッサー）の存在そのものを自覚していない場合が特に問題である。ストレスを意識せずとも身

表III-3 アレキシサイミア（失感情症・失感情言語化症）の特徴[5)]

1. 自分の感情や身体の感覚に気づいたり，区別したりすることが困難である
2. 感情を表現することが難しい
3. 空想力に乏しい
4. 自己の内面よりも外的な事実へ関心が向かう

体が先に反応しているとも解釈でき，診断に際しては，本人の説明を鵜呑みにするのではなく，本人のストレスへの気づきを高めていくといった，慎重な対応もストレスの存在を確認するために必要となる。

2. 抑うつや不安状態といった情動上の変化の存在

「うつ病」や「不安障害」が主要な要因として存在し，それに伴う身体症状が前景にでている場合は，除外診断の「神経症やうつ病など，他の精神障害に伴う身体症状」に該当するので，心身症には該当しない。しかし，実際の臨床では，抑うつや不安状態といった情動上のある程度の変化は，身体症状の出現や経過に影響する場合が少なくない。健康な者においても不安や抑うつ状態は普通起こり得るものである。したがって，その影響の程度を十分に把握しておく必要がある。単なる精神疾患に合併した身体症状としては片づかない場合が圧倒的に多い。

一方，身体症状が主に出現する転換ヒステリーなど，神経症性の精神疾患として身体症状が明確に診断され得るのであれば，その治療が優先されるべきである。また時に問題となるのは，統合失調症など精神疾患によって身体症状が出現していることが明らかであっても，本人の自覚が欠け，身体症状に強くこだわっている場合である。その場合，身体症状としての存在を医療者側が単に否定すると，ますます身体症状への執着が強くなる場合があり注意が必要である。

3. 性格傾向や行動上の問題（ストレスの認知とコーピングスタイル，生活習慣も含む）の存在

一般に心身症を有する患者では，ストレスにより身体化しやすい性格や行動パターンを有していることが多いといわれている。「何事もきちんとしなくてはいけないと思うタイプ」，「いつまでもくよくよ考えすぎるタイプ」，「先のことをあれこれ心配するタイプ」など，いわゆる完璧主義，執着性気質と呼ばれるものがその代表例である。

また過剰適応やアレキシサイミア（表III-3）も心身症患者によくみられる。過剰適応とは，自分の感情を抑圧し，思っていることを口に出さず周囲に合わせ，その期待に応えようと適応努力するため，一見，表面上は対人関係上問題ないようにみえるが，不満や怒り，自己嫌悪感などを抱くなど，ストレスが蓄積しやすい。またアレキシサイミアは，シフネオス Sifneos PE が提唱した性格特性であるが，自己の感情（情動）への気づきや，その感情を言葉で表わすことが困難である，また内省に乏しいといった点に特徴がある。これは前述した2. の問題とも関係する。

このアレキシサイミア評価法として，日本語改訂版 Beth Israel Hospital Psychosomatic Questionnaire 構造化面接（SIBIQ）が研究用に開発されているが，日常臨床においても，ストレスの認知や自己の感情への気づき，身体からの種々の異常サインへの気づきなど，患者の感情制御のあり方を把握するうえで極めて有用である（表III-4）[5)]。したがって，これを活用して問診を行うのも1つである。

さらにタイプA性格行動パターンやタイプC性格行動パターンと呼ばれるものがある。タイプAは，フリードマン Friedman M らにより虚血性心疾患に親和性の性格行動パターンとして提唱され，タイプCはテモショック Temoshok L の悪性黒色腫の患者の心理面接から，がんに罹患しやすい性格傾向，あるいはHIV罹患患者の性格傾向と関連して報告されている。こうした性格行動パターンの把握のための質問紙も開発されているので，本章の「3 心理テスト」を参照されたい。

また，生活習慣病の一部には，ストレスに対する不適切な行動が習慣化して，日常生活の中で条

表Ⅲ-4　アレキシサイミア評価のための改訂版 BIQ[5)]

		当てはまらない	どちらかというと当てはまる	非常に当てはまる
Ⅰ 主訴，症状の増悪因子に対する感情	1．患者は大体において，自分の気持ちよりもむしろ症状に関する細かなことを述べた	自分の気持ちを詳しく説明し，症状の説明は少ない	自分の気持ちより症状の説明が多い	自分の気持ちを全く言語化できず症状の説明のみ
	2．患者は面接者に気持ちを伝えることが困難であった	被検者は自分の気持ちを適切に表現でき，面接者にも被検者の気持ちがよく了解できる	気持ちの言語化はできるが詳しく説明できず，面接者には気持ちが理解しにくい	気持ちを言語化できない，表現が不自然などで面接者は被検者の気持ちが全く理解できない
	3．患者は情緒を語るのに適切な言葉を用いることができた	全く情緒を言語化できない，建前のように判断されるなどかなり不自然な表現	「いらいらする」のように，適切だが身体感覚に近い単純な情緒表現	複雑な情緒を適切な言葉を用いて詳しく説明できる
	4．患者は，さまざまな出来事について，それらを自分がどう感じたかということよりも，それらの出来事に関する状況やそれらに付随する細部について述べた	自分の複雑な気持ちを詳しく表現	気持ちよりも，主訴や生活上の出来事，自分の行動についての描写がかなり多い	気持ちを全く表現せず，主訴や生活上の出来事，自分の行動についての描写のみ
	5．患者は感情を心の中の思いとしてよりも身体にまつわる言葉を使って表現する（言語での感情表現と，身体感覚や身体症状による感情表現のどちらが多いかに留意する）	言語を適切に用いて感情表現でき，身体症状や身体感覚による表現が少ない	感情の言語表現はできるが，かなり身体症状や身体感覚による表現も多い	感情の言語表現は全くできず，身体症状や身体感覚による表現のみ
	6．患者の考えの内容は空想や気持ちよりも外界の出来事に関することが多い	自分の空想や気持ちを豊かに表現する	自分の空想や気持ちより建前や生活上の出来事の説明が多い	空想や気持ちを表現せず，生活上の出来事についての説明のみ
	7．患者は感情を語る語彙が豊かである	行動や漠然とした不快気分にしか言及できない，全く感情を言語化できない	感情語の語彙が平均以上に多い	非常に豊かな感情語の語彙を用いて詳しく説明できる
Ⅱ 夢の想起，内容	8．患者はたやすく夢を想起できた	全く思い出せない	時間がかかるが想起できる	すぐに想起できる
	10．患者の夢の内容は，象徴的あるいは抽象的な性質のものというよりもむしろ，日常的な考えや出来事により近かった	実際には体験していない出来事や事柄で象徴的な性質の夢	どちらかといえば日常的な出来事，考えに近い	日常の出来事，考えの単なる再現，夢を見ない
Ⅲ 空想，想像活動	11．患者は昼間何かを空想したり想像することがあまりないようだった	毎日さまざまな空想や想像をして楽しんでいる	空想や想像をあまりしない	空想や想像を全くしない
Ⅳ 感情の他者への伝達	12．患者は，自分の気持ちを容易に他の人々と分かちあえるようだった（具体的な会話の内容を聴取して他者が被検者に共感しているかを客観的に判断すること）	被検者は他者と会話してもいつも共感してもらえない	被検者は他者と会話して共感してもらえることがどちらかというと多い	被検者は他者と会話するといつも共感してもらえる
Ⅴ 親しい人物に対する感情表現	9．患者が親しい友人や愛情の対象となる人（家族や恋人など）について語るとき感情を外に表さなかった	自分の複雑な感情を詳しく表現	自分の感情を表現するが，詳しく説明できない	全く自分の感情を表現しない

（網掛け）逆転項目

※『Ⅱ　夢の想起，内容』評価に関しては，その妥当性が未だ確立されていないため，実施する場合は質問項目から除外して行うことが望ましい。

件反射的に繰り返され，再発や慢性化に寄与している場合がある。生活習慣病の中でも，通常の身体治療で治るはずのものが難治化している場合，入院中は改善しても退院後容易に再発しやすい例などでは，心身症を疑うべきである。

4．生育歴上の人間関係（親子関係など）の問題の存在

ストレス対処能力は，生育歴の中での人間関係，特に親子関係に大きく影響されることはいうまでもない。三つ子の魂百までといわれる所以である。特に思春期・小児期の患者では，診察室にどちらが先に入室するか，診察は同席か，単独で可能か，などの状況から現在の親子関係を知ることができる。一般に，この時期の親の養育態度を5つに分類すると，①拒否的態度，②支配的態度，③保護的態度，④服従的態度，⑤矛盾・不一致的態度などが基本要素である。それを把握するための市販の心理テストが入手可能である。

幼児期の体罰・虐待は，成人期の抑うつや神経症的傾向，また心身症を発症しやすいと報告されており，親子間のコミュニケーションのあり方は重要である。さらに，ストレス対処行動に対してだけでなく，こうした幼少時期の人間関係の重大な障害が，小児期を過ぎた以降も視床下部-下垂体-副腎皮質系といった生体内ホルモン調節機構に重大な影響を及ぼし続けていることが近年報告されている。

こうした虐待などといった顕著な例はともかくとして，一般に心身症の中でも生育歴まで遡った配慮が必要とされるケースでは，その治療において通常の行動療法やカウンセリングなどの対応では困難な場合が少なくない。十分時間をかけて，信頼関係を構築することがその病態把握に際しても重要である。

5．疾患そのものの心理，行動面への影響

さらに，身体疾患そのものが本人の心理，行動面へ複雑に影響を及ぼしている場合である。女性ホルモン産生の低下そのものが心理面への影響を伴った更年期障害などはその典型例である。

一方，生活習慣病をはじめとして一般によく遭遇する病気であっても，慢性化したりすることによって，行動が制限され抑うつ状態に陥ることも少なくない。その例として，糖尿病患者では糖尿病と診断され，長期にわたって自己管理が必要であることから感情負担感がストレスとなり，病気そのもののコントロールに大きな影響を与えることが報告されている。またアトピー性皮膚炎患者では，皮疹による容貌の変化，強い瘙痒感，慢性再発性に経過し改善の見通しが立ちにくいこと，治療にかかる身体的，精神的，時間的および経済的負担が大きいことなどから，患者にとって著しい心理的苦痛や社会生活機能の障害が生じ，身体面での経過に影響を与えるといわれる。

一般に，患者の心理，行動面の特徴を疾患そのものによる二次的なものと判断するには，①疾患の発症後または再燃後に出現したものであり，②前述したような各疾患に特徴的なストレスの関連がみられるという条件が必要である。これらの特徴がない場合，何らかの精神疾患が合併していることを疑うべきである[3)]。

また，慢性化してくると，本人の心理，行動面だけでなく，患者を支えている家族など周囲の人間の心理，行動面に影響し，疾患の回復を逆に遅らせ，さらなる慢性化の要因となる場合もある。

以上，心身症を診断する目安として，「心身相関」を正しく把握するためのポイント5項目を簡単に解説した。しかし，注意すべき点は，同じ心身相関が認められても，その生物学的要因がより強いものから，心理社会的要因が強いものまで，同じ心身症的病態を呈していても，その内容は疾患の種類により，また患者個々人により，比重のかかり方が千差万別であることである。（遺伝的）素因，後天的発症準備因子（生活習慣など），それに発症促進因子（ストレスなど）と，それぞれの比重のかかり方に差があるわけであり，こうした点を的確に把握しておく必要がある。

D 診察時に特に注意すべき点

心身症を診断するための目安の項でも解説したが，一般に，多くの心身症の病態を呈する患者は，神経症の患者と異なり，一見，何の心理的問題も

なさそうな，むしろ社会的には何の問題も起こさないように頑張っている（過剰適応的）人々にも少なくないことにも留意しておく必要があろう。また前述したアレキシサイミア的あるいはアレキシソミア的（身体からの異常サインに気づきにくい）な場合には特に，表面的，表層的な患者理解に陥りやすく，患者の真に抱える問題に到達することが妨げられる可能性がある。

それを避けるためには，十分に時間をかけた病歴聴取が必要であり，実施に当たっては，受容的雰囲気，共感的理解のもとで行われること，身体医学的所見だけでなく表情・態度も観察して心理面の情報を先に述べた要点に注意しながら得ること，また心理学的検査（質問紙法，投影法など）[3]を上手に活用することである。

おわりに

心身医学的診断がしっかり行えること，言い換えるならば，心身相関の正しい理解が得られるかどうかは，良好な患者―医師（医療スタッフ）関係が築けるか否かにかかっている。

心身相関の色合いは，患者１人ひとりによってさまざまである。心身両面に対する適切な病態把握があってこそ，正しい診断と有効な治療を成し得るのであり，それこそが心身医学的アプローチの第一歩といえる。

―＜参考文献＞―

1）日本心身医学会用語委員会編：心身医学用語事典．第2版，三輪書店，東京，2009
2）Diagnostic and Statistical Manual of Mental Disorders. 4th ed, pp675-678, American Psychiatric Association, Arlington, 1994
3）小牧　元，久保千春，福土　審：心身症診断・治療ガイドライン 2006 ―エビデンスに基づくストレス関連疾患へのアプローチ．協和企画，東京，2006
4）吾郷晋浩：心身症．大塚俊男，上林靖子，福井　進，丸山　晋編：こころの健康百科，pp290-305，弘文堂，1998
5）有村達之，小牧　元，村上修二，他：アレキシサイミア評価のための日本語改訂版 Beth Israel Hospital Psychosomatic Questionnaire 構造化面接法（SIBIQ）開発の試み．心身医 42：260-269, 2002

2　インテーク面接

心療内科では医師による心身両面からの診療だけでなく，並行して臨床心理士による心理面接も行われている。心理面接の目的は患者の心理学的評価および心理療法である。ここでは初診時の患者評価面接であるインテーク面接に関して述べる。

A　定義と目的

インテーク面接とは，医学的観点から行われる医師の診察とは別に，臨床心理士などが心理学的観点から実施する初診時の評価面接を指す。50～90分かけて行われるのが普通である。医師の診察では主に現病歴や症状などの把握が行われるが，インテーク面接では患者のニーズや問題点の把握，心理社会的背景に関する情報収集などが目的である。また，診断や治療方針の決定を行う医師の診察に先立って行われ，予診としての意義がある。

九州大学心療内科では，外来医長はすべての初診患者に予診を行い，特に心理社会的背景が複雑だと推察される場合，疾患の鑑別診断，心身医学的治療の適応の判断，精神科への紹介の判断が必要な場合，参考資料を得るためにインテーク面接を指示する。インテーク面接の時間は九州大学心療内科では30～50分程度である。主治医はインテーク面接の結果と診察によって病態把握と診断を行い，治療や紹介など対応方針を決定する。

B　4つの心理社会的因子

インテーク面接で聴取する心理社会的背景の聴取にあたっては，疾患の発症や増悪などに影響し病態把握に有用な要因が重要である。それらは疾患の準備因子，誘発因子，持続・増悪因子，軽快因子[1)]と呼ばれる。

1）準備因子

準備因子とは，直接疾患の原因になるわけではないが，諸種の誘発因子が加われば容易に疾患が発症するような準備状態を作り出す要因である。患者のライフスタイル，性格，長期にわたって続く家族問題などが相当することが多い。例えば，過剰に外界への適応努力を払い続ける状態である過剰適応，感情を言葉で表現できない失感情症（アレキシサイミア），完璧主義や強迫性格などが心身症でよくみられる準備因子である。

2）誘発因子

誘発因子は疾患の発症のきっかけとなった因子である。死別，離婚，仕事の失敗などの喪失体験，心理的外傷体験，強い悲しみ，不安，怒りなどの情動体験，過労などであることが多い。身体的外傷，交通事故，侵襲的な医療処置がきっかけで発症している慢性疼痛や身体表現性障害は，心理社会的誘発因子が見つからないこともある。

3）持続・増悪因子

持続・増悪因子はいったん生じた疾患を持続・増悪させる因子である。病気になることで周囲とのコミュニケーションが改善する，つらい仕事や家庭などの嫌悪的な環境を回避できるなどの疾病利得は，難治化した心身症でときおりみられる持続・増悪因子である。病歴が長い症例では，誘発因子は消失して持続・増悪因子によって遷延化している病態がよくみられる。誘発因子のみがあって持続・増悪因子がない反応性の病態は，休養および薬物療法で軽快するのが普通である。休養や薬物療法が奏効しない治療歴は何らかの持続・増悪因子の存在を示唆している。

4）軽快因子

軽快因子は症状を改善させる因子である。友人や家族との楽しい交流，趣味や適度な運動などの活動は軽快因子である。

C 聴取項目

インテーク面接で患者から聴取する主な項目を以下に示した。なお，本項では心療内科で問題となる項目を主に取り上げており，一般的なインテークの聴取事項すべてを網羅できていない。できれば土井[2)]，熊倉[3, 4)]，ハーセンとヴァンハッセル[5)]などの適切な文献で学習してほしい。

1．症状や障害

1）症状の初発と経過

症状のきっかけをまず聴取する必要がある。症状の誘発因子を探るわけである。しかし，特に思い当たることがないと患者が述べる場合は，面接者が積極的に誘発因子について質問する必要がある。

a. 初発の時期

症状の起こり方について具体的に聞く。いつ，どこで，誰と，何をしている時に生じたのかを明らかにする。急に症状が生じたのか，それとも徐々に生じたのかも明確にする。例えば，パニック障害患者の最初のパニック発作が，徹夜の仕事が続いて強い疲労を患者が感じていた時に起こったのであれば，その発作は仕事の過労と関連ありそうなことは容易にみてとれるであろう。

症状が急性発症であれば，発症時の誘発因子の関与が大きいことが多い。例えば，離婚や死別などの大きな喪失体験をきっかけに生じたうつ病などは典型である。面接では誘発因子になりそうな大きなライフイベントなどの要因を探りながら聴取していく。

b. 症状初発時の背景状況

睡眠，食事，休息等の生活習慣，家庭や職場での心理社会的ストレスの内容と程度も聴取しておきたい。例えば，3か月前からの頭痛を訴える会社員の患者にインテーク面接を実施して以下のことが判明したとする。

患者は朝6時に起床して，1時間半の電車通勤のあと8時半から勤務開始。現在の部署に1年前に転勤してからは自分で対応しきれない業務が多く負担に感じていると患者は述べている。仕事が終わるのは毎日11時過ぎで，帰宅すると午前1時を回っており，睡眠時間は平日4時間程度である。睡眠不足のため週末は一日中寝ている。以前は退社後の水泳が気晴らしになっていたが最近は忙しくて全く行けていないと患者は述べている。ほかに頭痛の誘発因子になりそうな事項が見当たらない場合，このような生活が頭痛の誘発因子だと推測できるであろう。

しかし，発症をうまく説明する心理社会的な要因が見当たらないこともある。一部の慢性疼痛などが当てはまる。例えば以下のような場合がそうである。

患者は，長年営業マン，管理職として多忙な毎日を送っていたが，それなりに充実した生活だと感じていた。ところが，定年退職後には一転してテレビを一日中見ている退屈な生活となった。そんなある日，患者は階段から落ちて腰を打った。痛みがあるので近医を受診したところ，特に異常はないと言われたが痛みは治らない。腰を痛めた頃，家庭内や日頃の生活などで特に変わったことは何もなかった。患者は次第に痛みのために憂うつで何もする気がしなくなった。以前は老人会に行くのが気分転換になっていたが，それも全く行かなくなった。痛みは徐々に強くなり3か所の医療機関を受診したがどこも悪いところはないと言われた。

この症例では準備因子や持続因子は推測できるが心理社会的な誘発因子は見当たらない。退屈な生活は準備因子，老人会に行かなくなったのは維持・増悪因子であろうが，痛みが発症した前後の心理社会的な変化は認められず，心理的な誘発因子がはっきりしない例である。

c．発症後の維持・増悪因子，軽快因子

維持・増悪因子や軽快因子を明確にすることも，治療方針を立てる上で参考になる。例えば，ある過食症の患者は交際相手とうまくいっている時には過食がないと述べていた。この場合，軽快

因子は交際相手との関係の安定である。

維持因子は，例えば以下の症例に明らかである。ある大企業の管理職である患者は毎日激務をこなしていたが過労によって疲労感がひどくなり，休職して療養していた。職場復帰後，周囲の配慮で負担の少ない部署に配置転換になったが，今度はそこの業務にやりがいを感じられず，疲労感も持続していた。職務にやりがいを感じられないことが維持因子であろうと推察される。

d. 発症後に生じた二次的な心理社会的問題

症状により生じた二次的な問題，具体的には対人関係，仕事，学業，家庭生活への障害を把握しておきたい。生活の障害が進行すれば，それが症状の維持・増悪因子となる。例えば，慢性疼痛の場合，痛みが強くなると，それまで楽しんでいた趣味や人づき合い等の活動を止めてしまいがちである。仕事も休職や退職せざるを得なくなる。気晴らしや楽しみ，達成感を伴う活動の減少は抑うつをもたらす。抑うつは痛みを増強するため，元来の痛みはより強くなる。こうなると発症時の誘発因子がなくなっても痛みは悪循環となって持続する。

2）症状や障害に対する患者，周囲の認知や対処

a. 症状，障害に対する対処のしかた

症状，障害への対処のしかたも聞いておきたい。対処のしかたで患者のストレス対処能力や性格傾向，ストレス耐性などが推定できる。ストレスを感じた時に無理のない対処法を使える人は対処能力が高く，ストレス耐性がある。例えば，人に相談する，趣味を楽しむ，運動するなどである。

反対に病的な対処行動をとる患者もいる。強迫的行動や過剰適応，否認は心身症でよくみられる病的な対処行動である。仕事や学業あるいは家事がうまくいかないことに対して完全にふるまうよう努力する（強迫性格），心労を忘れるため仕事に没頭する（過剰適応）などは，社会的には好ましいかもしれないが，患者本人の負担が強まりがちである。糖尿病などの疾患に対して否認することで対処する患者もいる。糖尿病の存在を否認することは一時的に苦悩を減らすが，長期的には疾患コントロールの悪化とそれに伴う合併症の出現などをもたらす。ストレスを感じた時に過食や自傷をするのは病的な対処行動である。過食は一時的にストレスを減らすが，過食したこと自体が罪悪感を生んで，さらなるストレスを増やすからである。

このように患者の症状は問題に対する一時しのぎの対処法としての性質と，増悪・維持因子としての性質を合わせ持っているものも多い。しかし，患者はそれを洞察していないことがしばしばで，問題に対処しようとして悪循環に陥っていることが珍しくない。

b. 患者の周囲の人はどのように患者の症状に対応してきたか

患者の家族や友人，上司，同僚は，患者の症状にどのように対応してきたかを聴取したい。症状が改善するよう対処してきたのか，逆に問題が悪化するような持続・増悪因子としての対応だったのか明らかにする。持続・増悪因子としての対応はさまざまなパターンがあるが，心身症では疾病利得の問題が特徴である。

疾病利得は遷延化した治療抵抗性の心身症で見いだされる。例えば，元来家族との交流がほとんどない患者が神経性食欲不振症になった結果，拒食や体重減少に家族が注意を向けることがある。するとそれまで希薄であった患者と家族とのつながりが症状を介して強くなる。やせることで家族との関係が改善したことから，症状による利得があると推定される。慢性疼痛でも疼痛行動という痛みの訴えは疾病利得を伴うことが知られている。

患者本人は疾病利得の存在を意識化していないため，インテーク面接では解明が難しいが，家族の話が疾病利得を明らかにする糸口になることもある。慢性疼痛，神経性食欲不振症，転換性障害，身体化障害などは疾病利得が存在することが多いため，診断がついてから利得の存在が推測されるのが普通である。

症状による利得があると一般的には治療は難しい。患者は内省や不快な感情体験を避ける（失感情傾向）ため，通常の支持的精神療法は効果を得にくい。摂食障害や慢性疼痛などこの種の患者の治療では，症状による利得を生じさせず，かつ感情表出を促す特殊な治療環境のもとで治療をすす

める。当科で行っている摂食障害に対する行動制限を用いた認知行動療法や慢性疼痛の行動療法がそれである。症状に利得がない場合は特別な対応は必要なく，休養や支持的精神療法中心で対応する。症状に利得がある場合とない場合とでは治療方針が180度違うので，両者の違いを鑑別することは重要である。

2．家族歴や生活歴

現在の症状や障害が，患者の生活歴や家庭環境とどのように関連しているかについて情報を集めていく。心理的外傷体験になるような出来事や挫折・欲求不満体験の有無，それに対しての反応や対処を聞き出す。病的な反応が生じたのか，何とか対処してうまく乗り越えているのかを明らかにすると，外傷体験や挫折・欲求不満体験の影響を判断できる。

1）過去及び現在の家族に関する情報

a. ライフサイクル上の各時期における家族関係，患者と家族との関係

乳幼児期から思春期については両親の養育態度を聴取する。虐待など問題のある養育態度であったのかを明らかにする。両親の関係の善し悪しも重要である。離婚などに伴う親との離別体験があれば，それへの反応も聞いておきたい。安定した家庭環境で，特に大きな問題なく育った生活歴を持っていれば，大きな性格上の偏りはないと考えてよい。逆に虐待など問題のある家庭環境で育った場合は，パーソナリティ障害など人格の偏りがしばしばみられる。青年期以後，成人期，老年期であれば，患者自身と配偶者，子どもとの関係がポイントである。夫婦関係や子どもとの関係が悪ければ，それは疾患の準備因子や誘発因子になりうる。

b. 学校や職場での適応状況

学校生活に関しては，友人関係，学業成績，学校での外傷体験（いじめ体験，進学の失敗など）などを聞く。義務教育時代より一貫して続く成績不振は知的な発達の遅れを示唆する。学校でいじめられ体験があれば，人に対する緊張や恐怖感が強いかもしれない。幼少時から友人が多く現在も交流が続いているなら，それは患者の対人関係が良好で対人技能もあることを示唆している。

職業上の適応については，仕事上の適応はどうであったか，仕事は長続きしているかなどを具体的に聞き出す。例えば，同一の職場に10年以上も大きな問題を起こさずに勤務している，仕事の成果を認められ昇進が早かった等の情報があれば，患者は有能であり，職業上の適応がよかったことが推測できる。また，仕事が合わず数か月で何度も転職したと患者が述べていれば，患者は職業上の適応が悪かったことが推察できる。

2）現在の適応状態

a. 家庭，職場，学校，近隣などの対人関係

患者の家族，職場の同僚，上司，近隣の人との関係などを聴取する。患者が町内会などの世話役をいくつも引き受けており多忙な毎日を送っているのであれば，それは患者が有能で人望があることを示している。しかしながら，それが過労を引き起こして持続・増悪因子になっている可能性もある。

b. 家庭，仕事，学校，近隣などでの役割，課題の達成度や満足度

家事，仕事，学業が現在どの程度できるかを評価する。患者は症状のために家事，仕事，学業に集中できないかもしれない。業務や学業の成績が下がれば自己評価が下がり，さらに症状が悪化することはよくある。負担の増えた家族と患者との間にトラブルが生じることもしばしば起こる。症状のために仕事を失って経済的に困っているのなら，低収入は新たなストレスを作り出す。

c. 余暇の過ごし方，生活習慣　健康管理

患者の現在の1日の過ごし方も聞いておきたい。朝の起床時間，午前中，午後，夕方，夜はそれぞれどんなことをしているかどんな気分でいるかを聴取する。夜何時に就寝するかも聞く。平日と休日はパターンが違うので別々に聞く。これによって，現在の睡眠や食事の状況，家事などの期待される役割行動の遂行度，気晴らしはあるのかなどがわかる。

3）面接場面で観察される身体・精神症状

面接場面での表情や態度，症状や問題の訴えかた，質問に対する反応などに注意する。ここでは，心療内科で問題になる症状について述べる。精神症状一般については熊倉[4]など適切な文献で学習してほしい。

a. 抑うつ，自殺

特に注意する必要があるのは自殺である。深刻な自殺企図や希死念慮がある場合は精神科治療の対象である。うつ状態がある時は必ず評価すべきである。面接場面での暗い表情，抑うつ気分や意欲の低下，SDS，CES-D，BDI などの抑うつ質問紙の高得点などがあれば抑うつ状態を疑う。表情はふつうでも強い抑うつ気分を持つ患者はいるので，質問で抑うつ症状の有無を確かめておきたい。抑うつ症状があるなら，希死念慮や自殺企図について質問し，現在の自殺の危険度を査定する。現在，抑うつ症状がひどくなくても過去に自殺企図，自傷行為があったことがわかっていれば，同様に評価したほうがよい。過去に自殺をはかった患者は再び同様の行動を行う可能性があるからである。

b. 失感情症

失感情症は先に述べたように疾患の準備因子になり得る要因である。面接での患者の感情表現を観察して評価する。患者が自発的に感情を表現するか，感情体験に対しての質問に表現豊かに答えられるか，心身相関を自覚しているか，問題について内省できるかなどがポイントである。具体的な評価項目については改訂版 BIQ[6] などの評定尺度が参考になる。

D インテーク面接の進め方

1．考慮しておきたい条件

個々のインテーク面接の進め方は，面接の依頼目的や面接に使える時間の長さなどによって異なる。

1）面接時間の制限

時間が十分にあってインテークを数回に分けて実施できるのなら，聴取すべき情報を十分に聴取できる。しかし，短時間の面接を 1 回だけ実施する余裕しかない場合は最低必要な部分だけを聴取する。

2）インテーク面接の依頼目的の違い

インテーク面接で聴取すべき情報は依頼目的によっても規定される。通常診療の一部である初診時評価の一環なのか，他の医療機関からのコンサルテーション依頼なのかによって若干異なる。

初診時評価の一環として行うのであれば，病態仮説の構成や心身医学的治療の適応や鑑別診断（精神科疾患や境界例等のパーソナリティ障害など）に役立つ資料を集めればよい。コンサルテーションの場合はコンサルテーションの依頼目的に焦点を絞って精査すべきかもしれない。

例えば，ある患者について，仕事の過労によるうつ病がもとで糖尿病の血糖コントロールが悪化していると主治医の糖尿病専門医が疑い，心療内科にコンサルテーションを依頼したとする。その場合，患者はうつ病なのか，それは過労によるものか，うつによって血糖コントロールが影響されているのか判定できる資料をインテークで集めるのが 1 つのあり方である。

インテーク面接担当者は臨床心理士など非医師のことが多く，最終的に医学的診断を下して方針を決定するのは医師であるが，医師が鑑別診断や治療上の意思決定をする方法をインテーク面接担当者がよく知ってサポートすることで両者の連携がスムーズになる。

3）医師との役割分担

医師とインテーク面接者の役割分担には，医師が現病歴と症状の評価，インテークは心理社会的背景の評価というように，分業する場合，インテーク面接者が聴取したことをふまえて医師が心身両面から評価する場合というようにさまざまな場合がある。後者の場合，インテーク面接は予診としての意義が強い。

面接者はインテークで何を聴取したらよいか医師に適宜質問することも必要である。また，医師の側からは，インテーク面接を依頼する目的，聴取してほしい情報をインテーク面接者に伝えておくと必要な情報が得やすい。例えば，「疾患コントロールが悪いので，経過に影響していそうな心理的因子を探してほしい」，「家族に問題がありそうなので家族の問題を調べてほしい」などである。

2．手順

一般的には以下のように面接を進めていく。

①患者の訴えの整理と明確化，②発症や問題発生時の状況，③現病歴の簡単な確認と心理社会的背景の聴取および心身相関，病態についての理解，現在の社会適応状態，④可能な範囲で，病前の本人の対人関係，性格特徴，社会適応レベルの明確化，⑤可能なら，なぜそうした性格や態度が形成されたか推察する。

面接での質問の方向性は以下のとおりである。最初は来院や発症のきっかけについて開かれた質問で患者に自由に話してもらう。面接者は一連のストーリーを読むように[2〜4)]話を聞く。話題がそれたら軌道修正する。ストーリーがわからない部分は適宜質問する。疾患の準備因子，誘発因子，維持・増悪因子になりそうな材料を取りあげ聞いていく。病態と関連が少ないと判断した部分は面接の話題にしないが，その判断ができるようになるためには訓練を必要とする。

3．報告のしかた

インテーク面接の内容は報告書にまとめて主治医に伝える。報告書の内容は以下の点を備えていることが望ましい。①インテーク面接で得られた内容を他人が読んでわかるように，②1つの意味あるストーリーとして，③構造化して示す[3)]。

他の医療機関からのコンサルテーション目的でインテークをしている場合，面接の報告書がコピーされてコンサルテーションを依頼した医師に送られることもある。したがって，先方の医師がわかるような表現で書く必要がある。

通常，心身症では患者の症状に影響を与える心理社会的因子は一連のストーリーを持っている。主要な1つのストーリーを簡潔に記載するのが原則だが，時にストーリーが読み取れない場合や，複数のストーリーが想定される場合もある。それも明確に記載する。これは外傷や身体疾患など身体的要因が病態に関与している場合や，失感情症や知的障害など患者の自己報告能力の問題が関与している場合に生じやすい。

また，患者の問題が心身症というより純粋な身体疾患である場合，もちろん心理社会的ストーリーは読み取れない。しかし，糖尿病の血糖コントロール不良など疾患への不適応が問題になる症例では，血糖コントロール不良について疾患受容をテーマとした心理的ストーリーがしばしば存在する。

身体的要因の関与の程度は患者によってさまざまであるが，一部の慢性疼痛のように身体的要因が病態に大きな影響を持つ場合，心理社会的因子だけのストーリーは成り立たない。準備因子や持続・増悪因子は心理社会的要因で，誘発因子は身体的要因という組み合わせはよくみられる。例えばCRPS（Complex regional pain syndrome：複合性局所疼痛症候群）など身体的基盤のある慢性疼痛は，痛みの持続によって二次的に抑うつや失業などの問題が生じて，それが持続・増悪因子になるというストーリーがみられる。

失感情症でないのに症状の心理的ストーリーが発見できない患者もまれに遭遇する。そうした患者は不適応も過剰適応も失感情も認められず心理学的に健康なことが多い。これは心身症としては非典型例で，身体疾患の可能性もあり得る。例えば，転換性障害として紹介された患者が実際には身体疾患であるてんかんであったなどの場合がそうである。

報告書は構造化することで読み手が理解しやすくなる。さまざまな構造化のしかたがあるが，例えば，主訴，心理社会的背景，病前性格，病前の適応状態，考えられる暫定的な病態仮説などに分類して結果を報告する方法がある。あるいは心理社会的因子について，準備因子，誘発因子，維持・増悪因子に分けて記載してもよいかもしれない。

4．情報の妥当性

面接で得られた情報が妥当かどうかは，患者が正確に自己の精神内界や他者を観察する能力と，それらを言語報告する能力に依存している。言い換えれば，知的能力と失感情傾向である。

知的レベルや病前の社会適応レベルが高く，失感情傾向もない患者であれば，面接で得られた情報や病態仮説は妥当であることが多い。こうした患者の病態仮説は簡潔でわかりやすいのが通常である。患者が知的な遅れを持っているか失感情的であれば，面接で聴取できる情報は現実を反映しないかもしれない。時間に余裕があれば，患者本人だけでなく家族の話も聞けるとよい。

失感情的な患者にはさまざまなタイプがあるので，ここでは便宜的に3種類に分類する。第1のタイプは低体重の神経性食欲不振症患者のように極端な失感情症を示すタイプである。見た目の重篤さとは対照的に，ほとんど感情表出がなされないのが特徴で，容易に面接場面で失感情的であることが見てとれる。社会適応については過剰適応，不適応のいずれもあり得る。

第2のタイプは失感情的で，病前から社会不適応である患者である。転換性障害や身体化障害などに多い。インテークの時点では，不登校や度重なる転職など病前の社会不適応は明らかにできるものの，それらと現病歴との心身相関は明確な心理社会的ストーリーとして把握できないことが多い。心理療法の進展に伴い徐々に病態の全貌が明らかになることが珍しくない。

第3のタイプは部分的に失感情的で，過剰適応である患者である。日常的話題では感情表出は正常で，自己の攻撃性や葛藤など一部の精神内界的話題を回避，否認する。患者は知的に高くて役割行動を遂行でき表面的には適応しているようにみえる（過剰適応）が，精神内界は不適応である。境界例などのパーソナリティ障害も時に散見される。発症にまつわるストーリーは一応語れることが多い。患者の発言内容は現実を正確に反映していないが，一見妥当であるかのようにみえるため，異常性をインテーク面接では見逃しやすい。家族や上司からの情報によって現実の状況がわかることもある。

E　面接者の訓練

インテーク面接を実施し報告書を書くには技能が必要で，指導を受けながらの訓練が必須である。特に熊倉[3)]の「ケースレポートを書くこと」という章は一読をおすすめする。インテーク面接の必要性があるにもかかわらず技能を持つ面接者がいなければ，研修を考慮するとよい。

おわりに

心身医学的治療におけるインテーク面接の目的は，おもに心理社会的背景を聴取して疾患の心身相関に関する情報を収集し，病態把握や治療法の選択など主治医の意思決定をサポートすることにある。面接者はインテーク面接に求められていることを把握し，必要な情報を聴取するのが重要である。インテーク面接の実施には十分な技能が必要で，場合によっては面接技能の研修が望ましい。

＜文献＞

1) 久保千春，千田要一：心身相関の最近の考え方．久保千春，中井吉英，野添新一編：現代心療内科学，永井書店，大阪，2003
2) 土井健朗：方法としての面接．医学書院，東京，1977
3) 熊倉伸宏：面接法．新興医学出版社，東京，2002
4) 熊倉伸宏：精神疾患の面接法．新興医学出版社，東京，2003
5) ハーセン M，ヴァンハッセル VB 編（深澤道子監訳）：臨床面接のすすめ方—初心者のための 13 章．日本評論社，東京，2001
6) 有村達之，小牧　元，村上修二，他：アレキシサイミア評価のための日本語改訂版　Beth Israel Hospital Psychosomatic Questionnaire　構造化面接法（SIBIQ）開発の試み．心身医 42 (4)：259-269, 2002

3 心理テスト

A 心身医学の臨床における心理テスト

心身医学の臨床において，おもに治療の対象となる心身症とは，「身体疾患の中で，その発症や経過に心理社会的因子が密接に関与し，器質的ないし機能的障害が認められる病態」である。したがって，心身症の診断に際しては，身体面に関する検索とともに，心理学的な評価が極めて重要なものになる。心理学的診断の中心となるのは患者との面接であるが，面接者の経験の程度や理論的立場などによって得られる情報が左右されたり，その情報の評価に面接者の主観的判断が入りやすい。そこで，これらの面接による情報を補う意味で，患者の人格について客観的なデータを得るために各種の心理テストが活用されている。

心理テストは，また，治療過程の中でも活用されている。例えば，心身相関の理解を促すための補助資料として，あるいは，治療効果の判定や予後予測のための資料としても利用されている。時には，描画法などのように，テスト自体が持っている表現促進効果や治療効果を目的として使用されることもある。さらに研究面では，心身症患者に特徴的な性格傾向や，特定の疾患に罹患しやすい患者の性格特徴や精神力動を解明するために利用されている。

このように，心身医学の領域で心理テストは，多様な目的のために利用されてきている。しかしその利用にあたっては，実際の患者の診断や治療，研究にかかわるだけに検査者のモラルが問われるものであるし，テスト実施に際しては細かな配慮が必要になる。ここでは，心療内科でおもに使用されている心理テストを概説し，さらにテストを実施，利用するうえでの留意点を述べていく。

B 各種心理テストの概要とテスト・バッテリー

心理テストは大別すると知能テストと人格テストからなっている（このほかに発達テストもあるが，ここでは省略する）。前者は主として人格の知的・能力的側面を，後者は人格の情緒的・性格的側面をとらえることを目的としたものである。後者はさらに検査の形式から質問紙法，投影法などに分けられる。表Ⅲ-5に，現在，心身医学の領域で広く使用されている心理テストをまとめてみた。この表はすべてのテストを網羅したものではないが，ここでの分類は，後に述べるテスト・バッテリーを考慮したものである。

1．知能テスト

心身医学の分野では，教育や福祉，矯正などの分野に比べると一般に知能テストの使用頻度は少ない。しかし，患者の知的能力が低い場合には，自分の病状や症状とかかわりのある心理社会的な因子について適切な説明や理解ができなかったり，医師の指示や説明をよく理解できないなどの困難が生じ，診断や治療を行う際の障害となる場合がある。したがって，患者の知的能力に問題があると感じられる時には，その査定が必要になる。以下に，比較的よく用いられる検査をあげる。

全訂版田中・ビネー知能検査：一般知能を測定するもので，知能指数が算出される。2歳～成人まで適用可能で，所要時間は約40分。

WAIS-Ⅲ成人知能検査：言語性知能と動作性知能の両方を検査して，総合的知能を測定する。また，各下位検査の成績をプロフィールに描くことで臨床診断に役立てることができる。適用対象は16～89歳で，所要時間は約60分。児童用（5～

表Ⅲ-5 心理テストの種類

I. 知能テスト
  a. 個別式知能テスト
    1. 鈴木・ビネー式知能検査
    2. 田中・ビネー式知能検査
    3. WAIS-Ⅲ成人知能検査
    4. コース立方体組み合わせテスト
  b. 集団式知能テスト
    1. 田中A式知能検査
    2. 田中B式知能検査
II. 人格テスト
  1) 質問紙法テスト
    a. 心身両面の症状の検査を目的としたもの
      1. 健康調査表（CMI）
      2. 九大式健康調査表（KMI）
    b. ある特定の精神状態または症状の測定を目的としたもの
      1. テイラー顕在性不安尺度（MAS）
      2. 状態不安・特性不安尺度（STAI）
      3. 自己評定式抑うつ尺度（SDS）
      4. うつ病（抑うつ状態）自己評価尺度（CES-D）
      5. ハミルトン他者評定式抑うつ尺度（HRSD）
      6. 気管支喘息判定テスト（CAI）
      7. 食行動調査表（EAT，EDQ）
      8. A型行動パターン調査表（A型傾向判別表，JAS）
      9. アレキシサイミア評価尺度（BIQ，TASなど）
    c. 性格・人格テスト
      1. 矢田部・ギルフォード性格検査（Y-G性格検査）
      2. ミネソタ多面的人格目録（MMPI）
      3. モーズレイ性格検査（MPI）
      4. 東大式人格目録（TPI）
      5. エゴグラム（egogram）—東大式（TEG），九大式（ECL），琉球大式（ECL-R）など
  2) 投影法テスト
    a. 言語表現による方法
      1. 文章完成法テスト（SCT，KSCT）
      2. 絵画欲求不満テスト（PFスタディ）
      3. ロールシャッハ・テスト
      4. 絵画統覚検査（TAT）・児童絵画覚検査（CAT）
    b. 描画による方法
      1. バウム・テスト
      2. 人物描画法（DAP）など

16歳11か月）にWISC-Ⅲが，幼児用（3歳10か月〜7歳1か月）にWPPSIがある。

新田中A式知能検査：主として言語，文章を用いた検査問題で構成されており，抽象的概念的なものに対する反応を通して知能程度を判定する。適用対象は9〜18歳（成人），所要時間は約40分である。

新田中B式知能検査，コース立方体組み合わせテスト：いずれも非文字式，非言語性式の知能検査である。作業中心の検査のために比較的抵抗が少ない。田中B式は8〜18歳（成人）が適用対象で所用時間は約40分。コース立方体テストは，所要時間は20〜50分程度で，特に年齢に関係なく実施できる。

知能テストに対しては，一般に抵抗が強く，実施すること自体が患者の大きな負担となり，時に劣等感を抱かせる場合もあるので慎重な配慮が必要となる。検査の目的を明確にし，検査の時期や状況などの条件を踏まえて結果を解釈していくことが求められる。

2. 人格テスト

1）質問紙法テスト

統計的な手続きを経て作成されたいくつかの質問項目からなり，被検者に「はい」,「いいえ」,「どちらでもない」などの回答を求め，その結果から，その人の心理状態や性格特性を数量的に示したり，性格を類型化したりする。被検者の内省や自己評価に基づくものである。以下のような特徴があげられる。

(1) 検査の実施は，比較的短時間で，集団実施をすることも可能である。
(2) 結果の整理については，採点が比較的簡単で量的処理に適している。また，客観的に処理ができて検査者の主観や歪みが入りにくい。
(3) 被検者によって意識的，無意識的な反応の歪曲が生じやすく，「社会的に望ましく」みせようとする方向に反応が歪みやすい。
(4) 被検者の検査に対する構えや回答能力に影響されやすい。例えば検査に対して，協力的であるか，防衛的であるか，また質問項目の意味内容を理解しているか否か，どの程度自己観察力や内省力があるか，などによって影響を受けやすい。

a. CMI健康調査表 Cornell medical index (CMI) health questionnaire

1949年にコーネル大学のブラッドマン Brodman Kらによって作成されたもので，短時間で患者の心身両面における自覚症状を把握することが可能である。日本版CMIは，身体的自覚症と精神的自覚症に関する項目からなっている

表Ⅲ-6 日本版 CMI の自覚症状質問項目の分類

身体的自覚症状			精神的自覚症状		
区分	項目分類	質問数	区分	項目分類	質問数
A	目と耳	10	M	不適応	12
B	呼吸器系	21	N	抑うつ	6
C	心臓脈管系	14	O	不安	9
D	消化器系	28	P	過敏	6
E	筋肉骨格系	10	Q	怒り	9
F	皮膚	9	R	緊張	9
G	神経系	19			
H	泌尿生殖器系	11	合計質問数		
	（女性用）	13		（男性用）	211
I	疲労度	7		（女性用）	213
J	疾病頻度	9			
K	既往歴	15			
L	習慣	7			

表Ⅲ-7 KMI の自覚症状質問項目の分類

区分		質問数
A 区分	既往歴，家族歴	5
B 区分	精神的自覚症状	50
B1	一般的不適応状態	8
B2	未熟性格傾向	8
B3	不安緊張傾向	8
B4	神経質傾向	4
B5	心気傾向	4
B6	恐怖症傾向	4
B7	強迫傾向	4
B8	抑うつ傾向	6
B9	現実感喪失	4
C 区分	身体的自覚症状	44 （男性 42）
	合計質問数	99 （男性 97）

（表Ⅲ-6）。初診時にスクリーニング・テストとしてよく使用される。所要時間は約 20 分。

検査の結果は，各項目の「はい」の合計数で各自覚症の量的な評価を行い，「はい」という回答数の多いものほど，その項目で示された徴候が強いと判断される。また，深町によって作成された神経症判別図を用いて，神経症傾向の評価（領域Ⅰ～Ⅳ）も可能である。領域Ⅰは，5% 水準の危険率で心理的に正常と判断しうる領域。Ⅱは，一応正常と判断してさしつかえない領域。Ⅲは，神経症的と判断してさしつかえない領域。Ⅳは，5% 水準の危険率で神経症と判断しうる領域。ただしこの分類に関しては，テストに対して防衛的な場合や症状への自覚に乏しい場合には，Ⅰ，Ⅱ領域にあっても心理的な問題が背後に隠されていたり，逆にⅢ，Ⅳ領域にあっても器質的な疾患を否定できないこともあるので注意が必要である。さらに，Ⅰ，Ⅱ領域という結果を得ても，自殺傾向などの項目に「はい」と答えていれば，面接時に確認することが必要である。

b. KMI 健康調査表 Kyuudai medical index (KMI) health questionnaire

CMI の簡易化を目ざして九州大学心療内科で作成されたもので，主として外来初診時のスクリーニング・テストとして実施されている（項目の分類に関しては表Ⅲ-7 参照）。「はい」の総数が 35～40 を超える場合には，身体症状が前景に出ていてもその背後に心理・社会的因子（神経症的傾向）の関与が考慮されるべきである。

c. Y-G 性格検査 Yatabe-Guilford personality test

ギルフォード Guilford JP らの人格目録をもとに，矢田部が日本人を対象に標準化したもので，抑うつ性，協調性，一般的活動性などの 12 の性格特性に関する質問からなる。質問は 120 項目あり，所要時間は約 20 分。結果は，12 の各性格特性ごとに評価したり，12 の特性を情緒安定性，社会適応性，向性の 3 つのグループに分け，それをもとに A から E の 5 類型に分類して，一般的な性格傾向を把握する（表Ⅲ-8 参照）。

A 型は平均的なタイプ。ただし，△の回答が多すぎると A 型になりやすく，不全感が強くて決断のつきにくい人や防衛の強い人に△が増えることがある。

B 型は情緒的不安定さが外に現れやすく，行動上で問題を起こしやすい人に多い。

C 型はおとなしいタイプだが，臨床的には防衛的，抑圧的な人にもみられる。

D 型は検査上良好なタイプ。しかし，社会的に望ましいという方向での反応の歪曲が混入するとこの型になりやすく，自己顕示的な人や内省力に乏しい人にみられる。

E 型は神経症的傾向を示す人に多い。このタイプは，自己の不安定さに対する自覚はあるので，

表Ⅲ-8 Y-G 性格検査プロフィール5典型(辻岡による)

タイプ	英語名	型による名称	因子		
			情緒安定性 DCIN	社会適応性 O Co Ag	向性 GRTAS
A	average type	平均型	平均	平均	平均
B	blast type	右寄り型	不安定	不適応	外向
C	calm type	左寄り型	安定	適応	内向
D	director type	右下がり型	安定	適応または平均	外向
E	eccentric type	左下がり型	不安定	不適応または平均	内向

心理療法などへの動機づけは高い場合が多い。

以上の典型の他に，準型(A´〜E´型)と混合型(A″，AB，AC，AD，AE型)がある。

d. MMPI Minnesota multiphasic personality inventory

ミネソタ大学のハザウェイ Hathaway SR と，マッキンレイ Mckinley JC によって1940年に作成されたもので，人格の諸特性を多面的に把握することができるテストである。精神医学的診断の補助としても広く用いられている。各尺度は表Ⅲ-9のような構成になっている。各臨床尺度で，Tスコアが70点以上と異常に高い場合には，精神障害の有無やその程度が問題となり，Tスコアがやや高い程度の得点では人格や行動の特徴として問題となる。質問は550項目(短縮版は383項目)。所要時間は約60分(短縮版約40分)。なお，現在日本版には，旧版に対してMMPI(新版)，MMPI-1が存在し，MINI，MINI-124などの短縮版も作成されている。

結果はプロフィールとして示されるが，典型的なものとしては，①スパイク型と称して，1つないし2つの尺度だけが極端に高いパターン。②神経症3尺度neurotic triadと呼ばれるHs，D，Hyの尺度が高いパターン。「転換V」という転換ヒステリーに特徴的なパターンがよく知られている。③精神病4尺度psychotic tetradと呼ばれるPa，Pt，Sc，Maのうち，いくつかの尺度が高いパターン，などがある。

身体症状を主として訴えている患者でも，パーソナリティの障害や精神病圏の障害が考えられる場合には，MMPIを実施してみて精神医学的な問題の検討をしてみることが必要になる。

表Ⅲ-9 MMPIの各尺度表

妥当性尺度 the validity scale
- ?：疑問点 the question score
- L：虚構点 the lie score
- F：妥当性得点 the validity score
- K：K(修正)点 the K score

臨床尺度 the clinical scale
- Hs：心気症尺度 the hypochondriasis scale
- D：抑うつ尺度 the depression scale
- Hy：ヒステリー尺度 the hysteria scale
- Pd：精神病質的逸脱尺度 the psychopathic deviate scale
- Mf：性度(男性性・女性性)尺度 the masculinity feminity scale
- Pa：妄想症尺度 the paranoia scale
- Pt：精神衰弱尺度 the psychasthenia scale
- Sc：統合失調症尺度 the schizophrenia scale
- Ma：軽躁病尺度 the hypomania scale

追加尺度
- Si：社会的向性(内向)尺度 the social introversion extroversion scale

e. MAS manifest anxiety scale

1953年にテイラー Taylor JA によって発表された質問紙である。現在日本で使用されているものは，MMPIの項目の中の不安感やそれと関係した身体感覚を表している50項目を不安尺度とし，さらに虚構点に関する15項目を加えた合計65項目から構成されている。適用は約16歳以上成人までで，所用時間は約20分である。どちらでもないという回答や虚構点が高い場合には，信頼性や妥当性に乏しいと考えられる。不安得点は5段階に分けて判定され，一般男性で23点，女性で26点以上であると不安が強いといえる。不安が認められる症例では，初診時テスト・バッテリー(後述)の中に組み入れられたり，治療の中で不安状態の推移をみるのに実施される。

f. STAI state trait anxiety inventory

スピールバーガー Spielberger CD らによって1970年に発表された不安を測定するための質問紙である。STAI は，MAS と異なり，不安を状態不安と特性不安に分けてとらえるように工夫されている。状態不安は，今この瞬間に自分にあてはまるものを選ぶというように刻々変化する不安を，特性不安のほうは，普段のいつもの自分にあてはまるものをというように不安になりやすい性格をとらえようとしている。状態不安20項目，特性不安20項目の合計40項目からなっている。中学生以上なら適用可能であり（小学生用も開発されている）。所要時間は約5分程度である。得点の範囲は20～80点であり，それぞれ高得点ほど不安が高いことを示している。MAS と同様に，初診時や治療経過中に実施される。

g. SDS self-rating depression scale

ツァン Zung WWK によって作成された自己評定式の抑うつ尺度である。憂うつ感，入眠障害，疲労などの抑うつ状態を表す20項目の簡単な質問からなっている。所要時間は約2分程度で，判定も容易である。得点の範囲は20～80点で，合計点が50～60点以上の時にうつ状態が顕著であると判断する。SDS は，現時点でのうつ状態の評価や，治療経過の中で実施することでうつ状態の改善度などを客観的に評価できる。自己評価の困難な，あるいは信頼できない患者には，ハミルトン Hamilton M の他者評定式の抑うつ尺度（HRSD）が用いられる。

h. エゴグラム egogram

1970年代の初めにデュセイ Dusay J が交流分析の理論に基づいて考案したもので，自我状態を明らかにするために開発されたテストである。交流分析では，自我の構造を，批判的な親（critical parent：CP），保護的な親（nurturing parent：NP），大人（adult：A），自由な子ども（free child：FC），順応した子ども（adapted child：AC）に分けている。エゴグラムはこの5つの自我状態を評価するものである。日本版としては，東大式（TEG），九大式（ECL），琉大式（ECL-R）などが開発されている。回答の結果は，5つの自我状態の得点を折れ線ないし棒グラフで表し，そのパターンを分析する。

心身症患者のエゴグラムは，健康な成人と比較すると，FC が低く，AC の高いことが明らかにされている。これは，心身症者の性格特徴の1つとして指摘されてきた過剰適応的傾向を示すと解されている。エゴグラムは，治療経過の中で，患者の自我状態の変化を簡便な形で示し，その改善を検討することも可能である。

2）投影法テスト

書きかけの文章や不満場面の絵，インクのしみなどの曖昧な刺激を提示して被検者にできるだけ自由な反応を求めたり，人物や樹木などの絵を画くように求めることによって，その反応の内容や様式から人格の諸特徴を把握するもので，質問紙法テストと比較すると次のような特徴がある。

(1) 検査の実施は，個人的施行が主であり，長時間を必要とする。
(2) 検査結果の処理と解釈は複雑であり，その過程で検査者の主観が混入して客観性が低くなる可能性を含んでいる。信頼性のおけるデータを得るには熟練を必要とする。
(3) 被検者には回答がどのように評価されるか見当がつきにくいため，意識的な構えによって反応が歪曲される可能性が少ない。被検者の構え自体をもとらえることで，人格の比較的深い層をとらえることが可能である。
(4) 被検者の構えや回答能力によって影響を受けることが少ない。むしろ検査時の被検者の状態をうつし出しやすい。被検者の状態や治療の時期によってはかなりの負担や侵襲的になる場合があり，配慮が必要である。

a. SCT sentence completion test

文の最初の部分が与えられ残りを被検者に文章として完成してもらうテストである。これまでに多くのものが作られてきたが，日本では，精研式 SCT や構成的文章完成法（K-SCT）が代表的なもので，広く利用されている。心身医学の領域では，項目数の比較的少ない K-SCT がよく用いられている。K-SCT は，「父親についての最初の思い出は」，「母といる時感じるのは」などの合計36の刺激語からなるもので，対人態度（両親，同性，異性，一般の人，権威），反応様式（他者からの攻撃・拒否，欲求挫折，性，愛情，結婚），問題の原因（失敗・不満，不安，抑うつ・劣等感，罪悪感），願望（空想的・現実的願望）の4つの領域によって構成されている。K-SCTは成人用で，中学生以下では難しい。所要時間は30〜60分で，結果は数量化して使用することもできるが，臨床的には文章そのものをていねいに検討することで，各症例の特徴を把握することが大切であろう。

b. PFスタディ picture frustration study

1944年に発表されたローゼンツァイク Rozenzweig Sの人格理論に基づいて作成された心理テストで，日常生活においてよく遭遇する欲求不満場面で，どのような反応をするかを通して，個人の力動的な人格を理解するものである。テストの構成は24の欲求不満場面からなっており，その不満場面は，自我阻害場面と超自我阻害場面とに分かれている。各場面に対する反応内容は，表Ⅲ-10のような，3つのアグレッション（攻撃）の方向と3つの反応の型を組み合わせた9つの枠に分類して評価する。また，欲求不満場面で常識的な反応が可能かをgroup conformity rating（GCR）%の値によって評価できるようになっている。さらに，反応のプロフィールや反応転移などからも，アグレッションの処理や防衛のしかたが読み取れるようになっている。児童用（4〜14歳），成人用（15歳以上）に加えて青年用（中学1年〜大学2年）が新しく作成されている。検査の所要時間は約30分である。

心身症患者，なかでも過剰適応傾向の強いものでは一般にGCRが高く，アグレッションの方向は自責的である。一方，未熟な性格の者ではアグレッションの方向は他責的で，要求固執型が多い傾向にある。このように心身症患者では，攻撃的感情の処理のしかたをめぐって問題のある者がみられる。テストからは，その偏りをどのように修正していくかの手がかりをつかむことができる。

表Ⅲ-10 PFスタディ—評点因子要約一覧

	障害優位型	自我防衛型	要求固執型
他責的	(E´) 障害強調	(E) 攻撃 (E̲) 責任否定	(e) 解決依存
自責的	(I´) 障害合理化	(I) 自責 (I̲) 責任回避	(i) 努力
無責的	(M´) 障害無視	(M) 容認	(m) 慣習服従

c. ロールシャッハ・テスト Rorschach test

スイスの精神科医ロールシャッハ Rorschach Hが，1921年に作成した検査で，投影法テストの代表的なものである。この検査は，「インクのしみ」で偶然できた，曖昧で多義的な模様で描かれた10枚のカードで構成されている。カードを被検者に見せて，それが何に見えるかを問い，得られた反応を分析することで人格特徴を把握する。検査は，自由反応段階と質問段階に分かれており，さらに，必要に応じて限界吟味段階が加えられる。所要時間は約60〜90分。解釈にあたっては，まず形式分析といって，反応を表Ⅲ-11に示したように，領域，決定因，内容，平凡・独創反応，形態水準などの点から記号化し，さらに各種の比率の計算を行う。形式分析に加えて，検査状況での被検者の行動特徴，具体的な反応語のニュアンスや内容の象徴的な意味（内容分析），さらに反応の継起（継列分析）なども解釈の際に考慮されている。解釈によって明らかにされる人格の側面をまとめたのが表Ⅲ-12である。なお，この検査の実施や処理には熟練を要し，また判定や評価には臨床心理学的，精神医学的な知識が要求される。

ロールシャッハ・テストからみた心身症患者の特徴としては，その多くの者が内向型に属するという性格・適応様式が認められ，また，一見安定して情緒の統合性がよいと思われるが，内面的な過度の統制や外界とのかかわりの回避，感情閉鎖の傾向を示すこと（遠山，1977）などが指摘されている。

d. TAT thematic apperception test，CAT children's apperception test

おもに人物を配した，ある場面を描いた絵を何枚か被検者に提示し，それに対して作られる物語から，その被検者の意識的・無意識的な願望や欲求と，それに対する（環境の）圧力，葛藤状況な

表Ⅲ-11　ロールシャッハ・テストの反応の分類と記号

項目	意味	記号
領域	反応として意味づけされたインクブロットの場所（全体・普通部分・異常部分・空白部分）	W，D，Dd，S など
決定因	反応の成立に利用されたインクブロットの性質（形・運動・色彩・陰影）	F，M，FM，FC，FC′など
内容	インクブロットに何をみたかという反応内容の種類（人間・動物・植物・建造物）	H，A，Pl，Arch など
平凡・独創反応	一般的な反応の出現頻度に基づく評価	P，O
形態水準	反応の内容とインクブロットの一致度，明細化の適切さ，結合性などに基づく評価	＋，±，∓，－

表Ⅲ-12　ロールシャッハ・テストから得られる人格の側面

	内容
知的側面	・知的水準とその働き ・思考様式 ・外界への知的接近のしかた ・興味や関心の範囲 ・観察力など
情緒的側面	・情緒の一般的傾向 ・衝動とそれへの統制力 ・外界との情緒的交流のしかたなど
自我機能の側面	・自我の強さ ・防衛機制 ・葛藤領域など

どの精神の力動的側面をとらえようとするもので，マレー Murray HA らによって1935年に発表された検査である。所要時間は約60～90分。適用年齢は8～9歳以上で，それ以下の場合には，幼児・児童用のCATが用いられる。結果は，欲求の種類と行動，圧力，解決行動様式，行動の結末，さらに，物語の言語特徴や叙述の特徴，語り手と物語と絵との関係，物語の特徴，反応態度などの点から分析される。このテストは，質問紙法ではとらえることの難しい，対人関係における具体的な不満や葛藤状況，その解決のしかたなどを把握するには有効な方法である。

3）テスト・バッテリーの組み方

これまで述べてきたように，各種心理テストにはそれぞれ長所と短所があり，単一の心理テストで患者の人格や臨床像の全体を把握することは不可能である。したがって，テストの実際においては，その目的に応じて，さまざまな心理テストを選択したり，組み合わせたりすることが必要になる。このように性質や測定する内容を異にするいくつかの心理テストの組み合わせをテスト・バッテリーという。一般的には，質問紙法テストと投影法テストを組み合わせて数種類を選び，互いの欠点を補い合うように工夫する。しかし，テストの種類が多くなれば患者にとっては負担となって，テストに対して否定的になったり，いい加減に回答したり，場合によっては症状の増悪をみることもあるので，注意を要する。心身症の臨床においては，次のようなものが考えられる（九大心療内科における入院時の基本バッテリーを例としてあげておこう）。

(1) 患者の心身全般にわたる自覚的な愁訴や性格傾向をとらえるために，CMI，KMI，YG性格検査などを使用し，さらに，欲求不満場面でのアグレッションの処理のしかたをPFスタディでとらえ，対人態度や具体的な葛藤，問題をSCTでとらえていくという組み合わせが，比較的よく取られる方法である。この組み合わせを基本とし，必要に応じて，次のようなテストがつけ加えられる。
(2) 不安や抑うつ感が強い場合には，MAS，STAI，SDS，CES-Dなどを追加する。
(3) 心身症に特徴的と考えられる人格・行動傾向（例えば，アレキシサイミア）や，各疾患に特有な傾向をとらえる場合には，TAS，EAT，CAI，JASなどの尺度を追加する。
(4) さらに，精神医学的，精神力動的，知的な側面に関する情報が必要な場合には，MMPI，ロ・テスト，TAT，知能テストなどを付加する。

C テストの実施・利用上の留意点

心理テストは，有用であるだけにその実施，利用に際して適切な配慮がなされないと，時に誤用を招く恐れがある。誤用を避けるためにも実施のプロセスを慎重に進めていくことが大切になる。そこで，テストの実施，利用に際しての留意点を述べることにしたい。

1．テスト実施前の留意点

(1) テスト実施の目的を明確にして，その目的に応じたテストを選択する。まず個々の患者の診断，治療に役立てるためにどのようなことを知りたいのかを検討する。例えば，不安など精神状態の有無やその程度を知りたいのか，性格特徴や性格のタイプ，さらには人格の深層や力動的な構造を知りたいのか，あるいは，治療効果の判定や予後予測のためか，など。そして，そのためにはどんなテストが適切か，またそのテストはどの程度検査の目的に沿うものなのか，テストの妥当性・信頼性の検討や標準化の手続きが行われているものかどうか，さらには，選ばれたテストの実施が患者のその時の状態や知的能力に耐えられるか，実施の時期が適切かどうか，などを検討したうえで，実施するテストを決定することが大切になる。

(2) テスト・バッテリーを組む。診断，治療に際して患者の理解に必要だからといっても，多量にテストを行うのは不可能である。むしろ多量のテストを実施することは患者の負担を大きくし，結果的にテストに対して否定的な感情を引き起こす。したがって，テスト・バッテリーの項で述べたように，少ないテストで，できるだけ患者の全体像を把握するように考慮することが必要である。

2．テスト実施に際しての留意点

(1) 検査場面の諸条件を考慮する。テストの実施にあたっては，患者に余分な緊張を抱かせないためにも，検査を実施する際の諸条件を整備しなければならない。時間については，心身ともに疲労の少ない時間帯を選んで実施することが望ましい。特に個別検査を実施する場合に注意が必要である。例えば，知能検査は注意集中力や持続力が要求されるので，疲労の蓄積しやすい午後に実施することは避けるなどの配慮が必要になる。また，検査室は，できるだけ静かな場所が望ましく，適当な広さの部屋を確保し，余分なものは置かないなどの点を考慮することも大切である。

(2) 患者と検査者の関係に配慮する。検査者は，患者が，テストと検査者に対して友好的な関係を作れるように配慮する。そのためには，まず患者にテストの目的とやり方をわかるようによく説明し，納得してもらい，テストへの不安や警戒心をできるだけ解消することが大切である。一般に患者は，心理テストというと一方的に心理を探られるという不安を持っているものであり，検査者はこの点を十分に考慮する。また，外来の初診時や入院初期の段階では，患者との関係も十分に確立されているとはいえない。したがって，患者に身体面だけでなく，心理面も含めて症状をよく理解し治療していくことが重要であることを説明し，心理テストへの動機づけを高めるような配慮をすることが大切である。しかし，このような手続きを十分に踏んでも，なおテストを受けるかどうかの決定権は患者にある。テストへの同意が得られない場合には，実施を中止するとともに，その時の患者が，どのような状態にあるのかへの配慮と，適切な対応が必要になるであろう。

(3) 得られたテスト結果の処理，整理，解釈にあたっては，患者のテスト時のあらゆる行動を考慮に入れる。例えば，テストを受け取る時の態度やテストへの記入のしかた，結果に対する気のかけ方なども貴重なデータとして活用する。また基本的なことではあるが，テストの結果を出すための作業を正確に行う。解釈に際しては，単に最終的な結果だけでなく，テストの処理や整理の作業の中で気づいた点や，下位尺度のプロフィール，さらには生のデータそのものを十分に考慮する。

3．テスト結果を利用する際の留意点

(1) テスト結果は患者にフィードバックされる必要がある。患者は実施したテストの結果について知る権利がある。その際には，患者がテスト結果に対してどのような気持ちを抱いているか，また，患者に結果をフィードバックすることの意味やその影響を十分に考慮し，時には，フィードバックする内容やその伝え方についての検討も必要である。治療に役立つような配慮を行うことが大切である。

(2) テストは，あくまでも診断や治療の補助となるものであり，面接や行動観察などで得られた臨床像との比較検討が必要である。テストの結果と面接や行動観察から得られた所見が一致している場合は，双方が同じ特徴や傾向をとらえており，テストの結果は妥当なものと考えられる。しかし，テストの結果と面接や行動観察の所見との間にズレがみられる場合もある。そのような場合には，テスト実施の時期や実施状況，検査者と患者との関係など，そのズレを生みだした原因を検討していくことで，患者の理解がいっそう深まっていくと考えられる。それによってテストの結果をみる目も養われるであろう。

(3) 各テストは，さまざまな検討を加えて作成されたものであり，解釈も一定の理論的根拠に基づいてなされる。しかし，テスト結果についての所見は，それをまとめる側の条件，例えば，テストへの習熟度や心理学的知識の量などによっても左右されると考えられる。この可能性はロ・テストなどの投影法検査で大きくなる。したがって，診断や治療に際してテストを活用する者は，各テストについて習熟するとともに人格理論や精神病理学などの知識を深めていくことも必要である。

最後に，すでに述べたことと重複するかもしれないが，身体医学的検査と比較した場合の心理テストの基本的性格を強調しておきたい。医療機関を受診する患者には，身体面に関する診断のためにさまざまな物理的，化学的な検査が施行される。このような検査の施行に対しては，治療にむけて合意が成立していれば，患者の側の抵抗は小さく，問題は少ないと考えられる。それは，検査の方法や結果がかなりの客観性を有していることからもいえる。しかし，心理テストの場合には事情が異なる。テストの客観性という点で身体医学的検査には及ばないし，なによりも個々の患者にとって，テストで測定されるものがほかならぬこの「私の」能力や性格であるために，さまざまな心配や不安，そして抵抗を引き起こしやすい。

テストを介した検査者と被検者との間には，能力や性格をめぐって評価する者と評価される者という関係が潜在している。時に検査者は権威者ととらえられ，テストに対して従うか，反発するかといった状況が生みだされやすい。したがって，テストから得られる情報が信頼性を含んだものとなるためには，テスト自体の信頼性や妥当性などに加えて，検査者と被検者の関係が良好なものであって，そのような関係を基礎としてテストが施行されることが不可欠となる。つまり，被検者ができるだけ自由に自己を表現できるようなテスト状況や関係を築くことが，心理テストを実施する際の基本だといえる。心身医学の臨床において心理テストを活用する場合，以上に述べてきたような心理テストの基本的特質を考慮しながら，実施，利用することが大切であろう。

――＜文献＞――

1) 阿部満州，高石　昇：顕在性不安検査使用手引き．三京房，京都，1985
2) 氏原　寛，他編：心理査定実践ハンドブック．創元社，大阪，2006
3) 片口安史：改訂新・心理診断法．金子書房，東京，1987
4) 金久卓也，深町　健：日本版コーネル・メディカル・インデックス―その解説と資料．三京房，京都，1983
5) 河野友信，末松弘行，新里里春編：心身医学のための心理テスト．朝倉書店，東京，1990
6) 辻岡美延：新性格検査法．日本・心理テスト研究所，大阪，1979
7) 日本MMPI研究会編：日本版MMPIハンドブック．三京房，京都，1973
8) 林　勝造編：P-Fスタディ解説―1987年版．三京房，京都，1987
9) 福田一彦，小林重雄：日本版SDS自己評価式抑うつ性尺度使用手引き．三京房，京都，1983
10) 松岡洋一：心理テスト．九州大学医学部心療内科編：心身医学・心療内科オリエンテーション・レクチュア，第5版，pp68-76, 1988

4 精神生理学的検査法

心身医学の領域での精神生理学的検査には，中枢神経の働きを調べる脳波や脳機能画像などとともに臓器レベルでの自律神経機能を調べる検査がある。これらは，起立試験，胃電図，瞳孔検査，指尖容積脈波検査などで，睡眠ポリグラフィは睡眠脳波と呼吸状態モニターの組み合わせである。また，近年人体から生の自律神経電気活動を記録できる微小神経電図法（マイクロニューログラフィ）が開発されつつある。心身症は，「一般的な医療では難治とされるものの，心理療法を中心とした集学的な治療によって一定の回復を見込める疾患」であり，その治療を研究するためには生理学的な指標は欠かせない。すなわち，疾患を病態心理と病態生理から見立てたモデルによって評価することで，各疾患の難治性を個別に解明して治療のきっかけを見いだすことが有用だからである。この意味で，各種の検査は実際的な側面が重視される。本項ではなるべく実践的なものを取りあげた。

A 脳波

1．概要

ヒトの脳の電気活動を最初に記録し，次々と成果を発表したのは，Jena 大学の精神科教授であったベルガー Berger H で，1929 年にはじめて「ヒトの脳波について（Über das Elektroencephalogramm des Menschen）」という論文に，画期的な研究業績を発表した。彼はその後，1938 年までに同じ題名で論文を発表し続け，その中で，てんかん，脳腫瘍，精神疾患など，今日臨床脳波学で扱われているテーマの大部分について記載していた。

2．方法

脳波，すなわち脳の電気活動は，頭皮上に装着された電極とその導出線（誘導線，リード線）を通して電極箱や脳波計に導かれる。脳波計は増幅部分と記録器からなり，脳から発生したマイクロボルト（μV）単位の微弱な電位変動を 100～200 万倍に増幅し，記録器の記録用ペンを振れさせて，一定速度で流れる紙の上に脳波を記録する。脳波は，1～100 Hz 以上の広い範囲にわたっているが，周波数の遅い部分の記録は，脳波計の時定数 time constant によって決定され，時定数が大きいほど遅い現象の記録が可能となる。ふつう脳波記録には時定数 0.3 を用い，必要に応じて 0.1 を用いる。電極の配置は国際電極配置法（10-20 システム）が広く用いられているが，この方法では，頭皮上の電極の数が耳朶の基準電極を含めて 21 個であり，電極間隔は成人で約 6 cm である。十分な空間的情報を得るために，124 個の電極を装着して，通常 64 チャンネルのところを 128 チャンネルにして記録する方法も開発されている。

脳波の記録は被験者が安静にした状態で記録するのが原則であるが，疾患によっては，安静時には異常がなく，賦活によって初めて異常がみられる場合がある。例えば，てんかん患者では，発作間欠期の安静時脳波には全く異常がないのにもかかわらず，過呼吸によって異常波が出現する場合も多い。賦活の方法は，①開閉眼賦活，②過呼吸賦活，③光賦活，④睡眠賦活などが用いられる。なお，脳波を判読する際に最も注意を要するのは，脳波記録に混入する artifact と脳波の識別である。これらには，①電極の不良，②被験者の体動による筋電図の混入，③被験者の瞬目や眼球運動，④皮膚電気活動や心電図の混入などがある。

3．判定

正常者の場合でも，諸要因により脳波は変動を示す。これらは，①年齢，②意識状態，③開眼，閉眼，④精神状態，⑤外部および内部環境の変化（低酸素状態，低血糖など），⑥個体差，⑦薬物，である。一方，人種，民族，性，などによって著しい相違を示さず，同一個体における時間的差異も少ない。

4．正常人の脳波

正常成人の覚醒時脳波は，肉眼的には徐波をほとんど含まず，主に α 波と速波からなる。

α 波：周波数は 8～13 Hz と規定されているが，成人の場合にはふつう 10 Hz 前後で，8 Hz 前後の時には slow alpha activity と呼び，何らかの脳機能障害の存在を予測する。

速波：速波は 13 Hz 以上の波で β 波と呼ばれる。速波は，覚醒時だけでなく，入眠時にも出現する。また，ベンゾジアゼピン系の薬などを使用すると著明に出現する。

5．異常脳波

1）非突発性異常

徐波：1/2～3 Hz の δ 波と，4～7 Hz の θ 波とがある。これらの徐波は，持続的に基礎律動そのものを形成する場合と，α 波などの正常な基礎律動に不規則に混在する場合とがある。成人では，安静時に δ 波が出現すれば明らかに異常であり，θ 波もはっきり目立つ程度であれば，軽度の異常といえる。基礎律動の徐波化は，多くの場合，種々の程度の脳機能低下を表すと考えられる。

このほかに，α 波の徐波化，異常速波なども非突発性異常に含まれる。

2）突発性異常

棘波 spike：棘波は，突発性脳波異常の最も基本的な形であって，持続が 20～70 msec（1/50～1/14 秒）で急峻な波形を持ち，背景脳波から区別される波である。

棘・徐波複合 spike and slow wave complex：棘波に持続 200～500 msec の徐波が続いて出現する場合に，これを指して呼ぶ。

鋭波 sharp wave：棘波に似ているが，持続が 70～200 msec（1/14～1/5 秒）のものを呼ぶ。棘波と鋭波を分けるのは便宜上の問題とされている。

このほかにも，鋭・徐波複合，14 & 6 Hz 陽性棘波，6 Hz 棘・徐波複合などの異常脳波が知られている。

6．臨床応用

覚醒時脳波は，脳機能を推定できると同時に，器質的な変化の可能性やその部位を探索するために有用である。

B　ポリソムノグラフィ

1．概要

ポリソムノグラフィ polysomnography（PSG）は，睡眠呼吸障害の診断や病態把握に不可欠な検査である。PSG は，睡眠時無呼吸症候群 sleep apnea syndrome（SAS）などの睡眠呼吸障害を含めた睡眠障害の広い領域の疾患に対して確定診断をするための検査であるから，睡眠段階や呼吸障害を正確に把握するためのさまざまな生体情報を得る目的で，脳波，眼電図，頤筋電図，動脈血酸素飽和度，心電図，両下肢筋電図，体位検知器なども必要となる。

2．方法

多チャンネル記録計を用いて脳波用紙に記録する従来からの方法で PSG を行う場合，紙送りスピードは，10 mm/秒もしくは 15 mm/秒とし，30 秒もしくは 20 秒毎（＝脳波用紙 1 枚に相当）に睡眠段階を判定する方法が一般的に用いられている。また，生体情報を電子記録媒体から再生して解析する方法を用いた場合にも，一般に 20 秒もしくは 30 秒毎に睡眠段階を判定する方法がとられている。

3. 判定基準

呼吸信号が10秒以上消失していれば無呼吸apnea，安静時の呼吸に比べて50% 以上低下していれば低換気hypopneaであると判定される。

4. SASの診断や病態把握に必要な指標

- 無呼吸指数apnea index（AI）
  ＝時間当たりの無呼吸の回数
- 低換気指数hypopnea index（HI）
  ＝時間当たりの低換気の回数
- 無呼吸/低換気指数apnea hypopnea index（AHI）
  ＝時間当たりの無呼吸または低換気の回数
- 覚醒指数arousal index（ArI）
  ＝時間当たりの覚醒の回数

※覚醒波（α 波や β 波）の出現もしくは脳波上明らかに浅い睡眠相への移行が3秒以上持続した場合を覚醒とする。

5. SASの重症度と治療開始基準

SASの重症度は以下のとおりである。

AHI　　＜5　正常
AHI　5〜15　軽症
AHI　15〜30　中等症
AHI　　＞30　重症

治療開始基準は，一般的に

①AIもしくはAHI≧20
②中枢型SASの場合，AIもしくはAHIとは関係なく，覚醒時に行った動脈血ガス分析上 CO_2 分圧が50〜70 Torr以上
③①や②の条件を満たさないが，睡眠時呼吸障害に基づくと思われる高度な昼間時傾眠，脳血管障害，虚血性心疾患，高血圧などが合併している患者

である。

C　脳機能画像（SPECT）

1. 概要

機能画像検査には，single photon emission computed tomography（SPECT），positron emission tomography（PET），functional magnetic resonance imaging（fMRI）などが知られているが，ここではより日常的にできる検査として，SPECTについて解説する。

SPECT装置は，体内に分布する放射性同位元素（RI）から放射されるシングルフォトン（単光子）γ 線を，位置およびエネルギー信号として検出する γ 線検出器と，γ 線の入射方向を決めるコリメータからできている。これらの検出器を被写体の周囲に配置して，被検体からの γ 線を検出し，投影データを測定してRI分布の断層像を得る。^{99}mTc-ECDを用いた採血操作を全く伴わないPatlak plot法に基づいた非侵襲的脳血流測定法は，トレーサーの静脈内投与に際して，2分間弱のRIアンギオグラフィのデータ採取を，従来のSPECT検査に追加するのみの簡便な方法であり，患者への負担も少なく，日常臨床においてルーチンの検査として組み入れることができる。

2. 対象となる疾患

現在，SPECTの有用性については広く研究が行われている段階である。脳血流低下の機序については，一般的には脳血流は脳代謝を反映するとされ，神経細胞の代謝産物であるカリウム，水素，NO，CO，アデノシンなどが脳血管を拡張すると考えられている。動脈圧や動脈血ガス圧の変化に従って，受動的に血管が拡張する機構も存在する。また，diaschisis（機能解離）と呼ばれる現象で，病巣と線維連絡のある遠隔領域に血流低下がみられる場合がある。対象となる疾患は，慢性脳循環不全，脳梗塞，うつ病，認知症，てんかん，その他各種の変性疾患などである。典型的な所見およびこれまでの報告例を以下にまとめた。

うつ病：前頭前野，扁桃体-海馬複合体，視床，基底核などの構造を結ぶ神経回路での血流低下がみられる。

脳血管性認知症：多発性の脳梗塞を反映して，大脳全体に多発性，不規則性の血流低下が認められる。

アルツハイマー病：側頭頭頂後頭連合野，側頭葉内側部，後部帯状回の血流低下で，臨床症状に先行することが知られている。病期が進むと，多

くの場合に前頭葉にも拡大するが，後頭葉や小脳は末期まで保たれることが多い。

片頭痛：頭痛発作時には脳動脈の攣縮のため局所的な脳血流低下がみられ，発作間欠期には正常化するという報告が多い。

起立性低血圧：両側前頭葉で，立位負荷時に血流が低下したとする報告がある。

高血圧性めまい：一過性の血圧低下を示した際に，前頭葉または大脳皮質全体にび漫性の血流低下を示す。

中枢性めまい，ふらつき感：これらの非特異的な中枢神経の症状において，脳血流測定が臨床的に有用であると考えられる。慢性脳循環不全と考えられることがある。

幻覚（幻聴）：妄想性の幻聴の際に，側頭葉上部や内側側頭部（扁桃体）に血流増加を認めたとの報告がある。

パーキンソン病：視床あるいは線条体の血流低下の報告がある。

ジストニア：基底核での血流低下が報告されている。

3．臨床応用

疾患の経過観察と治療前後での SPECT 所見の比較を行うことで，脳内各部位の血流変化からその部位の神経細胞の活動性の変化を推定でき，疾患の病態生理を理解するうえで有用である。脳細胞の機能的な変化は脳組織における器質的変化の原因となり得るため，頭部 CT や MRI などの通常の脳画像検査も，このような側面から活用できる。

D 起立試験，ヘッドアップティルト試験

1．概要

臥位から立位になると，下肢や下腹部内臓に血液が貯留するために，心臓への静脈還流量が約 30% 減少するとされている。このため，心拍出量も減少して，圧受容器 baroreceptor が働いて，圧受容器反射 baroreflex により心血管系の交感神経活動の亢進と迷走神経活動の抑制が生じ，その結果として，心拍数と末梢血管抵抗が増加して血圧を維持することになる。この，baroreflex が障害されて心拍出量がすぐに回復しない場合に，まず症状を呈するのは脳であり，前頭葉の血流減少によって「めまい」や「立ちくらみ」を生じ，場合によっては失神する。血圧の維持には，このような神経性心血管反射のほかに，体液性調節因子，すなわち血漿レニン活性やバゾプレッシンの上昇もみられる。この検査によって明らかにできる病態は以下の通りである。

起立性低血圧 orthostatic hypotension（OH）：圧受容器反射の障害により，起立時にめまい，立ちくらみを生じる。

体位性頻脈症候群 postual orthostatic tachycardia syndrome（POTS）：起立時に著しい心拍増加を生じる。

神経調節性失神 neurally mediated syncope（NMS）：血管迷走神経性失神としてよく知られているもので，起立後数分して突然血圧低下，心拍数減少を生じて失神する。

起立性高血圧 orthostatic hypertension：起立時に著しい血圧上昇がみられる。

2．方法

立位負荷の前には，身体的および精神的な安静を保ち，5 分以上経過した後に検査を施行する。

食事の直後は，食後低血圧 postpandial hypotension を生じる可能性があるので避ける。起立は静かに，すばやく行い，ヘッドアップティルト試験では，通常挙上角度を 60～70 度にまでする。強い起立性低血圧性の患者では，30 度程度でも症状が出現することもあるので，臨床症状に応じて慎重に行うことが望ましい。試験においては，頭痛，あくび，倦怠感，めまい，視覚障害，意識障害などの症状出現の有無を確認し，強い症状が出現した場合は中止する。立位負荷試験中は必要以上に会話しないように注意する。立位時間は通常は 10 分間行うが，簡易法では 5 分間の負荷とする。立位負荷終了後は，臥位へ戻して血圧の復帰を確認する。血圧と脈拍の測定は，安静臥位での検査施行直前のコントロール値を 2，3 回測り，立位負荷後は 1 分毎に，安定すれば 2 分毎に間隔を延ばしてもよい。

3. 判定

正常値は通常，収縮期血圧が0～10 mmHg低下，拡張期血圧が0～10 mmHg上昇，脈拍は10～20/分増加とされている。しかしながら，20歳未満や70歳以上では，収縮期血圧の下降が大きくなる。一方，心拍数は10歳代で増加度が大きく，平均30/分を超えるとされている。田村は，各年代層の健常者251例に対して，70度のヘッドアップティルト試験を行い，収縮期血圧変化のmean ± 2SDの範囲（正規分布しているとすれば95%域）はおおむね -30～+20 mmHgであり，同じく心拍数増加は0～+30/分であったと報告した。この成績に基づき，

- 起立性低血圧（OH）は収縮期血圧下降≧30 mmHg
- 起立性高血圧は収縮期血圧上昇≧20 mmHg
- 体位性頻脈症候群（POTS）は心拍数増加≧30/分

とするのが妥当としている。この基準は従来の複雑なものと比較して理解しやすく，また適用する際にも便利である。

4. 臨床応用

自律神経機能障害の有無を判断するのに，簡便で臨床に即した検査である。自律神経系の変性疾患をはじめ，糖尿病などの神経障害やうつ病における自律神経機能障害の診断に有用である。なお，薬物の影響，特にα_1遮断薬やカルシウム拮抗薬などの末梢血管を拡張する作用のある薬では，検査結果に影響が出る可能性がある。このような場合には，臨床症状と合わせて検査結果を判定し，自律神経機能障害を推定することが望ましい。

E 心電図R-R間隔

1. 概要

一般に心拍は規則正しいものと理解されている。しかし，心拍のペースメーカーである洞結節は，延髄の迷走神経背側核や疑核からの心臓迷走神経により抑制性の支配を受けており，一方，脊髄中間質外側核に始まり，交感神経節で節後線維となる心臓交感神経により促進的な支配を受けている。呼吸性洞不整脈の「ゆらぎ」は，副交感神経が障害された状態では減少する。心電図R-R間隔検査は，この現象を利用して心拍変動を計算し，自律神経機能を測定しようとするものである。

2. 方法

心電計とパソコンを用いて，coefficient of variation，interval histogram，interval variation などの算出を行う。なお，期外収縮やアーチファクトの混入を避けるためには，心電図などを同時にモニターすることも必要である。

1）心電図R-R間隔変動係数 coefficient of variation of R-R intervals（CVR-R）

15分間以上患者を安静にさせた後に心電図を記録する。患者の覚醒度に影響のあるような外的な刺激や緊張を与えないようにして，快適な状態で測定を行うことが必要である。体動，咳，精神的な緊張による嚥下回数の増加や居眠りなどにも注意する。

2）心電図R-R間隔標準偏差 SD of R-R intervals（SDR-R）

心拍変動測定に関して，CVR-Rより古くから検討されていた。測定法や注意点はCVR-Rとほぼ同様である。

3）心電図R-R間隔 mean square successive difference（MSSD）of R-R interval

連続する150心拍のR-R間隔についての隣り合うR-R間隔の差の標準偏差を測定することによって求められる。一般に安静時に行われ，本法は標準偏差，CVR-Rに比べ，よりphasicな変動の評価に適している。

4）深呼吸時のR-R間隔変動

呼吸回数を少なくするほど呼吸性洞性不整脈は明確になり，特に1分間に6回以下の深呼吸ではそれが顕著なものとなる。1分間あたり6回の深

呼吸を行う方法が現在用いられており，副交感神経障害のある場合にはその値は小さくなる。

3．正常値判定と意義

1）心電図 R-R 間隔と変動係数

年齢が増加するにしたがい心拍数は増加し，心電図 R-R 間隔は減少する。健常者の CVR-R 標準予測値は，－0.066×年齢＋6.840となる。40歳未満の糖尿病患者58名を対象とした，自覚症状と CVR-R の関係の検討では，起立性低血圧を有する群と，この疾患のない患者群の CVR-R は，それぞれ 1.0±0.34％と 4.31±2.01％となり，起立性低血圧を有する患者では有意に低下していた。また，糖尿病性下痢症や，インポテンツの患者も，コントロール群に対して有意に低下していた。

2）心電図 R-R 間隔標準偏差

加齢とともに減少する。SD の標準予測式は -0.528×年齢＋57.492とされる。

3）心電図 R-R 間隔

正常者を対象とした検討では 2.16±1.41 mm であり，5年以上の罹病期間を持つ糖尿病患者では，この値が有意に低下するとされている。

4）深呼吸時の R-R 間隔変動

1分間当たり6回の深呼吸を行った場合，呼吸変動に伴う最大心拍数（E：expiration 呼気時）と最小心拍数（I：inspiration 吸気時）の差が，15拍/分以上を正常，10拍/分以下を異常としている。この数値の比 E/I ratio は，アキレス腱反射の低下している場合に値が低下するとされている。

なお，判定にあたっては，各種心電図 R-R 間隔測定法の特性を考慮する必要がある。すなわち，安静時の心電図 R-R 間隔標準偏差や CVR-R は，ほぼ副交感神経系のトーヌスをみる検査法とされ，これに対して，立位における心電図 R-R 間隔標準偏差や CVR-R は，交感神経活動の影響がある。また，加齢や合併している基礎疾患，交感神経活動の影響，薬剤の影響などの因子も考慮する必要がある。加齢については，特に40歳以上では CVR-R が著しく減少するために，自律神経障害患者と健常者の鑑別が困難になることが多い。また，心不全や頭蓋内疾患などは，R-R 間隔の変動を減少あるいは消失させる。立位や精神的な緊張，また甲状腺機能亢進症など交感神経が緊張する状態では，CVR-R は低下する。さらに，atropine などの副交感神経遮断薬の投与は，R-R 間隔の減少をきたし，心拍変動も減少または消失する。不整脈がある場合には，この検査は意味を持たなくなる。その他，咳，息こらえ，嚥下回数の増加は R-R 間隔の変動を有意に増加させ，睡眠によっても R-R 間隔は影響を受けるので，CVR-R の測定の際にこのようなことがあった場合には，判定に注意を要する。実際的には再検査を行うことが望ましい。

4．臨床応用

CVR-R は副交感神経機能の指標としての利用が可能である。レーラー Lehrer P は，呼吸法を用いた CVR-R のバイオフィードバックによる自律神経のホメオスターシス回復を提唱している。

F　瞳孔検査 pupillography

1．概要

「眼は脳の前座」と古くから言われるように，眼は，中枢神経の働きを最も直接的に外界に伝え，また，外界の情報を最も鋭敏に，多量に知覚することのできる器官であるといえよう。このうち，瞳孔の大きさや反応は，自律神経の働きを敏感に反映する。pupillogram は瞳孔径を測定するものであり，対光反射を利用した自律機能検査法として用いられている。

対光反射の中枢としては，Edinger-Westphal 核（E-W核）が考えられており，さらに中枢からの線維が投射してそれらにより影響を受けている。核上性線維には，興奮性のものと抑制性のものがある。興奮性線維は，前頭葉・後頭葉の縮瞳誘発点から E-W核に至り，その興奮は縮瞳をもたらす。後頭葉からの線維は，特に縮瞳，輻輳，焦点調節を誘発し，調節系に関与すると考えられている。これに対し，抑制線維は多数存在し，大脳皮質，視床，視床下部，中脳網様体，知覚線維から線維を送っており，抑制性線維の興奮はE-W核の抑制による散瞳を招く。

臨床的に，精神知覚散瞳，聴覚体性感覚誘発瞳孔反射と称される散瞳反応は，交感神経刺激と核上性抑制性線維の興奮の2つの要素からなり，一方，縮瞳には，副交感神経刺激と核上性抑制性線維の抑制の2つの要素が含まれている。

なお，虹彩筋は二重の神経支配を受けており，上頸神経節由来の交感神経，動眼神経中の副交感神経のそれぞれが，瞳孔散大筋と瞳孔括約筋の両方を二重支配している。散瞳は散大筋の収縮と括約筋の弛緩により，縮瞳は括約筋の収縮と散大筋の弛緩の相互作用により起こる。さらに，虹彩筋は動眼神経中の三叉神経の支配も受けており，化学的な刺激や三叉神経刺激による縮瞳や眼炎症反応が生じるが，これは知覚神経末端から分泌される substance P などの物質によると考えられている。

2. 方法

ヒトの網膜は赤外光に対して感受性がないため，赤外線を照射することによって対光反射を生じることなく，虹彩に反射している反射光量の変化として光電素子で検出するか，テレビカメラによって瞳孔面積変化を記録し，その画像から，瞳孔面積に比例したアナログ電気信号として，連続的に記録することができる。これが赤外線 pupillogram の原理である。最近ではポータブル簡易型 pupillogram が作成されており，臨床応用に有用である。瞳孔を1つの自動制御系と考えると，この系を評価する方法には2通りある。すなわち，対光反応に代表される step 入力に対する過渡応答法と，正弦波入力に対する周波数応答法である。自律神経機能を調べるには，通常 transient 刺激による過渡応答法，いわゆる対光反応が用いられている（図 III-1）。

3. 判定

cholinergic（副交感優位）：縮瞳し，時間的因子は不変だがすべての速度因子が抑制される。

adrenergic（交感優位）：縮瞳相は不変，散瞳相の強い賦活化を認める。

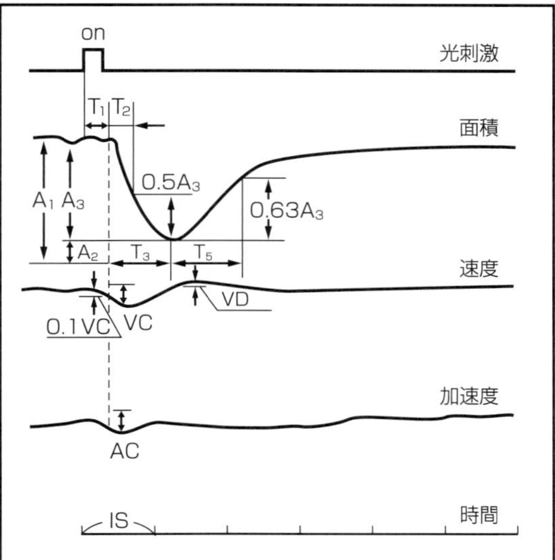

A_1 ：初期状態の瞳孔面積値（mm^2）
A_2 ：光刺激後の最小縮瞳面積値（mm^2）
A_3 ：光刺激後の変化瞳孔面積値（mm^2）
CR：縮瞳率 A_3/A_1
D_1 ：初期状態での瞳孔直径（mm）
T_1 ：光刺激から縮瞳開始までの時間（msec）
T_2 ：変化面積の 1/2 まで変化するのに要した時間（msec）
T_3 ：瞳孔が最小になるまでに要した時間（msec）
T_5 ：瞳孔が最小から散瞳して，最小値の 63％まで回復するのに要した時間（msec）
VC：縮瞳速度の最高値（mm^2/sec）
VD：散瞳速度の最高値（mm^2/sec）
AC：縮瞳の加速度最高値（mm^2/sec^2）

図 III-1 対光反応におけるパラメーター[2)]

以上より，副交感の活動性は，縮瞳と縮瞳速度，加速度の抑制に注目し，交感神経の活動性は，散瞳時間の短縮，速度の増大に注目すべきだとされている。

cholinolytic（副交感抑制）：散瞳し，縮瞳相の抑制と散瞳相の著しい賦活化を認める。

adrenolytic（交感抑制）：縮瞳し，散瞳相の抑制と縮瞳相の賦活化を認める。

この結果より，コリン作動性神経は散瞳相に，アドレナリン神経は縮瞳相におのおの抑制的に作用し，二重支配を反映していると考えられる。

器械のポータブル化，データ処理のコンピュータ化により，簡便な方法としてこの検査は普及しつつある。しかしながら，これらの方法の問題点も指摘されている。例えば，対光反応の反応量は反応前面積に依存し，最大縮瞳速度，最大散瞳速度といった速度因子は反応量に依存するというもので，この検査法は特異的に自律神経機能を表しているものではないという考え方もある。今後，他の自律機能検査との併用を行う中で，この検査の妥当性，有用性を検討してゆくことが望まれる。

G 胃電図 electrogastrography (EGG)

1．概要

胃運動機能の評価に用いられる。胃運動機能のなかでは，食後の胃内容物の排出にかかわる蠕動運動が重要である。胃体部から始まるこの運動は，胃前庭部を経て幽門部に至る。胃体上部1/3の大弯側には，胃の電気活動の発振源（ペースメーカー）があると想定されており，1分間に3回（3 cpm：cycle per minute）の割合で電気活動が発生し，幽門側へと伝播される。この周期的な胃の電気活動は，胃平滑筋に由来する。空腹時には胃の蠕動運動を伴わないslow waveが多くみられるが，摂食後には胃の蠕動運動は活発となる。近年のME技術の進歩で，経皮的に胃の電気活動を記録することが可能となった。侵襲がなく胃運動を評価できる点が特徴で，長時間記録することにより，消化器疾患や自律神経障害患者の食後変化や，日内変動を臨床的に評価することができるようになった。また，胃運動促進薬や胃運動抑制薬など，薬物効果の判定にも有用である。

2．方法

皮膚表面電極と生体アンプを用いて，波形解析にはA/D変換器を装備したパーソナルコンピュータを用いる。腹壁上の電極の位置は，胃の電気活動の振幅が最も大きくなり，かつ心電図や呼吸による横隔膜からの筋電図の混入を避ける必要がある。

3．判定

通常は4パターンに分類される

正常：空腹時，食後とも3 cpmを中心とした規則的な波形が認められ，3 cpmでpowerも最大となる。

tachygastria：4～5 cpmでpowerが最大となる場合をいう。

bradygastria：1～2 cpmでの比較的高電位の胃電気活動が主体となる。

arrhythmia：3 cpmの規則的な活動はみられず，不規則な波形を呈する。

4．臨床応用

消化器疾患や自律神経障害患者の胃運動機能の評価が適応であり，糖尿病性の胃運動麻痺やNUD，神経変性疾患などについて報告されている。

H 交感神経皮膚反応 sympathetic skin response (SSR)

1．概要

痛み刺激の後に皮膚抵抗が低下することを1888年にフェレ Fere Cが発見して以来，galvanic skin response（GSR）としてこの現象は交感神経系の生理学的研究に広く用いられてきた。また，痛覚刺激だけでなく，精神的緊張によってもこの反応が影響を受けるため，GSRは心理学の領域でも応用されてきた。交感神経皮膚反応sympathetic skin response（SSR）は，末梢神経に電気刺激を加えた後に，手掌-手背間に生じる電位変化について名づけられたもので，交感神経節後無髄線維の評価法として臨床応用されてきた。SSRとGSRは同一の現象をみていると考えられるが，SSRが通常に用いる筋電計や脳波計で記録できることなどにより，わが国では比較的よく研究された。SSRの発生源は汗腺と表皮であり，この反射は，末梢感覚神経の刺激による多シナプス性の体性-交感神経反射である。また，最も強力な抑制性中枢は脳幹網様体腹内側部とされている。交感神経活動を直接に記録する方法としては，マイクロニューログラフィが優れているが，この方法は侵襲的であり，SSRは非侵襲的であるという点での利用価値が高い。

2. 方法

被験者を 25〜28℃ の暖かい静かな部屋に仰臥位にして安静にさせる。四肢の皮膚温を測定し，30℃ 以下であれば加温する。被験者には眠らないで眼を開いているように指示する。導出は円盤形表面皿電極を用い，貼付部の皮膚をアルコール綿などで拭いて抵抗が上がらないようにし，探査電極を手掌・足底中央に，基準電極を手背・足背中央または第 1 手指・足趾爪上に貼付する。周波数帯は，low pass filter は 0.2〜2 Hz，high pass filter は 1,000〜4,000 Hz が使われる。

刺激には電気刺激と深吸気刺激を用いる。電気刺激は 200 μsec，50〜150 V の矩形波電気刺激を，一側正中神経手関節部または前額部上眼窩神経に電気刺激を 10 回以上加える。刺激と刺激の間隔は 30 秒以上あけ，基線が平坦なところをねらって刺激を加える。記録された波形について，潜時は電気刺激から反応の開始までを，振幅は peak-to-peak を計測する。

3. 判定

1) 正常反応

電気刺激，深吸気いずれでも四肢から明瞭な反応が得られる。しかし，刺激の繰り返しにより慣れ (habituation) が生じて振幅が低下し，時には完全に消失する。しかし，慣れによる振幅の低下は四肢に同時に生じる。SSR 波形は基本的には 2〜3 相性で，はじめに陰性，次いで陽性を示すが，バリエーションもあり，最初に陽性波を呈することもある。下肢の潜時は，上肢の潜時より通常 0.5 秒前後長い。振幅のばらつきは一般的に大きいが，左右振幅の比率は比較的一定している。潜時は四肢長に比例して長くなる。深吸気刺激による反応は，電気刺激による反応より一般にやや小さい。なお，SSR の反応に影響する因子として，意識，皮膚の状態，刺激方法，基準電極の位置，皮膚温，室温，加齢，などがあげられる。

2) 異常反応

反応消失のうち 60 歳以下の例であれば異常と判断する。また，同時に四肢から反応を記録しているのに，一部の誘導で反応が消失している時は異常である。四肢で無反応の場合には，電気刺激強度を十分に大きくしたり，電気刺激以外にも深吸気刺激や音刺激などでも無反応であることを確認するなど，刺激が十分であり，かつ慣れによらないことも示されなければならない。一部の誘導で時に反応が消失するが，他の部位では安定した反応が認められる時，反応が不安定な部位は脊髄病変などで神経伝導が障害されている可能性が高い。

SSR 振幅を交感神経機能の定量的評価法として用いることには問題が多く，SSR 振幅が極度に低下している時，その原因として，交感神経活動の低下が可能性の 1 つになり得る程度の解釈となる。一般に交感神経の緊張性活動（トーヌス）が亢進した状態では，SSR 振幅は減少すると考えられている。SSR の異常は，反応経路のいかなる部位の障害でも起こる。すなわち，これは求心路である体性感覚線維，反射中枢である大脳〜脳幹，交感神経の遠心路である。この中で，臨床的に診断価値のあるのは，交感神経遠心路である。交感神経遠心路は，脊髄側索，中間質外側核，脊髄前根，白交通枝，交感神経節，節後無髄線維，からなる。

4. 臨床応用

糖尿病性末梢神経障害における報告から，SSR 異常と他の自律神経症状との関連が示された。SSR 異常は，起立性低血圧，心電図 R-R 間隔変動などと有意に相関し，感度も高く，臨床症状が出現する以前の自律神経障害を検出できるとする報告もある。一方，SSR 異常と末梢神経伝導検査の伝導速度との相関は，その有無につき議論がある。なお，障害部位の推定には，マイクロニューログラフィによる皮膚交感神経活動の記録などが有効と考えられる。

I 容積脈波

1. 概要

指尖部より測定できる動脈管内圧の変化による

動脈の拡張，収縮をグラフ化して，交感神経の働きをみようとするものである。指尖部を利用するのは，一般体表面よりも皮膚血管の発達がよく，脈波振幅を大きく記録できるからである。また，指尖部は精神的な負荷によく反応することも特徴としている。この方法によって交感神経の緊張性活動（トーヌス）の水準を推定することができる。

2．方法

光電式容積脈波のトランスジューサーを指尖部に粘着テープで固定する。明るい部屋で検査する場合には，指先の固定部位を黒い布で覆う。また，脈波は光のほかに，音や室内の検者のしぐさなどにも反応する。検査には脳波室などを用いるとともに，被験者には座り心地のよい腰掛け椅子に座らせて，両手は膝の上に手掌を上にして置かせる。検査に際しては，体の力を抜いて軽く目を閉じて椅子に楽に腰掛け，身動きせずトランスジューサーを固定した手指を動かさないように教示する。安静時の容積脈波を10分間記録し，ベースラインとする。安静時にみられるパターンの特徴は，脈波の波高が高く，基線の動揺が少ない。安静時の記録を行った後に，刺激による変化を観察する。通常は刺激には音を用いるが，光，言語など覚醒水準を適度に高めるものであればいずれでもよい。解析にはパソコンを用いて，拍動波成分と基線動揺成分を一括して処理する場合もあるが，視察でもある程度可能である。

3．判定

指尖容積脈波が示す拍動波の振幅や基線動揺の多寡は，被験者の交感神経の緊張性活動（トーヌス）と対応するとされている。刺激のない状態で脈波波高が高振幅で，かつ基線動揺が軽度であれば，特に問題はないが，脈波波高が低振幅で基線動揺が持続して激しい場合には，精神的な緊張状態が背景にあると考えられる。刺激に対して全く変化が生じない場合には，著しい交感神経の機能低下が推定される。なお，加齢や薬物の影響も考慮することが必要となる。具体的には年齢とともに脈波変動は小さくなり，α_1遮断薬やβ_2遮断薬によって脈波の変動は抑制される。

4．臨床応用

交感神経の緊張性自発放電（トーヌス）を間接的に評価できる方法であり，簡便で非侵襲的なため，用途は広いと考えられる。

―＜文献＞―

1）大熊輝雄：臨床脳波学．第5版，医学書院，東京，1999
2）日本自律神経学会編：自律神経機能検査．第2版，文光堂，東京，1995
3）日本自律神経学会編：自律神経機能検査．第3版，文光堂，東京，2000
4）後藤文男，他，編：神経生理機能検査の new wave. Clin Neurosci 18 (2), 2000
5）高崎雄司，金子泰之，伊藤永喜：ポリソムノグラフィ．日本臨牀 58：73-78, 2000
6）上村和夫編：脳のSPECT：機能画像のよみ方・使い方．南江堂，東京，1999
7）西村恒彦監：治療につながる脳血流SPECT定量．メディカルレビュー社，大阪，1999
8）松田博史：SPECTの新しい可能性．臨精医 30 (8)：919-926, 2001
9）成井浩司：睡眠時無呼吸症候群の分類と鑑別方法．医事新報 4292：87-89, 2006
10）菅原英世：検査（自律神経機能検査）．久保千春編：心身医療実践マニュアル．pp15-29，文光堂，東京，2003

5 血液生化学検査

心身症は，概して器質的疾患の除外診断によるところが大きく，血液生化学検査においてもその意味合いが大きい。血液を遠心分離器にかけ，血清中の物質を分析するのが血液生化学検査であり，血糖，脂質，肝機能，電解質，鉄分，ホルモン，酵素などを測定する。

一方で，器質的疾患から抑うつや不安といった精神症状を呈する場合もあり，その疾患の病態を把握することも重要である。

本項では，各種血液生化学検査の意義を再確認し，最近の知見もまじえて，心身症とのかかわりの可能性を論じていく。またさまざまな症状に対して心身症を念頭にどのような生化学検査を，組み込むべきかを論じる。

A 各種生化学検査

1）糖代謝検査

検査内容：グルコース，HbA1C，フルクトサミンにて，糖代謝異常を疑った場合に，病態の治療効果の判定，経過観察に使用する。グルコースは，メタボリックシンドロームの診断基準の1つとなっている。

内科疾患：糖尿病，インスリノーマ，糖原病など

心身症とのかかわりの可能性：糖尿病による抑うつ，糖尿病に伴う摂食障害，糖尿病合併症に伴う自律神経症状など

症例

24歳女性，糖尿病に伴う摂食障害。

7歳で1型糖尿病を発症。14歳より体型が気になり始め，インシュリン注射の自己中断を始め，高血糖昏睡を頻回に起こしていた。18歳時，体重制限のために，過食の後の嘔吐も始め来院。入院治療にて，行動制限を用いた認知行動療法を行い，血糖値に左右されない食事パターンの形成，インシュリン注射の確実な励行を身につけて退院した。

2）脂質代謝検査

検査内容：総コレステロール，トリグリセリド，LDL-コレステロール，HDL-コレステロールなどにより，動脈硬化，高脂血症などの診断や経過観察に使用する。トリグリセリドは，メタボリックシンドロームの診断基準の1つにもなっている。

内科疾患：高脂血症，肥満，痛風，糖尿病，妊娠，ステロイド長期投与，ネフローゼ症候群，閉塞性黄疸，先端巨大症など

心身症とのかかわりの可能性：甲状腺機能亢進症，甲状腺機能低下症，Cushing症候群による抑うつなど

3）肝，胆道機能検査

検査内容：AST，ALT，γ-GTP，LDH，アルカリフォスファターゼ，ビリルビン値など肝障害，黄疸性疾患を診断する。

内科疾患：肝疾患（肝炎，肝硬変，肝癌），胆道系疾患，体質性黄疸，薬物性肝障害，脂肪肝，アルコール性肝炎など

心身症とのかかわりの可能性：慢性肝疾患による抑うつ，摂食障害に伴う肝機能障害，慢性肝炎に対するインターフェロン治療に伴う精神症状など

【神経性食欲不振症（AN）の肝機能障害について】

持続的飢餓に起因する脂肪酸異化亢進状態により，肝ミトコンドリアの機能障害を起こし，脂肪酸のβ酸化が阻害されるという説[1)]，カルニチン欠乏症による相乗効果説[2)]，食事性蛋白および必須脂肪酸欠乏によって脂質輸送に必要なリポ蛋白

の合成障害が起こる説[3]などが考えられている。また，極度に進行した脱水状態や低血圧などにより肝の微小循環不全や低酸素状態を生じることが肝障害の誘因となる可能性，腸内エンドトキシン増加の関与[4]，低血糖やストレスホルモンの影響なども考えられている。

4）電解質検査

検査内容：ナトリウム，クロール，カリウム，カルシウム，リンなどを測定し，各種疾患の有無，病態を探る。

内科疾患：

(1) 血清ナトリウム異常：嘔吐，下痢，尿細管アシドーシス，心不全，ネフローゼ症候群，脱水症，原発性アルドステロン症，クッシング症候群

(2) 血清クロール異常：脱水症，尿細管性アシドーシス，呼吸性アルカローシス，嘔吐，利尿剤投与，急性腎不全

(3) 血清カリウム異常：アジソン病，抗アルドステロン剤投与，嘔吐，下痢，代謝性アルカローシス

(4) 血清カルシウム異常：副甲状腺機能低下・亢進症，ビタミンD欠乏・中毒症，慢性腎不全，慢性肉芽腫症，腫瘍随伴性症候群

(5) 血清リン異常：ビタミンD欠乏・過剰摂取，くる病，骨軟化症，腎不全，副甲状腺機能低下・亢進症

心身症とのかかわりの可能性：心因性嘔吐症，摂食障害の下剤乱用・自己誘発性嘔吐，refeeding syndrome など

症例

17歳女性，主訴は嘔吐，食思不振（BMI=17）。

2週間前より，主訴が出現していた。意識障害が出現し，救急外来を受診した。低ナトリウム血症（Na 120 mEq/*l*），低クロール血症（Cl 74 mEq/*l*），意識障害にて緊急入院。電解質補正のために補液と鼻注による経管栄養を開始，次第に嘔気以外の症状は改善した。心因性嘔吐症，摂食障害を念頭に心理社会的背景を少しずつ聴取した。入院2週間頃より，幻聴や幻臭や妄想知覚（鼻注から虫の体液が入れられている）が認められ，思春期妄想症と考え，精神科にコンサルトし転科した。薬物療法により軽快している。

【摂食障害の refeeding syndrome】

refeeding syndrome は低栄養状態の患者が急速にグルコースを中心としたカロリー供給された後に出現する低リン酸血症や，それに関連する合併症である。通常，飢餓状態の時にはリン酸を含む中間代謝物を必要としない脂質代謝に傾き，その状態で適応しているが，治療を開始した後にグルコースが過剰に供給されると脂質代謝が阻害されグルコースが代謝されるようになり，リン酸化された代謝物の需要が増大し，リン酸が細胞内に取り込まれることによって低リン酸血症をきたすと考えられている。リンの不足は ATP の不足を招き，細胞レベルでの障害を生むため複数の臓器障害をきたし，死に至る可能性もある[5]。

5）腎機能検査

検査内容：BUN，クレアチニンなどにて，腎機能異常を疑った場合に，病態の治療効果の判定，経過観察に使用する。

内科疾患：糸球体腎炎，腎硬化症，うっ血性心不全，ショック，尿路閉塞，腎不全，尿崩症など

心身症とのかかわりの可能性：人工透析時の抑うつ，摂食障害の下剤乱用による腎機能障害

【摂食障害と腎機能障害】

高倉ら[6]によると，下剤乱用型の神経性食欲不振症患者は，下剤を使用しない restrictring type の神経性食欲不振症患者と比較して，腎機能障害（クレアチニンクリアランス）が有意に多いと報告している。長期の下剤使用による低カリウム血症が，腎臓間質の線維化を招き，糸球体濾過量低下に関連しているのではと考えられている。

6）ホルモン検査

検査内容：甲状腺ホルモン（TSH，遊離サイロキシン），副腎ホルモン（ACTH，カテコラミン，コルチゾール，アルドステロン），レニン，アンジオテンシン，プロラクチン，ガストリンなどにより，各種臓器疾患の病態，経過をみるために使用する。

内科疾患：

(1) 甲状腺ホルモン異常：甲状腺機能亢進症，甲状腺機能低下症など

(2) 副腎ホルモン異常：クッシング症候群，クッシング病，アジソン病，先天性副腎皮質過形

成，ACTH 単独欠損症など

(3) レニン・アンジオテンシン異常：原発性アルドステロン症，バーター症候群など

心身症とのかかわりの可能性：摂食障害における低 T_3 症候群，ステロイド投与による抑うつ，抗うつ剤治療による高プロラクチン血症など

症例

67 歳男性。1 か月前からの倦怠感，食欲不振が徐々に悪化するため 1 週間前より近医に入院し，うつ病と診断され加療されていた。入院中意識レベルが低下し，血液検査で Na 101 mEq/l と著明な低 Na 血症を認めたために当院へ紹介された。来院時，意識レベル GCS E3M5V2。頭部 CT，MRI 上で異常所見を認めず，低 Na 血症が原因の意識障害と診断し ICU に入院した。意識障害に対し気管挿管と人工呼吸，入院後の循環不全に対しドパミンとメチルプレドニゾロン，低 Na 血症に対し生理食塩水，フロセミド，NaCl 投与による Na の補正を行った。入院 3 日目には意識レベルも改善し，血圧も安定，Na 133 mEq/l と上昇したため抜管した。しかしその後傾眠傾向で血圧も再度低下し，Na も補正を継続しなければ低下する状態が続いたため，低 Na 血症の原因として内分泌障害を疑った。血液検査でコルチゾール 2.1 μg/dl (4.5–21.1)，ACTH 6.6 pg/ml (9–52) と低値を認め，続発性副腎機能低下と診断した。三者負荷試験で GRH・CRH・TRH 負荷後，GH 12.5 ng/ml (0.13 以下)，PRL 55.1 ng/ml (3.6–12.8)，TSH 27.5 uIU/ml (0.2–4) は増加したが ACTH のみ 5.0 以下と低値を示し，ACTH 単独欠損症と診断した。ヒドロコルチゾンの内服で症状と検査値は軽快し，入院 52 日目に退院した。

【うつ病とコルチゾール上昇】

うつ病の病態研究は脳化学研究，分子生物化学研究の進歩により大きく変化してきた。一方でうつ病では，視床下部・下垂体・副腎皮質系の機能障害による高コルチゾール血症が高率に存在し，これが海馬神経を傷害することも明らかにされ，うつ病の神経細胞傷害仮説が提唱されている[7]。また脳由来神経栄養因子 (BDNF) やグリア由来神経栄養因子 (GDNF) など神経細胞の成長に必要な神経因子の産生がうつ病では低下していること，抗うつ薬がそれらを増強することなども報告されている[7]。

B 症候学から心身症診断のための生化学検査

患者の訴える症状をむりやり病名に結びつけ，合わない症状は心因性としてしまうことは決してあってはならないことであり，症状が多彩であればあるほど，病期が長期に及べば及ぶほど，鑑別診断には十分な留意が必要であると思われる。生化学検査のみで，診断できることは少ないが，この項では，症状から考えられる疾患を念頭においた生化学検査について論ずる。

1) 疲労感，倦怠感

必要な生化学検査：BUN，Cr，AST，ALT，ALP，LDH，Na，K，Cl，Ca，P，CRP，甲状腺ホルモン，副腎皮質刺激ホルモン，コルチゾール

鑑別すべき疾患：うつ病，下垂体疾患，甲状腺疾患，細菌感染症 (心内膜炎，結核)，真菌症，慢性炎症性疾患 (慢性肝炎，サルコイドーシス，ウェゲナー肉芽腫症)，潰瘍性大腸炎，クローン病，筋無力症など

2) 悪心・嘔吐

必要な生化学検査：アミラーゼ，Na，K，Cl，Ca，P，BUN，Cr，AST，ALT，ALP，LDH，Bil，CRP

鑑別すべき疾患：心因性嘔吐症，摂食障害，機能性胃腸症，脳血管障害，感染性胃腸炎，髄膜炎，胃癌などの悪性腫瘍など

3) 便秘・下痢

必要な生化学検査：BUN，Cr，AST，ALT，ALP，LDH，Na，K，Cl，Ca，P，CRP，アミラーゼ，リパーゼ，甲状腺ホルモン，副腎皮質刺激ホルモン，コルチゾール

鑑別すべき疾患：過敏性腸症候群，甲状腺機能亢進症，感染性腸炎 (腸結核，アメーバ性大腸炎，糞線虫症)，慢性膵炎，ゾリンジャー–エリソン症候群，WDHA 症候群，潰瘍性大腸炎，クローン病，直腸および肛門腫瘍，アミロイドーシスなど

4) るいそう

必要な生化学検査：BUN，Cr，AST，ALT，

ALP，LDH，Na，K，Cl，Ca，P，CRP，甲状腺ホルモン，副腎皮質刺激ホルモン，コルチゾール

鑑別すべき疾患：うつ病，摂食障害，甲状腺疾患，副腎機能低下症，膠原病，慢性炎症性疾患（慢性肝炎，サルコイドーシス，ウェゲナー肉芽腫症），潰瘍性大腸炎，クローン病，筋萎縮性側索硬化症など

5）胸痛，胸部圧迫感

必要な生化学検査：CK，AST，ALT，LDH，BUN，Cr，ALP，Na，K，Cl，Ca，P，CRP

鑑別すべき疾患：心筋梗塞，狭心症，不整脈，急性大動脈解離，肺塞栓症，自然気胸，びまん性食道痙攣，逆流性食道炎，心因性嘔吐症，摂食障害，胃癌などの悪性腫瘍など

6）関節痛

必要な生化学検査：ZTT，TTT，UA，CK，BUN，Cr，AST，ALT，ALP，LDH，Na，K，Cl，Ca，P，CRP

鑑別すべき疾患：疼痛性障害，慢性関節リウマチ，若年性関節リウマチ，肩関節周囲炎，変形性関節症，SLE，ベーチェット病，血管炎症候群，痛風，偽痛風など

7）腹痛

必要な生化学検査：アミラーゼ，BUN，Cr，AST，ALT，ALP，LDH，CK，Na，K，Cl，Ca，P，CRP

鑑別すべき疾患：過敏性腸症候群，疼痛性障害，慢性・急性膵炎，急性胆嚢炎，腎盂腎炎，尿管結石，腎梗塞，フィッツ・ヒュー-カーティス症候群，急性大動脈解離，脊髄疾患，腸間膜動脈血栓症，憩室炎，消化管穿孔など

おわりに

生化学検査から類推される器質的疾患や心身症疾患を示した。内科疾患，心身症疾患における幅の広い知識が必要であるのはいうまでもないが，重要な内科的疾患を見逃さない鑑別能力，最新の知見への関心が心身医学を学ぶ我々心療内科医には最重要であると思われ，さらなる研鑽を１人ひとりが積む必要がある。

<文献>

1）松行真門，吉田一郎，弓削　建，他：絶食ラット肝ミトコンドリアの変化．肝臓 28：264-265, 1987
2）白澤宏幸，山下智省，安永　満，他：神経性食欲不振症に伴う急性肝障害の１例―特にカルニチン欠乏症との関連について．岡山医会誌 107：21-22, 1995
3）稲本義人，奥野府夫，平野芳明，他：飢餓による著明な肝障害をきたした２症例．臨消内科 6：729-734, 1991
4）田崎賢一，望月英隆，中川浩二，他：IVH 施行時にみられる肝障害発生機序に関する実験的研究―内因性エンドトキシン血症の関与について．外科と代謝・栄 20：297-299, 1986
5）山田　祐，河合啓介，久保千春，他：神経性食思不振症の治療中に Refeeding syndrome が疑われた１例．心身医 44：209-215, 2004
6）Takakura S, Nozaki T, Kubo C et al：Factors related to renal dysfunction in patients with anorexia nervosa. Eating and weight disorders 11：73-77, 2006
7）Manji HK, Drevets WC, Charney DS：The cellular neurobiology of depression. Nat Med 7：541-547, 2001

Ⅳ

心身症各論

1 循環器系の心身症

ストレス反応を血圧や心拍数で測定するように，循環器系はいわゆるストレスの影響を直接反映する臓器である。一方，循環器疾患を持つ患者では，死への不安が強いため，元の病態が修飾されることが多い。したがって循環器疾患の診療においては，病態を客観的検査により十分把握するとともに，心理社会的因子の関与や心理的な加重について配慮しながら診療を進めていく必要がある。近年循環器領域における心身医学の役割は，冠動脈疾患，高血圧，一部の不整脈，神経循環無力症，低血圧などの心身症の領域から，心疾患のリハビリ，CCU・ICU の精神症状の診療，開胸心手術後・ペースメーカーや除細動器植え込み後の精神面のケア，さらに広く生活習慣病の行動変容による予防の領域へと拡大しつつある。ここでは，冠動脈疾患，高血圧，神経循環無力症・パニック障害，低血圧，うつと心疾患について心身医学的側面を中心に述べる。

A 冠動脈疾患 coronary artery disease

1）概念と危険因子

冠動脈疾患（以下 CAD と略す）は，心臓を栄養する血管である冠動脈の血流が動脈硬化，血管攣縮，血栓などによって途絶えることで起こる。このうち血流遮断が一過性で心筋壊死を伴わない場合が狭心症 angina pectoris で，非可逆的な壊死を伴うのが心筋梗塞 myocardial infarction である。CAD の発症には多数の危険因子 risk factor が関与している。従来から知られている年齢，性，家族歴，糖尿病，高血圧，高脂血症，高尿酸血症，肥満，喫煙，女性ホルモン（閉経）に加えて，最近では社会文化的要因や心理行動的要因が注目されている（図Ⅳ-1）。そのうち，心筋梗塞発症に直接つながる発症因子としては，発症 6 か月前のライフイベントの強さ，発症 2 週間前の精神的ストレス，発症 2 時間内の怒りの体験などの報告がある。そして，冠動脈硬化を徐々に進行させる準備因子としては，社会階層の低さ，短い教育歴，仕事上のストレス，家庭や社会での支援の低さ，抑うつ（後述）や不安などがあり，心筋梗塞の発症だけでなく再発，心事故による死亡の危険因子にもなっている[1]。

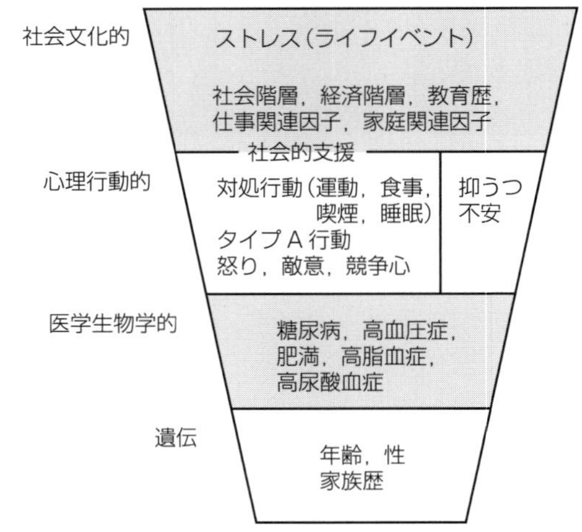

図Ⅳ-1　冠動脈疾患の危険因子

CAD と心理行動的要因との関係については，2 つの疫学調査によりタイプ A 行動様式 type A behavior pattern が独立した CAD の危険因子であることが示された。その 1 つ Western Collaborative Group Study（WCGS）は，3,500 人の対象者を構造化面接によりタイプ A とタイプ B に分け，8.5 年間にわたる経過が観察された。タイプ A の特徴は，①攻撃的，②野心的，③競争心をあおる，④いつも時間に追い立てられている，であり，これとは反対にマイペースでゆったりした行動をとるものがタイプ B として分類された。その結果，タイプ A でタイプ B に比較して約 2 倍の CAD の発症率がみられた。もう 1 つの地域

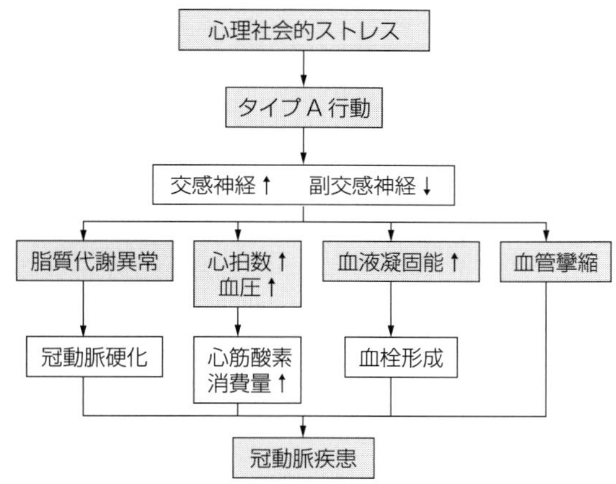

図 IV-2 タイプAにおける冠動脈疾患の発症機序

住民を対象としたコホート研究であるFramingham Heart Studyにおいても，ほぼ同様の結果が得られている。

2）タイプAの診断法

行動様式を評価する方法には面接法と質問紙法とがある。面接法は，構造化面接と呼ばれる一定の質問を定められた口調やタイミングで質問し，それをビデオに撮影して複数の評価者で判定する。面接法は，客観性に乏しく時間もかかることから，一般には質問紙法が用いられている。Jenkins Activity Survey（JAS），Framingham Type A scale，Minnesota Multiphasic Personality Inventry（MMPI），Eysenck Personality Indexなどが外国では使用されている。わが国ではJASの翻訳版，A型行動判別表（前田），東海大式日常生活調査表などが用いられている。

質問紙法はタイプAを構成する多くの要素から，真の危険因子を抽出することに役立った。その解析結果によると，敵意性，競争心，怒り，シニシズム（冷笑，皮肉），疎外感，社会的支援の低さなどが悪玉のタイプA要素であり，日本人特有の仕事熱心さは危険因子とならないことがわかった。

3）タイプAの病態生理

タイプAは，日常のストレスに対して過敏に反応して，自己の持つ最大の能力で対抗するように条件づけられた行動であると解釈されている。自律神経機能検査からはタイプAで，ストレスに対する心血管反応がより強く起こり，交感神経機能の亢進，副交感神経機能の低下がみられている。その結果，脂質代謝異常や心筋仕事量増加，血液凝固能上昇，血管痙攣が起こりやすくなり，これらがCADの発症につながると考えられる（図IV-2）。

タイプAは行動理論の立場から，仕事面での出世や昇給という報酬によって強化された，後天的に生得された行動様式であると説明される。双生児を対象にした研究からは，タイプAの要素のほとんどは遺伝しないことが示されており，また，10年間にわたる追跡調査からは，タイプAは変化しにくく，一方でタイプBの人の一部がタイプAに変化していくために，全体としてタイプAが年齢とともに増加していた。

わが国におけるタイプAとCADの関連は，諸外国の報告ほど明瞭でないことから，わが国特有のCAD親和性行動パターンについて検討された。その結果，①仕事中心のライフスタイル，②社会的優位性（支配性と協調性），③顕在的なタイプA行動の抑制（むしろタイプAとは反対の行動），の3因子が抽出され，欧米との差異が明らかとなった[2)]。

4）治療的介入

ストレス管理やタイプA修正などの積極的な介入により，CADの発症や再発を防止できることが報告されている。介入方法としては，筋弛緩法とイメージ訓練，運動療法，行動療法（自己モニタリング，自己評価，自己強化，オペラント自己コントロール法など）が用いられている。WCGSのグループは，筋弛緩法，行動学習，環境改善，認知情動学習，それにドリルを使ったタイプAカウンセリングを実施して，心筋梗塞の再発を約60%まで減少できたと報告している。

B 一次性（本態性）高血圧 primary (essential) hypertension

1）概念

高血圧は脳・心血管系疾患の危険因子であり，エビデンスに基づく治療管理のガイドラインが提示されている。高血圧のうち，腎臓，血管，内分

表Ⅳ-1 本態性高血圧(心身症)の代表的な病態とその治療法[4)]

	抗不安薬 抗うつ薬	行動療法	自律訓練	交流分析
1. タイプA行動や過剰適応のもの	△	○	○	○
2. ストレスの多いもの	△	○	○	○
3. ライフスタイルの修正の困難なもの		○	○	○
4. ノンコンプライアンスのもの		○		
5. 自律神経系愁訴の強いもの	○		○	
6. 不安や抑うつを伴うもの	○		○	△
7. 白衣高血圧の一部	△	△	△	△

○:有効,△:ときに有効

泌系の異常によって起こる二次性高血圧を除いたものを一次性(本態性)高血圧(PHT)と呼ぶ。最近になって遺伝子解析や血圧調節系の解明が進み,原因不明といわれていたPHTの病態機序が明らかになりつつある。その中でストレスや心理的要因,生活習慣の乱れは,遺伝因子に作用して血圧調節機構に影響を及ぼし,血圧上昇を起こしてくることがわかってきた。

2) 心理社会的要因の関与

PHTに関与する心理社会的要因としては,人口過密,騒音,競争,激務,夜勤などの外的要因と,抑圧された攻撃心(Weiss),依存心と攻撃的な衝動との葛藤(Alexander)などの内的要因とがある。最近の文献では,時間切迫感/焦燥感,達成努力/競争心,敵意性,抑うつ,不安が高血圧の進展に関与していることが示されている[3)]が,一方で否定的な報告もみられる。仕事では,高い要求度(仕事の質と量)で低い裁量度(おもに時間の自由度)の仕事で,しかも社会的支援が少ない場合にストレスが強く(高ストレイン),PHTやCADとの関連が報告されている。

3) 高血圧(心身症)の診断

高血圧症の診断では,①二次性高血圧の除外,②高血圧による臓器合併症の検索,③他の心血管危険因子の検索,を行う。続いて,生活習慣やストレス状態について面接により把握し,心理テストの結果とあわせて心身症の診断を行う。**表Ⅳ-1**には心身症を呈するPHTの代表的な病態を示す[4)]。さらに,日常の血圧測定と負荷試験を行うことで客観的な指標とする。

ストレス負荷試験:脈拍と血圧を測定しながらストレス負荷試験を行う。負荷する精神的ストレスとしては,鏡映描写試験mirror drawing test,Stroop color word test,暗算や数字逆唱負荷,ビデオゲーム,スピーチ負荷などが用いられる。運動負荷や寒冷昇圧負荷,ハンドグリップ負荷などの身体的負荷と同時に行って,精神性負荷による反応と比較する。

自己血圧測定:家庭内で血圧を測定することで高血圧の診断上重要な情報が得られる。例えば白衣高血圧white coat hypertension,仮面高血圧masked hypertension,早朝高血圧morning hypertension,動揺性高血圧などを診断することができる。白衣高血圧とは診察室で測定した血圧値が高血圧領域を示すものの,家庭で測定した血圧は正常である場合をいう。高血圧症の13〜61%を占めるともいわれ,心血管合併症の危険は少ないとされている。一方,診察室で正常血圧,家庭内で高血圧を示す仮面高血圧(逆白衣高血圧)は,持続性高血圧と同程度の心血管疾患のリスクを持つ。自己血圧測定は,高血圧の診断のみでなく,治療管理においても重要である。行動療法の基本となるモニタリングの役割があり,自己コントロールの手段となる。自己血圧測定の導入によって,それだけで血圧そのものが低下したのみならず,他の疾患についても発症率が低下したことが報告されている。

4) 高血圧(心身症)の治療

高血圧に心理社会的ストレスが関与していることは明らかであるが,高血圧の治療に心身医学療法が有効であるというエビデンスは少ない。そのため，米国合同委員会第6次報告（JNC Ⅵ, 1997）では「ストレス管理が有効かどうかや，リラクセーションとバイオフィードバックが有効かどうかは明らかでない」と記載されている。また，続く第7次報告（JNC Ⅶ，2003）では，「高血圧の治療・管理には良好な医師患者関係が不可欠であり，共感・信頼感による動機づけ，顧客サービスを考えた患者中心の行動療法的介入が重要となる」と，医療の基本に立ち返った記述がみられる[5)]。テーラーメイド治療の立場からは，専門的な心身医学的治療が有効な高血圧症例があることは明白であり，心身症と診断された高血圧に対しては表Ⅳ-1 に示した心身医学的な治療法が選択される[4)]。

C 心臓神経症 cardiac neurosis，神経循環無力症 neurocirculatory asthenia，パニック障害 panic disorder

1）歴史的背景と概念

動悸や胸痛などの症状があっても，それらを説明する心臓の病気がないもので，特に精神症状が中心であるものを心臓神経症，自律神経症状が中心であるものを神経循環無力症としている。

1871 年にダ・コスタ Da Costa JM が，南北戦争に出征した兵士の間に発生した動悸，胸痛，胸内苦悶感，息切れを主訴とする病気を irritable heart（Da Costa 症候群）として報告して以来，おもに戦争の際に soldier's heart, effort syndrome, 神経循環無力症（NCA）などの病名で報告されてきた。病態の本質は神経症の機序による機能的な自律神経系の失調状態であるが，病名の多さが物語るように，純粋に心因性のものから身体的異常を伴うものまで，体質性要因の強いものから歪んだ生活習慣に由来するものまで，広い領域を含んでいる。さらに過換気症候群，自律神経失調症，動揺性高血圧，外傷後ストレス障害との相違や，僧帽弁逸脱症，過敏性腸症候群，食道機能異常症，片頭痛などとの合併が議論されている。

近年，欧米の教科書からは心臓神経症や NCA の病名はみられなくなり，DSM-Ⅳ や ICD-10 で用いられるパニック障害（PD），全般性不安障害，身体表現性障害，身体表現性自律神経機能不全などの病名が，それぞれの診断基準に従って用いられている。

2）疫学

10 歳代の後半から 30 歳代前半の女性に多く（男性の 2 倍），一般人口の 1～3% でみられ，生涯有病率は 3～10% といわれる。患者の多くは循環器科や救急部の外来，ないしは一般の内科を受診してくるため，的確な診断が下されないことも多い。

3）病態生理

本疾患群の病因は以下の 5 つの機序で多面的に説明することができる。

生物学的：動物に不安を起こす情動ストレスを負荷した場合に，視床下部，扁桃体，青斑核でカテコールアミンの組織内濃度が上昇し，抗不安薬がその上昇を抑制することから，これらが不安の中枢と考えられている。また，PET による検討では，PD 患者で海馬および傍海馬領域の糖代謝が亢進していることが示されている。

精神分析的：幼少時の外傷体験・恐怖体験が影響しているという考え方である。幼少時のこうした体験は，無意識下の記憶として残るのみでなく脳の発達にも影響を及ぼし，ストレスや不安に弱い脳，すなわち脆弱性を作る可能性が示唆されている。

学習理論的：条件づけられた不安反応と解釈する。疲労や睡眠不足，過労，飲酒，心配事などの条件が重なって最初の発作が起こり，これが記憶に刻み込まれて条件づけが完成する。その後は条件刺激の汎化が起こり，似たような刺激下で不安が起こるようになる。パニック障害に伴う広場恐怖 agoraphobia はこの機序により説明される。広場恐怖とは，逃れることが困難な場所，例えば，人込みの中や長い橋の上，乗り物の中などにおいて発作が起こることに対する恐怖心があることで，次第にそうした場所や状況を回避するようになる。

認知療法的：不安の患者にみられる独特の考え方で，予期不安（不安を予測して，不安感をますます高めること），偽の窒息警報（わずかな刺激や身体症状に対して過剰に反応して不安を起こすこと），破滅的思考（何事も極端に悪い方向で考えること）などの誤った認知の傾向を持つ。

遺伝的脆弱性：PD の家族研究では患者家族の約 20% でみられ，双生児研究からは 5 倍以上の一致率がみられている。うつ病，他の不安障害，薬物依存などとの合併も多い。遺伝子の関与としては，神経伝達に関わる受容体やトランスポーターをコードする遺伝子の多型性が性格傾向や脆弱性に関連していると推測されている。

4）治療

心臓病の心配，死の恐怖を持つことが多いので，検査結果と病態について，患者が納得のいくまで十分に説明して保証することが大切である。

薬物療法では抗うつ薬と抗不安薬とが中心に用いられる。ベンゾジアゼピン系抗不安薬は，薬剤の依存性，中止による再発，副作用（鎮静，倦怠感，運動失調，記憶障害など）などから欧米では使用が敬遠されている。ガイドラインには，社会生活が営めないほどの重症例や他剤の効果が少ない時に限って用いられるべきであると記載がある[6]。しかし実際には，早い効果と切れ味のよさから多くの症例で使用されており，特にパニック発作時の頓服用として常時携帯する形で多く処方されている。

現在，治療薬の中心は抗うつ薬，中でも SSRI（selective serotonin reuptake inhibitor，選択的セロトニン再取り込み阻害薬）である。副作用が少なくコンプライアンスがよいことと安全性が高いことから，現在は第 1 選択薬となっている。SSRI の副作用には悪心，下痢などの消化器症状のほかに，時に投与開始直後にかえって不安や焦燥感が高まることがある。これは賦活症候群 activation syndrome と呼ばれ，病気の増悪との鑑別が必要となる。

認知療法は，症状日誌をつけさせ，発作が起こる前後での心理過程を細かく分析して，誤った認知，発作につながる考え，不安を自ら強める行動に気づくことから始める。そして，予期不安，偽の窒息警報，破滅的思考などの誤った認知を修正する。認知療法は薬物療法との併用で効果が高く，長期的予後もよいことが示されている。

行動療法では，広場恐怖に対して系統的脱感作法 systematic desensitization（段階的暴露療法 graded exposure treatment とも呼ばれる）が用いられる。不安の場面を列挙し点数をつけて不安階層表を作成し，恐怖の点数の少ない場面から徐々に慣らしていく方法である。実際の場面で慣らしていく方法と，恐怖場面をイメージしながら自律訓練法または漸進的筋弛緩法などを拮抗させて恐怖心を弱める方法とがある。

森田療法では，自己の性格を肯定的にとらえ，不安と症状の悪循環（精神交互作用）について理解する。そして，症状に「とらわれ」ることなく，苦悩を「あるがままに」受け止めること，向上心を大切にしながら「今ここで」の作業に没頭すること，気分本位から事実本位，目的本位へと思考を転換することを導く（森田療法の項を参照）。

D 本態性低血圧 essential hypotension，起立性低血圧 orthostatic hypotension

1）低血圧の概念と分類

低血圧とは，姿勢によらず収縮期血圧で 100 mmHg 以下の場合をいい，拡張期血圧については 60 mmHg 以下を目安とするが，一般には問わない。低血圧には明らかな原因疾患を認めない，いわゆる体質による本態性低血圧と，心臓疾患，循環血液量の減少，種々の原因によるショック，薬剤などによる症候性（二次性）低血圧とに分けられる（表Ⅳ-2）[7]。本態性低血圧は生命予後がよいことから，臨床では関心が向けられていなかった。しかし，不定愁訴やうつ病様の症状を伴った低血圧があり，QOL の低下と関連を示すことから最近注目されてきた。

起立性低血圧（OH）は，起立による血圧低下のため，めまい，眼前暗黒感，時に失神をきたす血圧調節の障害である。起立時の血圧低下が収縮期圧で 20 mmHg 以上，または拡張期圧で 10 mmHg 以上とされている。OH も，原因となる明らかな疾患を伴わない本態性 OH と基礎疾患に伴って起こる症候性（二次性）OH とに分類される。

2）起立性低血圧の病態

人は臥位から立位になると約 500 ml の血液が重力により下半身の静脈系に移動する。このため，心還流量が減少して心拍出量や血圧が低下す

表 IV-2 低血圧，起立性低血圧の原因による分類[7)]

低血圧
- 本態性低血圧 ─ 慢性低血圧
- 症候性低血圧 ─ 急性低血圧（ショック：心性，細菌性，過敏性）
  - 薬剤性：血管拡張薬，降圧薬，向精神薬
  - 心臓性：大動脈弁狭窄症，心筋梗塞，拡張型心筋症，慢性肺性心，不整脈
  - 循環血液量の減少：出血，脱水，透析後

起立性低血圧
- 本態性起立性低血圧
- 症候性起立性低血圧
  - 薬剤性：血管拡張薬，降圧薬，向精神薬
  - 心臓性：大動脈弁狭窄症，肺高血圧，収縮性心膜炎
  - 循環血液量の減少：出血，脱水，下肢静脈瘤
  - 神経血管反射性：
    - 圧受容体反射機能低下：長期臥床，高齢者
    - 中枢神経障害：多系統萎縮症（Shy-Drager 症候群，オリーブ橋小脳萎縮症，線条体黒質変性症），パーキンソン病
    - 末梢神経障害：糖尿病，アミロイドーシス，アルコール性

神経調節性失神（低血圧）

状況下低血圧：食事性，入浴性，運動性，咳嗽性，排尿性

る。この情報は右心房，頸動脈洞，大動脈弓にある圧受容器により感知されて，延髄の心臓血管中枢に伝えられ，代償機構として下肢の血管収縮，心臓の収縮力増強，心拍数増加が起こってくる。この代償機構がうまく働かないと脳循環などに影響が及びOHが起こってくる。一方，この代償機構が強く働いて心臓が過剰に収縮すると，この情報が左心室壁にある機械受容器に感知されて中枢に伝達され，心臓血管中枢を介したフィードバック機構が働いて，血管拡張と心拍数減少がもたらされる。これによって徐脈と低血圧が起こるのが神経調節性失神（neurally mediated syncope：NMS）である[7)]。このNMSは，興奮，緊張，不安，恐怖，痛み，ストレスなど交感神経が過剰亢進した状況下で起こりやすい。

3）起立性低血圧の診断

起立性低血圧の診断法には起立試験（シェロング試験 Schellong test）とヘッドアップ・チルト試験（head-up tilting test）とがある。前者は10分間の安静臥位ののち，すばやく立たせて10分間血圧と脈拍を測定する方法である。後者は電動式に傾斜角が変えられるベッドを用いて，20分間の安静臥位ののち，ベッドを60〜70度の傾斜に起こし，その後30〜45分間血圧と脈拍を測定する。さらに，NMSの診断のためイソプロテレノール点滴静注や亜硝酸アミル吸入などの誘発試験があるが，感度は上がるものの特異性は低下してくる。検査中に低血圧，徐脈が起こり気分不良，冷汗，めまいなどの症状が出現した場合は，ただちにベッドを水平に戻すことで回復する。

4）起立性低血圧の類縁疾患

起立性調節障害 orthostatic dysregulation：起立時の低血圧や頻脈，脈圧狭小に伴って起こる立ちくらみや，いわゆる脳貧血の症状を呈するもので，小児科の領域で診断基準が作られている。

起立性（体位性）頻脈症候群 postural（orthostatic）tachycardia syndrome：起立により症状（ふらつき，かすみ目，動悸，ふるえ，下肢の脱力）を伴って，心拍数が30/分以上増加，または心拍数が120/分以上になる場合をいう。立位時以外でも，易疲労感，息苦しさ，吐き気，肩こり，微熱，不眠など多彩な症状がみられる。

その他，慢性疲労症候群 chronic fatigue syndrome を呈する OH や起立直後低血圧 instantaneous orthostatic hypotension，起立性不耐症 orthostatic intolerance などの類縁疾患がある[8)]。

5）高齢者の低血圧

高齢者では，老化とともに脳血管障害や認知症を伴い，かつ種々の薬剤を服用しているため，脳循環機能や血圧調節機能が低下していることが多い。そのため，OHや食事性低血圧，入浴性低血圧などによる失神，転倒，外傷，骨折が起こりやすく，QOLや生命予後にも影響が及ぶ。中でも，頸動脈洞症候群（頸動脈洞反射により3秒以内の心停止や収縮期血圧で50 mmHg以上の下降）が高率にみられることが報告されている。

6）低血圧の治療

愁訴のない低血圧は治療の必要はないが，症状を伴っている場合には，「検査は異常ない」「生命に影響はない」という保証だけでは不十分であり，患者の立場に立って自覚症状の改善に努める

必要がある。薬物療法とともに，生活指導を含めた心理的なアプローチを根気よく続けることが大切である。生活指導では，十分な休養と睡眠をとる，朝食をとる，運動する，弾性ストッキングを着用する，食塩と水分を摂取する，冷水摩擦，就寝時頭を高く保つなどがある。

薬物療法では，血管収縮薬（メシル酸ジヒドロエルゴタミン，塩酸ミドドリン，メチル硫酸アメジニウム）や漢方薬（人参湯，補中益気湯，半夏白朮天麻湯など）が用いられる。その他，鉱質コルチコイド（酢酸フルドロコルチゾン），ノルエピネフリン前駆薬（ドロキシドパ），インドメタシン，エリスロポエチン，酢酸デスモプレシンなどが適応外で用いられる。リン酸ジソピラミド，β遮断薬はNMSに有効である。精神症状に対して抗不安薬や抗うつ薬が有効なこともあるが，これらの副作用にはふらつきやOH，頻脈があるので使用時は注意が必要である。

E 心疾患とうつ

1）冠動脈疾患とうつ

うつは慢性疾患を持つ患者に高率に合併する精神障害であり，原疾患の治療とともにうつの治療を積極的に行うことの重要性が唱えられている[9)]。CAD患者の15〜20%，冠動脈バイパス手術を受けた患者の20〜30%で，うつの合併が報告されている。急性心筋梗塞の発症後にうつと診断される患者の割合は，直後の21%から1年半後には31%と増加を示し，しかもそのうち2，3割の患者しか適切な治療を受けていないことが指摘されている[10)]。

一方，うつ患者ではうつのない対照群に比較してCADの発症が1.5〜2.0倍増えるといわれ，冠動脈バイパス手術を受けた患者でうつを合併すると，その後の死亡率を2.4倍に引き上げると報告されている。さらに，うつの合併は心愁訴の多さ，活動制限，QOLの低下にも関連している。

うつの治療によりCADの予後が改善することがSADHART試験とENRICHD試験の2つの調査により示された。2つの試験ではSSRIのセルトラリンが用いられ，薬剤による心臓への悪影響がないばかりか，再発率や死亡率で対照群を上回る成績が得られている。SSRIには血小板内のセロトニン貯留を減少する作用があることから，血小板凝集を抑制し血栓形成を防止することによるCADの予防的効果が期待されている。

2）心不全とうつ

心不全の患者には15〜30%で，人工の心肺装置を植え込んでいる重症の心不全患者では3分の2でうつがみられることが報告されている。うつは心不全の症状を強くし，身体的・社会的活動性を低下させ，QOLを低下させるだけではなく，心不全の予後を悪化させることが報告されている。

F 生活習慣病における心身医学の現状

ストレスは高血圧，糖尿病，高脂血症，肥満などの生活習慣病の危険因子となることが知られている。これまでは，ストレスによって過食，運動不足，喫煙，飲酒，睡眠不足，過労など生活習慣の乱れを生じ，それらが生活習慣病に間接的に影響すると考えられていた。最近になって，ストレスが3つのルートを通してより直接に生活習慣病の進展に影響していることがわかってきた[11)]。図Ⅳ-3はCADをモデルにしたストレスの影響を示している。1つは視床下部・下垂体・副腎皮質の内分泌系を介したもので，ストレスによる高コルチゾール血症がインスリン抵抗性，糖尿病，肥満，内臓脂肪蓄積，高血圧を惹起するルートである。2つ目は自律神経および副腎髄質を介して交感神経系の亢進により心筋虚血，心拍変動低下，心室性不整脈が起こりやすくなる。さらに血小板凝集能，血液凝固能の上昇が起こってくる。3つ目には防御免疫系を介して炎症性蛋白やサイトカインが上昇し，血管を傷害することで動脈硬化を進行させる。タイプAやうつ病，不安がCADの危険因子であることも，こうした機序により説明される。

高血圧，気管支喘息，消化性潰瘍などの心身症においては，有効な治療薬が次々に開発されて，ストレスや生活習慣を考えなくても治療できるようになった。しかしながら，ストレスがなくなったわけではないため，出口を失ったストレスは新

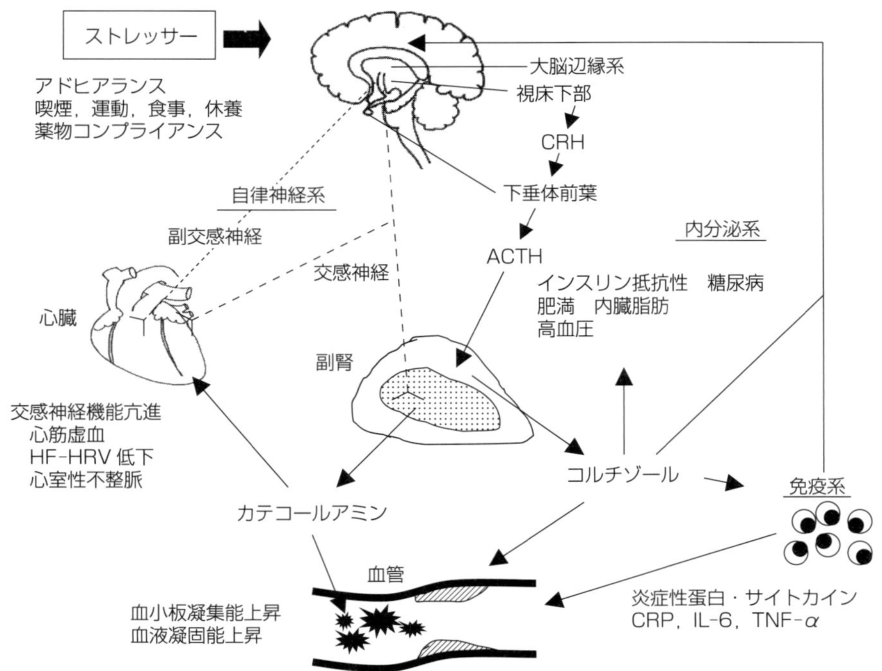

図 IV-3　ストレスによる冠動脈疾患（生活習慣病）の発症機序[11)]

たなはけ口を求めて違った形でわれわれの健康を脅かしてくることが予想される。うつや不適応，行動異常，犯罪など精神面の障害が増えてきていることと関連はないであろうか。心身医学のありかたと重要性が再び問われている。

――＜文献＞――

1) Rozanski A, Blumenthal JA, Kaplan J：Impact of psychological factors on the pathogenesis of cardiovascular disease and implications for therapy. Circulation 99：2192-2217, 1999
2) Hayano J, Kimura K, Hosaka T et al：Coronary disease-prone behavior among Japanese men：Job-centered lifestyle and social dominance. Am Heart J 134：1029-1036, 1997
3) Yan LL, Liu K, Matthews KA et al：Psychosocial factors and risk of hypertension. JAMA 290：2138-2148, 2003
4) 稲光哲明：本態性高血圧症．臨と研 74：2730-2734, 1997
5) Chobanian AV, Bakris GL, Black HR et al：Seventh report of the Joint National Committee on prevention, detection, evaluation, and treatment of high blood pressure. Hypertension 42：1206-1252, 2003
6) 米国精神医学会治療ガイドライン―パニック障害（日本精神神経学会監訳）．医学書院，東京，1999
7) 稲光哲明：低血圧と起立性低血圧．心療内科 10：163-168, 2006
8) 稲光哲明：慢性疲労症候群と起立性低血圧．本多和雄，稲光哲明編著：起立性低血圧の基礎と臨床，pp326-373，新興医学出版，東京，2005
9) Lichtman JH, Bigger JT, Blumenthal JA et al：Depression and coronary heart disease；Recommendations for screening, referral, and treatment. Circulation 118：1768-1775, 2008
10) Musselman DL, Evans DL, Nemeroff CB：The relationship of depression to cardiovascular disease. Arch Gen Psychiatry 55：580-592, 1998
11) Rosmond R：Role of stress in the pathogenesis of the metabolic syndrome. Psychoneuroendocrinology 30：1-10, 2005

2 消化器系の心身症

「胃腸は心の鏡」といわれるほど消化管と情動の関係は強い。これまでは情動が消化管に及ぼす影響が研究され論じられてきたが，最近の研究では，迷走神経系の90％が求心神経系の知覚神経線維であることがわかってきた。このような研究成果は臨床的経験を裏づけるものであり，脳と消化管は一方通行ではなく，相互関係（脳-消化管相関 brain-gut relation）にあることが明らかになってきた。

特に，消化管運動機能異常と情動の関係は最近のトピックスである。図Ⅳ-4は，筆者が，プライマリケアの消化器外来に受診した初診患者を検査したうえで，follow した526名の診断名である[1]。この図中で unknown origin と書いてあるのは，当時 functional dyspepsia（FD）という概念がまだなかった頃であり，今から考えると，これらの症例はFDということになる。

図Ⅳ-4より，過敏性腸症候群 irritable bowel syndrome（IBS），FD，胆道ジスキネジーの消化管運動機能異常を合わせると40％ということになる。また，消化性潰瘍，慢性膵炎などの消化器心身症，消化器症状を主訴としたうつ病性障害や神経症を加えると，74％が心身医学的アプローチが必要な症例ということになる。

消化器心身症の器質的疾患の代表として，消化性潰瘍，慢性膵炎，潰瘍性大腸炎，食道アカラシアなどがあげられる。機能的疾患として，機能性消化管障害 functional gastrointestinal disorders（FGID）があり，このうち，上部機能性消化管障害の代表として食道痙攣 esophageal spasm と FD，下部機能性消化管障害の代表として過敏性腸症候群 irritable bowel syndrome（IBS）があげられる。

なお，機能性消化管障害の分類と診断基準が Rome Ⅱから Rome Ⅲへと改訂された。Rome 基準が改訂されたことにより，FGID の頻度，診断，治療法も大幅に変更されるはずである。詳細は文献 2）を参照されたい。

本書は，新たに心身医学を学ぶ人のためのオリエンテーション・レクチュアなので，以上のような代表的な消化器心身症を中心に教科書的に述べることにする。

A 空気嚥下症，呑気症 aerophagia[3]

1）病態生理

腸内のガスは70％が口から飲み込まれたものであるといわれる。空気嚥下は，無意識のうちに起こっていることが多く，早食い，がぶ飲み，口呼吸の習癖のある人によくみられる。また，上腹部やのどの不快感を除くため，げっぷをしたり唾液嚥下を繰り返し，空気嚥下が習慣化している場

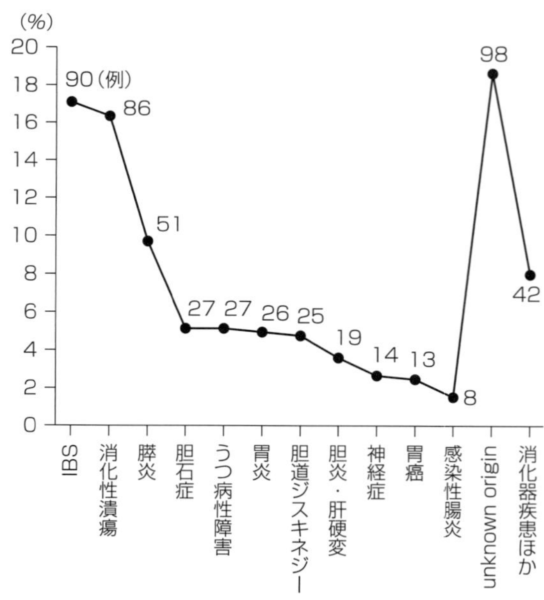

図Ⅳ-4 プライマリケア消化器外来初診診断名（526例）[1]

合もある。

2）症状

本症患者が，消化器症状を訴えて心療内科を受診する頻度はかなり高く，治療に難渋する症例も多い。Bochusのテキストブックによると，ほぼ次の3つのタイプに分けられる。

(1) esophageal belching：飲み込まれた空気が胃内に入らず食道内にとどまり，頻回にげっぷを繰り返す。

(2) gastrocardiac syndrome：空気が胃内に入り胃胞が拡大するため，食後の腹部膨満感や上腹部痛，心臓の圧迫症状による前胸部痛pseudoanginaをきたし，げっぷにより軽快する。

(3) intestinal flatulence：嚥下された空気が腸内に移行し強い鼓腸をきたす。このタイプでは過敏性腸症候群irritable bowel syndrome（IBS）を合併していることが多く，大腸特に肝彎曲部や脾彎曲部にガスが貯留すると，左右の季肋部や前胸部，側胸部に疼痛や圧迫感をきたすことがある。このような症状をきたす場合を，肝彎曲症候群hepatic flexure syndrome，脾彎曲症候群splenic flexure syndromeと呼ぶ。

3）検査

症状のある時とない時に，X線検査により，消化管内にガスの多量の貯留がないかどうかを，続いて，その部位を検討する。胃腸のガス症状は，幽門狭窄など器質的疾患に伴って生じている場合もあり，除外診断のための検査を必ず行う。

4）診断

病歴を詳しくとることで診断される。頻発するげっぷ，過度の放屁や腹鳴，腹部膨満，腹痛などの症状が，げっぷや放屁，排便により軽快し，不安緊張，食事摂取，腹部を圧迫する動作で増強する点に注目する。確定診断は症状のある時とない時のX線検査による。

5）治療

空気を飲み込みやすい飲み方や食べ方と，症状の軽快因子および増強因子を患者に自己観察，自己評価をさせるといったセルフコントロールによる治療が中心になる。

magenblase syndromeの治療のポイントは，患者にげっぷを我慢させることにある。そのためには，げっぷをすることによりさらに大量の空気が胃内に入ることとなり，その結果としてげっぷが繰り返されるといった悪循環を透視下で観察させる必要がある。

esophageal belchingは心因の関与が強く，心理療法を行い感情の発散や問題となっている対人関係での問題を修正する必要がある。

B functional dyspepsia（FD）[4)]

1）病態

消化管の不定愁訴や機能障害は，かつては広く総称して胃腸神経症と呼ばれてきた。最近では，これらは世界的にfunctional gastrointestinal disordersと呼ばれるようになった（表IV-3）。その中で，胃の機能障害に基づくと考えられる上腹部不定愁訴をFD，腸管の機能障害に基づく腹痛と便通異常をきたす疾患を過敏性腸症候群（IBS）と呼ぶようになった。これらの病態が明らかになったとはいえないが，各国で研究が進められている。

2）症状

上腹部痛，悪心，嘔吐，胃部不快感，胸やけ，腹部膨満感，食欲不振などの上腹部のいくつかの症状が，器質的原因が認められないにもかかわらず持続する病状である。症状より，表IV-4のような2つの診断基準に分けられている[5)]。

3）検査

上部消化管の器質的疾患の除外とともに，表IV-5のように24時間pHモニター，胃排出能（アセトアミノフェン法ほか），胃電図，胆嚢機能検査，食道内圧測定など上部消化管の運動異常の有無やその程度と心理状態を把握する[5)]。

4）診断

FDの診断基準を表IV-4にまとめた。本症を含めた消化管運動異常は，抑うつや不安などの感

表Ⅳ-3 Rome Ⅲ Functional Gastrointestinal Disorders[2)]

- A . Functional esophageal disorders
  - A1. Functional heartburn
  - A2. Functional chest pain of presumed esophageal origin
  - A3. Functional dysphagia
  - A4. Globus
- B . Functional gastroduodenal disorders
  - B1. Functional dyspepsia
    - B1a. Postprandial distress syndrome
    - B1b. Epigastric pain syndrome
  - B2. Belching disorders
    - B2a. Aerophagia
    - B2b. Unspesified excessive belching
  - B3. Nausea and vomiting disorders
    - B3a. Chronic idiopathic nausea
    - B3b. Functional vomiting
    - B3c. Cyclic vomiting syndrome
  - B4. Rumination syndrome in adults
- C . Functional bowel disorders
  - C1. Irritable bowel syndrome
  - C2. Functional bloating
  - C3. Functional constipation
  - C4. Functional diarrhea
  - C5. Unspecified functional bowel disorder
- D . Functional abdominal pain syndrome
- E . Functional gallbladder and Sphincter of Oddi (SO) disorders
  - E1. Functional gallbladder disorders
  - E2. Functional biliary SO disorders
  - E3. Functional pancreatic SO disorders
- F . Functional anorectal disorders
  - F1. Functional fecal incontinence
  - F2. Functional anorectal pain
    - F2a. Chronic proctalgia
      - F2a1. Levator ani syndrome
      - F2a2. Unspecified functional anorectal pain
    - F2b. Proctalgia fugax
  - F3. Functional defecation disorders
    - F3a. Dyssynergic defecation
    - F3b. Inadequate defecatory propulsion
- G . Functional disorders：neonates and toddlers
  - G1. Infant regurgitation
  - G2. Infant rumination syndrome
  - G3. Cyclic vomiting syndrome
  - G4. Infant colic
  - G5. Functional diarrhea
  - G6. Infant dyschezia
  - G7. Functional constipation
- H . Functional disorders：children and adolescents
  - H1. Vomiting and aerophagia
    - H1a. Adolescent rumination syndrome
    - H1b. Cyclic vomiting syndrome
    - H1c. Aerophagia
  - H2. Abdominal pain-related functional gastrointestinal disorders
    - H2a. Functional dyspepsia
    - H2b. Irritable bowel syndrome
    - H2c. Abdominal migraine
    - H2d. Childhood functional abdominal pain
      - H2d1. Childhood functional abdominal pain syndrome
  - H3. Constipation and incontinence
    - H3a. Functional constipatioin
    - H3b. Nonretentive fecal incontinece

情障害を伴いやすい。除外診断，上部消化管の運動異常の診断とともに，面接や心理テストにより，うつ状態など感情障害の有無についても診断する。

5）治療

機能異常の病態に合わせて消化管運動改善薬や健胃薬，制酸薬，抗コリン薬，消化薬を選択する。また，患者の心理状態に応じて，抗不安薬や抗うつ薬を併用し，保証，説得などを中心にした一般心理療法を行う。胃排出能の遅延の病態に伴う胃部不快感，もたれ感などの症状が根底にあり，悪心，嘔吐が加わる場合はドンペリドン，腹痛や下痢が加わった場合には，マレイン酸トリメブチンが有効である。逆流症状があればプロトンポンプインヒビターが有効である。大腸ガス貯留による腹部膨満感があれば，ジメチルポリシロキサンを加える。心理状態に応じてベンゾジアゼピン系の抗不安薬や抗うつ薬を併用する。特に上腹部愁訴を伴ううつ状態の場合には，胃排出遅延にも効果があるスルピリドが有効である。患者は消化管検査でも異常がなく，症状も長く続くために，不安や心気，抑うつを伴うことも多い。症状の病態をよく説明し，検査や診察の結果をフィードバックする。癌など悪性のものでないことも保証する。食事時間の不規則なものや食事内容に偏りのあるものに対しては，生活指導も行う。

表 IV-4 Rome III による functional dyspepsia の診断基準[5)]

BI functional dyspepsia の診断基準 1. 以下の症状の1つかそれ以上が存在し a. 悩ましい食後膨満感 b. 早期満腹感 c. 上腹部痛 d. 上腹部灼熱感 かつ 2. その症状を説明しうる器質的疾患を認めない。 ＊上記症状要件は診断時期の少なくとも6か月前に始まり，3か月間持続していること。 functional dyspepsia の下位分類の診断基準 Bla. Postprandial distress syndrome（FD の a.b.） 1. 以下の症状の1つか両方が存在し a. 通常量の食事後の悩ましい食後膨満感が，少なくとも1週間に数回以上ある。 b. 通常の食事を摂り終えるのを妨げる早期膨満感が，少くとも1週間に数回以上ある。 かつ 2. その症状を説明しうる器質的疾患を認めない。 ＊上記症状要件は診断時期の少なくとも6か月前に始まり，3か月間持続していること。	Blb. epigastric pain syndrome の診断基準（FD の c.d.） 1. 以下の症状のすべてが存在し a. 心窩部の痛みか灼熱感が，中等度以上の程度で少なくとも1週間に1度以上ある。 b. 痛みは間欠的である。 c. 腹部の他の部位や胸部に感じられたり，広がったりすることはない。 d. 排便や排ガスで軽快しない。 e. 胆嚢やオッジ筋機能異常の診断基準を満たさない。 かつ 2. その症状を説明しうる器質的疾患を認めない。 ＊上記症状要件は診断時期の少なくとも6か月前に始まり，3か月間持続していること。 支持的診断基準 1. 痛みは灼熱感の性状を呈するかもしれないが胸骨後部の症状はない。 2. 痛みは食事により引き起こされたり，軽快したりすることが多いが，空腹で生じることはない。 3. postprandial distress syndrome が並存することはある。

表 IV-5 消化器機能検査[5)]

- 上部消化管透視：抗コリン薬を使わずに食道の動きを観察する
  例）びまん性食道痙攣
- 食道内圧，PH 検査：鼻から食道や胃内にカテーテルを挿入し，内圧や pH を記録する
  例）胃食道逆流症（GERD），ナットクラッカー食道，びまん性食道痙攣
- 胃排出能検査：RI 法，マーカー法，超音波法
- 消化管輸送能検査：マーカー法
- 胃電図：胃運動のリズムを電気的に観察する
- 胆嚢収縮能検査：負荷時の胆嚢の収縮を経時的に測定

C 食道アカラシア[3)] esophageal achalasia

1）病態

本症は，病理組織学的には，アウエルバッハ神経叢神経節細胞の変性ないし消失に基づく自律神経の器質的障害による疾患といわれる。しかし，病因はなお不明な点が多い。症状は情動に影響されやすく，消化器心身症の代表的な疾患の1つである。

2）症状

食事が満足にできないという症状が持続し，二次的に心理的加重が加わって，症状が増悪する。患者は神経症的傾向に陥っている場合が多い。

3）検査

食道透視，食道内視鏡検査を行う。食道癌，胃噴門部癌など，器質的疾患との鑑別が必要である。食道内視鏡検査の際には，必ず生検による病理診断を行う。透視の際にビデオを撮っておくのも運動異常の種類，程度を確認するのに役に立つ。

4）診断

診断に際しては，次のような注意が必要である。

(1) 病悩期間が長く，食事や飲水時に症状が出現し神経症的になっている患者が多い。
(2) 心気症やヒステリー，神経性嘔吐，神経性食欲不振症と誤診されやすい。
(3) 鎮痙薬を注射して食道・胃X線検査を行うため，食道疾患研究分類の紡錘型やI～II型の軽症例，diffuse esophageal spasm や vigorous achalasia では，本症のX線所見が消失したり軽減したりするので見逃されやすい。本

症が疑われれば，鎮痙薬の注射をせずに食道・胃X線検査を行う。

(4) 本症の患者には，発症前に職場や家庭内でのストレス，食事を含めた生活の不規則，早食いなどがみられる。また，発症後に症状に対するとらわれが強くなったり，病名がわからず病院を転々とし，医療不信に陥っている患者も多い。このように，二次的な心理的因子の関与が強い疾患である。

5）治療

抗コリン薬やニトロールなどの薬物療法，強制噴門拡張術，心理療法が治療の主体となる。筆者らは経験した食道アカラシア11例に治療を行い予後調査を行ったが，強制噴門拡張術よりニトロール舌下錠の食前投与が有効とするものが意外に多かった。有効な症例について透視下で観察すると，ニトロール投与約2分後に効果が出現し，約20分間持続することがわかった。その間，患者は苦痛なく食事をすることができるわけである。この効果は，ニトロールの食道下部括約筋に対する平滑筋弛緩作用による。stageによっては手術が必要なことはいうまでもない。患者の中には，イライラした時や緊張した時に，飲み込むように急いで食事をする習慣のあるものがあり，このような症例には，自律訓練法や食行動の修正が必要である。

D 胃・十二指腸潰瘍

1）病態生理

潰瘍発症の基礎的な病態については，別項で述べられると思うので，ここでは潰瘍の心身医学的な病態を述べる。Mirskeyらの，入隊訓練を行う一定集団の人々を対象としたprospective，predictiveな研究は，潰瘍の発症や再発に心理的要因，社会的要因，生物学的要因の3つの要因が関与していることを示唆している。局所的要因がこれらの全身的要因に複雑に絡んでくることになる。

(1) 潰瘍の遺伝的素因の指標genetic markerとして，血中ペプシノーゲンⅠ(PGI)の測定が有用とされている。臨床的に家族集積性のある潰瘍患者がしばしば認められる。

(2) 筆者らは，かって長崎県壱岐島において，胃潰瘍217例，十二指腸潰瘍105例，健常者174例を対象にPGIを測定し，潰瘍の家族歴や心理的要因，社会的要因について調査し，潰瘍の発症や再発に関与する各因子間の重みについて，多変量解析を行って検討した。その結果，心身医学的要因も単一ではなく，それぞれの因子が重みを持ってかかわり合い，発症と再発ではその重みも異なっている。

(3) 村上や筆者ら[6]は，内視鏡検査を受けた94例を対象に初発群，再発群，非再発群，非潰瘍群に分け，多変量解析を用いて潰瘍の発症と再発にかかわる因子について検討した。その結果，潰瘍群と非潰瘍群を図Ⅳ-5のように，①1日20本以上の喫煙，②ストレス対処力の弱さ，③ヘリコバクターピロリ（以下HP）抗体陽性，④食事速度が速い，⑤潰瘍性格にあてはまる，⑥不規則な食習慣，という順で判別できた。

また，再発群と非再発群を判別する項目として図Ⅳ-6のように，①不規則な食習慣，②1日20本以上の喫煙があげられた。

以上の結果は，潰瘍の発症や再発がHPの感染によるといった要素還元主義的な考え方から，多因子の関係性を重視したbio-psycho-social modelに基づいた考え方が必要であることを示唆している。

(4) 心身症としての胃・十二指腸潰瘍の診断基準の作成とその活用について報告したことがある[7]。

心療内科医が心身症の定義に基づいて半構造的な面接を行い，現在潰瘍がある患者51例を心身症群と非心身症群に判別した。その結果，心身症群は34例(66.7%)，非心身症群は17例(33.3%)となり，両群で比較検討した。各因子の項目別比較を行うとHP抗体陽性率，喫煙，ストレス対処力，性格傾向，PGI(血中ペプシノーゲンⅠ)については両群間で有意差を認めなかったが，心身症群が有意に食事が不規則であった。

多変量解析を用いて検討すると，①日常ストレスがある，②不規則な食習慣，③ストレス対処力が低いの順に心身症としての特徴が

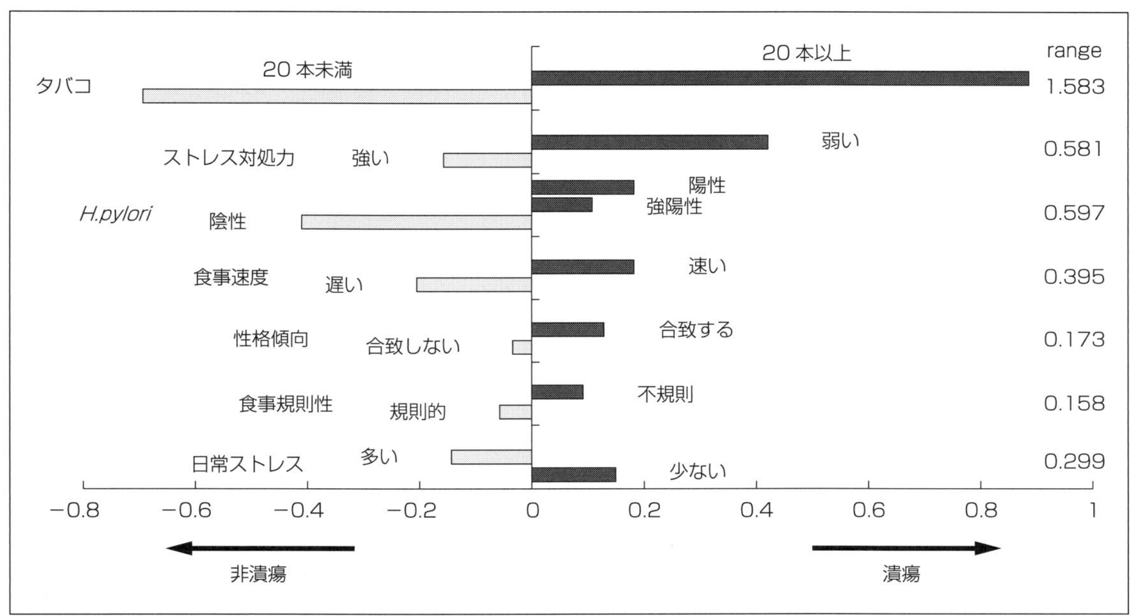

図 IV-5　潰瘍群と非潰瘍群の比較 [6)]

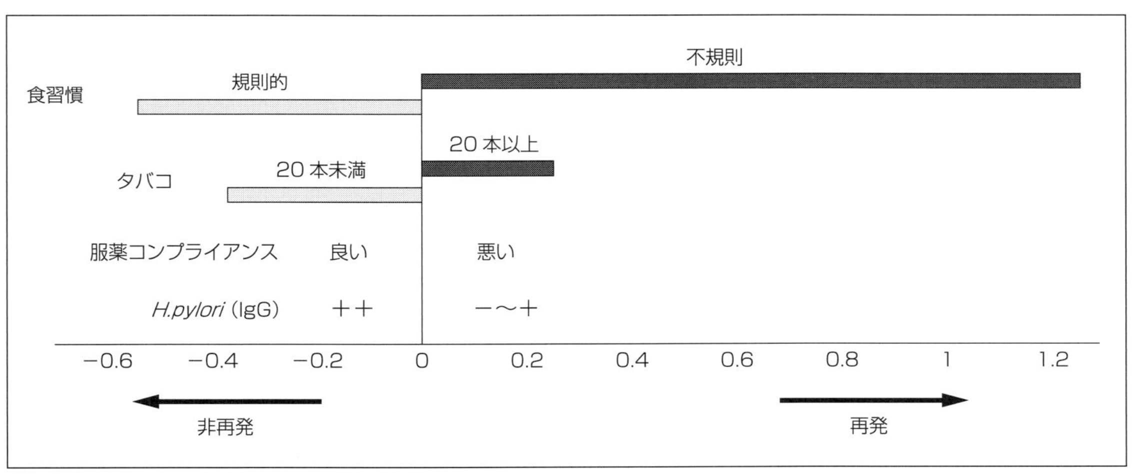

図 IV-6　再発群と非再発群の比較 [6)]

あった，喫煙の有無，潰瘍性格に差はなかった。

以上の結果や，筆者らが報告した多変量解析の結果に基づいて作成したのが表 IV-6 である。作成した診断基準に基づき 51 例の潰瘍群を判定したところ，確診例 13 例（25.5％），疑診例 26 例（51.0％），計 39 例（76.5％）であった。心療内科医による判別との一致率をみると，34 例はすべて確診例と疑診例の 39 例に含まれていた。今後は多施設で診断基準の妥当性について検討する必要がある。

2）症状

心窩部痛，胃部不快感，胸やけ，悪心，嘔吐などの症状がある。うつ病に伴う潰瘍は無症状のことも多い。体上部の潰瘍は胸痛が主訴のこともある。

3）検査

胃・十二指腸透視，内視鏡検査，胃液検査，ア

表Ⅳ-6 心身症としての消化性潰瘍の診断基準(試案)[7]

Ⅰ. 心身症(確診)
A, B, Cの3項目が認められる。
A. 潰瘍発症に先立ち, 明らかなライフイベントかストレスフルな状況が認められる。
B. 生活習慣における問題が, 次のうち2つ以上認められる。
1. 喫煙習慣(20本以上/日)
2. 不規則な食生活(朝食ぬき, 深夜にわたる夕食)
3. 不規則な睡眠時間(不定な就寝時間, 睡眠時間不足)
4. 飲酒習慣(4合以上/日)
5. 不十分な休息(休日出勤, 残業)
C. 心身症に特徴的な性格傾向, 行動特性が, 次のうち2つ以上認められる。
1. 過剰適応が認められる。
2. 不適切なストレス対処行動が認められる。
3. 適切な援助システムを持っていない。
4. いわゆる「潰瘍性格」*が認められる。
5. 失感情症**が認められる。
6. 失体感症が認められる。
Ⅱ. 心身症(疑診)
A, B, Cの3項目のうち2項目が認められる。

*: Alexanderの「ulcer personality」
「表面的, 意識的には野心的, 独立的, 活動的であるが, 無意識的には依存的で愛され, 世話してもらいたいという欲求が強い」
**: MMPI, TASによる。
注) 以上の評価は, 質問票, 面接票による。

セトアミノフェン法などによる胃排泄能検査, HP抗体, HP菌培養検査などを行う。

4) 診断

本症の診断には上記検査による局所的な要因の評価とともに, 心身医学的要因について検討し, どの因子がどのような関係性を持っているかを検討する。

5) 治療[8]

心身医学的アプローチの目標とするところは, ①難治性潰瘍の治療, ②再発の防止, ③潰瘍症からの離脱である。治療のポイントを示すと次のようになる。

(1) 症状が消失しても服薬を長期に続けることにより, 患者は病識を持ち続け, より健康な生活習慣を維持できる。そのためには, 内視鏡検査の説明などを通じて患者を教育し, はがきやカードを利用して定期的に内視鏡検査を行い, 治療関係を長く維持させるような工夫が大切である。
(2) 治療関係を確立し, より健康な生活習慣やライフスタイルに修正し(行動医学的アプローチ), 症例によってはさらに一歩進んで, 心身相関の洞察や対人パターンの修正(カウンセリング, 交流分析など)を行っていく。

E 胆道ジスキネジー biliary dyskinesia

1) 病態

本症は, 炎症や胆石などの器質的疾患を伴わず, 胆嚢, 胆管, オッジ括約筋などの胆汁排泄機能の機能的異常により引き起こされた疾患である。本症の原因として, 自律神経系の関与が重視されている。臨床的にも, 本症では自律神経失調症状を伴いやすく, 過敏性腸症候群を合併する頻度も高い。また, 片頭痛や女性では52%に月経異常を伴いやすいことなどから考えると, 本症は, 自律神経系, 内分泌経系および消化管全体の機能異常に基づく疾患であることが推測できる。最近では, CCKやAnti-CCKといった消化管ホルモンの面よりの病態が究明されつつある。

なお, Rome Ⅲでは表Ⅳ-3のように胆道ジスキネジーは, functional gallbladder and Sphincter of Oddi (SO) disordersとなり, 病態により3つに分類されている[2]。この中で, functional gallbladder disorderとfunctional biliary SO disorderが従来の胆道ジスキネジーに相当する。

2) 症状

心窩部, 右季肋部に鈍痛, 疝痛などの胆石症類似の症状が出現する。悪心, 嘔吐, 右背部痛を伴うこともある。本症の頻度であるが, 厳密に器質的疾患を除外すると非常に少ないという人と, 全胆道疾患の10〜15%にみられ比較的多いという人とに意見が分かれる。この原因として, 本症の疾患概念や診断基準が確立されていないことがあげられる。筆者の経験では, 上腹部不定愁訴のかなりの頻度に本症が認められる。また, 本症は軽症うつ病や過敏性腸症候群, 軽症膵炎に合併しやすい。疼痛発現には脂肪食, 過労, 心理的ストレスが関係する。ペンタゾシンなどの薬物依存に陥る症例をしばしば経験する。

3）検査

胆石症，胆囊炎，乳頭炎など胆道系の器質的疾患の除外診断が必要である。十二指腸ファイバースコープによる乳頭の観察，ERCP，超音波検査，胆汁検査などを行う。器質的疾患が除外されれば，患者に苦痛を与えることのない超音波下で胆囊収縮試験を行って，胆囊機能検査を行い積極的に診断する。

4）診断

Schöndubeの分類と診断基準が有名である。上腹部痛など上腹部不定愁訴患者に胆道系および胆道系以外の消化器，消化管の器質的疾患が除外され，右季肋部に胆囊に一致して圧痛や叩打痛がみられ，超音波検査で胆囊，胆道系に異常がない場合には本症を考える（表Ⅳ-7）。積極的に本症を診断するには，超音波下でセルレインまたは卵黄を負荷し，胆囊面積をプラニメータで測定して収縮率を算出する。同時に，症状の再現の有無を検討する。筆者らは過収縮型，正常型，低収縮型の3型に分類している[9]。

5）治療

機能異常の分類に合わせて食事療法，鎮痙薬，平滑筋弛緩薬，利胆薬などの薬物療法を行うが，あまり効果が期待できない。抗うつ薬（三環系，sulpiride）の有効なことが多い。心因の関与の強い場合には専門的な心理療法が必要となる。

表Ⅳ-7　胆道ジスキネジーの診断基準（島田ら）[9]

A．胆道系症状（特に腹痛）のコントロールが困難で，半年以上持続していること。
B．胆道系に器質的疾患のないこと，また，他に症状の原因となる活動的病変のないこと（除外診断）。
C．超音波下胆囊収縮試験（セルレイン法または卵黄法）において，収縮動態異常およびそれに相応する再現痛のあること。

（参考所見）
- 腹痛以外に，背部痛，嘔気・嘔吐，食思不振がある。
- 著明な体重減少や栄養障害がない。
- 疼痛発作にもかかわらず炎症所見がない。
- 過敏性腸症候群に基づく便通異常がある。
- うつ状態（不眠など）が合併している。
- 腹痛の経過に情動ストレスの関与が疑われる。

F　慢性膵炎[10]

1）病態

疑診例と準確診例の一部は，心身症としての要素が非常に強く，慢性疼痛に陥りやすい。確診例のアルコール膵炎では，性格障害（強迫的性格）を有するものが多く，性格の歪みは，飲酒習慣や脂肪食嗜好，過剰適応といった生活習慣や行動面の歪みに反映され，本症の発症や経過に深く関与している。生育史の中で形成されたこのような膵炎患者の性格に基づくストレスは，アルコールを介して本症の発症に深く関与し，二次的な心身相関の形をとる。その意味では，準確診例，疑診群よりも確診例のほうが心身医学的により重篤である。図Ⅳ-7に本症の心身医学的側面についてまとめておく。

2）症状

頑固な上腹部痛や背部痛，便通異常が主症状である。これらの症状は脂肪食の摂取や飲酒，心理的ストレスにより誘発される。

3）検査

膵石の発見には腹部単純撮影を行う。正面のみの撮影では膵石が腰椎と重なり，見逃してしまうことがある。必ず側面か第一斜位の撮影を加える。血・尿中アミラーゼ，リパーゼなどの生化学的検査，elastase I，CA19-9などの潰瘍マーカー，腹部超音波，腹部CT，腹部MRI，MRCP，ERCP，PSテスト，PFD試験などを行う。特に，膵癌との鑑別が重要である。

4）診断

慢性膵炎の臨床診断基準が1995年に日本膵臓学会から提示された。それによると，本症は確診例と準確診例に分けられ，臨床的に慢性膵炎と否定しがたい症例は疑診例として扱われている。本症の原因は，わが国のアルコール消費量の増大と並行して，アルコール性によるものが50〜60%を占める。具体的な診断基準については成書を参照されたい。

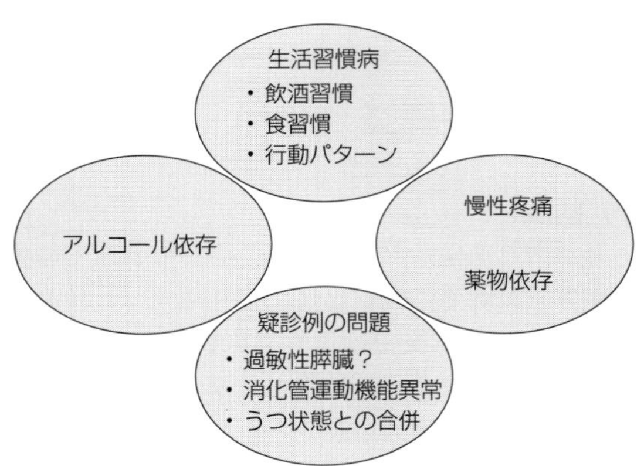

図 IV-7　慢性膵炎の心身医学的側面 [10)]

5）治療

心身医学的治療が必要となるのは，次のような場合である。①慢性疼痛に陥り，神経症的傾向が強くなっている，②心理的ストレスにより痛みが誘発される，③心身症的傾向の強い疑診群，④うつ状態を合併している，⑤アルコール依存に陥っている，⑥再発，増悪を防ぐために，飲酒習慣，脂肪食嗜好を含めた生活習慣や強迫的な行動パターンを修正する必要がある。

本症の患者は強迫的性格傾向が強く，そのため性格に根ざした慢性的な心身の過労やストレス状態に陥りやすい。したがって，治療は内科的治療に加えて，ストレスの認知と緩和を考慮した生活指導が必要である。また，生活習慣とライフスタイルをより健康的な方向に修正していくためには，セルフケアを目ざした行動医学的アプローチが重視される。

慢性疼痛に陥っている場合の治療の要点は，①抗うつ薬，抗不安薬の投与，②自律訓練，バイオフィードバック法による痛みの緩和，③頑固な痛みには絶食療法，④ペインスコア表を用いてセルフケアの方向へ，⑤心因の関与の強い場合には，心理療法（精神分析，行動療法など）を行う。薬物依存やアルコール依存に陥っている場合も心理療法の適応になる。

G　過敏性腸症候群 irritable bowel syndrome（IBS）

1）病態

IBS は腸管の機能が亢進している病態で，腹痛や便通異常を伴う。下痢型，便秘型，交替型の 3 つの病型に分類される。疫学的な研究では，一般人の約 20％ が IBS 様の症状を有し（このうち，医療機関を受診するものは 20％），消化器科，胃腸科を受診する患者の 40〜70％ が，IBS 患者であるといわれる。自律神経失調症状や精神症状を伴いやすい。IBS の国際 working panel において，IBS は，痛みや便通異常の症状を引き起こす腸管に起因した functional gastrointestinal disorders であるとされた。IBS は symptom complex の疾患で，multifactorial な病因を有する heterogeneous disorder として，把握されるようになった。大腸運動異常，平滑筋の機能異常，心理社会的要因の 3 つの側面より研究が続けられている。

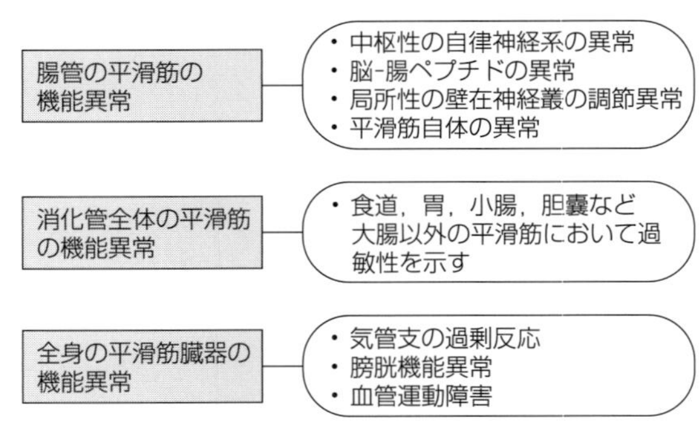

図 IV-8　IBS は全身の平滑筋の障害である [11)]

本症は，消化管以外の身体症状を伴う頻度が高く，本症の症状は，腸管平滑筋の機能異常だけでは説明できない。IBS では，食道運動，胃排出能，小腸運動，CCK 投与による胆囊運動などの機能の異常や，自律神経異常を伴う頻度が高い。IBS は図 IV-8 のように，単に腸管平滑筋の機能にとどまらず，消化管全体の平滑筋および全身の平滑筋臓器の機能異常（血管，膀胱，子宮，気管支）として把握すると，本症に伴う腸管以外の症状の説明も可能になる [11)]。

2）症状

主な症状は，腹痛を伴う下痢，あるいは便秘である。下痢と便秘が繰り返されることもある。便秘の場合，排便時には兎糞状の便が認められる。糞便中に粘液がみられることもある。また，先述したように，gas pain を伴うこともある。本症の診断基準と分類も Rome III で改変された。IBS の典型的な症状については，表 IV-8 を参照してほ

表 IV-8 過敏性腸症候群(IBS)の Rome III診断基準[12)]

■ 腹痛あるいは腹部不快感が
■ 最近3か月の中の1か月につき少なくとも3日以上を占め
■ 下記の2項目以上の特徴を示す
(1) 排便によって改善する
(2) 排便頻度の変化で始まる
(3) 便形状(外観)の変化で始まる
* 少なくとも診断の6か月以上前に症状が出現し，最近3か月間は基準を満たす必要がある。
**腹部不快感とは，腹痛とはいえない不愉快な感覚をさす。病態生理研究や臨床研究では，腹痛あるいは腹部不快感が1週間につき少なくとも2日以上を占める者が対象として望ましい。

表 IV-9 過敏性腹症候群(IBS)の分類(Rome III)[12)]

1. 便秘型 IBS(IBS-C)：
硬便または兎糞状便[a)]が便形状の 25% 以上，かつ，軟便または水様便[b)]が便形状の 25% 未満[c)]
2. 下痢型 IBS(IBS-D)：
軟便または水様便[b)]が便形状の 25% 以上，かつ，硬便または兎糞状便[a)]が便形状の 25% 未満[c)]
3. 混合型 IBS(IBS-M)：
硬便または兎糞状便[a)]が便形状の 25% 以上，かつ，軟便または水様便[b)]が便形状の 25% 以上[c)]
4. 分類不能型 IBS：
便形状の異常が不十分であって，IBS-C，IBS-D，IBS-M のいずれでもない[c)]

a) Bristol 便形状尺度1型2型
b) Bristol 便形状尺度6型7型
c) 止瀉薬，下剤を用いない時の糞便で評価する

しい[12)]。

3) 検査

一般的な検査とともに，必ず大腸内視鏡検査まで行っておく。症例によっては，小腸透視まで行う。潰瘍性大腸炎，クローン病がしばしば見逃される。

4) 診断

これまでは，器質的疾患が否定された腸管の機能的疾患が，IBS と定義されて混乱を招いていたため，Rome Ⅲ診断基準(2006)は，腹痛あるいは腹部不快感に伴う便通異常という以外に，表 IV-9 のように subtype 分類のための症状を追加した[12)]。しかし，治療に役立つような IBS の診断を行うには，腸管の機能異常の診断だけでなく，自律神経機能や心理面の積極的な診断(心身医学的診断)が不可欠となる。

5) 治療

症状のために行動が制限されたり，社会的不適応に陥っている患者も多い。治療の目標を，症状のコントロールと社会適応におく。病型に応じた薬物療法と，良好な医師患者関係を土台にした病態の説明や保証，生活指導によって 70% は症状がコントロールされる。残りの 30% が心療内科医による専門的な治療を必要とする。

薬物療法の基本は，症状(病型)に応じて抗コリン薬，腸管運動改善薬，下剤，収斂薬をうまく組み合わせて処方することにある。また，これらの処方に抗不安薬や抗うつ薬を併用するのがコツである。胃結腸反射の亢進による症状が強い場合には，オキセサゼイン(ストロカイン®)，ガス症状の強い場合はジメチルポリシロキサン(ガスコン®)，外出時の急激な症状に対してはリン酸コデインの頓用が有効である。薬物療法については表 IV-10 にまとめた。

IBS に対する placebo 効果は 20～80% と，さまざまであると報告されている。この数値は，IBS の診断や治療に，いかに医師患者関係が深く影響しているかを意味している。

H その他の消化器系心身症

その他，消化器系心身症として，潰瘍性大腸炎，慢性肝炎，開腹術後愁訴，発作性腹部膨満症，神経性腹部緊満症などがあげられる。潰瘍性大腸炎は，病因や病態がなお不明な疾患であるが，臨床的には，心理的ストレスが再発や増悪に関与している症例が認められる。本症は，心身症の病態を考えるうえでのキーポイントとされるアレキシサイミア(失感情症)という概念を，Sifneos ら(1973)が提唱するうえできっかけになった疾患の1つである[13)]。今後，免疫学的な面よりの心身相関の解明が待たれる。

表Ⅳ-10　薬物療法が特に有効なIBSの症状と薬剤

症状	薬剤
食後より起こる腹痛と下痢（胃大腸反射の亢進に基づく症状）	オキセサゼインの食前投与
ガス症状を伴う場合	ジメチルポリシロキサンの比較的大量投与
外出時などの急激な症状	リン酸コデインの頓用
頻回の下痢	ロペラミド
自己臭症を伴う場合	ブロムペリドール
自律神経失調症を伴う場合	自律神経調整薬
うつ状態を伴う場合	抗うつ薬
下痢の症状 腸以外の消化器症状を伴う場合	マレイン酸トリメブチン
睡眠中に起こる腹痛	クロルプロマジンの眠前投与

おわりに

代表的な消化器心身症について，心身医学的な病態や治療についてまとめた。このほか，軽症うつ病と消化管運動機能異常，慢性腹痛なども消化器の心身医学を語る場合には重要なテーマであるが，紙面の関係上，省略した。いずれにしろ，今後，消化器疾患の診断，治療，病態の解明には，ますます心身相関～身心相関の立場とbio-psycho-social modelよりのアプローチが必要とされるであろう。

＜引用文献＞

1）中井吉英：21世紀に向けての心身医学—各科における心身医学の現況と提言～内科・心療内科．心身医 39：213-219, 1999
2）Drossman DA：The functional gastrointestinal disorders and the Rome Ⅲ process. Gastroenterology 130：1377-1390, 2006
3）中井吉英：消化器における心身症．医と薬学 25：17-23, 1991
4）福永幹彦：NUD/Functional dyspepsiaにおける心理的側面．G I Research 6：43-48, 1998
5）福永幹彦，他：Functional Dyspepsia（FD）．小牧 元，久保千春，福土 審編：心身症 診断・治療ガイドライン2006，pp41-62，協和企画，東京，2006
6）村上典子，中井吉英，福永幹彦，他：消化性潰瘍の発症・再発因子の心身医学的研究—多変量解析を用いての検討．心身医 39：421-428, 1999
7）中井吉英，村上典子，福永幹彦，他：心身症診断基準の作成とその活用—胃・十二指腸潰瘍．日心療内誌 2：119-121, 1998
8）中井吉英：消化性潰瘍の治療—生活療法（心身医学的療法）．Practitioner 2：807-811, 1993
9）島田 章，中井吉英：胆道ジスキネジーの超音波学的検討—Caerulein法と卵黄法．超音波医 18：63-70, 1991
10）中井吉英，西田慎二，町田英世：慢性膵炎—疑診例とはなにか．臨消内科 13：1757-1764, 1998
11）中井吉英：過敏性腸症候群（IBS）．松尾 裕，玉熊正悦編：消化器疾患—state of arts I. 胃・腸（別冊医学のあゆみ），医歯薬出版，東京，1993
12）福土 審，他：過敏性腸症候群．小牧 元，久保千春，福土 審編：心身症 診断・治療ガイドライン2006，pp11-44，協和企画，東京，2006
13）尾川美弥子，中井吉英，橋爪 誠，他：潰瘍性大腸炎患者における心身医学的検討．心身医 33：309-314, 1993

＜参考文献＞

1）中川哲也，他：心身医学的見地からみた胃腸機能異常と疾病．新内科学体系 19（B）消化管疾患 VIb, p83，中山書店，東京，1983
2）川上 澄：過敏性腸症候群の疾病概念—その過去と現在．三好秋馬編：過敏性腸症候群の診断と治療，p11，医薬ジャーナル社，大阪，1989

3 呼吸器・アレルギー系の心身症

呼吸器・アレルギー系の心身症としては気管支喘息（以下喘息），アトピー性皮膚炎，cough variant asthma，vocal cord dysfunction，神経性咳嗽，過換気症候群などがある。本項では実際に診ることの多い喘息を取り上げて解説する。

1980年代後半より世界各国で喘息の治療ガイドラインが発表されてきた。日本に最も影響を与えたのは1992年にアメリカから出版された「喘息の診断と管理のための国際委員会報告」（ICR）という薄い小冊子であろう[1)]。この本の出現により，日本の喘息の治療が大きく変貌を遂げたと言っても過言ではない[(注1)]。同ガイドラインはこれまでの研究結果を踏まえ喘息とは「気道の慢性的炎症性障害」であるとし，次の6つのパートからなる喘息管理プログラムを提案した。

(1) 患者を教育して喘息管理の協力体制をつくりあげる。
(2) 肺機能の客観的測定によって喘息の重症度を評価しモニターする。
(3) 喘息のトリガーを回避し，コントロールする。
(4) 長期的管理のため薬物療法を計画する。
(5) 増悪管理の計画を立てる。
(6) 定期的に経過を観察する。

このガイドラインは，①喘息を「慢性炎症」と定義することにより，日本では普及が不十分だった吸入ステロイドの有用性を明らかにし，普及させたこと，②客観的な肺機能の指標（ピークフロー）を使用することの重要性を強調し，ピークフローメータを普及させたことなどで，同書による貢献は大きいものがある。この後多くのガイドラインが発表されたが[2〜4)]，基本的な治療指針には大きな相違はないといってよいだろう。

さて，多くのガイドラインが患者と協力して治療を行うことを述べている。例えばICRのプログラム1「患者を教育して喘息管理の協力体制をつくりあげる」の項では次のように断定している。「情報を与えることは知識や満足感を増大させるが，それ自体は行動様式の変化や罹患率の低下には結びつかない。・・・行動を好ましいものに変容させ続けるには，社会的支援や心理的支援も必要になることがある」。

同書のさし示す「行動」とはピークフローメータを用い，適宜医師の指導に従い喘息発作の管理を行うというものが主なものであろう。しかし，よくよく考えてみれば医師の指導を守るためには患者-医師の安定した信頼関係がなければできないことだし，その信頼関係には患者の今までの対人関係のパターンが必然的に現れる。通常の治療に反応しない患者群には，この信頼関係が築けないために，医師の指導が守れず容易に悪化してしまう者が多いのである。このような一点をみただけでもガイドラインに沿って治療を推し進めるには心身医学的な素養が必要であることがわかる[5)]。いかなる治療を行う場合でも各治療ガイドラインを機械的に推し進めるのではなく，患者個人個人の背景に配慮しながら治療をすすめるのがよいことはいうまでもない。そのためのアートの1つとして心身医学的アプローチがあり，それを利用していただければとささやかな望みを持っているのである。

注1：同ガイドラインに準じて，日本でも1993年に「アレルギー疾患治療ガイドライン」が日本アレルギー学会より発行され[2)]，より日本の実情にあわせた内容となっている。その後ガイドラインは数度改定され，現在は日本アレルギー学会喘息ガイドライン専門部会作成の「喘息予防・管理のガイドライン2006」が発行されている。このほか心身症としての喘息のガイドラインとして，小牧　元，久保千春，福土　審編集の「心身症診断・治療ガイドライン2006」も発行されている。

A 心身医学的治療の歴史

そもそも喘息に対する心身医学的治療はこれまでの諸家による臨床報告・研究の歴史的遺産を引き継ぎ発展してきたものであることを指摘しておきたい。詳しく述べるのは本項の目的ではないので簡単に述べる。古くはDekker[6]や有名なAlexanderらの臨床報告[7]から，モルモットを使用したアレルギー反応[8]や，さまざまな臨床治療例[9]や喘息患者の性格分析[10]，うつ病と喘息の関係[11]など枚挙にいとまがない。現在も，心身医学に関係した論文が毎年発表されている。近年の研究の流れは図Ⅳ-9にしめすような関係になっていると思われる。この中で代表的な論文をあげると，自律神経系や精神神経免疫学psychoneuroimmunologyに関しては，Millerや永田らの実験報告[12, 13]がある。また，最近ストレスとアレルギーの包括的な仮説が提出されたので，簡単に紹介したい。一般にストレスでもたらされるレベルのグルココルチコイドやカテコラミンは一元的に免疫系を抑制するのではないことが明らかになってきている。Elenkov[14]，Chrousosら[15]はさまざまな研究結果から，ストレス曝露時には生体において細胞性免疫は抑制され，液性免疫は亢進するとの仮説を立てた。さらにストレス曝露時には，末梢神経から分泌されたCRHは肥満細胞を刺激してヒスタミンを遊離させる。遊離されたヒスタミンはH_1 receptorをとおして急性炎症を引き起こし，かつヒスタミンはH_2 receptorをとおしてTh1の抑制とTh2へのシフトに関係するとしている。彼らはこのような包括的な仮説を提出しているので，今後も注目したい。ストレスと喘息発作の関係を詳細に研究した疫学的報告も出た。Sandbergら[16]は中等症および重症の喘息児90人の喘息発作の状態（喘息日誌のピークフローメータ値）とストレス状況を前向きに研究した。その結果，深刻なでき事があると，その2～4週以内に発作が出現し，深刻なでき事に慢性的なストレスが加わると2週以内に発作が出現すると報告した。家族との関係の論文ではGustafssonらの研究[17]，self managementではPerrinやSmythらの治療[18, 19]，health-related QOLではJuniperらの研究[20]などがあげられよう。このほか，今後の喘息における心身医学の研究方向を示したレビューとしてWrightらの報告[21]がある。さて，わが国においては吾郷（元国立精神・神経センター国府台病院院長）が体系的にまとめた喘息に対する段階的心身医学的治療[22]がある。これには心身医学的治療の基本が余すところなく述べられている。これについては後程述べることとし最初に心身医学の基本的な考え方を示す。

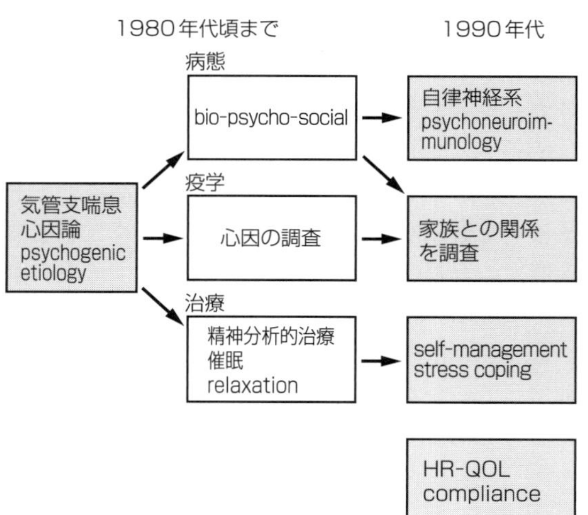

図Ⅳ-9 心身症としての気管支喘息研究の流れ

B 病態生理―喘息の発症と経過に関する閾値論的仮説

一般的な喘息の病態生理は一般成書に詳しいのでそちらを参照いただきたい。本項では心身医学的観点より喘息をみた場合の病態生理を解説する。

当科では今までに積み重ねてきた臨床経験に基づき図Ⅳ-10のような仮説をたて[23]，この視点にたち患者の治療を進めている。すなわち，喘息患者はその体質にアトピー性素因および気道過敏性（先天的，時に後天的）を有しており，それらを基盤として喘息が発症すると思われる。しかし，一卵性双生児の研究[24]からも示唆されるように喘息はこれらの素因のみで発症するのではなく，さまざまな後天的な諸要因が関与する。すなわち図Ⅳ-2にみられるように長期に及ぶ心身両面のストレス状態（準備状態）が持続するように

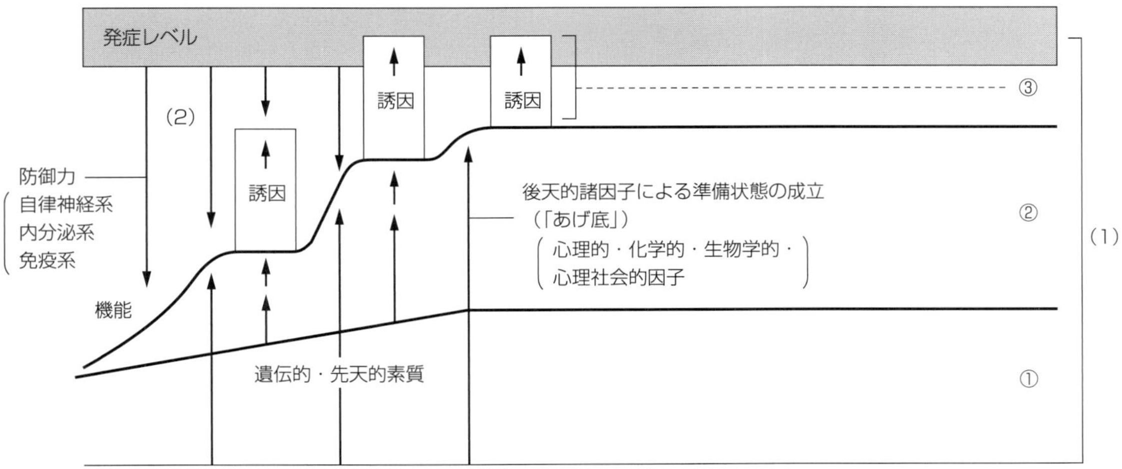

(1) 発症力 ①遺伝的・先天的因子(素質), ②後天的準備因子, ③誘発因子
(2) 防御力(抵抗力), 治癒力

図 IV-10 アレルギー性疾患発症過程に対する心身医学的な考え方[23)]

なると発症レベルに近づく。このような持続した「あげ底」状態に上乗せする形で感冒などの誘発因子が加わり，結果的に喘息が発症するものと考えるのである。一旦発症した喘息はなかなか元に戻りにくい（持続因子または増悪因子のため）のは事実であるが，この仮説は前述したストレス状態を解決できれば喘息を寛解にもっていける（発症レベル以下になる）という考え方を内包している。したがって心療内科での治療方針は患者の「心身相関の気づき」を促し，そのストレス状態の解決できる道を患者とともに探していくという方針をとる。

C 心身相関について

一口に心身相関といっても，実際にこれを把握するのは困難である。つまり「こころ」という曖昧なものと喘息発作という身体症状を結びつけるのはわかりにくいのだが，今までの臨床経験から次のような (1)，(2) の図式を仮定している。

(1) 情動→発作
　a. 直接型
　b. 蓄積型
(2) 情動→行動様式→発作

(1) a は，例えば外出中に携帯用の吸入薬を忘れていたことにふと気づいて不安になり発作が誘発される，あるいは喧嘩して怒りがおさまらない時に発作になる場合などである。すなわち不安，怒りなどその時に急に湧き起こった情動が直接に発作とかかわる場合である。(1) b は不安，イライラ感などの感情あるいはうつ状態が相当期間持続しているうちに発作が頻発してくる場合である。a，b 両者とも患者自身が情動と発作の関係を意識しやすい。しかしこの心身相関を理解したとしても，その時の対処方法を身につけていなければ同じことを繰り返す[(注 2)]。

(2) の場合はもう少しわかりにくくなる。例えば表面上は社会的に適応しているようにみえるが，本人としては環境に適応するため過剰な適応

注 2：この (1) a，b の場合を「心因性喘息」と呼ぶことがある。心療内科はこのタイプの喘息のみを扱うような一般的な誤解があるが，全くの誤りであることを一言述べておきたい。心療内科の治療は，一般の喘息患者に対して，通常の治療のほかに心理社会的背景に配慮した治療を組み込んでいるのが特徴である。
また，喘息の発作の原因は諸要因の積み重ねであり，あれこれの単一の原因から発作になるのではないと思われる。例えば体調の悪い時は少しの冷気を吸っただけでも発作になるが，体調がよければ少々なことでも発作にならない。同じように体調が悪い時にはささいな心理的なストレスでも発作になるが，体調がよい時は同様な心理的ストレスでも発作にならない。このような臨床的な事実より，喘息発作を考える時は，単純にこれが喘息の原因だと決めつけず多面的に考察する必要があると思われる。

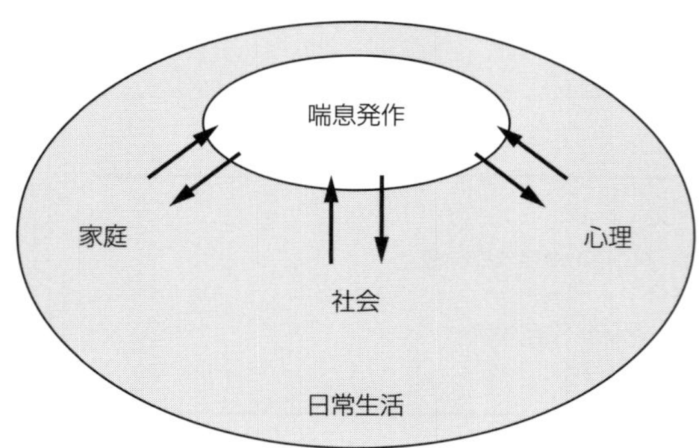

図Ⅳ-11 喘息発作と日常生活

努力を払い続けて，心身ともに疲労している場合である。この背景には見捨てられ不安や，すべての人から好かれたいなどの情動が隠れていることがある。この場合は患者本人も心身相関に気づきにくいし，治療者側もその病歴，生活歴，生育歴を丹念に検討しないと把握しにくい（心理テストでも大きな偏位は示さない，いわゆる性格心身症といわれるタイプである）。いずれにしても単に「いつ頃発作があって，どのような治療を受けたか」などの一般的な病歴の取り方ではこのような心身相関はみえてこない。

一方，発作のために二次的に生じる問題も重要である。発作を患者自身の立場になって考えてみると，図Ⅳ-11のように発作は日常生活の中で起こっているので，当然日常生活のさまざまな面に影響を及ぼすと推定できる。下記に当科の臨床経験から抽出できた主な日常生活への影響点をあげる。

(3) 二次的な影響

a. 心理面

発作→乗り越えるべき課題を回避→依存性が高まる，自立が遅れる

例えば，幼少時から発作があるため，友だちとの遊びも制限されたり，運動会なども参加できなかった場合である。同級生との接触が乏しくなり，心理的に独立していく機会を失い，いつまでも親の支配下にいることがある。この場合将来社会生活を送る時に困難さが出現する[25)]。

b. 家庭生活

発作→家庭問題が深刻化する→患者が家族間ストレスの犠牲になる

喘息発作は皆が寝ている明け方に起こったり，治療費もかかるので家族にとっては心理的，物理的あるいは経済的負担がかかる。そのため，家族がお互い協力しないと，喘息の対処ができにくい。この時家族の一方が治療に無関心でいると，家族間の心理的溝が深まり，実際の喘息発作の対処が困難になる。ひどい場合は発作の時に放置されるなどである[25)]。

c. 社会生活

発作→学業，勤務に支障が起きる→その環境に適応しにくくなる→非発作時の無理な行動を誘発

重篤な発作が起きると，どうしても仕事を休むことになる。発作が軽快して職場復帰した時，今までの遅れた分を取り戻そうとして，必要以上に頑張ったり，少々の発作があっても，遠慮して治療に行かなかったりして，対処が遅れてしまう。その結果大きな発作を引き起こし，再び休まざるを得ないという状況を生み出す。

これら二次的に引き起こされた問題がさらに患者のストレス状態を引き起こし，発作を誘発するといった悪循環を形成するのである。したがって発作によって引き起こされる二次的問題も深刻であり患者のQOLを向上させるためには，二次的に生じた問題も取りあげ患者とともに解決していかなければならない[(注3)]。

D 症状および検査

基本的な症状，検査については一般成書[23, 26)]を参照されたい。さて周知のとおり，喘息の症状は典型的には喘鳴を伴う発作性の呼吸困難であるが，発作が軽度の時には夜間から明け方にかけてのみ同症状があり，昼間の診察時には全く無症状ということがあり得る。医療スタッフにおいてさえも「症状が何もないから問題はない」と誤解しやすいので注意が必要である。実はこの誤解は一般の人が喘息患者に持つ誤解に類似している。喘息は基本的には発作性の疾患であるので，無症状

注3：ここに述べた心身相関は説明を簡略にするために，簡単な図式に表現した。現実的にはこのような単純な因果論で説明できるものではなく，図Ⅳ-12のように各因子が複雑に絡み合い，お互いに影響を及ぼしあっていると思われる。

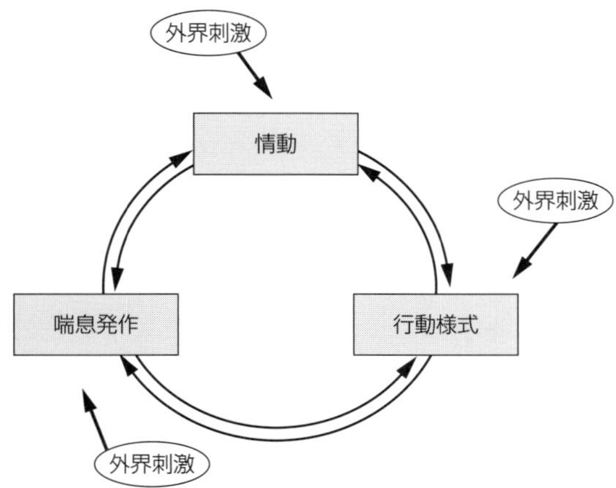

図 IV-12 発作と情動および行動様式の関係

の時間帯があり，他人から見ると元気なくせになまけている，病気ではないなどの誤解を受けやすい。喘息患者は多かれ少なかれこのような一般社会からのストレスを受けているといっても過言ではない。したがって，診察時に喘鳴がないから喘息ではない，あるいは軽度の喘鳴のみであるから，あなたの症状はたいしたことないなどの言動は不信感をうみだす原因になるので気をつけたい。

検査については通常の呼吸器・アレルギーの諸検査を施行する。特に肺機能測定は必須である。これに加え心療内科では患者の心理面接時の参考資料として CMI，MMPI，SDS，STAI などの心理テストを行っている。また最近では，心身医学の専門医以外の医師でも使用できる背景因子調査表が開発されており，均一で高いレベルの心理社会的背景の情報を把握できるようにしている[27]。その他喘息患者の QOL をみる AQLQ[20, 28] がある。

E　心身医学的診断の実際

喘息患者が受診してきた場合の心身医学的診断は図 IV-13 の流れに沿って行っている[13]。単に身体症状や薬物療法について情報をとるのではなく当初より心理・社会的背景までを考慮に入れた問診をとることを特徴としている[注4]。

発作がある場合とない場合に分けて述べる。

1. 発作がある場合

発作の治療をまず優先し，迅速に処置する。現在服用している薬物の種類や禁忌の薬がないかなど手短に聞き出し，聴診所見，起坐呼吸の有無，ピークフローメータなどで発作状態を的確に判断し β 刺激剤の吸入や点滴治療などを開始する。必要ならば胸写をとったり，末血白血球数，CRP，テオフィリン血中濃度を測定し参考にする。発作が重篤で長引いている場合は気道感染および心不全の合併などにも注意を払う。なぜこのようなわかり切ったことを書くかというと，心身症の患者の場合，身体所見をていねいにとること自体が，今まで身体をおろそかにしてきた，あるいはおろそかに取り扱われてきたであろう心身症の人たちへの大切なアプローチとなるからである[29]。一方では身体から送られてくるメッセージ（症状）を丹念に聴くという姿勢を保ちながら，他方では患者に身体を大切にして欲しいというメッセージを送るつもりで診察するように心がける。

またいうまでもないことだが，身体面をきちんとケアするということがその後の良好な治療関係を得る基盤になる。

2. 発作がない場合

基本となる現病歴を聴取し，身体所見をとった後に，心理社会的背景の聴取を考慮する。通常の内科的治療に慣れている患者は，いきなり心理・

注 4：もちろん，このように心理・社会的背景に触れられることに抵抗を示す患者もいるので，状況に応じて適宜変更していく。気をつけなければならないのは「わざと喘息をだしている」とか，「甘えているから喘息発作になる」とか，「喘息発作はすべて精神的なものだ」と家族より非難されてきた患者の場合である。家族の者が自己を防衛（自分たちに責任はない，患者に責任があると主張）するためにこのような「精神論」を利用することがある。このような経緯を持つ患者は治療者が心理・社会的な面に触れようとすると，自分が非難されているように感じて，口を閉ざしてしまうことがある。この時，われわれは喘息を心身両面から診ており，価値判断の入った「精神論」で喘息を診ているのではないことをよく説明し，患者の抵抗を取り除くようにしている。心身医学的治療を実践する際に，一方では「心理的なもの」を持ち出すことがいかに患者を傷つけるかということを十分理解していなければならない。

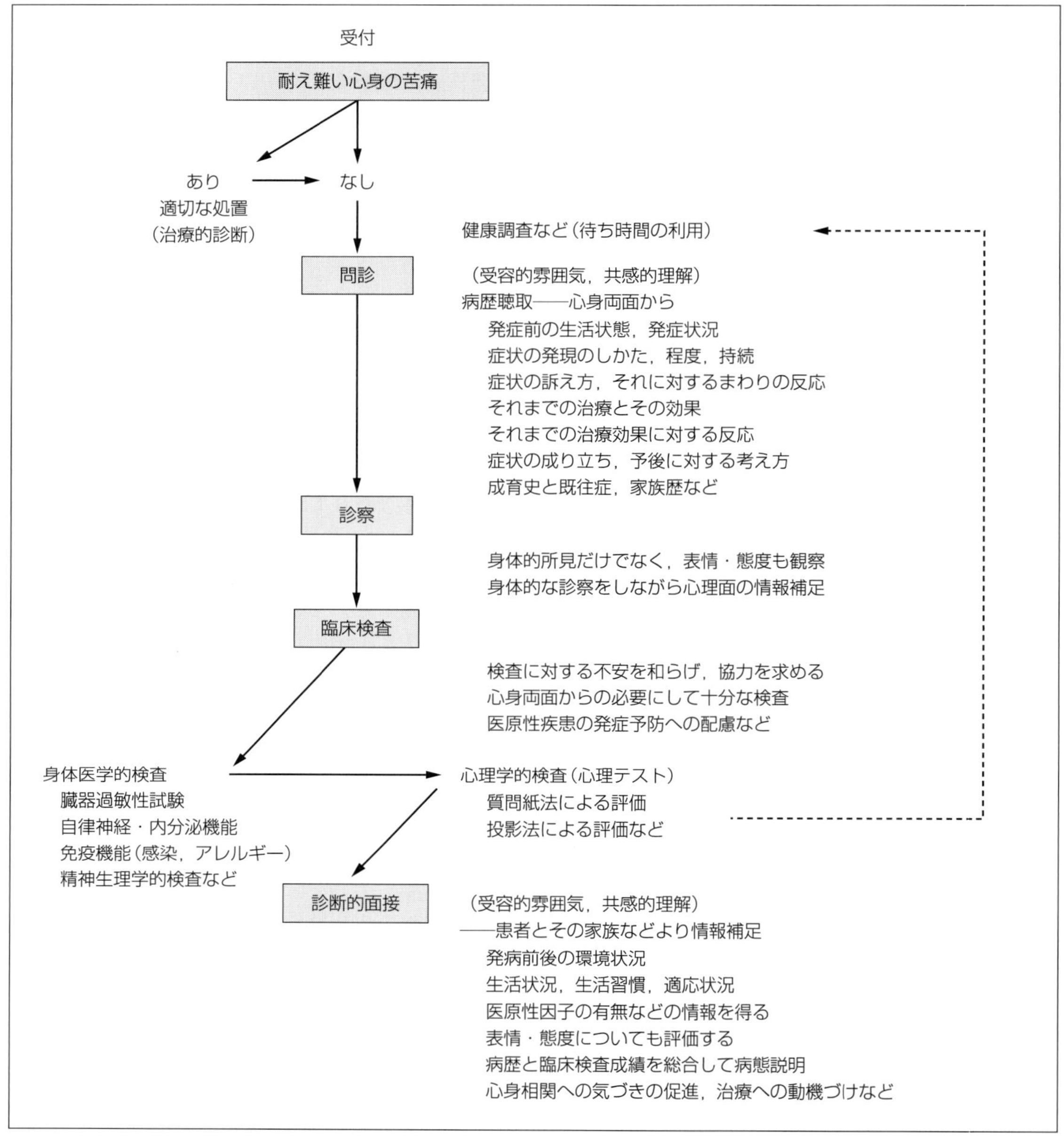

図 IV-13 心身医学的な診断の進め方

社会的な背景を聴かれると戸惑うことがある。心理・社会的因子が漠然と関与していると患者自身が感じていても,実際にいろいろ背景を聴かれることは決して楽しいことではない。時にはむしろ辛いこと,思い出したくないこともあると思われる。また,日本のガイドライン[4]の心身医学の項に述べられているように,難治化しやすい患者は「ストレスをストレスとして認知せず,何も問題がなかったかのように振る舞い,ストレスに対して適切に対処していない」ので患者自身が心身相関を自覚していないこともある。以上のことから,心理社会的背景を聴く問診は容易でないことが理解されるであろう。表 IV-11 に吾郷,永田らの資料を参考に心理的因子の検討を行ったほうがよい症例の特徴をまとめた[30〜32]。これらの特徴を有した症例に対しては,心理社会的因子について詳しく病歴を取りたいが,多忙な外来ですべて聴きだすのは不可能であるし,前述したように

表 IV-11 心理的因子の検討が必要な患者の特徴

1. 発症前後：
   (1) 発症前，家族の死別に際して，心身ともに疲労が蓄積していた場合。
   (2) 発症が，就職，結婚，出産，転勤，地位の変化など，人生の節目の前後である場合。
   (3) 発症が人間関係などでトラブルがあったり，生活環境などの変化後である場合。
   (4) 発症後，喘息発作のため QOL が高度に障害されている場合。
2. 喘息発作のタイプ：
   (1) 特定の状況（試験や行事の前，ある決まった曜日など）で喘息発作が出現するようにみえる場合（条件づけ）。
   (2) 両親，配偶者などの対人関係で発作が起こるようにみえる場合（注意深くみないとわからない）。
   (3) 重症発作を繰り返す場合。
3. どのようなタイプの人に多いか：
   (1) 他人に気がねして，発作が少々あっても動いてしまう。
   (2) 一旦発作が軽快するとすぐに動き回る。
   (3) 自己主張ができなく，ただ我慢する傾向を持つ。
   (4) 適度のストレス発散ができにくい。あるいはくつろげる時間を持てない。
   (5) つねに緊張が高い。
4. 実際の治療の経過の中で：
   (1) 発症直後より通年性あるいは重症慢性化している。
   (2) 通常の治療である程度は軽快するが，期待されるだけの効果が上がらない場合。
   (3) 退院させるとすぐに再発し，入退院を繰り返しているような場合。
   (4) コンプライアンスの悪い場合。
   (5) なかなか退院しようとしない場合。逆にすぐに退院しようとする場合[2]。
   (6) 小児期の喘息発症だが，思春期になり増悪傾向が認められる場合。

表 IV-12 問診のポイント（主に外来診療時）

(1) 発作の時，具体的にどのような行動をしているか
　発作を抑える具体的な行動にすぐに移れるか。
　もし移れないのなら，それはどうしてか。
　少々発作があっても他人に気がねしたり，面倒をかけないように発作を我慢してしまう行動はないか。
　発作がありながらも，動き回るような傾向はないか。

(2) 発作の時，家族はどのような態度，行動を示しているか
　家族は不機嫌そうな顔をしないか。
　発作を抑えるための患者の行動に協力してくれるのか。それとも何もしようとしないのか。
　それらを患者はどう感じているのか。

(3) 発作がない時の患者の行動は
　職場で遅れを取り戻そうとして無理していないか。
　家族に気がねして家事を頑張り過ぎていないか。
　発作で迷惑をかけているので家族に言いたいことも言えない状況はないか。
　患者自身が完全主義的な傾向があり，そのために疲れてはいないか。

聴かれること自体抵抗のある患者もいる。表 IV-12 に時間が限られている外来での簡便な問診のポイントを示す。これは患者の具体的な行動様式や二次的に出現している問題に焦点をあてた問診であり，聴くほうも聴かれるほうにもあまり抵抗がない質問と思われる。これを糸口としてとして，次の段階で患者の対人関係のパターンや家族関係などさらに踏み込んだ内容を付け足して聴いていけばよいだろう。

さて，入院においては少し時間をとって，以下のようにじっくりと聴いていく。まず，前述した発症の仮説モデルを用いて，喘息の発症メカニズムを説明し，患者が十分納得した後に診断的面接にはいるのがよい。あるいは良好な治療関係が築かれた時点で徐々に聴いていく。治療者はこの診断過程のやりとりで治療的な信頼関係が発展していくように心がけなければならない。そのためには面接のなかで治療者の価値判断を患者に押しつけたり，患者や家族の今までの生き方を一方的に批判したりするのではなく，患者および家族の苦痛をじっくりと聴き，一緒に考えていこうとする率直な態度が必要になる。なお，思春期喘息に関しては後述することとし，まず一般的な成人発症の喘息患者の診断的面接について述べる。

1）発症前後の頃

a. 生活環境

具体的な生活環境を聴く。騒音，排気ガス，大気汚染などはどうであったか。日当り，風通し，湿気，カビ類の有無，畳やじゅうたんの有無，寝具の種類などの住居内環境はどうであったか。暖房・冷房の使用状況はどうか。ダニ予防の対策はしていたか。ペットの有無（室内か室外か）。引っ越しや住居の建築など生活環境に何か変化はあったか。その変化にまつわる心理的状況はどうか（例えば引っ越しうつ病の有無など）。近所の付き合いは自分の支えになっていたのか，あるいはむ

しろストレスになっていたのか。

このような環境因子をきちんと聴くことが自分の喘息を総合的に診てくれているという安心感にもつながるし，治療者のほうも患者の環境をイメージしやすくなる。

b. 職場

具体的な勤務時間，仕事内容，経済的余裕，心理的余裕はどうであったか。仕事上のトラブルはなかったか。転勤，出向などの変化がなかったか。人間関係はうまくいっていたか。どのような気持ちで仕事をしていたのか。仕事を断わり切れず次々と引き受けてはいなかったか。ストレスが蓄積した時の対処方法は持っていたか。相談相手はいたか。

この中では特に過剰適応的な行動がみられなかったかを聴き，その時の心理状態とストレスの対処方法を聴いていく。

c. 家庭

家族構成員の変化の有無はどうか。家族の病気，死亡はなかったか。特にその際の付き添いや後の処理で心身ともに疲労していなかったか。肉親の死去などでうつ状態になっていなかったかなどに注意して聴く。結婚問題や離婚問題などの人生上の大きな変化がなかったか。両親や配偶者との関係で持続した不和状態はなかったか。親子間での対立あるいは心配ごとはなかったか。いわゆる「嫁・姑」の長年にわたる緊張関係がなかったか，また夫の態度はどうであったか。家でくつろげる時間はあったかなどの情報をチェックする。その時どのように感じて，どのような対処行動をしたか，相談する人はいたかに注意しながら聴いていく。

ただし，以上の情報は重要ではあるが，いわゆるプライベートな話題であるので治療関係が少し安定したところで聴いたほうがよい。また患者が話したくないところは話さなくてよいなどの保証を与えることも大事である。心療内科的アプローチの大切な点の1つはいかに多くの心理・社会的背景の情報をとるかではなく，いかに治療関係を適切にとるかにあるからである。

2）喘息状態の経過

発症当時の発作状況を聴くのは当然であるが，どのような説明を受け，どのような疾患と思ったかについても，本人の考え方を知るうえで質問しておく。その後の経過で，発作を誘発していると思っている主たる因子は何かを聴いておく（風邪，季節，天気，ほこり等，疲れ，心理的ストレス，運動，食事，その他）。参考までに喘息発作で来院した患者に発作誘発因子のアンケートを施行した結果を図Ⅳ-14に示す。発作の誘発因子としては心理的要因も大きいことがわかる。

また発作が出現する前の心理的状態や行動はどうか。あるいは，発作が起こる度に具体的にどのような対処行動をしたのか（発作の程度に応じてどう対処したのか，吸入器の使用状況や病院を受診する時の方法など）についても聴く。

家族の対応を尋ねることは非常に重要である。発作時および非発作時の家族各人の具体的行動について聴いていく。まず，発作時に家族は適切に迅速に行動してくれるのか，それとも不機嫌そうにいやいやながら行動するのか，あるいはいつもよりかえって優しく接してくるのか。次に発作がない時の家族各人の患者本人に対する具体的な態

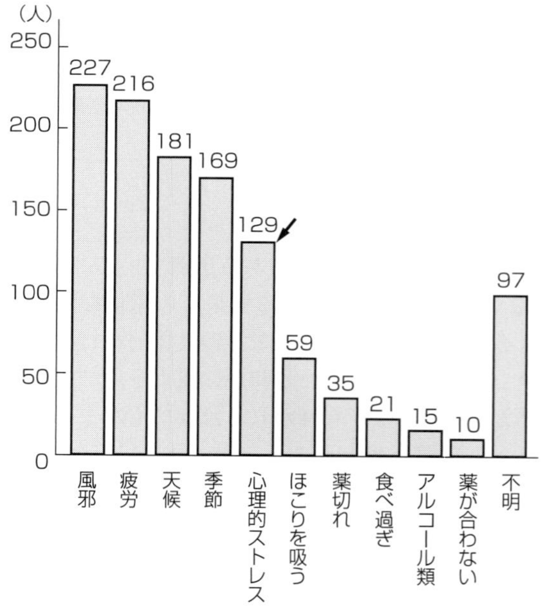

図Ⅳ-14　喘息発作の誘因（国療南福岡病院内科外来）

1993年6月1日～7月22日の期間での調査。発作で来院した喘息患者に，発作の誘因を質問紙にて回答してもらっ

度はどうであるか。発作がない時，家族は患者に対し無関心であるか，それともかえって過干渉ぎみであるかなどが大切なポイントになる。

仕事を持っている患者については，発作時の職場の周囲の人の反応，雰囲気，患者の発作時の対応などについて聴いていくのみならず，必ず非発作時の患者の仕事ぶり（仕事に戻った時に，遅れを取り戻そうとして頑張りすぎていないかなど）についても聴く。すなわち発作時だけでなく非発作時の本人の気持ち，および家族や周囲の人の対応，行動も大事であるので忘れないよう聞く。

3）幼小児期の親子関係

治療計画をたてるうえでも，また今後の経過を予測するうえでも幼小児期の親子関係を聴いておくことは大事である。幼小児期の親子関係にあまり問題がなくパーソナリテイの発達的な障害も明らかでない場合は治療もスムーズにいく場合が多い。しかし表面的には適応的にみえても幼小児期の親子関係が不安定で両親との情緒的交流が乏しい症例では，治療的な信頼関係を築くのに時間がかかるし，しばしば治療が困難なものになる。具体的には幼小児期では，①手のかからない，聞き分けのよい子であったか，②甘えることは少なかったか，③反抗期があったかなどに注意しながら聴いていく。

F　心身医学的治療の実際

外来での簡易型の心身医学的治療と入院後のじっくりと時間をかけて行う治療に分けて記述した。なお，薬物療法，肺機能の客観的評価（ピークフローメータの使用）などは原則的には日本アレルギー学会喘息ガイドライン専門部会監修の「喘息予防・管理ガイドライン 2006」[4] に準じて行う[注5]。

注5：時に誤解を受ける時があるが，心療内科での薬物療法は一般内科と基本的に同じでありガイドラインに沿ったものであることを断わっておきたい。

1．外来治療

外来では時間がとれないので，表Ⅳ-13に示すようなことを注意しながら患者を指導する。一気に指導しようとするのではなく，長い経過の中で，これらのことを適宜話し合っていく。

2．入院治療

基本的には吾郷の段階的治療に沿って進めていく（図Ⅳ-15）。なぜこのような段階的な方法を採用しなければならないのかを簡単に説明したい。喘息患者は，神経症やうつ病などの患者と違い自分の症状に心理社会的な因子が関与しているということを通常あまり自覚していない。したがって当初より心理社会的な因子を扱うと，患者はとまどい，あるいは反発して治療関係がとれなくなり治療は失敗に終わる。このような理由のため，患者の心身の状態が落ち着くのを待って，かつ治療関係が十分とれた後にようやく心身相関について患者とともに考えていくという段階を踏むのである。狭義の心身症治療の場合，このような手続きを省くと心理社会的背景を扱うことが困難になる。

表Ⅳ-13　喘息患者に対する心身医学的指導（主に外来治療）

(1) 喘息発作が起こり始めたら，我慢しないで早めに適切な治療をすること
　「喘息発作を我慢することに頑張る」のをやめる。発作の前の状況をよくつかむ。そして発作が起こらないように工夫する。そこを頑張る。

(2) 喘息発作が治まっても，すぐに，発作による穴埋めをしようとしないこと
　発作で休んだ後，穴埋めしようとして頑張る人が多い。しかし，1度発作が起きると，気道の過敏性が高まっており，再び発作が起こりやすい状態にある。このような時に無理するとまた発作が起こってしまう。このことを周囲の人にもわかってもらう。

(3) 日常生活を見直し，無理のないように修正する
　ストレスが蓄積してしまうような無理な生活をしていないかを一緒に見直す。自律訓練法，腹式呼吸法などの習得を援助。

以上，患者1人では解決困難な時は，必要なら医療側も家族，周囲の人を説得，指導する。

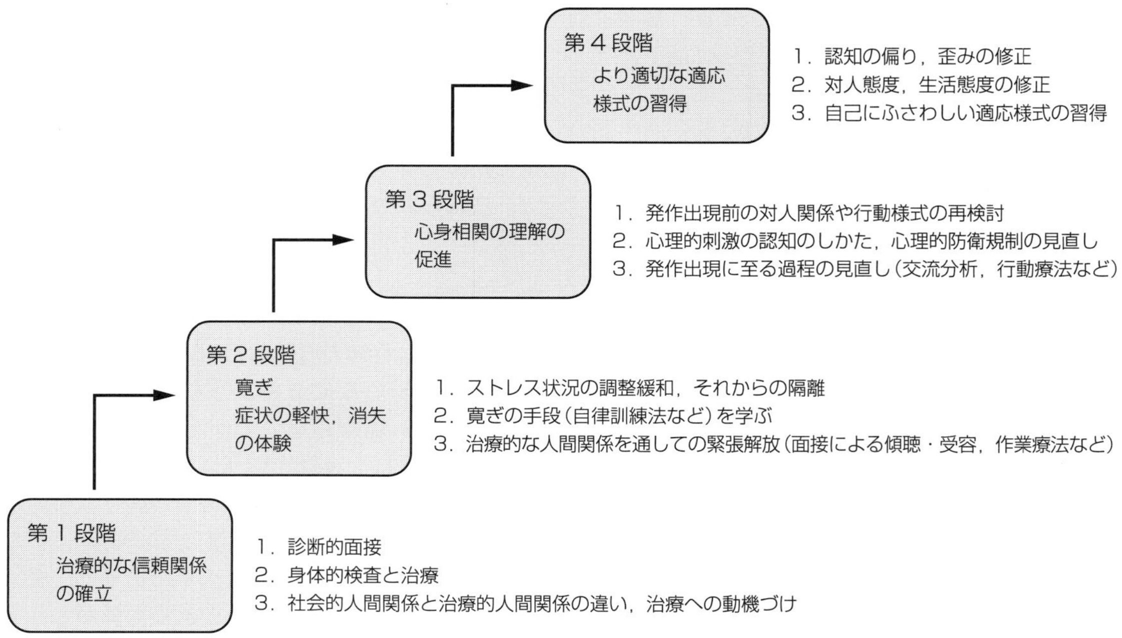
第 4 段階
より適切な適応
様式の習得
1. 認知の偏り，歪みの修正
2. 対人態度，生活態度の修正
3. 自己にふさわしい適応様式の習得
第 3 段階
心身相関の理解の
促進
1. 発作出現前の対人関係や行動様式の再検討
2. 心理的刺激の認知のしかた，心理的防衛規制の見直し
3. 発作出現に至る過程の見直し（交流分析，行動療法など）
第 2 段階
寛ぎ
症状の軽快，消失
の体験
1. ストレス状況の調整緩和，それからの隔離
2. 寛ぎの手段（自律訓練法など）を学ぶ
3. 治療的な人間関係を通しての緊張解放（面接による傾聴・受容，作業療法など）
第 1 段階
治療的な信頼関係
の確立
1. 診断的面接
2. 身体的検査と治療
3. 社会的人間関係と治療的人間関係の違い，治療への動機づけ

図 Ⅳ-15　気管支喘息に対する心身医学的治療の過程（吾郷原図一部改変）

1）第 1 段階：治療的な信頼関係の確立，治療への動機づけの段階

まず治療的な信頼関係を確立しなければならないのは他の疾患と同様である。この際大事なのは心身医学的な治療関係は一般社会の人間関係とは異なり，患者が話した内容（例えば，いわゆる一般的常識から問題があるとされるような内容）によってその患者の人間的な価値判断をしたり，治療に手心を加えたり，治療を変えたりするようなものではないことを理解してもらう。このことを理解してくれれば患者も喘息の治療のために自分自身のことを進んで話してくれるものである。このような面接でのやりとりの中で心身両面からの治療の必要性に気づかせるのである。

さて一方では患者に喘息発作があるため，発作時の処置をとおして治療関係がとりやすい面がある。したがって，発作時の適切で迅速かつていねいな処置は不可欠のものである。しかし他方では患者側からみると発作時にお世話になった，あるいはこれからも発作時にお世話になるだろうという意識があり，主治医に何か言いたいことがあっても自分を抑えて自己主張を我慢する傾向がでてくる。このことを配慮しないと治療がひとりよがりになる危険性があるので注意したい。

2）第 2 段階：ストレス状態からの解放・安定と症状消失の体験

それまで関係がないと思い込んでいた心理・社会的因子に配慮することにより喘息発作が軽減・消失することを実感してもらい，心身医学的治療のモチベーションを高める。良好な医師-患者関係のもとで，それまで言いたくても言えなかった他者に対する陰性感情を発散したり，自律訓練法でリラクセーションを実際に体験することが大切である。したがってこの時期は，これまでの経過を十分に受容と共感を持って聴く時期であり，また自律訓練法なども習得してもらう。加えて環境調整などの準備を整えていく。

3）第 3 段階：心身相関の理解の促進

各患者の喘息発作の起こり方を心身両面から見直す。この中で対人関係での問題や日常生活のしかたなどの心理・社会的因子が気管支喘息の発作の誘因や持続因子になり得ることを理解してもらう。具体的には発作前の心身両面にわたるでき事を面接で詳細に拾いあげることにより治療の手がかりを見つけていく。当初は半信半疑である患者も，詳しく発作前後のでき事を取り上げるうちに心身相関に気づいてくるのである。重要なのはあるでき事があったかどうかではなく，そのでき事をどのような気持ちで受け止めたか，そしてどのような対処行動をしたのかである。そしてその際に生起する感情と繰り返される行動パターンをていねいに取り上げ，それと発作との関係を丹念に見つけていくのである。その心身相関の気づきを患者とともに積み上げていくことが即ち治療となる。この第3段階で多くみられるパターンをいくつかあげる。

a. 自己主張について

臨床的には自己主張ができにくい症例が多い。これは病前からあるのか，それとも発症後からのものなのかは不明であるが，自己を主張して当然自己を守るべき場合にも，自分の事情・要求を伝えることなく相手の言いなりになってしまう，あるいは相手に誤解を与えたままになってしまう。しかもその際に生じるストレスを上手に処理しているわけではなく，「自分はこんなに我慢して頑張っているのに，どうして自分のことをわかってくれないのか」という不満が蓄積していくことが多い。すなわち表面的には適応的に振る舞っても，内面的には一面的，否定的でありストレスを蓄積させてしまうのである。このような繰り返されている行動パターン（過剰適応的行動パターン）を面接時に患者とともに考えていく[注6]。

そしてその行動パターンを行動療法的に変容させれば，それはそれでいいが，行動の根底にさまざまな情動が渦巻いていることが予想され，その行動がなかなか変化しない場合はその情動，例えば幼児期からの親子関係にまつわる情動体験（多くは分離不安）を扱うことが必要になる。その場合幼小児期のことを無理に聴き出していくのではなく，本人の了解を得てから聴き出していく。このような繰り返される行動パターンと情動に患者自身が気づき，それを治療者に話せることが，行動を変容させるきっかけになり得る。気をつけなければいけないのは治療者自身が無意識のうちに患者に対し分離不安を誘導するような行動や言動を使いながら治療する時である。具体的には，面接を定期的に行わず治療者の気持ち1つでしたりしなかったり，あるいは自分の気に入らない患者の場合すぐに退院のことをつきつけて患者を支配下に入れようとするなどの治療者自身のパターンである。治療者がこのように行動すると，いくら患者に自己主張を促しても無理な注文となる。自己主張というのは治療者と患者の関係が安定して，患者が見捨てられ不安を乗り越えた時にはじめて可能になる。

なお次に述べることは患者も治療者も気づきにくい点なので注意しなければならない。すなわち過剰適応的な行動が破綻して不適応的な行動をすることに関してである。患者側からすれば精一杯我慢してやっていることが，例えば他者からみると「何であの人は不機嫌な顔をしているのだろう」と疑問に思うし，時にはそれが他者の目には「わがまま」にみえることがある。さらにいうならば，一生懸命に頑張っているようにみえるが実際は発作という形でいつも破綻をきたしてしまうならば，そのことは交流分析でいうところの「ゲーム」となっているのである。これらのことは治療者も患者もかえって気づきにくい点である。過剰適応と不適応は表裏一体ともいえる。

心身医学的治療が進展するに従い，患者は次第に自己主張できるようになる。そうすると，かえって他者からは「わがまま」とはみられなくなる。これらのことは治療者と患者の治療関係に再現しやすく面接で取り上げるべきであろう。

b. すべてか無かのパターン

本人の考え方・物事のとらえ方あるいは人との付き合い方が一面的，一方的であるため現実にいろいろとトラブルを起こすことがある。例えば対人関係において一度嫌なことがあると再びその対人関係を維持していくことができにくいなどである。結果的に対人関係の広がりができにくいし，ごく限られた人としかつきあえなくなりさまざまなストレス状況に対処するのが困難になる。また一度不安定になった人間関係（それは全くの誤解から生じているのかもしれない）を再修正して自

注6：今までにこのような一見無駄と思える行動をとっていたのにもそれなりの理由（持続因子）が考えられる。すなわち自己主張することで強烈な見捨てられ不安に襲われ，そのために自己主張できないという背景があると思われる。したがって，この分離不安を治療者との間で解決していかなければ，いくら行動を修正しようとしても困難な場合がある。

分の居心地のよい環境に作り上げていく作業が不得意である。このような行動パターンを繰り返し，結果的に周囲の環境を自分にとってストレスの多い環境にしてしまうのである。しかしこれを自覚することなく「すべて周囲の人が悪い」と他罰的，かつ自己愛的に陥りやすい傾向を持っている。このような場合は，特に治療者との関係において見やすいのだが，そのパターンを取り上げ，患者とともに今までの対人関係を見直していく作業が必要になる。

c. 怒りについて

面接を繰り返していねいに聴くことを続けると，患者のほうも安心して今までに言えなかったことを治療者に言えるようになる。この際，陰性感情も表現しやすくなるので今まで遠慮して言わなかった治療者に対する陰性感情を表現することがある。治療者に向けられた怒りは一方では治療者-患者関係に対して緊張関係をもたらす。しかし患者がこの怒りをどのように処理するかが治療の大きなポイントになるので決してこの怒りをおろそかに扱ったり，治療者自身がこの問題から逃げてしまってはいけない。今までこの怒りを上手に処理できないばかりに，患者は無駄なあるいは無理な行動をして疲れ切ってしまい，発作を増悪させていたことが考えられるからである。怒りを表現する時は患者が大きく成長するきっかけになり得るのである。この時に治療者自身が自己を防衛するために（患者の怒りを受けたくないばかりに）「やさしく」してしまったり，面接で患者の怒りを故意に取り上げないことを続けると，成長のせっかくの機会が失われてしまう。今まで怒りを表現したことのない患者では，爆発的に感情が出てしまって患者自身もコントロールできないことが多い。このことを念頭におき，治療者自身が感情的に反応してしまわない配慮が必要である。怒りの表現を面接で取り上げ一緒に考えていくことは患者が自分を見つめ直すよい方法である[注7]。

注7：ただしいわゆるパーソナリティ障害を伴う患者に対しては，このような対応が効果があるのか否かは議論の余地のあるところであろう[33, 34]。共感的対応でますます混乱してしまう場合があるので，慎重な対応が必要だろう。

d. 自己防衛について

患者は当初喘息発作のためにこれもできなかった，あれもできなかったと不満を述べることがある。しかし内省が深まると，喘息発作があるためにかえってしなくてもよいことがあったり，考えなくてよいことがあったりすることに気づくようになる。すなわち今までに直面しなければならないのに喘息発作があるために直面しなくて済んでいた問題が自らみえてくるのである。奇妙な感じかもしれないが喘息発作が結果的に自己の防衛のために使われることもあることを頭の片隅においておかなけらばならない。しかしこのことは患者にとっても微妙な問題なので，何の準備もなくこの防衛についていきなり指摘するのは効果がないばかりか，かえって治療関係を崩壊させてしまうこともあるので慎重に取り扱うことが必要である。最終的には自らこの防衛に気づき，現実の問題に直面化するという経過が望ましい。

4）第４段階：新しい適応様式の習得

喘息の発症と経過に関与していると思われる対人関係あるいは日常生活のしかたの実際の修正を目ざす。特に表面的には適応的にみえるが内面的にはその環境に合わせようとして過剰な適応努力を払い，その結果疲労しては喘息発作を増悪させている行動パターンを取り上げその修正を促す。いわば第3段階までで築き上げた治療関係の下で今度は患者に現実問題に直面させ，行動の修正を迫る時期といえよう。ただし行動の修正は通常簡単ではなく，患者にとってはむしろ苦しいものとして感じられることを指摘しておきたい。というのも行動の修正は現実のいろいろな困難な面と向かい合うことになり，患者自身もそれなりの努力が必要だからである。治療者のほうもいわゆる父親的な対応（現実原則）が必要な時期となる。ここでの注意すべき点を2，3あげる。

a. 試験外泊

第3段階で述べたいくつかのパターンを治療者との間で確認できるようになったら，今度は家に外泊して家族との間でこのパターンを繰り返していないかの確認作業を行う。このため患者にも外泊の意味を理解してもらい，家族とのやり取りを外泊後に面接で取り上げ患者の実際の行動を治療者とともに話し合う。この後，再度試験外泊を繰り返し実際の行動修正を確認する。しかし他の家族の者が不安定な時は家族調整も必要であり，場合によっては家族内に存在している不安定要因を治療者が扱わなければならないこともある。

b. 退院

退院に際して今後うまくやっていけるだろうかと不安になる患者が多い。また一部の患者では退院時期に喘息の発作が頻発するようになる。思春期喘息のところでも述べるが，退院を告げることは，現実と向かい合う場面を提供する意味を持つ。言葉をかえていえば，この時に患者は自らの依存性と対決し最終的に自分の行動を修正していく時期ともいえる。特別な理由もないのに，患者が希望するからといってずるずると退院を引き延ばしたりすると hospitalization を招く結果になるし，せっかくの依存性との対決の場をうやむやにしてしまう危険性がある。「退院」のことで出てきた問題は面接で取り上げ現実の行動パターンを治療者とともに解決していく。

c. 生活指導

治療的洞察に基づく適応パターンの修正の望めない患者には，心身医学的な生活指導を行う。その際の大まかなポイントは，患者の行動パターンより，過剰適応的な人は適度の息抜きや自己主張を，不安が高く何事も尻込みする人は不安をそのまま持ちながらも，まずできることから始めるなどの指導を行う。また不適応のパターンを繰り返す人は結局自分が損をしている事実に気づいてもらい行動の修正を促す。自発性や意欲に乏しい人には具体的な生活目標を持たせるように指導するなどである。

すべての患者が上述したように段階的に治療が進むのではなく，急激に第4段階まで進む者もあれば，第3段階で何年もとどまっている者もある。ここでは今までの臨床経験から得られた大まかな道筋を示しているだけであり，後は個々の症例に応じて治療を考えていけばよい。喘息に対する心身医学的アプローチにはさまざまなものがあるが，どのようなアプローチであろうと患者と真剣に向かい合うという今までにない体験が，患者の治癒過程を促進していくものと思われる。

G 思春期喘息[35)]

思春期は多くの小児喘息患者が寛解していく時期である。しかし一方この時期に発作が多発している患者は成人期まで喘息を持ち越してしまうことが明らかにされている。したがってこの思春期という時期は小児喘息患者にとって重要なターニングポイントとなり，この時期の治療に関しては十分な配慮を要する。思春期喘息を難治化させる要因として従来の研究をまとめると表Ⅳ-14のようになる[36〜42)]。すなわち，思春期喘息患者は，Ⅰ. 患者自身の要因，Ⅱ. 家庭的・社会的要因，Ⅲ. 医療側の要因といった3つの軸に規定される存在といえる。これら因子の中で今回は特に心理的因子を取り上げ，その特徴と心身医学的アプローチについて述べる。

1. 思春期喘息患者の心理

九大心療内科および国療南福岡病院で入院治療を受けた難治性思春期喘息患者22名を対象に詳細な面接を施行したところ次のような心理・社会的背景の特徴を得た[43)]。

表Ⅳ-14 思春期喘息の難治化要因

Ⅰ. 患者自身の要因
- 1) アトピー性素因，気道過敏性などの体質
- 2) 治療管理が親から患者に移行することによるもの（定期的受診の低下，薬物の使用が不規則など）
- 3) 心理的不安定によるもの（分離不安が高まり，過剰適応，感情抑圧などをもたらす）
- 4) 女性では月経の開始（月経前で喘息の増悪が出現）

Ⅱ. 家庭的・社会的要因
- 1) 家庭環境の不備によるもの
- 2) 学業不振，学校不適応，就職困難などの社会的ストレスに直面

Ⅲ. 医療側の要因
- 1) 夜間発作時の受け入れ態勢が不備
- 2) 小児科と内科の医療内容に不連続性あり，内科への転科が円滑にいかない
- 3) 思春期喘息の治療指針が不明確である

(1) 小児期において親との間で情緒的交流が乏しい症例が圧倒的に多く，情緒の安定性や基本的信頼感の形成が不十分な傾向がみられた。
(2) 思春期に至ると，学業や，就職などの問題も出てくるが，むしろ親に対して根強い陰性感情（恨み，怒りなど）を抱いていることが大きな特徴であった。しかし患者はそれを言語化できず，感情を抑圧し，表面的には親に適応的に振る舞うなどのパターンがみられた。

このような問題を抱えた患者は情緒不安定になりやすく，社会的ストレスに直面した際にその課題を上手に解決できず不適応状態に陥り，そしてさらにその不適応状態が喘息発作を頻回に繰り返す要因の1つになっていることがうかがわれた。実際の臨床場面においては学業不振，対人関係の悪化，進学進路問題に直面した際に喘息症状が悪化することが多い。

このような状態を生み出し，持続させている背景には複雑な家庭環境，家族病理が存在し，患者および家族に対する心身医学的アプローチが必要になる。実際に喘息症状に関与していると考えられた心理社会的因子にも配慮した治療を行うと，長期の寛解が得られる症例が少なくない[25, 44, 45]。

2．心身医学的診断の進め方

重要な点は患者のアトピー性素因が強くても，心理・社会的因子の関与を否定せずに症状の発現のしかた，家族の対応などについて情報を得ていくことである。また思春期の患者の場合は特に治療関係に敏感であり，診断過程では単なる情報集めに終わるのではなく，患者とのやりとりで治療的な信頼関係が発展していくように心がけなければならない。

3．心身医学的治療の進め方

思春期喘息患者の治療で実際に出会うことの多い注意すべき点をいくつかあげる。

1）親に対する対応

前述したように患者は親に対して根強い陰性感情を抱いていることがある。その結果，面接を繰り返していくうちに治療者は患者と一体化してしまい，しばしば親との面接時に親を非難し対立関係になることがある。しかしこれは患者に代わり治療者が親と代理戦争をしているのであり生産的ではない。実は多くの家庭で父親は仕事などで家庭に無関心，あるいは不在が多く，母親を支える役目をとれていない。したがって母親が父親的な役割をも担い相当な負担を強いられている。激しい発作が頻発したり，困難な状況に直面したときは母親1人では手に余ることが多いのである。このような状況下にある母親を非難しても母親を孤立化させるのみで，結局は患者を一層治療困難な状況に追いやる事になる。

具体的な治療プランとしては今までの母親の苦労をねぎらい，母親および家族の今までの患者に対する発作時，非発作時の対応をじっくりと聴くように心がける。この対応の中で親子間の情緒的交流を妨げている因子があればそれを取り上げ話し合っていく。かつ可能であれば父親にも治療に参加するように働きかける。

複雑な家庭環境が存在したりや家族病理が深い時は，良好な治療者-親関係が保ちにくいが，治療者は個々の症例に応じ粘り強く親とのコンタクトを続けるべきである。

2）依存欲求の充足

治療的な信頼関係ができると，特に入院治療の場合，患者が甘えをだしたり，一見わがままな振る舞いをするようになることがある。このような時，他の医療スタッフから，もっと患者にきびしく対処すべきではないかと批判されることがある。しかしそのような患者はむしろ幼児期に親に甘えた経験を持っていない者が多いのである。したがって安心して率直になれる治療関係のもとでは，幼児期に満たされなかった依存欲求がさまざまな形で出現すると考えられる。この依存欲求は生産的であり，大事に育てていく必要がある。具体的には，患者の面接に十分時間をかけて話を聴き，患者の気持ちを受容し，患者が直面している問題を一緒になって考え，その解決を援助していくこと，これが依存欲求を満たし，自立を促す最大の方法である。この時期に自立を急ぎすぎて頑張らせると結局は発作が頻発して入退院を繰り返し，思ったほど効果が上がらないことが多い。このような時は他の医療スタッフと合同カンファレンスを開き，この患者の生育歴などを理解してもらう。また，患者の気持ちを受容的に受け止める作業を経てから，はじめて患者は自立の方向に向かうのであるという治療内容を納得してもらう必要がある。このような治療方針が明確である時，他の医療スタッフは安心して治療を支えていけるのである。一方患者が目に余るような行動をする時は治療者は躊躇せずに患者の行動にブレーキをかけ，どのような気持ちでそのような行動をしたか面接で話し合う。この両者のバランス，すなわち受容的対応（依存）と対決的対応（独立）のバランスが適切に行われるとき患者は安定していく。

3）患者自身の依存性との対決

治療後半になると患者の依存性と対決しなくてはならない場面が必ずでてくる。よく問題になるのは退院に向けて本人と話し合う時で，心身ともに安定しているのに退院を嫌がることがある。今まで何事かをやろうとしても喘息発作でその事をやり遂げたことがないし，失敗してもいいからという親の支援もないので，患者としては退院してから失敗することに恐怖心を抱いているのである。患者自身が自分の依存性と戦う時期である。この時に治療者は患者と真剣に話し合い，患者の気持ちに共感しながらも，患者の自立を育てるにはどうしたらよいか考える必要がある。結局これは患者と真に「向かい合う」ということであり，親が意識的，無意識的に避けてきたことである。

この時期に退院を延ばすことはhospitalizationを助長したり，他人に対する依存性が高まるなど自立を障害する恐れがあるなら，十分な話し合いのもと退院を納得してもらう。すなわち治療者は患者の前に立ちはだかり，患者自身が自分の依存性と戦う場を提供するのである[46]。

――<文献>――

1）瀧島　任，井上洋西訳：喘息の診断と管理のための国際委員会報告．ライフ・サイエンス，東京，1992
2）中島重徳，可部順三郎，宮本昭正，牧野荘平：アレルギー疾患治療ガイドライン（牧野荘平監修）．ライフサイエンス・メデイカ，東京，1993
3）牧野荘平監：喘息管理・予防のグローバルストラテジー（喘息管理の国際指針　NHLDI/WHOワークショップレポート）．国際医学出版，東京，1995
4）日本アレルギー学会　喘息ガイドライン専門部会監修：喘息予防・管理ガイドライン2006．協和企画，東京，2006
5）Kolbe J et al：Differential influences on asthma self-management knowledge and self-management behavior in acute severe asthma. Chest 110：1463-1468, 1996
6）Dekker E et al：Reproducible psychogenic attacks of asthma. J Psychosom Res 1：58-67, 1956
7）Fench T, Alexander F：Psychogenic factors in bronchial asthma. Psychosom Med Monograph 4, 1941
8）Stein M, Shiavi RC et al：Influence of brain and behavior on the immune system. Science 191：435-440, 1976
9）Liebman R et al：The use of structural family therapy in the treatment of intractable asthma. Am J Psychiatry 131：535-540, 1974
10）Asbjorn OF et al：Personality structure of asthmatic and normal children assessed by the Rorchach technique. Psychother Psychosom 49：41-46, 1988
11）Miller MD：Depression and asthma；A potentially lethal mixture. J Allergy Clin Immunol 80（3）：481-486, 1987
12）Miller BD, Wood BL：Psychophysiologic reactivity in asthmatic children；A cholinergically mediated confluence of pathways. J Am Acad Child Adolesc Psychiatry 33（9）：1236-1245, 1994
13）永田頌史：ストレスと免疫・アレルギー．自律神経 28：338-343, 1991
14）Elenkov IJ et al：Stress hormone, Th1/Th2 patterns, pro/anti-inflammatory cytokines and susceptibility to disease. Trends Endcrinol Metab 10：359-368, 1996
15）Chrousos GP：Stress, chronic inflammation and emotional and physical well-being；Concurrent effects and chronic sequelae. J Allergy Clin Immunol 106：S275-S291, 2000
16）Sandberg S, Paton JY, Ahola S et al：The role of acute and chronic stress in asthma attacks in children. Lancet 356：982-987, 2000
17）Gustafsson PA：Family dysfunction in asthma；A prospective study of illness development. J Pediatr 125：493-498, 1994
18）Perrin JM, Mclean Jr WE, Gortmaker SL et al：Improving the psychological status of children with asthma；A randomized controlled trial. J Dev Behav Pediatr 13：241-247, 1992
19）Smyth JM, Stone AA, Hurewitz A et al：Effects of Writing about Stressful Experiences on Symptom Reduction in Patients with Asthma or Rheumatoid Arthritis；A randomized trial. JAMA 281（14）：1304-1309, 1999
20）Juniper EF：Health-related quality of life in asthma. Curr Opin in Pulm Med 5（2）：105-110, 1999

21) Wright RJ, Rodriguez M, Cohen S：Review of psychosocial stress and asthma；An integrated biopsychosocial approach. Thorax 53：1066-1074, 1998
22) 吾郷晋浩：いわゆる難治性喘息に対する心身医学的研究．福岡医誌 70：340-359, 1979
23) 宮本昭正（監）：臨床アレルギー学．改訂第2版，pp152-159，南江堂，東京，1998
24) Edfors-Lubs ML：Allergy in 7000 twins pairs. Acta Allergol 26：249-285, 1971
25) 十川 博，入江正洋，松浦達雄，他：小児期喘息より思春期まで移行した気管支喘息一症例の心身医学的検討．呼吸器心身症研究会誌 4(2)：109-111, 1988
26) Barnes PJ et al：Asthma. Lippincott-Raven, Philadelphia, 1997
27) 十川 博：心因アレルギー，心理的因子が関与していることを把握する問診法，心理テスト．アレルギー領域 5(1)：64-70, 1997
28) 有岡宏子：喘息におけるQOLとその評価法．牧野荘平，石川 哮（監）：気道アレルギー 1999-2000，メディカルレビュー社，大阪，2000
29) 成田善弘：心身症と心身医学．岩波書店，東京，1986
30) 吾郷晋浩，永田頌史：気管支喘息における心理的因子のみつけ方；面接において．心身医療 2：1203-1209, 1990
31) 永田頌史：アレルギー疾患の心身医学的アプローチ；成人気管支喘息．アレルギーの臨 8：921-926, 1988
32) 永田頌史：心身症を疑うための問診法；喘息．心身医療 1：229-236, 1989
33) マスターソン FJ（作田 勉，他訳）：青年期境界例の精神療法．星和書店，東京，1982
34) 成田善弘：青年期境界例．金剛出版，東京，1989
35) 十川 博：思春期喘息患者の日常生活指導，桂 戴作，吾郷晋浩編：気管支喘息の心身医療，pp327-336，医薬ジャーナル社，大阪，1997
36) 松井猛彦，他：小児気管支喘息発症 22～25 年後の長期予後．アレルギー 36：197, 1987
37) 西間三馨：思春期喘息へのアプローチ．アレルギー 38：1295, 1989
38) Price JF：Issues in adolescent asthma；What are the needs? Thorax 51(Suppl)：S13-S17, 1996
39) Rich M, Schneider L：Managing asthma with the adolescent. Curr Opin in Pediatr 8：301-309, 1996
40) Gibson PG, Henry DA, Francis I et al：Association between availability of non-prescription β2 agonist inhalers and undertreatment of asthma. BMJ 306：1514-1518, 1993
41) Gibson PG, Henry RL, Vimpani GV et al：Asthma knowledge, attitudes, and quality of life in adolescents. Arch Dis Child 73：321-326, 1995
42) LeSon S, Gershwin ME：Risk factors for asthmatic patients requiring intubation II；Observation in teenagers. J Asthma 32：379-389, 1995
43) 十川 博，他：心身医学的にみた思春期喘息の問題点と解決法．心身医 32：212, 1992
44) 入江正洋，他：小児喘息をもちこした気管支喘息（2例）についての心身医学的検討．呼吸器心身症研会誌 4：105-108, 1988
45) 白崎和也，他：心身医学的アプローチが有効であった思春期喘息の一例．呼吸器心身症研会誌 5：141-144, 1989
46) 河合隼雄：心理療法論考．新曜社，東京，1986

4 神経・筋肉系の心身症

心因が関与する神経・筋肉系の疾患としては，自律神経系・運動系・感覚系の多岐にわたるものがあげられるが，ここではわれわれが日常診療で遭遇しているもののうち，代表的なものとしていくつかの疾患を取り上げた。それらは神経・筋が関与する機能的な疾患であると同時に，緊張や心理的なストレスにより悪化することがよく知られ，また心理的アプローチや心理生理的治療法が非常に有効な疾患でもある。疾患の性質上，項目間に重複が存在する場合もあるが，あえて多面的にそれらを取り扱った。

A 神経・筋肉系の心身症の治療

神経・筋肉系の心身症は，他の心身症と同様に身体症状を前面に有するため，すでに複数の科・医療機関をまわってから紹介の形で受診する場合も多いが，初診時には心理社会的背景を含んだ病態の把握を努めると同時に，器質的な原因疾患や合併症の慎重な検索を念頭におく必要がある。治療においては，身体症状に対する内科的治療法と病態に応じた心理療法を同時に行っていく。病歴・背景の詳細な聴取を含む一連のインタビューに始まり，支持的な面接や心身相関への気づきの促し，生活指導や環境調整，リラックス法の習得などのさまざまなレベルの治療が行われる。神経・筋肉系の心身症と親和性の高い心理生理学的治療法としてわれわれがしばしば用いているものとして，自律訓練法とバイオフィードバック療法がある。そのうち特異的に用いられることの多い後者について，概念的な説明を各論の前に述べる。

バイオフィードバック療法とは，通常は意識化されない生体情報，例えば無意識的な筋緊張などを，機器を用いて音・画像などの知覚可能な情報としてモニターし，自己制御を可能とする手法である。オペラント条件づけにより，最終的には機器を用いずとも永続的なセルフコントロールが可能となることを目標とする。手順としては，まず制御対象の選定（病態と関連する異常亢進箇所の発見など）を行い，バイオフィードバック下で，段階的な負荷をかけた自己制御訓練（制御の熟練・一般化）を行い，バイオフィードバックなしの状態での自己制御へと近づけていく。バイオフィードバックの対象としては，筋電位，脈拍数，末梢体温，脳波，腸蠕動，heart rate variability（HRV）などさまざまな生体情報がパラメーターとなり得る。

B 頭痛（慢性頭痛）

頭痛は外来において最も頻繁に訴えられる症状の1つであるが，さまざまな原因によって起こる多様な病態を含んでいる。それらのうちストレスや心因によって悪化するものが臨床的にも多く観察されるが，心療内科的な治療の対象になるものとして，International Headache Society の国際頭痛分類第2版（2004年）のうち，いわゆる一次性の慢性頭痛であり臨床的に遭遇する代表的な頭痛として片頭痛および緊張型頭痛を，二次性の頭痛としては心因性頭痛を取り上げて述べる。

1．緊張型頭痛 tension type headache

1）病態生理

外来で最も多く遭遇するタイプの頭痛であるにもかかわらず，その発生機序にはいまだ明確ではない部分がある。さまざまな病態が混在していることがその原因の1つであろうが，治療効果との関連においては，筋緊張が筋の痛みをもたらし，筋の痛みがさらに緊張を悪化させるという古典的な筋緊張モデルの概念はいまだに有効であると考えられる。筋緊張をもたらすものとしては，日常的な姿勢（うつむき姿勢）や体型（頭径/首径比），頸椎症，長時間労働などの物理的な負荷によるものに加えて，精神的な緊張，ストレスや不安などがあげられる。精神的緊張の持続状態にあることに自覚的でない場合が多い。

2）症状

多くは両側の，後頭部から項部，前頭部，あるいは頭全体に，締めつけられるような痛みや頭重感が認められる。始まりは突発的ではなく，週単位～月単位に慢性的に持続することも多い。しばしば頑固な肩凝りや後頭部，頸部の筋肉の張りを伴い，悪心がみられることがあるが嘔吐に至るのはまれである。労作後や夕方にかけて悪化をみる傾向にある。成人以降に多い。性差はないとされる。

3）治療

薬物療法としては，非ステロイド性消炎鎮痛薬や筋弛緩薬が対症療法的に用いられる。精神的緊張や心因が影響している場合には抗不安薬がしばしば奏効する。筋弛緩作用を併せ持つ抗不安薬としてエチゾラムやジアゼパムを選択する場合もあるが，それらにみられるふらつきや脱力などの副作用に気をつけるとともに，エチゾラムについては離脱が困難となる場合もあり適応や用量に注意する。慢性重症例や，抑うつ状態が病態に関連している場合には抗うつ薬の適応があり，第1選択としては比較的副作用の少ないSSRIが用いられる。従来の三環系抗うつ薬も，抗うつ作用の強さや慢性疼痛の疼痛閾値上昇が期待できるため，有効な選択肢となり得る。

自律訓練法はストレス耐性を上げるとともに，緊張型頭痛の増悪因子である筋緊張，および血流低下を改善するために，有効な治療法である。前頭筋や僧帽筋などの筋緊張をターゲットとしたバイオフィードバック療法も行われ，無意識の持続的筋緊張を緩和することを学習することで，疼痛の緊張の悪循環を断ち，症状を持続的に緩和することができる。

2．片頭痛 migraine

1）病態生理

片頭痛の病態はまだ不明の点が多いが，少なくともその本態は頭蓋血管の拡張を伴う神経性の無菌性血管炎であると考えられており，三叉神経が関与することが示唆されている。またそのトリガーとして，先行する脳血流の低下 spreading depression として観察される大脳の興奮/抑制現象が関連している可能性があり，片頭痛に特徴的な前兆と対応するものとも考えられる。

2）症状

片側性（時に両側性）で心拍と一致した拍動性の強い痛みが特徴的である。前兆としての閃輝暗点や感覚異常がみられる場合があるが必須ではない。強い痛みとともに，嘔気やしばしば嘔吐がみられる。発作は数時間から時に数日間持続する場合もある。誘発因子となり得るものは，緊張やストレス，不安，過睡眠，月経，食物（チラミン）などさまざまなものがあげられる。ストレスが発症のベースとして増悪因子となっているケースでも，発作自体は休日などのリラックスした時間帯に好発することがしばしばみられる。家族発症例が多く，しばしば幼少時に初発する。性差はあり，女性に多い。閉経後改善するケースもみられる。

3）治療

薬物療法は間欠期と発作期で異なる。間欠期には予防薬としてカルシウム拮抗薬やβ遮断薬が有効とされるが，バルプロ酸ナトリウムや炭酸リチウムなどの情動安定化剤も予防効果を期待して用いられる。発作期の特効的な治療薬として，脳血管を選択的に収縮させる5-HT_1受容体アゴニストであるトリプタン製剤が用いられる。発作のできるだけ初期に必要量投与することで発作そのものを頓挫させることが可能であるが，発作が起こってからでも疼痛の緩和が期待できる。軽症であれば非ステロイド性消炎鎮痛薬も有効であるが，大量連用により（特にカフェイン含有の場合）退薬時に頭痛を生じる medication overuse headache を形成してしまうので注意する。発作頓挫薬としてよく用いられていたエルゴタミン製剤は，著効性やリバウンド特性の比較で第1選択ではなくなった。緊張やストレスが誘発因子・増悪因子として関連するため，抗不安薬は発作期・非発作期を通して一定の効果を持つ。慢性重症化例ではうつ病との混在も多くにみられ，SSRIや三環系抗うつ薬がしばしば有効であるが，同時に心理療法が並行して行われることが望ましい。非発作時の緊張緩和の目的で自律訓練法が行われるが，第六公式（「額が心地よく涼しい」）については頭痛を誘発するおそれがあり行わない。バイオフィードバック療法が，発作準備状態を解除すべく，僧帽筋の緊張低下や末梢体温の上昇をターゲットとして行われる。

3．心因性頭痛 psychogenic headache

1）病態生理

うつ病，不安障害，心気症などを背景にした身体症状として頭痛症状が訴えられる場合がしばしばあり，特にうつ病において頭痛は最も一般的な症状の1つである。症例によってさまざまな病態が混在することが考えられるが，自律神経の過緊張，筋緊張の亢進，不安による疼痛閾値の低下などから頭痛が生じる場合もあれば，心理症状の1つの表現形としての漠然とした頭痛もみられる。

2）症状

病態によって異なるが，うつによる典型的なものとしては，漠然とした頭重感もしくは頭を締めつけられるような感じとして表現されることが多く，うつ症状の状態に応じて強さが変化する。典型的頭痛の病型とは異なり，痛みの性状や部位も不明確であったり，不規則な発症パターンを呈したりする。

3）治療

病態を明らかにしていきながら，向精神薬を含む薬物療法を行うと同時に必要に応じた心理療法を行っていく。プラセボ治療が有効な場合もあれば，薬剤への反応性が悪い場合もあり，同一の薬剤でも一定の効果が得られにくい。うつに伴う頭痛は，うつが軽快するとともに消失してゆく。緊張型頭痛や片頭痛が混在する場合は，それぞれに対応した治療を行う。

C ジストニア dystonia

ジストニアは，不随意的な筋緊張により捻転性または反復性の運動や異常な姿勢をきたす疾患である。ジストニア発症のメカニズムはいまだ不明であるが，大脳基底核と大脳皮質の間に形成される運動回路の異常が考えられている。特発性ジストニアのうち約38%が眼瞼，32%が頸部，17%が上肢にみられるという報告がある。臨床でしばしば遭遇するそれらの疾患について述べる。

1．痙性斜頸 spasmodic torticollis

1）病態生理

頸部筋群の不随意的な筋収縮によって捻転性の姿勢異常をきたす疾患である。かつては可視的な器質的異常が認められなかったことや，しばしば並存する心因がみられる場合もあることから，転換性ヒステリーの機序によるものと誤って考えられていたこともあった。現在ではジストニアの原因遺伝子として考えられるDYT1からDYT13までの遺伝子異常が命名されており，器質的な側面からも徐々に明らかになりつつある。しかし，同時に明らかな増悪因子としての心理社会的背景が認められる場合も多く，心身症としての側面も持つ。また生活上の困難や二次的に社会的適応の困難を抱えている場合も多い。

2）症状

頸部の捻転性の姿勢異常が主症状であるが，一般的に臥位より座位，座位より立位や歩行時に悪化する場合が多い。精神的緊張や他人の視線によって症状の悪化をみる場合がある。睡眠時には通常，症状は消失する。また特発性の斜頸の特徴として，捻転方向と反対側もしくは同側に軽く指を添えることによってほぼ正面を向ける場合が多くみられ，この現象をsensory trickと呼ぶ。運動プログラムの誤動作による症状が，知覚入力，もしくは他の動作命令の介入によって一時的に正常化するものと考えられる。血管による副神経の圧迫によって二次的に生じた斜頸は，特発的ジストニアと異なった病態・特徴を持ち，sensory trick は生じず，姿勢による変化もあまりみられない。

3）治療

薬物療法としては，トリヘキシフェニジルなどの抗コリン剤が使用されるが少量では反応に乏しく，漸増大量療法が試みられることがある。ハロペリドールなどの抗ドーパミン剤も用いられてきたが，その効果に対する一定の結論はでていない。リスペリドンなどの非定型抗精神病薬を用いて精神症状も含めた斜頸症状が改善したという報告はあるが，まだ症例数が少ない。筋弛緩作用と抗不安作用を併せ持つクロナゼパムやエチゾラムなどの薬剤は，症状の消失はみないまでも多くの症例に対して一定の効果を持つので，他の治療法と並行して使用したり，一時的に症状をコントロールしたりするのに役立つ。A 型ボツリヌス毒素の局部注射は 2001 年より痙性斜頸への保険適用が認められた。神経筋接合部に作用して筋肉を麻痺的に弛緩させる治療法であり，胸鎖乳突筋などに用いることによって，異常姿勢の改善や痛みの軽減に有効である。しかし 2〜4 か月程度で効果が切れるため多くの場合反復して使用する必要があり，また抗ボツリヌス毒素抗体が生じることによって効果の減弱が起きることがある。

心理生理学的治療法として，バイオフィードバック療法による，罹患筋群の弛緩の再学習が行われる。多くの患者においては，罹患筋の拮抗筋群を緊張させることによって姿勢をコントロールしているため，不随意運動の一層の悪化をもたらしている。胸鎖乳突筋および頭板状筋の筋電位の低下をターゲットとしたバイオフィードバックを施行することによって，拮抗筋群の緊張ではなく，罹患筋群の弛緩によって姿勢を維持する練習を行う。自律訓練法は筋弛緩のセルフコントロールのために有効であり，基本公式〜第 2 公式がよく用いられる。

痙性斜頸の発症・増悪の因子として心理社会的背景が認められる場合には，他の治療法と同時に心理療法を行うことが望ましい。個人面接に加えて環境調整や家族療法が必要となる場合もある。また難治性であるジストニアの治療においては，症状を容認して症状とともに生きていく気持ちを持たせることが，治療に対する焦りの軽減や症状の改善につながる場合が多く，支持的な面接による方向づけを行っていく。

2．書痙 writer's cramp

1）病態生理

上肢における筋緊張異常により，手や手指の運動障害をきたす疾患であり，典型的には書字の際に症状が出現するものであるが，音楽家にみられる musician's dystonia やタイピストなど巧緻反復動作を強いられる職業にみられる手指の異常緊張を伴った運動障害は，同一の病態を有するものと考えられる。職業的な運動の反復によって運動プログラムの異常が生じたものと考えられる。

2）症状

特定の動作における上肢の違和感に始まり，悪化すると筋の異常緊張によりその動作を意志的に行うのが困難となる。動作時に繰り返し罹患筋の異常緊張が引き起こされるため，当該筋の肥大がみられることが多い。書字などの特定の意志的な動作に伴ってのみ筋緊張が生じる場合と，特定の姿勢を保持するだけで筋緊張が誘発される場合があり，後者の場合には日常的な他の動作にも障害がみられる。基本的に片側性であり反対側の機能は維持されているが，時に両側に及ぶ場合もある。

3）治療

薬物療法は，痙性斜頸に準じる。薬物によっては一定の改善がみられる。ボツリヌス毒素による治療は，罹患筋に適切に行われれば筋の弛緩には有効であるが，筋の麻痺を伴うため巧緻機能は一部損なわれることとなり，目的によっては適応が限定される。筋緊張が自覚されなくなっている場合が多く，バイオフィードバックによって罹患筋の緊張を弛緩させる訓練が，ある程度有効である。精神的緊張が悪化要因となるため，自律訓練法や筋弛緩法によるリラックス練習法は，効果的に行われれば症状改善に役立つ。

3. 眼瞼痙攣 blepharospasm

1）病態生理

両側の眼輪筋の攣縮が不随意に反復して出現する。大脳基底核を中心とする運動制御システムの障害によって生じると考えられている。眼輪筋は情動関連動作や，眼の保護動作を行う部位でもあり，不安や情動の影響を受けやすいことも考えられる。発症は40代以降が多く，女性により多くみられる。

2）症状

眼瞼の不快感，羞明感，瞬目過多などで気づかれ，しだいに眼瞼が頻繁に攣縮するようになる。進行すると随意的開眼ほとんどできない状態になることもある。精神的緊張で増悪する場合が多く，また時間による症状の変動もしばしば大きい。通常，両眼対称性に症状が現れるが，左右差が認められることもある。眼瞼痙攣と口部咬筋ジストニアを合併するものはMeige症候群と呼ばれる。

3）治療

薬物療法は，痙性斜頸に準じる。不安や緊張で悪化する傾向が強い場合には抗不安薬がよい適応になる。ボツリヌス毒素の局注は，眼輪筋に対し行われ一定の効果をあげている。眼輪筋の筋電位を用いたバイオフィードバック療法が，眼輪筋の弛緩の訓練のために用いられる。概して難治性といわれるが，自律訓練法により症状の著明改善をみた症例も経験される。症状悪化の背後にある心理社会的背景に留意して治療を行う。

D その他

1. 自律神経失調症 autonomic failure

自律神経失調症という病名は，臨床病名としてもしばしば用いられ，また一般的にも認知されている病名であるが，その疾患概念はどちらかというと曖昧なものである。心療内科に自律神経失調症として紹介される症例の多くは，自律神経症状が前面に出たうつ病や心気症，パニック障害などである場合が多い。代表的な症状としては，動悸，めまい，頭痛・頭重感，冷汗，のぼせ感，しびれ感，倦怠感などの身体症状が訴えられるが，背景に何らかの精神症状が存在するかどうかを詳細に聴取する必要がある。また，同時に甲状腺疾患などの内分泌疾患や循環器系，呼吸器系の疾患の除外も必要である。現在では診断病名としての意義はうすく，精神および身体レベルの病理に応じた診断と治療を行うべきであろう。

2. 心因性発熱 psychogenic fever

心療内科領域の疾患において，しばしば原因不明の発熱に遭遇することがある。発熱自体が主訴の場合があるが，他の症状で入院させて初めて微熱の存在に気づく場合もある。発熱は37℃台から38℃台前半までが多いが，時に39℃台に達することもある。血沈やC反応蛋白などの炎症反応は基本的に陰性であり，また微熱であるにもかかわらず，消炎鎮痛剤の投与を行っても解熱がみられないことが多い。発熱には多くの場合日内変動のパターンがみられる。精神的動揺などの負荷により反応性に体温の上昇がみられるが，長い場合は数か月単位の高温相が持続する場合もある。心因性に生じる広義の自律神経系の機能異常とも考えられ得るが，心因性発熱の動物モデルにおいて，プロスタグランジンE_2の関与するものとしないもの（タンドスピロンなどの抗不安薬によってのみ減弱するもの）が観察されており，セロトニン系の関与が示唆されている。心理的治療法が行われるが，薬物療法としてSSRIやベンゾジアゼピン系もしくはタンドスピロンなどの抗不安薬が試みられており，今後それらの評価が待たれる。

3. 心因性耳鳴・心因性めまい psychogenic tinnitus，psychogenic dizziness

耳鼻科領域の精査においても器質的異常が認められないか，もしくは耳鼻科での治療では症状が改善しない耳鳴やめまいの患者がしばしば心療内科に紹介される。病歴を聴取すると，発症に心因の関与が疑われるか，もしくは症状そのものからくる不安によって症状が増悪・遷延している場合がみられる。耳鳴やめまいの症状は多彩であり，めまいは回転性より浮動感として訴えられるものも多い。症状に対するとらわれの強い患者が多く，執拗に症状を訴えるが，症状に対する過剰な不安が容易に取り除けない。症状持続のベースに(原因としてもしくは二次的に)抑うつ状態がみられる場合が多く，薬物療法および支持的な面接など抑うつに対する治療を行うとともに，予後に対する不安も徐々にコントロールしていく。抑うつが軽化していくのと並行して自覚症状が軽快する，もしくは自制範囲内に収まっていく場合が多い。

4．身体表現性障害(または転換性障害)に伴う神経症状

神経系の症状を有するが，器質的な原因が見つからず，また神経学的にも一元的に説明しにくい症状を持つ患者が心療内科を受診し，身体表現性障害と診断される場合がしばしばある。神経系の症状は，身体化障害や転換障害によくみられる，いわゆる偽神経学的症状(協調運動・平衡の障害，麻痺・脱力，嚥下困難，失声，尿閉，感覚消失，視覚異常，痙攣，記憶喪失，意識消失)であり，これらは人目を引きやすくまた学習されやすい症状でもある。発症状況や症状パターン，心理社会的背景からある程度診断はつくが，明らかな発症要因となる心理的エピソードやストレス要因，疾病利得が見当たらずに診断が困難な場合もあり，経過をみていてはじめて診断がつく場合もある。治療に関しては，薬物に対する反応は一過性の場合が多く，また学習やセルフコントロールによる改善は期待できないため，心理生理学的治療法もあまり有効ではない。したがって，家族・環境調整を含めた心理療法が治療の中心となる。

――<文献>――

1) Headache Classification Subcommittee of the International Headache Society. The International Classification of Headache Disorders, 2nd ed, Cephalalgi 24 (Suppl 1)：9-160, 2004
2) Sanchez del Rio M, Alvarez Linera J：Functional neuroimaging of headaches. Lancet Neurol 3 (11)：645-651, 2004
3) 松本真一，他：京都市における特発性ジストニアの疫学調査．第42回神経学会総会．2001
4) Truong D et al：Efficacy and safety of botulinum type A toxin (Dysport) in cervical dystonia；Results of the first US randomized, double-blind, placebo-controlled study. Mov Disord 20 (7)：783-791, 2005
5) Jankovic J：Treatment of dystonia. Lancet Neurol 5 (10)：864-872, 2006
6) Oka T, Oka K, Hori T：Mechanisms and mediators of psychological stress-induced rise in core temperature. Psychosom Med 63 (3)：476-486, 2001
7) Hinson VK, Haren WB：Psychogenic movement disorders. Lancet Neurol 5 (8)：695-700, 2006

5 内分泌・代謝系の心身症

内分泌・代謝系の疾患で，心身症として取り扱われるべきものの代表的疾患には，摂食障害，愛情遮断性小人症，バセドウ病，心因性多飲症，そして糖尿病，肥満症などがある。また，うつ病やクッシング症候群，甲状腺機能低下症など，その精神症状に内分泌系，特に視床下部-下垂体-副腎系や甲状腺系の変化が大きく影響している疾患も少なくないが，紙面の都合上，本項では取り扱わない。以下，各疾患について述べる。

A 摂食障害

1）概念

摂食障害は大きく神経性食欲不振症（anorexia nervosa：AN）と神経性過食症（BN：bulimia nervosa）の2つに分けられる。ANについての最初の医学的記述は，ロンドンで開業医をしていたモートンMorton Rに始まる。彼は1689年に，18歳のAN女性を“a nervous consumption”として紹介した。1874年，ガルGull WWが“anorexia nervosa”として，その臨床像を報告した。その後1914年に，Simmons病の発表以来，ANも下垂体前葉障害とされ，しばらくその病因が混乱した時期があった。1950年代以降心因論が中心となり，1962年ボディイメージの障害と自我同一性から考察したBrushの概念が，本症の本質的理解に貢献した。

1970年以降は，過食しては嘔吐や下剤の乱用をする患者が増加するようになった。1979年，Russellがこのような患者をbulimia nervosaと名づけた。アメリカでは，1980年にDSM-Ⅲで，ANとは異なる疾患として，bulimiaという診断基準を立てて，ANと区別した。しかしその後，Garfinkelらは，AN患者の半数が習慣性の過食をすること，BNとANの移行形態がみられることなど，両者に多くの共通点があることを見いだした。そこで1987年のDSM-ⅢRでは，bulimiaはBNと改められANと相互移行的，重複可能な疾患単位となった。しかし一方で，ANの過食タイプがANとBNの両方で診断され，両者の境界が不明瞭になった。この点，1994年のDSM-IVでは，「過食症状がANのエピソード中に生じていない」という項目が追加され，ANとBNの区別が明確となった。さらにANも，制限型とむちゃ喰い/排泄型の2つの亜型に分けられた。

ANの発症率は，1993年の英国のプライマリケアレベルの調査[1)]で，年間10万人当たり4.2人（女性7.9人，男性0.2人）であった。BNは，年間10万人当たり12.2人（女性23.3人，男性0.5人）であった。これは1988年と比較するとANはほぼ定常状態であったのに対し，BNは3倍であった。2000年の英国での同様の調査[2)]では，ANの発症率は年間10万人当たり4.7人（女性8.6人，男性は0.7人）に対し，BNは，年間10万人当たり6.6人（女性12.4人，男性は0.7人）であった。この間ANがほぼ定常状態であったのに対し，BNは漸増していったが，1996年をピークに減少に転じている。特に，10～19歳の発症率の減少が小さかったのに対し，20～39歳の女性が1993年の56.7/10万人から2000年には28.6人/10万人とその減少が大きかった。わが国では，厚生省研究班の1998年の疫学調査[3)]では，ANの有病率は10万人当たり10人前後であり，BNは5人前後であった。これは1992年の調査と比べて，ANで約3倍，BNで約5倍に増加していた。ANとBNの比率も3対1から，2対1になり，BNが著明に増加してきている。

ANは，患者自身によって引き起こされ，持続する意図的な体重減少によって特徴づけられる障害である。青年期女子と若い成人女性に最もよくみられるが，今や思春期に近い子どもや結婚後の発症もしくは閉経期に至るまで遷延化している例もみられるようになり，年齢的にもすそ野の広い疾患となりつつある。BNは，体重減少はないが，むちゃ喰いとその後の体重増加を防ぐために，絶食や排出行動（自己誘発性嘔吐や下剤乱用など）を繰り返す。肥満恐怖，自己評価が体重や体型の影響を著しく受ける点はANと同様である。

2）成因

発症には生物学的要因と心理社会的要因など複数の因子の関与が考えられている。

a. 生物学的要因

第一度近親者に本症患者がいると発症の危険率が高まること，二卵性に比べ一卵性で発症率が高いこと，またむちゃ喰い/排出型では家族歴に気分障害がある場合が多いことなどから，生物学的な異常が推定されている。遺伝学的にはANの遺伝子率は50〜90%，BNは35〜50%といわれ，感受性遺伝子の探索が積極的に行われている。セロトニン（5-HT）が摂食の調節に関係する神経伝達物質であることから，5-HT関連遺伝子が重要な候補遺伝子として積極的に検索された。5-HT_{2A}の1438G/A多型，5-HTT（セロトニントランスポーター）のL/S多型などが有意な関連を示したと報告[4]されたが，否定する報告[5]も多く，現在のところ定まっていない。HTRID遺伝子の1080C/T SNPやOPRDl遺伝子の47821A/Gをはじめとする3つのSNPとANとの間に有意な関連を認めており注目される[6]。また最近は，レプチン，オレキシン，グレリンをはじめ種々の摂食調節に関係するペプチドの発見が相次いでおり，遺伝子レベルでもグレリン前駆体遺伝子第2エクソンのLeu72Met多型が排出型のBNとの間に有意な関連を示すとの報告[7]もある。しかし，いずれのペプチドも栄養状態や習慣性の過食嘔吐などによって変化するため，本質的な原因ではなく二次的に摂食調節系を修飾するものとも考えられている。さらにPET，SPECT，functional MRIなど脳画像解析法のめざましい進歩により，脳の形態的，機能的異常を把握することが可能になり，新たな知見が得られつつある。

b. 心理社会的要因

大部分が思春期から青年期にかけて発症することから，以前より，成熟性や女性性の拒否が精神病理の中核としてとらえられてきた。この際，両親をめぐる依存と独立の葛藤や自己同一性確立の葛藤などが，併せて論じられてきた。現在では，複数の心理的要因が関係して，発症に至ると考えられている。病前性格をみると，ANでは，完全主義性，強迫性，未熟性，ヒステリー性，低い自己評価などが指摘されている。BNもAN同様であるが，衝動性などが加わる。

最近では，摂食障害には人格障害を高率に合併していることが知られるようになってきた。AN制限型では強迫性，回避性，依存性などのクラスターCの人格障害が多く認められたのに対し，むちゃ喰い/排出型では境界性，演技性などのクラスターBの人格障害が多く認められる。BNでは，クラスターB，Cの人格障害が混在して認められている。

家族の機能不全もしばしばみられる。誤った養育態度が背景にあり，典型的には，いわゆる強母弱父，厳母優父型家庭にみられるような，無関心で傍観者的あるいは厳しくなれない父に対し，支配的，過保護，過干渉な母の間で，子どもは自己抑制的態度が形成，強化され，思春期に問題化してくる。また成長過程において身につく社会性や人間関係性が，未熟であるがゆえに，進学や就職といった人生の分岐点で直面化されると，自己決断ができず，発達課題からの回避として，摂食に関することにこだわることで，一時的な心理的安定を得ようとしている面がある。

文化社会的要因も無視できない。コマーシャリズムの発展する中で，スリムさが価値あるものとして過度に称賛されるようになった。女性の社会参加が積極的になるにつれて，女性も主体的に自己実現を目ざす環境が整いつつある一方，現実には伝統的な男女の役割分担も要求される中で，自らのアイデンティティの確立へのプレッシャーに拍車がかかっている。また食べ物が豊富だからこそ，過食も許されることから，本症が豊かな時代の申し子といえる面も否定できない。

以上のように，摂食障害は，現在のところこれら生物学的，心理社会的因子がベースになって発症し，一旦発症すると二次的に生理的心理的変化

表 IV-15　神経性食欲不振症の診断基準（米国精神医学会 DSM-IV，1994）

A. 年齢と身長に対する正常体重の最低限，またはそれ以上を維持することの拒否（例：期待される体重の 85% 以下の体重が続くような体重減少；または成長期間中に期待される体重増加がなく，期待される体重の 85% 以下になる）。
B. 体重が不足している場合でも，体重が増えること，または肥満することに対する強い恐怖。
C. 自分の体の重さまたは体型を感じる感じ方の障害：自己評価に対する体重や体型の過剰な影響，または現在の低体重の重大さの否認。
D. 初潮後の女性の場合は無月経，つまり，月経周期が連続して少なくとも 3 回欠如する（エストロゲンなどのホルモン投与後にのみ月経が起きている場合，その女性は無月経とみなされる）。

◆病型
〈制限型〉　現在の神経性食欲不振症のエピソードの期間中，その人は規則的にむちゃ喰い，または排出行動（つまり自己誘発性嘔吐，または下剤，利尿剤，または浣腸の誤った使用）を行ったことがない。
〈むちゃ喰い/排出型〉　現在の神経性食欲不振症のエピソードの期間中，患者は規則的にむちゃ喰い，または排出行動（つまり自己誘発性嘔吐，または下剤，利尿剤，または浣腸の誤った使用）を行ったことがある。

表 IV-16　神経性食欲不振症の診断基準（世界保健機構 ICD-10，1992）

(a) 体重が（減少したにせよ，はじめから到達しなかったにせよ），期待される値より少なくとも 15% 以上下まわること，あるいは Quetellet's body-mass index が 17.5 以下。前思春期の患者では，成長期に本来あるべき体重増加がみられない場合もある。
(b) 体重減少は「太る食物」を避けること，自ら誘発する嘔吐，緩下剤の自発的使用，過度の運動，食欲減退剤および/または利尿剤の使用により患者自身により引き起こされる。
(c) 肥満への恐怖が存在する。その際，特有な精神病理学的な形をとったボディーイメージの歪みが，ぬぐい去りがたい過度の観念として存在する。そして患者は自分の体重の許容限度を低く決めている。
(d) 視床下部下垂体性腺系を含む広範な内分泌学的な障害が，女性では無月経，男性では性欲，性的能力の減退を起こす（明らかな例外としては，避妊用ピルとして最もよく用いられているホルモンの補充療法を受けている食欲不振症の女性で，性器出血が持続することがある）。また成長ホルモンの上昇・甲状腺ホルモンによる末梢の代謝の変化，インスリン分泌の異常も認められることがある。
(e) もし発症が前思春期であれば，思春期に起こる一連の現象は遅れ，あるいは停止することさえある（成長の停止。少女では乳房が発達せず，一次性の無月経が起こる。少年では性器は子どもの状態のままである）。回復すれば思春期はしばしば正常に完了するが，初潮は遅れる。

を生じるという多元的な解釈が趨勢である。また精神病理・病態については，行動論的あるいは精神分析的な解釈が代表的であるが，後述の摂食障害の項に詳しいのでそちらを参照されたい。

3）診断

AN については，わが国では厚生省の研究班が作成した診断基準があるが，世界的には，米国精神医学会の DSM-IV または WHO の ICD-10 の診断基準[8, 9]が用いられている（表 IV-15，16）。前者が用いられることが多いので，本項においても DSM-IV の診断基準について述べる。

食事制限によってのみやせる場合は「制限型」と呼ばれる。当初はやせ願望が強くても，いったんかなりの程度までやせてしまうと，やせ願望よりは，体重増加に対する恐怖の方が前面に出てくる。DSM-IV でも，やせ願望ではなく体重増加に対する恐怖が AN の診断基準の 1 つになっている。最近は，過食嘔吐や下剤乱用を伴う「むちゃ喰い/排出型」も増加しているため，病歴聴取の際にはそうしたパージング（排出）行為も念頭において聞く。ただ，患者は概して嘔吐や下剤の使用は隠して言わないことが多いので，家族にも状況を聞くことが大切である。

BN についてはわが国の診断基準はない。DSM-IV と ICD-10 の診断基準[8, 9]を表 IV-17，18 に示す。むちゃ喰いは binge eating の訳であるが，過食と訳されることもある。過食は，一度食べ始めると途中で止められず，ある一定時間内に通常食べる量より明らかに多い食物を摂取することである。量が多くても途中で止められれば過食でない。体重増加を防ぐために不適切な代償行為を定期的に繰り返す場合は，「排出型」と呼ばれる。BN の診断時点で AN の診断基準を満たしていないことが必要である。

最近では，やせ願望や肥満恐怖がはっきりせず，何となく食欲が低下し体重減少が止まらないといった若年女性の受診例が増えている。他院で，特に検査値の異常がみられず，抗うつ剤や漢

表Ⅳ-17 神経性過食症の診断基準（米国精神医学会 DSM-Ⅳ，1994）

A．むちゃ喰いのエピソードの繰り返し，むちゃ喰いのエピソードは以下の2つによって特徴づけられる。
 (1) 他とはっきり区別される時間の間に（例：1日の何時でも2時間以内の間），ほとんどの人が同じような時間に同じような環境で食べる量よりも明らかに多い食物を食べること。
 (2) そのエピソードの間は，食べることを制御できないという感覚（例：食べるのをやめることができない。または何を，またはどれほど多く食べているかを制御できないという感じ）。
B．体重の増加を防ぐために不適切な代償行動を繰り返す。例えば，自己誘発性嘔吐，下剤，利尿剤，浣腸，またはその他の薬剤の誤った使用，絶食，または過剰な運動。
C．むちゃ喰いおよび不適切な代償行動はともに，平均して，少なくとも3か月間にわたって週2回起こっている。
D．自己評価は，体型および体重の影響を過剰に受けている。
E．障害は，神経性食欲不振症のエピソード期間中にのみ起こるものではない。

◆病型
〈排出型〉 現在の神経性過食症のエピソードの期間中，その人は定期的に自己誘発性嘔吐をする。または下剤，利尿剤，または浣腸の誤った使用をする。
〈非排出型〉 現在の神経性過食症のエピソードの期間中，その人は，絶食または過剰な運動などの他の不適切な代償行為を行ったことがあるが，定期的に自己誘発性嘔吐，または下剤，利尿剤，または浣腸の誤った使用はしたことがない。

表Ⅳ-18 神経性過食症の診断基準（世界保健機構 ICD-10，1992）

(a) 持続的な摂食への没頭と食物への抗しがたい渇望が存在する。患者は短期間に大量の食物を食べつくす過食のエピソードに陥る。
(b) 患者は食物の太る効果に，以下の1つ以上の方法で抵抗しようとする。すなわち，自ら誘発する嘔吐，緩下剤の乱用，交代して出現する絶食期，食欲減退剤や甲状腺末，利尿剤などの薬物の使用。糖尿病の患者に大食症が起これば，インスリン治療を怠ることがある。
(c) この障害の精神病理は肥満への病的な恐れから成り立つもので，患者は自らにきびしい体重制限を課す。それは医師が理想的または健康的と考える病前の体重に比べてかなり低い。双方の間に数か月から数年にわたる間隔をおいて神経性食欲不振症の病歴が，常にではないがしばしば認められる。この病歴のエピソードは完全な形で現れることもあるが，中等度の体量減少および/または一過性の無月経を伴った軽度ではっきりしない形をとることもある。

表Ⅳ-19 特定不能の摂食障害（米国精神医学会 DSM-Ⅳ，1994）

特定不能の摂食障害のカテゴリーは，どの特定の摂食障害の診断基準も満たさない摂食の障害のためのものである。例をあげると，
1. 女性の場合，定期的に月経があること以外は，神経性食欲不振症の基準をすべて満たしている。
2. 著しい体重減少にもかかわらず現在の体重が正常範囲内にあること以外は，神経性食欲不振症の基準をすべて満たしている。
3. むちゃ喰いと不適切な代償行為の頻度が週2回未満であることまたはその持続期間が3か月未満であること以外は，神経性過食症の基準をすべて満たしている。
4. 正常体重の人が，少量の食事をとった後に不適切な代償行動を定期的に用いる（例：クッキーを2枚食べた後の自己誘発性嘔吐）。
5. 大量の食事を噛んで吐き出すということを繰り返すが，神経性過食症に特徴的な不適切な代償行動の定期的な使用はない。
6. むちゃ喰い障害：むちゃ喰いのエピソードを繰り返すが，神経性過食症に特徴的な不適切な代償行動の定期的な使用はない。

方薬あるいは輸液などを投与されても軽快せずに，紹介されて来る。こうした例では，しばしば学校での受験のストレスや職場での不適応が背後にある。支持的受容的治療のみでは体重は増えないことが多く，「特定不能の摂食障害」[8]（表Ⅳ-19）に適応障害もしくはうつ状態が併存したものと考えて，ANに準じた治療を行う。

4）臨床症状

ANの主症状は，やせと無月経である。やせは標準体重の15%以上減少した状態である（ICD-10ではBMIが17.5以下）。やせによる二次的な身体症状として，徐脈，低体温，低血圧，産毛密生がみられ，時に浮腫もみられる。精神症状は，やせ願望，肥満恐怖，身体像の障害，病識の欠如などがみられる。随伴症状として，うつや不安あるいは強迫症状がみられる。行動異常として，節食，不食，過食，嘔吐，下剤乱用などがある。ANでは過活動もしばしばみられる。食べ物を噛んではき出すchewingはBNで時にみられる。また自傷行為や自殺企図，アルコール依存，万引き，盗食，隠れ喰いはANのむちゃ喰い/排出型

やBNでしばしばみられる。このような例では境界性人格障害を併存している場合が多く，予後不良とされる。

5）検査成績

ANでみられる異常検査値の多くは，体重減少，栄養不良による二次的な変化であり，通常栄養状態の改善により正常化する。①血液の異常：貧血は正球性正色素性である場合が多いが，鉄欠乏貧血もみられる。白血球減少もしばしば認め，リンパ球が好中球に対し相対的に増加することが多い。脱水のため血液が濃縮され，見かけ上正常値を示すことが多いので注意が必要である。②血液生化学の異常：低栄養による低蛋白が時にみられる。脱水を伴うとBUNが上昇する。トランスアミナーゼの軽度上昇はしばしばみられる。著明な体重減少例ではトランスアミナーゼが1,000 IU/l以上になることもあり，死の転帰に至る場合もある。コレステロールの上昇もしばしばみられるが，コレステロールの代謝遅延のためといわれている。CPKの上昇は過活動や筋萎縮が原因で生じる。過活動がなくても上昇する場合は，カルニチン欠乏が原因の場合がある。悪性症候群でも上昇する。過食嘔吐によるアミラーゼ（主として唾液分画）の上昇もしばしばみられる。血清電解質では，下剤乱用や嘔吐が原因で低カリウム，低クロール血症を生じる。この場合は尿中クロールも減少している。③内分泌ホルモン：CRH（髄液）やコルチゾールあるいはGHの上昇，T3の低下，LHやFSHの低下など　種々の内分泌ホルモンの異常がみられる。ANでは摂食調節物質であるCCKやレプチンの低値，グレリン，オレキシン，ニューロペプチドYの高値がみられる。グレリンは食直前でピークに達し，食後低下する。④心電図異常：徐脈，低電位差，ST-T低下，不整脈，QT延長など。⑤その他：脳波では徐波化や6 & 14 Hz陽性棘波，頭部CTでは脳萎縮像が時にみられる。骨塩量の低下もしばしば認められる。

6）身体合併症

主たる身体的合併症を表IV-20に示した。低カリウム血症からQT時間延長，致死的頻拍性心室性不整脈を生じ突然死に至ることがある。また嘔吐による胸腔内圧亢進が原因で気胸，縦隔気腫を生じる。低血糖から意識障害をきたす。嘔吐や下剤・利尿剤乱用が原因で，低カリウム血症，アルドステロンおよびレニンの上昇などをきたしたバーター症候群類似の病態を偽バーター症候群という。

表IV-20　摂食障害の身体合併症

［皮膚系］　皮膚乾燥，皮膚黄染（カロチン血症），う歯，脱毛
［循環器系］　低血圧，徐脈，低体温，不整脈（QT延長，頻拍性心室性不整脈）
［消化器系］　味覚異常，唾液腺腫脹，上腸間膜症候群，急性胃拡張による胃穿孔，食道裂傷，急性膵炎，肝機能障害
［呼吸器系］　気胸，縦隔気腫
［筋・骨格系］　骨折，筋萎縮，知覚異常，横紋筋融解，骨粗鬆症
［腎・尿路系］　浮腫，偽バーター症候群，脱水（腎前性腎障害），急性腎不全
［血液系］　白血球減少，貧血，DIC
［中枢神経系］　脳萎縮，脳波異常，麻痺，意識障害，睡眠障害，痙攣，脳波異常
［内分泌・代謝系］　月経異常，高コルチゾール血症，高GH血症，低T3症候群，低血糖，高コレステロール血症，Refeeding syndrome

上腸間膜（SMA）症候群は，脂肪組織やリンパ組織のクッションで保護されている十二指腸のthird portionが，急激な体重減少によって，そのクッションがなくなった結果，前方の上腸間膜動脈と，後方の腹部大動脈や腰部脊椎から締めつけられて，十二指腸閉塞を起こした病態である。食後の急性胃拡張や激しい嘔吐など，急性十二指腸閉塞の症状を示す。異常に上腹部が膨満し，苦痛を訴えるので診断は難しくない。座位や伏臥位で上腸間膜動脈の締めつけ力が弱くなるため，症状は軽快する。

Refeeding syndromeは，低栄養状態にあった患者の摂取カロリーが急激に増加した後で，重篤な低リン酸血症（1.0 mg/dl：正常2.5～4.7 mg/dl）を伴うさまざまな合併症が生じた病態である。リン酸は細胞内に多い成分であり，ATPやIP3をはじめとして，細胞内でのエネルギー代謝および信号伝達に不可欠な元素である。低栄養が続いている状態では，細胞内の代謝も低下しており，リン酸の含有量も減少している。そこへ大量の糖分が供給されると，細胞内の代謝が活発にな

り，リン酸の取り込みが起こる。糖負荷前の血清リン酸値が正常であっても，細胞外にあるリン酸の総量はわずかしかないため，摂取カロリー増加が始まって数日以内には低リン酸血症を容易に生じてしまう。血清リン酸値が 1.0 mg/dl 以下になると臨床症状が重篤となり，0.5 mg/dl 以下では死亡率が高くなる。

身体的合併症ではないが，摂食障害患者には，向精神薬を投与する機会も多いので悪性症候群の出現にも注意を払う必要がある。これは向精神薬の投与または中断により，高熱，意識障害，筋硬直，不随意運動などの錐体外路症状が出現する病態である。白血球増多，CPK の上昇がみられる。

7）治療

摂食障害の治療は心理療法が主体であるが，低体重や身体的合併症のために，内科的治療が優先される場合も多い。以下にしばしばみられる身体合併症に対する身体管理について述べる。心理療法については摂食障害の章に詳述しているので，そちらを参照されたい。

a. 低栄養状態

当科では，低体重の AN 入院例に対しては，ほぼ全例に経鼻経管栄養を施行している。この栄養法のメリットは中心静脈栄養（IVH）と比して，生理的であり，合併症が極めて少ない点があげられる。患者がチューブを抜去してもただちに挿入できるのも有利である。さらに嫌悪刺激として，摂食を促す効果を持ち，行動療法の一環としての役割も大きい。しかし，急性膵炎，DIC，Refeeding syndrome を合併した場合や，強い嘔吐反射（嘔吐恐怖）があり摂食不能の患者は IVH の適応である。

b. 電解質異常，偽バーター症候群

カリウム，クロールの低下は下剤乱用や嘔吐による場合が大半である。下剤や嘔吐を止めることで改善する。著しい低下の場合は補液やカリウムやクロールの補給が必要になる。ナトリウムも下剤や嘔吐で失われるが，低カリウムよりは生じにくい。多量飲水によって低ナトリウムとなるので，水分量のチェックが必要である。

c. 浮腫

嘔吐や下剤乱用者で排出行為を止めた後に，抗利尿ホルモンの分泌が上昇し，浮腫が出現する。浮腫が強い場合は，一時的に利尿剤を使用するが，規則的な食事摂取とともに自然と利尿がついて改善することが多い。患者は「体重が増えたのは食べ始めたからだ，吐くのを止めたからだ，下剤を中止したからだ」と思い，中止できず悪循環を繰り返している。体重増加は浮腫による一時的現象であり，排出行為を中止しても必ず改善することをよく説明しておく。

d. 骨塩減少

AN の重大な合併症として骨粗鬆症があるが，骨密度増加に対するエストロゲン療法の効果は疑問視されており，栄養状態改善が最優先される。薬剤の骨密度効果も期待できないが，活性型ビタミン D_3 やメナテトレノンは骨密度の低下を阻止しうるとされる。

e. 肝機能障害

低栄養，腸から肝臓への小さな血管の経路が障害されているといわれるが機序は不明。急速な体重減少例でトランスアミナーゼが著明に上昇することがある。肝実質障害ではミトコンドリア GOT も上昇する。急性肝炎の治療に準じて，肝庇護，輸液，栄養補給，安静保持を行う。栄養回復期に一時的に上昇することがある。例えば，肝臓が働いていない状態から高カロリー輸液が始まると，急に働き始めるため肝細胞が障害されて，時にトランスアミナーゼが上昇する。

f. 急性膵炎

拒食を続けた後に摂食を開始した時や過食を誘因にみられることがある。絶飲食とし，IVH 管理とする。膵保護剤（ガベキセート，ウルナスタチンなど），H_2 ブロッカーを投与する。

g. Refeeding syndrome

リン酸を投与し，リン酸の補正をする。100 kcal 当り 1〜2 mmol（31〜61 mg）の投与が推奨されており，重症者にはそれ以上必要である。意識障害，痙攣，横紋筋融解などの重篤な症状が認められる時は，コンクライト P（1 A 20 ml 中

310 mg のリン酸を含む) 5～7 mg/kg 体重を 6 時間で点滴する。経口摂取可能なら，リンが多く含まれている牛乳を飲ませるのもよい。

h. 月経異常

無月経に対しては体重が減少している間は，原則としてホルモン療法は行わない。身体が月経維持にエネルギーを供給するほどの余裕がないことを示しているため，人工的に出血状態を作っても意味がないばかりか，身体にとって負担になるだけである。標準体重の －10% 以内が半年以上維持されているにもかかわらず月経が招来しない場合に限りホルモン療法は行うべきである。

i. 悪性症候群

原因薬剤の投与をただちに中止する。投与中止後に症状が現れた場合にはいったん元の投与量に戻し，その後慎重に減量する。全身の冷却と十分な補液とともにダントロレンあるいはブロモクリプチンを投与する。解熱薬は無効である。

8) 予後

119 件の研究で 5,590 人の AN を解析した最近のレビュー[10]では，死亡率 5%，完全回復は 57%，改善が 36%，変化なしは 21% であった。10 年以上のフォローアップ例では，死亡率は 9% であるが，完全回復は 73% に上昇した。フォローアップ期間が長くなるほど，また発症年齢が低いほど予後はよい。嘔吐，過食，下剤乱用等のパージング行動，遷延化や強迫性格は予後不良因子であった。

BN の予後については，88 件の研究 (2,194 人) を解析したレビュー[11]によると，死亡率は 0.3%，5～10 年の追跡期間で約 50% が完全回復し，30% が再発し，20% は症状が持続していた。予後不良因子は明らかではないが，衝動性といった性格傾向は予後不良因子の 1 つと考えられる。

わが国の予後調査[12]では，1986～1997 年までに受診した摂食障害患者 504 例 (AN 63%，BN 32%，特定不能の摂食障害 5%) 中，4～15 年後の転帰調査時には，完全回復 47%，部分回復 10%，AN 13%，BN 13%，特定不能の摂食障害 11%，死亡 7% であった。AN 制限型と BN の非排出型で回復した割合が高く，AN むちゃ喰い/排出型で死亡率が高かった。

B 愛情遮断性小人症

1) 概念

保護者が，幼少時期の子どもに対して放任や虐待といった情緒的に問題となる不適切な養育を行い，それが長期にわたると，子どもは肉体的および精神的に正常な発育がとまり，種々の心理身体的症状を呈してくる場合がある。発育を直接的に阻害する器質的障害は認められない。こうした小児の精神的身体的発育障害に伴う種々の症状を一括して，愛情遮断性症候群あるいは情緒抑圧症候群 emotional deprivation syndrome という。身体的障害として成長障害が著明に認められる場合に，愛情遮断性小人症 emotional deprivation dwarfism あるいは，年長者では精神社会的小人症 psychosocial dwarfism と呼んでいる。

2) 臨床症状

最も目立つのは成長障害で，低身長，低体重である。身長増加は極めて不良であり，体重増加も悪い。身長や体重が施設入所や入院で増加し，家庭環境に戻るとストップするというパターンは，「階段状の身長・体重増加現象」と呼ばれ，本症に特有なものとされる。その他，多飲，異常食行動 (過食，食物あさり，もしくは不食)，反芻現象，嘔吐，筋力低下や運動機能発達の遅れ，言語発達の遅れ，夜泣きや睡眠障害，指しゃぶり，引きこもりなどの行動の異常をみることもある。重症になると自閉症様に言葉を発しなかったり，攻撃的行動をとったり，無表情，無関心な態度をとるなど，行動の異常が認められる。知的機能は必ずしも障害されているとは限らない。これらの症状は，被虐待児でみられる「幼児期または小児期早期の反応性愛着障害」(DSM-IV，313.89) に類する。身体的には貧血，低血糖発作，発熱，繰り返す上気道感染，脱肛などの症状を伴ってくることもある。骨年齢は遅延している。

3) 内分泌学的検査所見

ヒト成長ホルモン (hGH) 分泌の日内リズムが障害され，低下しているものが多い。また，インスリン負荷テスト（ITT）やアルギニン負荷テストによる低血糖で，hGH反応が障害されている。同テストで，ACTHや性腺刺激ホルモン分泌反応も障害されている。しかし，中にはコルチゾール基礎値の上昇を認めるものもある。インスリン様成長因子IGF-1（somatomedin C）は低下しているものが多い。

また，情動ストレスにより睡眠リズムが崩れ，間接的に睡眠中のhGH分泌障害が惹起され，それが成長障害に関与している可能性がある。患児にhGH投与しても成長増加がみられないが，環境が変化した後には改善する[13)]。入院後約3週間でこうしたhGHの異常は正常化したという報告もみられる[14)]。

こうした所見から，情動ストレスによるGH分泌の抑制，末梢でのGH作用に対する抵抗が示唆される。しかし，本障害にかぎらず，小児期のうつ病などでもこうしたGH系の変化がみられる場合があることから，成長障害の原因が単に同系の変化のみでは説明できない面がある。また，しばしば認められる栄養障害では，むしろhGHは高値を示すので，栄養障害を合併した場合，診断には注意を要する。発症メカニズムの詳細は今後の課題である。

4）治療

本症が疑われたら，まず入院させる必要がある。保護的環境にある入院施設での成長を観察するとともに，成長障害をきたす器質的疾患の鑑別のための精査と，十分な栄養補給を行うことが肝要である。

一般には，入院後，異常行為や精神症状は徐々に軽減するといわれる。また，本症児は，家庭ではよく食べるにもかかわらず大きくならないと報告される場合もあったが，実際よく食べているのかどうか保護者からの情報のみで判断するべきではない。実際，栄養障害の面から観察すると，本症児が低血糖発作を起こすことからも，身体発育遅延の原因の1つとして，慢性の栄養不足であることも十分に考えられる。家庭環境の改善および患児の心理的サポートが不可欠であり，保護者側の改善がみられない場合は，同じ家庭環境に戻すことには問題がある。

5）鑑別診断

神経性食欲不振症，吸収不良症候群，慢性炎症性腺疾患，慢性心不全，腎不全，1型糖尿病，甲状腺機能低下症，偽副甲状腺機能低下症，栄養障害（Marasmus，Kwashiorkor，微量元素不足），くる病（ビタミンD欠乏）。

C バセドウ病

1）概念

バセドウ病は甲状腺ホルモンが過剰に分泌される結果，甲状腺機能亢進症状を示す疾患である。現在，その本質は自己免疫疾患であると理解されているが，古くから，発症や経過には，遺伝的素因や性差に加えて，環境要因が関与しているといわれている。環境要因として感染，心理的ストレスがあるが，なかでも心理的因子は重要である。軽症のものを含めると，20～30歳代の女性の約300名に1人が罹患していると報告されている。

2）成因

バセドウ病の発症メカニズムの本態はまだ不明な点も多いが，甲状腺組織に特異的な自己免疫反応であることは疑いない。すなわち，甲状腺細胞表面上にある甲状腺刺激ホルモン受容体（TSH受容体）に対する自己抗体が産生され，その刺激のために過剰の甲状腺ホルモンが分泌され，代謝亢進による症状をきたすものである。上述のように，その発症および経過には心理的因子の役割は見逃せない。その根拠として，①「驚愕バセドウ」という言葉があるように，精神的ストレスが引き金となって本症が発症したという報告が多数みられ，すでに1895年には悩みごとが長く続いたり，突然の精神的ショックで本症が起こるとされていたこと，②精神的ストレスは，視床下部-下垂体-副腎系の賦活化を通し，抗原非特異的に免疫抑制作用を示すことから，一般に自己免疫疾患を誘発しやすいこと，③本疾患患者には健常者に比較して，過去に大きなストレスを多く経験したものがより多いと報告されていること[15)]，などが考えられる。ただ，このストレス体験の有無は患者本人の記憶によるものであり，“recall bias”といった，ネガティブなストレス体験をより想起しやすい面が健常者に比して患者群では強いのではないか，といった疑問が残されている。

一方，家系内に甲状腺疾患を持つ，持たないに関係なく，ストレス・イベントによりバセドウ病発症の率が高まったことから，遺伝的素因と心理的因子は異なる機構を通して作用している可能性も指摘されている[16]。しかし，実際に人において心理的ストレスが免疫系の変化をとおして，いかなるメカニズムでバセドウ病発症につながるのか，現在のところ詳細は不明である。

3）症状

頻脈，びまん性甲状腺腫及び眼球突出を，バセドウの故郷に因んで，メルセブルクの3徴候と呼んでいる。このほかにも，体重減少，発汗著明，手指振戦，食欲亢進，下痢等を呈する。女性では希発月経・無月経をきたすことがある。精神症状としては，イライラ，不安，注意集中困難，活動的で多弁，過敏で興奮しやすい，ちょっとしたことで笑ったり涙もろくなるといった情緒の不安定さがみられる。また睡眠障害もしばしば出現する。患者の病前性格により，軽操状態になったり，逆にうつ状態になったり，あるいは，分裂病様の症状が出たり，ヒステリー症状が出たりすることがあり，神経症や精神病と誤診されることがある。特に，老年者においては，典型的な甲状腺中毒症状がなく，体重減少や食欲不振が前面に出たり，あるいはうつ症状を主訴に来院する場合がしばしばみられる。こうした状態は“masked”もしくは“apathetic hyperthyroidism”と呼ばれる。また高齢者で心房細動をみたら甲状腺機能亢進症も疑う必要がある。

4）内分泌学的検査所見

血中甲状腺ホルモンの増加，TSH値の抑制，TSH受容体抗体価の上昇，甲状腺^{131}I摂取率の増加などがみられる。他の甲状腺機能亢進をきたすものは鑑別診断に示した。甲状腺腫の触診，血清TSH値，TSH受容体抗体価，加えて^{131}I摂取率などの所見が異なり，鑑別される。

5）治療

内科的治療の中心はメチマゾール（MMI）およびプロピルチオウラシル（PTU）といったチオナマイド製剤など抗甲状腺薬である。ほかに^{131}I療法，また，甲状腺亜全摘手術などが行われる。チオナマイド製剤には，免疫抑制作用があり，TSH受容体抗体の陰性化の有無と再発の関連性について議論があるところであるが，一般に同剤の投与は少なくとも年単位で行うのが望ましいとされる[17]。また，出産後に再燃しやすい。TSHの低下，T_3の上昇が再燃の初期変化である。本剤終了後も定期的な経過観察は必要である。抗不安薬，β遮断薬も併用されるのが一般的である。

抗甲状腺治療薬投与中のeuthyroid患者では，ライフイベントの総ストレス量と血中TSHレセプター抗体（TRAb），甲状腺体積との間で正の相関があったという報告もある。本症は発症時のみならず，経過中の再燃，増悪にも精神的ストレスが影響している症例が多いといわれ，心身の安静も重要である。

6）鑑別診断

プランマー病，中毒性多結節性甲状腺腫，亜急性甲状腺炎，橋本病，ヨード製剤大量摂取，甲状腺悪性腫瘍，異所性甲状腺刺激ホルモン産生腫瘍，褐色細胞腫など。

D　心因性多飲症

1）概念

心理的原因による病的な口渇感を解消するために，過剰な水分摂取を行い，その結果として多尿をきたす症候群である。多くは低ナトリウム血症をきたす。大量の飲水が長く続くと，低張尿をきたし，尿崩症と鑑別が困難になる場合がある。

2）成因

飲水には鎮静効果があることから，不安，怒り，敵意などの感情に対する鎮静，あるいは欲求不満の代償として大量の飲水を行う。女性に多く，更年期や思春期など情緒不安定な時期に好発する。摂食障害患者で，摂食しない代償として多飲を行う場合がある。強迫性多飲症，自己誘発性水中毒とも呼ばれる。

3）病態生理

口渇により飲水行動が惹起される。口渇中枢には視床下部外側野が想定されているが，ここは大脳辺縁系と密接な関連があり，情動が口渇に大きな影響を与えていると考えられる。多飲により，血漿浸透圧は低下傾向を認め，抗利尿ホルモン（ADH）の分泌が抑制され，多量の低張尿が排泄される。さらに不安や緊張により交感神経緊張状態が亢進すると，唾液分泌低下，口腔内乾燥に働き，口渇が出現する経路も考えられる。

4）臨床症状

多飲，多尿以外に，不定愁訴が多く，時には他の心身症を合併することがある。尿崩症においては，夜間飲水を含めた持続的な水分摂取がみられるが，本症では，心理的影響を受けるため，水分摂取量には日内あるいは日間変動が大きい。夜間多尿はまれである。低ナトリウム血症により痙攣などの神経症状をきたした状態は「水中毒」と呼ばれる。急激に水中毒が起きると，傾眠，痙攣，意識障害，まれにではあるが死に至る場合もある。一般に，ナトリウム濃度 125 mmol/l 以上では，無症状である場合が多い。浮腫は通常認められない。

4）検査所見

尿崩症と異なり，血清浸透圧また血清ナトリウム値は，正常下限～低値（125 mmol/g 以下）を示すが，尿中浸透圧も同様に低下している。血清中の BUN 値，尿酸値，クロール値，アルブミン濃度の低下も同様に認められる。また，血漿レニン値も低下傾向がみられる。尿中ナトリウムは尿量増加に伴って増加する。水制限試験や高張食塩水負荷試験で尿濃縮がみられる。これら負荷試験の前後において，血漿浸透圧の上昇に伴い血清 ADH 値の上昇が認められることが特徴的である。最近では腎の ADH 感受性のあるアクアポリン 2（AQP2）尿中排泄量を測定し，中枢性尿崩症との鑑別に用いることも可能となった[18]。また，MRI の頭部矢状断の T1 強調画像では，下垂体後葉が前葉に比較して高輝度（信号）を示すことが正常所見の特徴であるので（後葉に貯留している ADH のため），心因性多飲症ではこの所見が保持されている。中枢性尿崩症ではこの信号が消失する。腎性では正常，低下と報告が少なく，いまだ一致をみない。また，低ナトリウム血症との鑑別を要するのは SIADH（syndrome of inappropriate secretion of ADH：抗利尿ホルモン不適合分泌症候群）である。特に抗うつ薬（SSRI も含む），鎮静薬，鎮痛薬（アスピリン製剤），抗精神病薬の副作用（口渇感の増強）によっても SIADH をきたすことがあるので注意が必要である。

5）治療

中枢神経症状がないものでは，水制限を中心にゆっくりと是正する。急速に進展した中枢神経症状がある場合には，高張食塩水を用いて血清ナトリウム値を 1 mmol/l・1 hour のスピードで 120～125 mmol/l 程度までに是正し，それ以降はゆっくりと正常値に戻すとよいとされるが，注意深い血清ナトリウム値のモニターが必要である。急激にナトリウム濃度を戻すと，橋中心髄鞘崩壊 central pontine myelinolysis をきたす危険性があると報告されている。

軽症で本人も特に困らず，社会的にも問題が生じていないならば，特に治療は必要でない場合もある。しかし，1 日尿量が 5～10 l にも及ぶ場合は，心理的アプローチが必要になってくる。発症の原因となっている心理社会的要因を明らかにし，飲水行動の背景にある心理的問題の洞察や，飲水のかわりとなる合理的解決策の実行，心理的葛藤対処能力の向上など，行動療法的アプローチも必要である。強迫性に対する薬物療法として SSRI が併用されることもある。また摂食障害が背景にある場合は，肥満恐怖といった疾患本来の問題の解決が不可欠である。また，統合失調症患者でも水中毒をきたす例が報告されているので注意を要する。

E 他の内分泌疾患で精神症状を呈するもの

種々の内分泌疾患に，感情障害，不安障害，また行動障害を伴うものがある。代表的なものを以下に掲げた。

クッシング症候群，副甲状腺機能低下症，アジソン病，褐色細胞腫，甲状腺機能低下症，下垂体機能低下症，副甲状腺機能亢進症などがある。

F 糖尿病

1）概念

わが国では，糖尿病の患者数はこの数十年で30倍以上に増加し，今や国民病といわれるまでになっている。平成14年度の厚生労働省の全国調査では，糖尿病が強く疑われる人は約740万人，糖尿病の可能性を否定できない人を合わせると約1620万人であった。国民の13.5%，実に7.4人に1人が糖尿病もしくは糖尿病予備軍となっている。こうした糖尿病患者の増加は食事内容の変化やライフスタイルの西欧化と無関係ではなく，現在では糖尿病は生活習慣病の代表的な地位を占めるに至っている。

糖尿病は発症すれば一生涯にわたり，血糖を良好に保つための治療を必要とする。そこでは食事や運動といった，薬物以外の自己管理に委ねる割合が極めて高い。自己管理の成否には，患者自身の性格のみならず，患者をとりまく環境因子（社会心理的因子）からの影響も大きく作用する。またライフサイクル上の発達課題をクリアできずに摂食障害やうつ病，アルコール依存症などの精神疾患を併存する例もみられ，これらが血糖のコントロールをしばしば悪化させる一因となっている。

さらに，昨今では，社会経済状況の急速な変化や複雑化する人間関係など，ストレスの多い生活が加速しており，そのために生活習慣の乱れから自己管理が不十分となっている糖尿病患者も少なからずみられる。これまで，わが国の糖尿病治療は身体中心のアプローチであったが，糖尿病には，心身症に共通する要素としての心身相関が認められるので，心身医学的アプローチが有効な疾患である[19]。

2）成因

糖尿病はインスリンの分泌または作用の相対的，絶対的不足のため，高血糖が持続する疾患である。進行すると種々の細小血管合併症（神経障害，網膜症，腎症）を生じる。1型糖尿病と2型糖尿病に大別される。1型は膵β細胞が破壊され，絶対的インスリン欠乏に至ったものである。2型はインスリン分泌低下を主体とするものと，インスリン抵抗性が主体で，それにインスリンの相対的不足を伴うものがある。

2型糖尿病は，食べ過ぎ，飲み過ぎなどの食生活，肥満，喫煙，運動不足，過労，精神的ストレスなど，生活習慣病としての側面がより強く，それがインスリン抵抗性に関与していることから，心身医学的対応が不可欠である。一方，1型糖尿病の発症要因として，自己免疫的機序が有力視されているが，ストレスの果たす役割も以前から報告されている。心理的ストレスは免疫機能に影響するだけでなく，カテコラミン系の活動を変化させ，血中コルチゾール濃度を上昇させ，グルカゴンや成長ホルモンの分泌を促進する。またDiabetes Control and Complications Trial（DCCT）の報告[20]にあるように，そのアプローチにおいては，患児の発達課題を考慮し，その自己管理能力への正しい判断にそったケアが必要であり，そのためには家族を含めた心理社会的側面への配慮も2型同様不可欠である[21]。

3）糖尿病に併存する精神医学的問題

糖尿病では，①気分障害（うつ病），②アルコール依存，③摂食障害，④心因性嘔吐，⑤アレキシサイミア（失感情症），⑥不安障害，⑦ワーカホリック，⑧パーソナリティ障害などの精神医学的問題が併存する場合がある。特に気分障害（うつ病）や摂食障害は血糖コントロールやQOLに大きな影響を及ぼすので，以下ではこの2つを中心に述べる。

a. うつ病/うつ状態

一般人口におけるうつ病の有病率は5～10%であるが，糖尿病においては9～27%であり，一般人口の約3倍に上る。コントロールスタディのメタ分析では，糖尿病患者は非糖尿病患者に比して，うつ病に罹るリスクが2倍であると報告されている[22]。一般内科を受診するうつ病患者は，精神症状ではなく，身体症状を前面に訴えるいわゆる仮面うつ病の患者が多いことが知られているが，糖尿病患者でも同様である。典型的には不眠，食欲不振であるが，頭痛，胸痛，腹痛，腰背部痛などの不定愁訴的な痛みもうつ病ではよくみられる症状である。したがって，これらの訴えがある時は，うつ病も念頭におき，気分や意欲の変化も尋ねるようにする。日常の診療では，少なくとも，不眠や食欲不振については常に聞く態度が望まれる。糖尿病患者を対象にした，Well-being Questionnaire 12やアキュチェックインタビューは抑うつや不安の程度をみる尺度として簡便である[19]。また自己記入式のSDS（Zung Self-rating Depression Scale）やBDI（Beck Depression Inventory）も抑うつ状態の指標としてよく用いられている。また，うつ病の診断は，通常DSM-IVの気分障害の項に基づいて行う。

b. 摂食障害

最近の報告では，1型糖尿病患者における摂食障害の頻度が10%に対し，非糖尿病患者の摂食障害の合併頻度は4%であった。摂食障害患者は，しばしばその事実を隠すため，摂食障害を発見できないまま経過しがちである。しかし，以下のような状況は，摂食障害の存在を示唆するので参考になる[23]。① HbA_{1c}の高値（10%以上），②繰り返す糖尿病性ケトアシドーシス（DKA），③頻発する重症の低血糖，④体重への過度の関心と増加防止行為，⑤指示されたインスリン量を打たない，⑤家族内の深刻なストレスなど。また，摂食障害に関連したテストであるEDI（Eating disorder inventory）やEAT（Eating attitude test）は，摂食障害の早期発見に役立つ。いわゆる気晴らし喰いやだらだら喰いは，むちゃ喰い性障害と呼ばれるが，DSM-IVの診断では，特定不能摂食障害に分類される。BNが体重増加を防ぐために不適切な代償行為（例えば，自己誘発性嘔吐，下剤，利尿剤，浣腸などの乱用，絶食，過激な運動，インスリン注射の意図的な省略・減量等）を繰り返す（少なくとも3か月間にわたって，平均して週2回以上）のに対し，むちゃ喰い性障害はそのような不適切な代償行為の定期的使用がない。

4）治療

a. 治療関係の構築

治療のカギは，治療者との間に，真に同意できる目標を確立することができるか否かであり，それは治療を継続して成功させるうえで重要である。そのためには，治療者が一方的に指示していくのではなく，互いに相談し合いながら治療していく関係を基本とする。なぜなら，糖尿病は，長期にわたりセルフコントロール（自己管理）していく病気だからである。糖尿病治療では，食事，運動，インスリン自己注射，自己血糖測定など多くの自己管理行動が求められており，その成否は大部分が患者自身の行動にかかっている。

自己管理行動には，患者自身の糖尿病に対する考えや感情が大きな影響を及ぼす。したがって，最初は，批評や批判は加えないで，受容的に対応し，糖尿病に対する思いを尋ねる。さらに，患者が最も関心を持っている点や，不安に思っていることを話題にする。DTSQ（Diabetes Treatment Satisfaction Questionnaire）は糖尿病治療の満足感を，PAID（Problem Areas in Diabetes Scale）は患者の糖尿病に対する負担感を測る心理テストであるが，こうしたテストを利用して患者の心理状態を把握しておくのもよい[24]。このようにして，患者が相談しやすい関係作りを形成していくことが，信頼関係の構築につながる。

糖尿病の受容が十分でない患者は，往々にして凝り固まった不適切な信念をもっていることが多い。その結果，薬物やインスリンの使用に抵抗が強かったり，病識に乏しく通院も途絶えがちになる。そうした患者には頭ごなしに叱りつけてもほとんどの場合逆効果である。まず治療者の考えを押し付けずに，患者の話をよく聞き，受容する態度が大切である。言い分を認められたと感じると，治療者に心を許し一目おくようになる。このようにして信頼関係ができてくると，患者は治療者の言うことに耳を傾けるようになり，徐々に治療者の意図する必要な治療を受け入れるようになる。当然のことながら，治療者が糖尿病の知識を十分身に付け，患者のどのような質問にも的確に答えられるようにし，合併症の管理を含む身体管理をおろそかにしないことは，信頼関係の基本である。

b. 治療の主体を患者へ―行動療法的アプローチ

次に治療の主体を患者へと渡し，セルフケアの援助をする。その際，行動療法的手法が有用である[25]。

(1) 血糖コントロール不良の原因について，行動分析をし，患者とともに病態仮説のフローチャートを作成する。

(2) 体重，血糖，HbA_{1c}，万歩計の値をグラフ化して視覚的フィードバックを行う。

(3) SMBG（self monitoring of blood glucose）の際，血糖値を予測させることで，自分の行動や体感への気づきを深める。

(4) 肥満患者にはグラフ化体重日記により，視覚的フィードバックを行い，規則正しい食行動を身に付ける。

(5) いつも責められていると感じている患者には，オペラント的な言語的賞賛が効果的である。少しでも改善した点があればみんなで褒める。

(6) 対人関係に問題がある場合，過剰適応の有無などを確認しながら，カウンセリングのほかに，集団療法やソーシャルスキル訓練をする。

(7) 通院が不定期になりがちな患者には，適宜葉書や電話で連絡をとり，ドロップアウトを防ぐ。

(8) 家族にも来院してもらい，サポート体制を作る。

このような行動療法的取り組みに対しては，患者自身の性格，自我の発達度，認知機能，また感情機能はその転帰に大きく影響を及ぼす。したがって，気分障害や摂食障害の存在，家族関係での葛藤，ストレスフルな日常生活，認知機能の障害，ソーシャルスキルや問題対処能力の不足などには十分注意を払う。こうした面に配慮しないで，血糖コントロールのできにとらわれて，治療者が先走ってしまうと，治療結果の前進どころか，患者のドロップアウトを引き起こしかねない。しばしば，患者自身，言葉では言い表せない医療者に対する期待が隠れていたり，また自己の真の気持ちに気づいたり，表現したりするのが下手な場合も少なくない。特にアレキシサイミックやアレキシソミックな患者では，こうした点に十分に配慮する必要がある。さらに，家族など患者を取り巻くサポートシステムからの支えは，自己管理行動の継続的実施率を高め，血糖コントロールを改善する。

c. 糖尿病重症合併症への心身医学的対応

糖尿病合併症に直面した時には，一般に，患者の反応には，①血糖コントロールは無意味であり，いい加減にやるか，止めてしまおうと絶望する，②合併症発症で動機づけられ，ますますやる気になる，③高血糖は差し迫った死を暗示しているのではないかと恐れ，強迫的に自己管理をするようになる，のどれかのパターンに変化するといわれる[21]。また，網膜症を合併した重症患者の例で，逆に仕事への過剰適応により社会適応は良好であり，一見問題はないように思われるが，病気に対し無頓着であり，自己管理がなされず，合併症を悪化させるといった問題点も報告されている。合併症が進むと，腎不全のための血液透析，失明，壊疽のための四肢の切断など，社会生活は著しく制限されるという現実に直面する。治療者は，支持的に接し，患者の家族の協力のもとで，患者自身が生きがいを持てるようにサポートすることが大切である。

d. うつ病の治療

うつ病に対しては薬物療法と心理療法（認知療法，認知行動療法，対人関係療法）のいずれもほぼ同等の効果があるとされ，約50〜60%は3か月以内に寛解がみられる。糖尿病に合併したうつ病の治療においても，基本的には一般的なうつ病の治療と同様である。すなわち，①抗うつ薬の使用と支持的カウンセリングや環境調整を行う，②認知行動療法などの心理療法を単独で行う，または③薬物治療と心理療法を併用するといった選択肢がよいと考える。抑うつ症状が強い場合や，職場や家庭から離れて休養が望ましい場合は入院治療が必要となる。抗うつ薬では，第1選択薬としては，抗コリン作用や体重増加などの副作用の少ない選択的セロトニン再取り込み阻害薬（SSRI）や選択的セロトニン・ノルアドレナリン再取り込み阻害薬（SNRI）が望ましい。希死念慮が強い場合は，早めに精神科医に紹介する。

e. 摂食障害合併 1 型糖尿病患者の治療

一般に摂食障害の治療は難しいので，糖尿病の臨床現場での対応が可能であるのは，軽症例や摂食障害とまではいえない食行動異常の患者にかぎられる。しかし，以下の基本的アプローチ[23]は摂食障害の重症度にかかわらず共通する。これらで改善が期待できない時は，糖尿病診療経験を持つ摂食障害の専門家に紹介し，統一した治療方針

表Ⅳ-21 摂食障害を合併した糖尿病患者への基本的対応

1) 摂食障害や食行動に異常を持つ患者が少なくないという実態を知る
2) 摂食障害について学び，基本的なことを理解する
3) 励ましや努力の促しはしばしば逆効果
4) 患者の負担を最大限に減らすこと
5) 血糖コントロールの改善はゆっくりでいい

のもとに協力して対応することが大切である。

(1) 糖尿病管理への基本的対応

基本的スタンスとしては，摂食障害の治療を優先させる。摂食障害がよくなれば，血糖コントロールは自ずとつくからである。したがって，通常の1型糖尿病に対するように性急かつ厳格に血糖コントロールをつけようとするのは，意味がないばかりか，かえって反動を招き，むちゃ喰いやインスリン省略を誘発する結果となる。基本的対応は表Ⅳ-21の通りである。

(2) 心理療法

心理療法は，外来でも入院でも必須である。なかでも，認知行動療法は摂食障害の治療の中心となる治療法である。摂食障害を合併した1型糖尿病への認知行動療法では，糖尿病に対するこれまでの辛さや恨みなどの感情に対する傾聴と，共感・受容，摂食障害と糖尿病についての心理教育を前提とした上で，①体重，体型や血糖値に関する歪んだ認知の修正，②糖尿病の自己管理についての破滅的態度の修正，③行動面から食事摂取やインスリン注射からの回避の遮断を行う。肥満恐怖が強く，糖尿病を受容できていない患者は，食事制限とむちゃ喰いの悪循環に陥り，インスリン省略を繰り返すため，入院治療の適応となる。希死念慮，強い衝動性がみられる場合は，精神科への入院も必要となる。

G 肥満症

1) 概念

肥満とは体脂肪組織が過剰に蓄積した状態をいう。肥満の判定はBody mass index (BMI) を用いて行い，BMIが25 kg/m^{2}以上 (BMI 22を標準体重とすると，+13.6%以上) を肥満とする。肥満症とは，肥満と判定された者の中で，肥満に起因ないし関連する疾患が存在するか，または減量しないと将来合併する可能性のある場合をいう。内臓脂肪型肥満はハイリスク肥満であり，それだけで肥満と診断する。このように，肥満と肥満症は異なった概念である。肥満症は治療が必要な疾患単位として扱われる。単純性肥満症は，二次性（症候性）肥満症として診断されるもの以外を包括した，はっきりした病因が特定できない肥満をいう。

肥満は，高血圧，糖尿病，虚血性心疾患などの危険因子である。最近注目されているメタボリックシンドロームは内臓脂肪型肥満が前提となっており，その治療と予防は医学的，社会的に大きな課題となっている。肥満の分子レベルでの病態の解明は，近年急速に進んでいる分野であり，肥満のみならずそれに起因する生活習慣病を総合的に治療する新しい治療法の開発につながると期待されている。

2) 成因

原因としては，何らかの遺伝的因子に，エネルギーの過剰摂取（過食)，エネルギーの利用または消費不足(運動不足)などの後天的因子が加わって発症してくると考えられる。ストレスや熱産生低下の関与する場合もあげられる。最近は，遺伝性肥満マウスの原因として特定された，「*ob* 遺伝子」の産物であるレプチンと呼ばれるペプチドホルモンと肥満の関係が注目されている。レプチンは，満腹シグナルとして働くが，肥満症ではその血中濃度は高いにもかかわらず，「レプチン抵抗性」の状態にあり，レプチン受容体や細胞内シグナル伝達の異常も報告されている。さらに肥満遺伝子の研究でめざましい進歩をみせたのは，β_3-アドレナリン受容体(β_3-AR)遺伝子異常の解明である。β_3-ARが正常に機能すれば，褐色細胞組織で熱産生が，白色脂肪組織で脂肪分解が促進され，エネルギー消費が増加するため，体重が増えにくい状態が保たれる。しかしこの受容体の遺伝子異常で肥満が起こる例がピマインディアンの50%にみられた。この遺伝子を持つ人の中には減量が困難な例があることがわかっている。

肥満と肥満症が異なった概念であるように，肥満=不健康や疾患と考えるべきではない。分類の項で記すように，肥満全体が身体的合併症に直結

していいるとは限らない。さらに，一般的には各種内科教科書では，肥満の問題は身体的合併症発症の危険性のみに焦点があてられおり，「肥満＝悪」といった点から記述されている。しかし，肥満の問題と心理社会的側面との関係については研究があまりなされておらず，今後の課題である[26]。

3）分類

脂肪組織の分布から，単純性肥満症は，皮下脂肪蓄積型と内臓脂肪蓄積型に分けられる。また，体型から，りんご型（上半身肥満）と西洋梨型肥満（下半身肥満）に区別される。上半身肥満を判定するにはウエスト周囲径（臍周囲径）を計測する。BMI が 25 以上で，ウエストが男性で 85 cm 以上，女性で 90 cm 以上であれば上半身肥満となる。内臓脂肪型肥満の判定は腹部 CT で行う。内臓脂肪面積が 100 cm^2 以上であれば内臓型肥満となる。種々の疾患発症に関係するのは内臓脂肪型やりんご型肥満であり，糖尿病，高脂血症，虚血性心疾患，高血圧発症などにつながる。Kissebah ら[27]は，ウエスト/ヒップ比（W/H）が 0.8 以上はこうした種々の合併症頻度が高まると報告した。

症候性肥満症には，クッシング症候群，甲状腺機能低下症など，内分泌疾患で精神症状を呈するものがいくつか含まれ，鑑別を要する。

4）治療

一般に肥満の治療として，①食事療法：低エネルギー食事療法，超低エネルギー食療法（VLCD），②運動療法，③行動療法，認知行動療法，④薬物療法，⑤外科的療法：手術（垂直遮断胃形成術，胃バイパス術，胆膵バイパス術）などがとられている。しかし，体重の調節には神経系，内分泌代謝系，それに心理社会的影響が遺伝的素因とともに複雑に関与しており，単にエネルギーの出入のみに焦点をあてた治療ではうまくいかない。実際，ダイエットと運動療法を指導し減量できても，多くは一時的で，リバウンドをきたすからである。継続的な実行には，心理・社会的側面からの検討が必要である。

肥満患者特有の認知の歪みの修正，グラフ化体重日記や食事日誌の活用，体重モニタリング，多面的・段階的治療プログラムにのっとった認知行動療法など，不適切な食べ方に焦点をあてた治療が提唱されている。特に，むちゃ喰いを伴った肥満患者では，心理的ストレスに対する対処行動としての不適切な食行動＝むちゃ喰いが習慣化されており，心身医学的アプローチが重要である[28]。なかでも，Cooper ら[29]の認知行動療法は，減量して得た体重を持続させることに治療の重点をあてて効果を得ている。図Ⅳ-16 に示すごとく，摂食障害と肥満は近縁疾患と考えてよく，肥満者の中にはこうした摂食障害と同じ心理的特徴を有したサブグループが 2～3 割含まれている。これは以前，「難治性肥満」と呼ばれていたものである。長期的な転帰まで含めて，すべての人に効果的な肥満症治療法確立が今後の課題である。

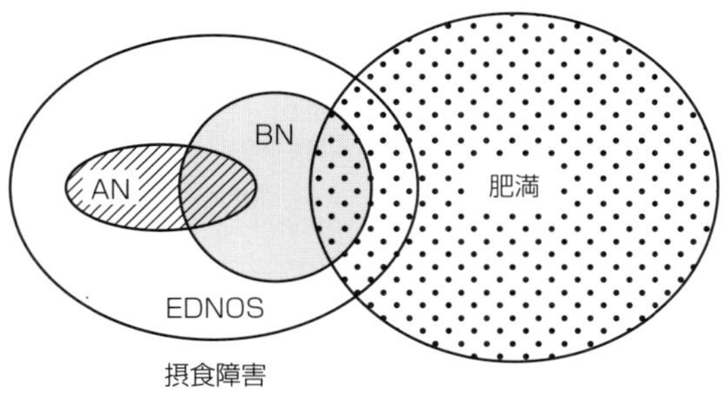

AN：神経性食欲不振症
BN：神経性過食症
EDNOS：特定不能の摂食障害

図Ⅳ-16 摂食障害の分類と肥満の関係

——＜文献＞——

1) Turnbull S et al：The demand for eating disorder care；An epidemiological study using the general practice research database. Br J Psychiatry 169：705-712, 1996
2) Currin L et al：Time trend in eating disorder incidence. Br J Psychiatry 186：132-135, 2005
3) 大野良之，玉越暁子：中枢性摂食障害異常症．厚生省調査研究班：平成 11 年度研究業績集，pp266-310, 1999
4) Collier DA et al：Association between 5-HT_{2A} gene promoter polymorphism and anorexia nervosa. Lancet 350：412, 1997
5) Hinney A et al：5-HT_{2A} receptor gene polymorphisms, anorexia nervosa, and obesity. Lancet 350：1324-1325, 1997
6) Bergen AW et al：Candidate gene analysis of the Price Foundation anorexia nervosa affected relative pair dataset. Curr Drug Target CNS Neurol Disord

2：41-51, 2003
7) Ando T et al：Possible role of preproghrelin gene polymorphisms in susceptibility to bulimia nervosa. Am J Med Genet B Neuropsychiatr Genet 141：929-934, 2006
8) American Psychiatric Association：Diagnostic and Statistical Manual of Mental Disorders. 4th ed, American Psychiatric Association, Washington DC, 1994（高橋三郎，大野　裕，染矢俊幸訳：DSM-IV 精神障害の分類と診断の手引き．医学書院，東京，1995）
9) World Health Organization：The ICD-10 Classification of Mental and Behavioral Disorders, Clinical description and diagnostic guidelines. Geneva, 1992（融道男，中根允文，小見山実監訳：ICD-10 精神および行動の障害　臨床記述とガイドライン．医学書院，東京，1993）
10) Steinhausen HC：The outcome of anorexia nervosa in the 20th Century. Am J Psychiat 159：1284-1293, 2002
11) Keel PK, Mitchell JE：Outcome in bulimia nervosa. Am J Psychiatry 154：313-321, 1997
12) 中井義勝，他：摂食障害の転帰調査．精神医 46：481-486, 2004
13) Blizzard RM, Bulatovic A：Psychosocial short stature；A syndrome of many variables. Clin Endocrinol Metab 6：687-712, 1992
14) Skuse D et al：A new stress-related syndrome of growth failure and hyperphagia in children, associated with reversibility of growth-hormone insufficiency. Lancet 348：353-358, 1996
15) Crawford R：Graves' disease；An emotional disorder. King's Coll Hosp Rep 3：45, 1895
16) Winsa B et al：Stressful life events and Graves' disease. Lancet 338：1475-1479, 1991
17) Tamai H et al：Thionamaide therapy in Graves' disease；Relation of relapse to duration of therapy. Ann Intern Med 92：488-490, 1980
18) Saito T et al：Urinary excretion of aquaporin-2 in the diagnosis；of central diabetes insipidus. J Clin Endocrinol Metab 82：1823-1827, 1998
19) 石井　均，野崎剛弘，久保千春：糖尿病．小牧　元，久保千春，福土　審編：心身症　診断・治療ガイドライン 2006；エビデンスに基づくストレス関連疾患へのアプローチ．pp128-149，協和企画，東京，2006
20) The Diabetes Control and Complications Trial Research Group：The effect of intensive treatment of diabetes on the development and progression of long-term complications in insulin-dependent diabetes mellitus. New Engl J Med 329：977-986, 1993
21) Jacobson AM et al：糖尿病の心理社会的側面．金澤康徳，他（編）：ジョスリン糖尿病学，pp433-450，医学書院 MYW，東京，1995
22) Anderson RJ et al：The prevalence of comorbid depression in adults diabetes；A meta-analysis. Diabetes Care 24：1069-1078, 2001
23) 瀧井正人：1 型糖尿病への摂食障害の合併　病態と対策．日臨 59：497-502, 2001
24) Nozaki T et al：Relation between psychosocial variables and the glycemic control of patients with type 2 diabetes；A cross-sectional and prospective study. Biopsychosoc Med 3：4, 2009
25) 野崎剛弘：各臓器別にみた心身症　⑥代謝疾患　糖尿病．久保千春編：心身医療実践マニュアル，pp277-284，文光堂，東京，2003
26) Brownell KD：History of obesity. Brownell KD, Fairburn CG（Eds）：Eating disorders and obesity；A comprehensive handbook, pp381-385, Guilford Press, New York，1995
27) Kissebah AH et al：Relation of body fat distribution to metabolic complications of obesity. J Clin Endocrinol Metab 54：254-260, 1982
28) 小牧　元：肥満の治療法；認知行動療法-Binge eating disorder を中心として．日臨 53（特別号）：468-474, 1995
29) Cooper A, Fairburn CG, Hawker DM：Cognitive-behavioral treatment of obesity；A clinician's guide. Guilford Press, New York, 2003（小牧　元監訳：肥満の認知行動療法．臨床家のための実践ガイド．金剛出版，東京，2006）

6　摂食障害

摂食障害（eating disorders：ED）は，近年明らかにその発症頻度を増しており，若い女性の精神身体疾患として，最も一般的なものとなっている。元来ED患者の抱えている問題は，さまざまな側面すなわち身体面，情緒面，強いやせ願望，認知の歪み，食事や生活全般にわたる行動上の問題，家族をはじめとする周囲との対人関係などに及ぶ。そして，このような多面性や治療困難性のため，今日までさまざまな立場から病態の理解・説明がなされ，それに沿った治療アプローチが試みられてきた[1)]。

かつては比較的均質な疾患であったEDであるが，近年発症頻度が増すに伴い，その病像は多様化している。そして，これらの多様化した患者が治療施設を受診する時に何らかの選択が働き，主に訪れる患者の病像は，治療施設によって少なからず異なっているという事態が生じている。それぞれの治療者は，普段最も見慣れているタイプの患者を摂食障害の代表のように考えて話をする傾向があり，専門家同士の議論でも話が噛み合わず不毛なものに終わってしまうことが少なくない。病像の多様化は，統一的な見解や標準的な治療方法の確立を，一層難しくさせているように思える。このような状況の中で，EDの多様性についてより一層意識することと，EDの本質を探求する姿勢がとても重要になっていると思われる。

さまざまなタイプのEDのうち，本項では紙面の都合もあり，その基本型といえる「神経性食欲不振症（anorexia nervosa：AN）中核群」[2)]あるいは「中核的なED」（「摂食障害分類：3つのタイプ」参照）に絞って述べる。「中核的なED」の病態を理解し対応のポイントをつかむことが，ED患者全般の臨床の基礎として欠かせないと考えるからである。まず「中核的なED」の病態をわれわれがどのように理解しているかを述べ，次に当科における入院治療の実際を詳しく紹介する。他のタイプのEDの病態，治療については他文献を参照していただければ幸いである[3~5)]。

今日EDを取り巻く治療環境は，非常に厳しいものとなっている。治療の内容よりも医療経済学的なものが優先されることが，患者への援助を非常に難しくしつつある。このような社会情勢の中でそれに合わせて治療も変わらざるをえないにしろ，むしろこのような時代だからこそ，これまで培ってきた治療方法の大切な部分を整理し記録しておくことは重要であると思う。当科におけるANの入院治療「行動制限を用いた認知行動療法」は，わが国における行動療法・認知行動療法による入院治療[6~8)]の流れをくんでおり，現在における主な継承者となっている。今後この治療がどのような運命をたどっていくかわからないが，それをわかりやすい形で残しておきたいというのが，本項の1つの目的である。

A　病態

1．摂食障害の分類：3つのタイプ

上述したように，昨今EDの病像が多様化し，個々の治療者・研究者の間でイメージするEDの病像が異なり，話が噛み合いにくくなっているきらいがある。そこで，治療施設の違い（特に診療科の違い）によって主に受診する患者の病像が違うという観点から，以下のような分類を試みてきた[9)]。これは，多分に交通整理的な分類である

(1)「軽症ED」。元来の精神病理は比較的軽いが，痩せ礼賛の社会的風潮に影響されてダイエットを始めたところがエスカレートし止まらなくなったり，不食が過食になり持続するもの。

(2)「境界性パーソナリティ障害（borderline personality disorder：BPD）的なED」。問題

の中心は摂食障害そのものというより，むしろ心理面・行動面の著しい不安定性・衝動性(BPD 的側面）である。BPD 的側面の一部分症状（行動化の１つ）として ED の症状があるとも考えられる。治療は ED そのものの治療というより，パーソナリティ障害への対応が中心となる。

(3) いわゆる「中核的な ED」。痩せ願望が強く，強迫的に AN であり続けようとする。ED であることが生き方（＝現実回避）そのものとなっており，それから離れることに対し強く抵抗する，ED として重症な患者である。

「軽症 ED」の患者は，AN の場合は一般内科・小児科や産婦人科などの身体科への受診となることが多く，神経性大食症（bulimia nervosa：BN）の場合は多くは医療機関には受診しないのではないだろうか。そして，ED に取り組んでいる精神科には，「境界性パーソナリティ障害（BPD）的な ED」が多く集まり，当科のように心療内科で本格的に ED の治療をしていれば，「中核的な ED」の患者さんの割合が多くなると思われる。なお，3つのタイプに分類したが，典型的な症例ばかりではなく中間的な症例も多いのは当然である。

2．中核的 ED の病態仮説

1）「強迫的防衛」と「回避」

ED の病態を説明した，2つのモデルを示す。成田[10]は，精神科を受診する昨今の青年期患者の特徴の1つとして，「強迫的防衛」の増加を指摘し，その人格構造を精神分析的立場から以下のように説明した。人格の中核には，傷つきやすい自己愛がある。自己愛の傷つきを防ぐために，周囲に強迫的外層が形成されていて，外界をコントロールすることによって尊大な自己像と，その奥にある自己愛的万能感を維持しようとしている。しかし，コントロールが困難になると，外界は脅威として体験され，彼らは「怖い」と感じる。自己は無力となり，そのように自己を傷つける外界に対し怒りが生じるが，それが外界に投影されて外界はますます「怖い」ものになる。「どうしてよいかわからない，どうすることもできない」という無力感，孤立無援感を抱く。ED の患者の場合，これを防衛するために自己の体をコントロールしようとする。

表 IV-22　全般的，徹底的な回避

- 食事や体重増加からの
- 社会生活・人間関係からの
- 大人になること，年齢相応に生きることからの
- 自分自身に向き合うことからの
- 思いどおりにならない状態からの
- 治療からの

一方，野添[7]は行動論の立場から，ED（AN）の成立機序を現実場面からの回避反応と説明し，その治療は，直面する問題を回避するのではなく，いかにして処理するのかを再学習させることを，段階的な食行動形成の治療過程の中に組み入れるとしている。

この2つのモデルは，前者は「精神内界」の側面から「自己愛の防衛」であるとし，後者は「行動面」から「現実回避行動」であるとして，同じ病態を補完的に説明しているように思える[11]。

2）「全般的，徹底的回避」

当科においては，ED の病態を野添と同様に行動療法的に「回避」ととらえ，「回避の遮断」を対応の基本としている。そして，なぜここまで回避しなければならないかを説明するために，成田の「自己愛の傷つき」「強迫的防衛」を援用させていただき，こうした内面の弱さを理解し，育てていくことを治療の中で重視してきた。

さらに，ED 患者の「回避」が，ただ食べることや，体重が増えることからだけでなく，自分自身，現実世界，将来などすべてのことからの徹底的な回避に及ぶことがしばしばである点に着目し，「全般的，徹底的回避」（表 IV-22）[12]と名づけた。軽症例は「回避」の範囲が食事，体重などに比較的限定されているのに対し，重症例ほどその範囲，程度が「全般的，徹底的」になるともいえる。患者は，行動・身体を通して，心の問題を回避する（図 IV-17）。自らの心に向きあうことがなく，その言葉は実質の伴わない空虚なものとなりがちである。回避を遮断されてはじめて，患者は少しずつ自分自身に向きあい，内面を語り始めることができるのである。

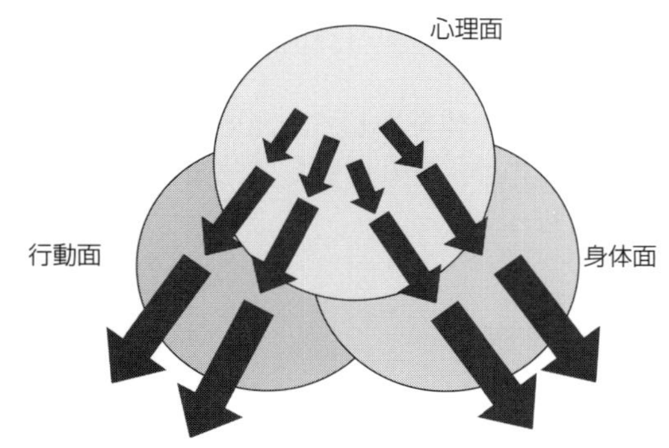

図IV-17 行動，身体を通して，心の問題を回避

B わが国における AN の認知行動療法の歴史

1. 野添の行動療法―刺激統制下におけるオペラント行動療法―

野添[7)]は，AN における不適切な摂食行動は現実からの回避行動の１つであると理解し，その消去をはかるとともに，適切な食行動や日常生活における社会適応行動を積極的に形成するという治療プログラムを提唱した。治療は，入院治療が望ましいとされ，オペラント条件づけ技法を治療の中心としており，以下のような治療的枠組みの中で行動を中心に扱いながら，患者の考え方，生き方といった認知の問題も扱う。

(1) 症状の持続と固定化の原因となっている要因を徹底的に除去。
(2) 望ましい食行動再形成のための手続き
(3) 望ましい摂食行動・適応行動の強化手続き
(4) 行動論的カウンセリング

2. 厚生省特定疾患 AN 調査研究班平成３年度研究報告治療（研究）用マニュアル

このマニュアル[8)]は，当時の世界における傾向にそって認知行動療法を中心にまとめ，野添らの行動療法[7)]，青木らの認知行動療法，Garner と Bemis の認知行動療法[13)]，Beck の認知療法を基礎として，具体的で実用的な治療手段を明らかにすることを目的として作成された。

第１段階は，身体状態と食行動を回復するための治療であり，通常オペラント条件づけを主とした行動的技法を用いる。

第２段階は，認知の障害に対する治療であり，認知的技法を用いる。認知的技法は非機能的な自動思考（瞬間的に自動的に浮かんでくる考えやイメージ）に取り組み，修正するための方法であり，質問の形をとることが多いとされている。

治療前期：患者が自分自身の自動思考に気づき，自動思考と感情や行動との関係を明らかにすることができるように援助する。

治療中期：どの自動思考が非機能的か，どのような認知の歪みがあるかを理解し，その後，より機能的で筋の通った思考やイメージを見いだし，その妥当性を実際に検討する。

治療後期：治療中期で得た適応的な対処法を実際の生活場面で練習し，自分のものにしていく。

治療終結期：治療で達成できたこととできなかったことを明らかにし，問題とその対処法をまとめ，さらに今後起こることが予想される問題点をあげ，その対処法を検討し再発予防を図る。

C 行動制限を用いた認知行動療法

1.「行動制限を用いた認知行動療法」とは

当科では，AN の入院治療として，「行動制限を用いた認知行動療法」[6, 9, 12, 14)]を行っている。この治療は，しっかり食べ体重を増やさなければ何も始まらないという行動療法的枠組みをベースとしているが，患者の治療動機，内面の気づき・成長を重視し，集団療法や家族への対応も含む，統合的治療である。

心療内科は，閉鎖病棟や保護室といった，物理的治療枠を持たない。患者・家族との間に結んだ契約・約束が，治療の枠組みとなる。

契約・約束のうち最大のものが，「行動制限」である。行動制限は後述するように，治療開始時に「行動範囲」「外部との通信」「娯楽」などの自由を大幅に制限し，体重が増えるに従って徐々に制限を解除していく，オペラント的な枠組みである。食行動や栄養状態の改善，および体重の増加に有効なのはもちろん，「全般的，徹底的回避」を遮断することにより，患者が自分自身の心理的な問題に向き合うための有力な枠組みとなる。

2．当科の（入院）治療が主要なターゲットとしている摂食障害患者の特徴

(1) いわゆる「AN 中核群」の重症例（「中核的な ED」）
(2) 肥満恐怖が強く，極度の痩せをきたす。
(3) 摂食障害であることがその人の生き方（＝現実回避）そのものとなっており，強迫的に AN であり続けようとする。
(4) 治療への抵抗が強く，再入院を繰り返し，経過は遷延しがちである。

3．入院治療全体の流れ

図Ⅳ-18 は，「行動制限を用いた認知行動療法」の全過程を図示したものである。1～2 週間の行動観察期間の後に，「行動制限」の枠組みに入り，目標体重に達するまでは，出された食事を全量摂取し，それ以外の食べ物は摂取しない。余裕を持って食べられるのを確認して，食事は漸増する。痩せた体も維持できないほど経口摂取が難しい場合は，経鼻経管栄養（鼻注）を導入する。外的な（治療者による）コントロールの中で，適応的な行動の実施，身体面の改善，心理面のある程度の改善が得られる。

目標体重に達すれば「行動制限」の枠組みはなくなり，患者が自分自身で判断し実行する部分を増やしていく応用問題の時期に入る。すなわち，「自由摂取」,「間食訓練」,「外食訓練」,「外泊訓練」と，現実生活に近い環境に徐々に近づけていく。その中で心理面，行動面の問題点が必ず出現するので，治療者とともに対処策を考え，適応的に対処する練習を行う。

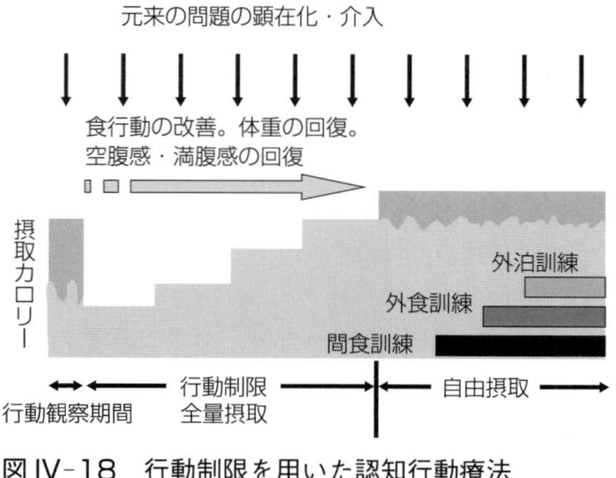

図Ⅳ-18　行動制限を用いた認知行動療法

なお，経過全体を通して，元来の心理的問題が顕在化するので，それに対して認知行動療法的治療介入を行う。

4．行動制限

1）行動制限表の一例

表Ⅳ-23 に，行動制限とその解除に関して，患者との間で取り決めた，「行動制限表」の一例を示す。行動制限導入時の体重（この場合 32 kg）から目標体重（この場合 45 kg）まで，その体重を達成・維持した時に解除される制限項目を，1 kg ごとに示している。

2）行動制限の利点・作用機序

(1) 体重が増えなければ制限解除も退院もできないという状況の中で，患者は食事摂取と体重増加を目ざさざるを得なくなる。

表Ⅳ-23　行動制限表の一例

体重 (kg)	行動範囲	通信	入浴シャワー	その他
32	自室内		清拭	
33				手芸
34	当科病棟内		シャワー週 1	
35		手紙発信		読書
36	ベランダ			
37		手紙受信	シャワー週 2	
38	屋上			ラジカセ
39		電話発信		
40	病院建物内		シャワー週 3	
41		電話受信		
42	病院構内			調味料
43			入浴	
44		面会		
45	構外（外出）			

(2) 患者への対応の基準が明確で，看護スタッフにも理解が得られやすい。また，スタッフ間で一定した対応を取りやすい。
(3) 枠組みの中で治療し適応的な行動を求めるため，大きな問題行動が見逃されたり誘発されたりすることが少ない。したがって，ED患者の割合が多い病棟であっても比較的落ち着いており，内科病棟でも実施可能である。
(4) 限定され単純化された環境の中で，身体面，行動面，心理面において起きたことが，治療者にも患者にも気づかれやすくなる。小さな社会である病棟での生活の中で，対人関係や認知の歪んだパターンが浮き彫りになる。
(5) 前半では治療者側のコントロールにより基本的な行動の修正が行われ，後半はコントロールが緩められ，患者自身が行動を決定しコントロールする責任を負うことが促される。
(6) 嫌なことはすぐに回避するというパターンが通用しないため，「思いどおりにならないこと」への耐性の低さを改善する環境となる。

3）行動制限の枠組みに対する患者の反応

「行動制限」の枠組みは，AN患者がこれまで常に回避してきたものからの回避をブロックし，それに向き合うことを促す。AN患者はこのような状況を非常に苦手としているので，これから逃れようとして，回避のための強い抵抗が多かれ少なかれ必ず出てくる。これらの抵抗の中に，ANらしい考え方・感じ方・行動のパターン（ANの本質）が濃厚に現れてくるので，認知・行動療法的アプローチの最も効果的なターゲットとなる。これらをしっかり受け止め積極的に対応することが，この治療の中で非常に重要なポイントである。

回避のための強い抵抗の例としては，
(1) 治療上の約束に対する違反行為：食事を捨てたり排出行為を行う。体重をごまかす。行動制限の取り決めを守らない。
(2) 治療を無効にする試み：治療者を攻撃したり説得することで，治療枠（行動制限）を緩めようとする。
(3) 治療を中断して退院するための行動：家族を説得し，中途退院に賛成・味方させる。入院治療が続けられないほどの，問題行動を起こす。
(4) 表面だけの治療遵守：一刻も早く体重を増やして退院したいと考え，カロリーアップを性急に求める。退院後は速やかに体重を減らす。

4）回避の遮断により，元来の心理的問題を扱うことが可能になる

図IV-19に，「行動制限」の心理面における作用機序を示した。前項で述べたように，「行動制限」は患者の回避行動を遮断するものであるが，患者はさらにその「行動制限」に対して，3)の(1)～(4)のように，違反，無効化，中途退院，表面だけの遵守など，回避的な反応を示す。これらの反応を容認せず徹底的に扱う（回避の遮断）ことが，「行動制限を用いた認知行動療法」の最も重要なポイントであるといってもいい。

図IV-17に示したように，患者は不適応的行動・身体症状を通して，元来の心の問題に向き合うことを回避している。しかし，心の問題をしっかり扱うことができなければ，「中核的なED」の治療は中途半端なものに終わり，十分な改善は期待できない。

「行動制限」の実施や，それに対する回避的反応を強力に扱うことにより，行動面・身体面の回避が遮断され，元来の心理的問題が，「今ここでの」問題となって浮かび上がるようになり，治療的により取り扱いやすいものとなる。

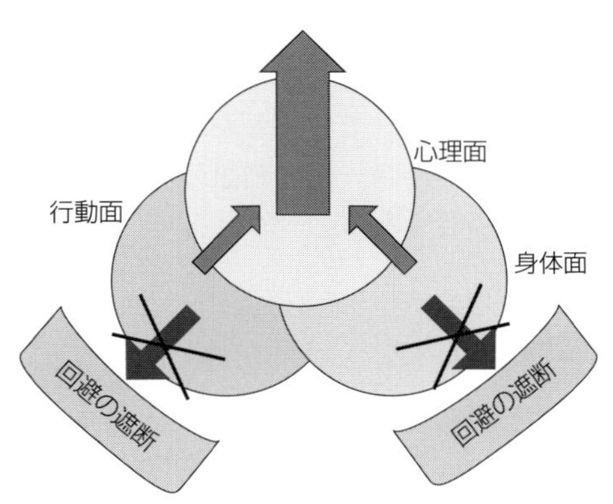

図IV-19　回避の遮断により，元来の心理的問題を扱うことが可能になる

D 入院治療の実際の手順

入院治療は入院してから始まるのではなく，その成否はそれに先立つ外来治療において，患者の治療動機をどこまで明確にし高めさせておけるかに大きく左右されるといっても過言ではない。しかし，紙面の都合で，詳細は他論文を参照していただきたい[11]。以下に，当科で施行している,「行動制限を用いた認知行動療法」の実際の手順や，円滑に施行するためのこつを中心に述べた。

1．記録項目

体重（早朝空腹時，排尿後），1 日尿量・尿比重と回数，食事摂取量，飲水量を毎日チェックし，体温板に記入。食事摂取量は，毎食ごとに主食と副食に分けてチェックし，10 段階表示する。

2．行動観察期間

入院後少なくとも 1 週間程度は，原則として行動は概ね自由，食事は普通食の自由摂取。食行動の問題（食事の仕方，摂取量，所要時間など），その他の不適応行動（嘔吐，下剤使用，過活動の有無。不穏状態，対人関係など），心理状態などを観察する。患者の状態（できていること，できていないこと）をできるだけ把握することは，その後の患者への対応のしかたや，行動制限の項目の決定などをより適切なものとし，治療が円滑にいくことに結びつき，重要である。

行動観察期間は，入院生活への不安の軽減や，行動制限への理解や心の準備などのための，猶予期間でもある。まれではあるが，治療動機の得られにくい患者の場合，行動制限の導入まで 1 か月以上かける場合もある。

3．目標体重

以前は標準体重の－10% を目安としていたが，現在は一律には定めていない。入院時の体重，元来の体重体型，患者の治療へのモチベーション，究極的にどれだけの体重に患者が耐えられそうかなどの要素を加味した上で，なるべく健康体重に近いものを患者，家族と相談の上決定する。－15% 程度となることが多い。目標体重は，原則として外来で決定しておく。

4．行動制限の導入

1）行動制限の取り決め

大体の枠はこちらで示しながら，詳細は患者と相談して決定する（表Ⅳ-23）。後で水かけ論にならないために，決定したことは細かいことでも必ず書面に書いておく。

2）荷物チェックと持ち物・金銭の預かり

行動制限に入るときはナースと主治医が立ち会って，荷物チェックを行う。行動制限に反するものや不必要なものはすべて預かり（預かるべきかどうか迷うものは預かる），制限が解除されるにつれて返却していく。金銭は当初は院内の銀行預けとする。日用品などの必要なものは患者がノートに記入して注文し，決まった曜日に看護助手に購入してきてもらう。ちなみに荷物チェックは，その後も必要に応じて適宜行う。今後も治療の一環として施行することがあることを，患者にあらかじめ伝えておく。

3）制限解除のルール

前もって決めておく。例えば 3 日間その体重が維持できたら解除する，1 日でもその体重を下回れば再び制限を戻す，休日には解除できないというように。

4）行動制限導入時の食事量の取り決め

当初の食事量を，行動観察期間中の摂取量などを参考にして，患者と相談の上で決める。この際，出された食事の時間内（原則 30 分以内）での全量摂取およびそれ以外の食べ物の摂取禁止が前提となっている。1,200～1,400 kcal 前後となることが多い。少量から開始することにより，患者の心理的（肥満恐怖）・身体的（消化器機能の低下など）負担が軽くなり，全量摂取が可能となる。

5. 全量摂取

1）全量摂取の利点

ED 患者は何をどれだけ食べたらいいかわからない状態になっている。「好きなように食べていい」といわれると，逆にどう食べたらいいかわからず，困ってしまう。「出されたものを全部残さず食べる」という決まりは厳しいようでいて，実はED 患者が最も食べやすい方法なのである。「低カロリー食の全量摂取→体重が思ったほど増えない→不安の軽減→段階的にカロリーアップ」というふうに，食事や体重についての不安の脱感作，認知の修正がなされ，より適応的な食行動が形成されていく。

2）全量摂取への抵抗と，それへの対処

患者はいろいろ理由をつけて食べにくいもの（食べれば太ると思っているものなど）を食べまいとするが，食べない言い訳は，よほどの理由がない限り認めない。もし時間内で全量摂取できない日が続くようなら，その食事をするのはまだ無理だとしてカロリーを下げる。数日の猶予を与えてもいいが，それでも全量摂取できなければ，今度こそ下げる。総カロリーが減ることを避けたければ，鼻注で補えばいい。

カロリーダウンは患者にとって一見嬉しいことのようでもあるが，行動制限下では，体重が増えないことで制限解除が遠のき，したがって退院も延びる。さらに，形の上なりとも治療が進んでいるという，変なプライドも奪われる。「全量摂取できないならカロリーを減らしましょう」という対応に，カロリーダウンを避けようとして，食べようと本気で努力するようになることが多い。

6. カロリーアップ

1）カロリーアップの条件

カロリーアップの条件は，客観的には全量摂取が適切な時間内（原則として 30 分以内）でできること，主観的には食前の空腹感がでて，カロリーを上げても全量摂取できる自信があることである。少なくとも 2 週間くらいは同じカロリーを維持し，上記の条件を満たせば約 200 kcal ずつ上げていく。ただし，過食傾向のある患者は早期に強い空腹感がでてくることが多いので，低カロリーの時期においては 1 週間程度で上げてもよい。

2）カロリーアップを性急に要求する場合

行動制限の枠に入ると，性急にカロリーアップを要求してくることもよくある。ちょっと前まで食べることに抵抗していた患者が進んで食べたいと言い始め，体重が増えることも気にならないかのようにみえるので，このような患者の態度に接すると，経験の浅い治療者はこの患者はもう心を入れ替えている，治ったのではないかと錯覚するかもしれない。しかし，そのような期待は往々にして裏切られる。

というのは，こういう場合，本当に病気を治したいというよりは，早く体重を増やして行動制限を解除してもらいたいとか，早く退院したいとかの動機によることが多いからである。さらに言えば，辛いことは無理をしてでも早く片づけてしまい，自由になって病気の自分に戻りたいという，ED 患者特有の心理が潜んでいることも少なくない。したがって，患者の言葉どおりにカロリーを上げていては，ED の病理は温存され，実質的な改善が得られないことが多い[13)]。

7. 経鼻経管栄養（鼻注）

1）鼻注の導入とその利点

必要最小限の食事も摂取できない（例えば，1,200 kcal もしくはそれ以下）場合は，「そのカロリーでは今の低体重の体さえ維持することができないから」と説明し，鼻注の併用を原則とする。このような場合には鼻注を施行することを，予め外来で話しておく。

鼻注は「食べないのに体重が増える」という，AN 患者にとって最も都合が悪いことを意味する。それ故，「食べないのに鼻注で太らされるくらいならば，食べたほうがましだ」と考えて，食べることへの抵抗が小さくなり，鼻注は食事摂取の強力な後押しとなる。

身体的にも，鼻注は大きな利点を持っている。消化管に栄養を入れる自然な栄養投与の方法であり，不規則になっている消化吸収という生理的機能を適度に刺激し整えることができる。また，中

心静脈栄養などと違って，患者自身の消化吸収力によって体内に取り込まれるために，過量投与などの問題も生じにくい。また，比較的簡単な手技であるので，医療事故も生じにくい。さらに，小腸にチューブの先を留置するため，胃にたまって腹部膨満のため食べられなくなるということもない。欧米では，中心静脈栄養などよりも一般的に用いられている。

2）鼻注に対する抵抗と説得の方法

ただし，鼻注に対するAN患者の抵抗は大きい。その最大の理由は，上記の「食べないのに体重が増える」という点であるが，患者はそのようには言わず，「屈辱的である」とか「格好が悪い。人に見られたくない」と言うことが多い。説得を適切に行わないと，大きな抵抗を生じ自己抜去を繰り返したり，治療関係がまずくなる可能性もあるだろう。説得のこつは，まず治療者自身が鼻注の有効性・合理性について，心から納得しておくことである。そして，「現在必要だから用いるのであって，必要なくなればやめる」ことも保証し，「病気を治すためには，嫌だと思うことをするということも欠かせないのだ」という話もする。

3）体重増加を加速するための鼻注

上記のように，以前は鼻注の実施は，必要最小限の食事がとれない場合が中心であった。しかし，最近では，入院期間の短縮化など医療経済学的要請のために，体重増加を速めるという目的で，食事がかなりとれるようになった後でも鼻注を続行したり，最初からある程度食べられる場合でも併用することが多くなっている。もちろん，患者の同意があってのことである。

8．自由摂取，間食・外食・外泊訓練

1）自由摂取

目標体重に達すると行動制限を終了し，食事はそれまでの全量摂取をやめ自由摂取とする。やや多めの食事を提供し，その中からちょうどいいと思う量を摂取してもらう。自由摂取は，何をどれだけ食べるのか自分で決めなければならないので，ED患者にとって応用問題となる。

しかし，全量摂取の期間中に，空腹感や満腹感の自然のリズムが回復し，望ましい食行動が再形成され，食事・体重に関する認知の修正が進んでいれば，自由摂取になってもそう簡単に崩れるものではない。ところが体重だけは増えたけれど，これらの課題が達成されていない場合，自由摂取になるやいなやどれだけ食べてよいかわからなくなり，食事量が極端に減ったり，逆に全量摂取を続けたりするなど，調節がきかない状態となる。その場合は全量摂取に戻したり，それでもだめならさらにカロリーを下げるなど前の段階に戻り，そこからやり直してもらう。自由摂取になっても8〜9割以上摂取し目標体重が維持できれば成功といえる。

2）間食訓練

自由摂取の課題がクリアできれば，間食訓練を開始する。（自由摂取もそのまま続ける）。間食の量や品目などは細かくは指示しない。自分がその日一番食べたいと思う品を適当と思う量，おいしく楽しく食べてもらうようにする。「今日は何を食べましたか？」などと，量や品目，その時の気持ちなど尋ねる。

肥満恐怖が根強い場合，カロリーの極端に低いものばかり選んで食べたり，毎日は食べなかったり，食事の摂取量がはっきり減ったりなどの問題が出てくる。治療者はそれについて指摘し，なぜそうなったのか，その時どのような気持ちだったのか，どうするべきだったのか，そうするためにはどうしたらいいのかなど，患者に問いかける。患者自身から適切な対応法がでてくることが望ましいが，最終的には，適切な間食をするように求め，実行してもらう。

3）外食訓練

間食がうまくできるようになれば，外食訓練を加える。昼食時に外出させ，自分が食べたいと思うものを食べてもらう。事前の予想をさせ，その結果はどうであったかを検討する。うまくいかなかった点，不安な点があれば，改善するためにはどうしたらいいか話し合う。適切なものが適度な量食べられていること，体重にも変な動きが認められないことを確認する。外食訓練は原則として1人で行う。

4）外泊訓練

外食訓練の課題が達成できれば，さらに外泊訓練を行う。自宅など自分が実際に暮らしている場所で短期間であるが生活し，食事がちゃんとできるか，体重は減らないか，家族との関係はうまくいくかなど，確かめる。この場合も必ず事前の予想をさせ，その結果はどうであったかを検討する。体重を減らしてきたり極端に増やしてきたりしてないか，外泊時の患者の様子についての家族の印象はどうかなどが重要な情報となる。体重の極端な増加は，過食が生じたり，体重を減らすまいとして無理に食べたりすることの結果である。

「外泊中に問題点・課題が出てくることは，今後の治療のポイントがわかるので，むしろ喜ばしいことです。そういう点について外泊後に聞かせてください」と，事前に患者・家族に話しておく。というのは，こう言っておいたほうが外泊中のことが率直に報告されるし，気持ちが楽になって持っている力が出しやすいからである。

E 入院治療中に生じる難題に対する対応

1．行動制限・入院についての不満・回避

1）行動制限についての不満

行動制限に関する訴えとしては，「行動制限が厳し過ぎる」，「A さんは自分より制限が緩いのは不公平だ」，「私と同じくらいの身長の B さんが，目標体重が私より低いのは納得がいかない」，「1 日中部屋にいると何もすることがなくてイライラする」などが多い。これに対する答えとしては「治療のペースも病態も違うのを比較しても意味がない。他人は他人，自分は自分ではないか」，「何もすることがないということはない。自分を振り返るチャンスと考えよう」，「そこまでイライラするということ自体が病気なのだ。そうならなくてもよくなるように，しっかり治療しよう」など。

2）退院要求に対して

「もう外来でもやっていける」，「早く学校に行かないと勉強が遅れる，友だちができない」などの退院要求に対しては，「外来のほうがうまく行くというが，外来でうまくいかなかったから入院したのではないか」，「家族に退院することを納得させられるのか」，「勉強と健康とどっちが大事か。病気のままで勉強ができるのか」など。

治療者と患者とのやりとりだけでは納得しなかった場合は，家族を呼ぶ。そして，本人に家族を納得させるという課題を与える。もちろん，家族には治療を継続することが必要であることを，改めてしっかり説明し納得してもらっておく。

3）他の患者の退院による動揺

AN 患者の入院は長期にわたるため，他の患者の退院による動揺も少なからず生じる。特に同じ ED の患者が治療途中で退院したりすると，精神的に不安定になりがちである。この場合も「あなたとあの患者とは病状も違うし，治療も違うのだから，自分のことだけを考えて今まで通りやっていくように」と，自他の境界線を引いてやる。

4）退院要求が強く，考えが変わらない場合

以上のような対応を十分に行っても，退院すると言い張り，止められない場合もある。そのような場合，あえて外泊させてみて，現実の厳しさを味わわせ再考を促すという方法もある。この場合，家族の理解と協力が前提となる。

5）無断離院への対応

入院生活に耐えられず無断離院に及ぶこともある。患者は多くの場合家族の元に戻るから，離院したらすぐ家族に連絡を入れておく。患者が帰ってきた時の家族のとるべき態度は，「とにかく病院に連れ戻る」ことである。病院に連れ戻ることは，病気を治すことが必要なのだという，患者に対する家族のはっきりとした意思表示である。真剣な家族の思いに逃げ道を塞がれ，病気を治すしかないと患者は思い直すことが多い。家族をその場になって動揺させないためには，無断離院することがあること，そうなる理由，その際に家族の取るべき態度を，入院時までに十分説明しておく必要がある。

2. 違反行為

1) 治療行為としての違反の取り扱い

違反行為を取り扱うことは患者との間に大きな緊張を生じさせ，人が嫌がることを突いていくことへの後ろめたさもあり，気が進まないという治療者も少なくないだろう。しかしながら，違反行為はANの病態の重要な一部であり，治療経過の中で必ず生じるものである。それを積極的に取り扱う行為は治療行為であり，逆に取り扱わないことは患者の病態を温存させることになる。しかしながら，違反の取り扱いは，AN患者の病態やこの治療についてのある程度の習熟を必要とし，治療者にとっては中級編であり，応用問題となる。

2) 積極的に取り扱うことの重要性

治療上の取り決めを破ったことが明らかになった場合は，早急に対応する。違反は治療が病気の核の部分に及ばないようにするための治療回避でもあり，食事や体重にからんだものが多い。患者は違反によって，食事や体重にこだわる自分を温存するのである。その都度それが違反であり，そのような違反をしていては病気は治らないことを指摘し，よく考えさせ，改めさせていく。

3) 違反に気づくためのポイント

体温板の体重の動きや日常生活などを注意深く観察する癖をつけておけば，違反行為をしていることの推測がつき，発見もできるようになるものである。特に，AN患者の体重の動きに関する基本法則を身につけ，体重の動きが妥当であるか常に注意しておくことは重要である。

【AN患者の体重の動きに関する基本法則】

(1) その時点の体重1kgあたり約35kcal（個人差はある）の栄養摂取で，体重はほぼ横ばい。
(2) 7,000kcalの余剰で，体重は約1kg増加。
(3) 脱水状態の患者：入院し栄養・水分摂取を開始→脱水の改善→比較的急速な体重増加。
(4) 脱水状態が顕著な患者（尿量減少状態）：栄養・水分摂取開始→脱水の改善＋浮腫など水分貯留→尿量回復まで著しい体重増加が遷延。

4) 違反を発見した場合

違反を発見した場合は，まず事実を確認し，そのような行動をとった理由を十分聞いたうえで，今後そうならないためにはどうしたらよいか考えさせ，対策を立てさせる。患者は口だけの反省で違反を過去の問題としようとする傾向があるが，治療者は違反の事実に踏みとどまり，患者に身にしみて考えさせる必要がある。そのためには，ペナルティを上手に用いることが有効である。

5) ペナルティの与え方

ペナルティは，行われた違反と関連を持ち，科されることが違反した患者の弱さを改善させることにつながる内容のものがよい。

6) 違反の可能性が大きい時の対応

違反が明らかでなくてもやっている可能性が大きい時は，おかしい（不思議）と思っているということを，早めに患者に伝えるほうがよい。しかし，「やってるだろう」，「いえ，やってません」という押し問答を繰り返したり，無理に自白を強要する必要はない。大切なのは，この治療者にはそういうことはお見通しであり，そんなことをしてもむしろ嫌な思いをするだけだと，患者に感じさせることである。

出された食事量に比して体重増加が明らかに少ない状態が続く場合，「消化機能に問題があるのかもしれないですね。詳しい消化機能の検査をしてみる必要がありますね」，あるいは「消化不良を起こしているのかもしれない。もし1週間たっても体重が増えないようなら，食事の量を減らしましょう」といった，もう一歩進んだ対応をすることもある。こういった対応の後に，不思議に（？）体重が増え始めたりすることが少なくない。

F 認知・行動の変容のための働きかけ

1. ED治療における「認知の修正」と「行動変容」の関係

1) 認知・行動の歪みの大きさ

一般の「認知行動療法」あるいは「認知療法」においては，患者の認知を修正させることによって，行動の変容を目ざしているといえる。しかし，誤った認知への働きかけだけで患者が納得し行動が変化するのは，EDにおいては相当軽症の患者である。中核的EDでは，認知も行動もその歪みは非常に大きい。患者が認知の歪みに気づくことすら容易ではなく，たとえある程度気づいたとしても，それだけで行動の変容が得られることは不可能に近い。

「認知行動療法」においては，患者の治療動機を重要に考えるが，EDにおいてもまず患者が治療動機を得られるような働きかけをする。（治療動機を持つということも認知の変化である）。しかし，「摂食障害という生き方」の勢いがあまりに強力であるため，一旦治療動機が得られたとしても，いざ治療が始まれば，治療を回避しようとするすさまじい力が働く。自分自身を変えることを徹底的に拒否しているため，このままの状況では，認知も行動も変化しようがない。

2）行動コントロールにより認知へのアプローチが可能となる

EDにおいては，歪んだ認知は病的な行動によって支えられている。そこで，まず患者を治療枠に入れ，病的な行動がしにくい状況を作る。この時点での治療介入は，認知よりも行動に重点を置いている。それは，治療者にコントロールされた行動の変化であり（患者はその治療枠に入ることに一旦は同意しているものの），患者自身の自発的変化ではない。しかし，この行動の変容は，患者の心理状態を以前よりは安定させる（ED的な考え方へのとらわれも減っている）ため，認知を取り扱うことが以前よりは可能となる。ただし，やはり自分の考え方に固執し認知の歪みに気づくことが難しいため，治療者は入院生活の中に現れた患者の不適切な行動・認知をとらえて指摘し，それについて患者に質問し続け，さらにはしばしば積極的に論駁を加えていかなければならない。このような作業を繰り返していく中で，認知の修正は，当初は治療者の指摘・論駁によるどちらかといえば受け身的な修正から，次第に自らの気づきに基づくものとなっていく。患者はやがて，自分自身について，これまでの生き方について，EDという病気について，周囲との関係について，将来についてなど，自分なりに考え始めるようになる。

3）実践行動を通じて認知は変容し確かなものとなる

治療初期の患者でも，気づきめいたことを口走り，「自分はもう変わった」と断言することがあるが，それは状況によって簡単に覆るものである。したがって，気づきらしいものが得られたらそれで満足せず，それを行動に移してもらう。行動を変化させることができ，それを治療者に評価してもらうことによって患者は自信を持ち，その自信がさらなる適応的な行動に結びつき，その積み重ねが認知と行動の変容をすすめていく。さらにいえば，たとえ最初は気づきが得られなくても，実行せざるえない状態におき，それを達成していくことが認知の修正につながることが多い。いずれにせよ，実践行動を通じて認知は変容し確かなものとなる。

4）行動コントロールが緩められていくことで，変化が次第に主体的なものとなる

入院治療後半では，治療者による行動コントロールが緩められていくが，それまでの行動変容，認知の変化も，それにより試され，揺さぶられ，修正されることによって，少しずつ確かなものになっていく。退院後は，治療者による行動コントロールは少なくなり，面接も患者自身の申告を材料としたものとなるので，ここにいたってはじめて，「通常の認知行動療法」（認知を扱うことにより行動の変容が得られる）が始まるといえるのかもしれない。

2．食事・体重に関する認知・行動

1）食事時間が長い

「早く食べると太る」，「自分は元々早く食べられない」，「遅く食べると他の患者に勝ったと思う」，「早く食べると他の患者から嫌われる」。

〔対策〕反対証拠をあげる。食べ方をチェックし，早く食べる方法を提示する。食事時間を短くせざるを得ないような枠を設定する。例えば，数日の猶予を与え，それまでに何分以内で食べれなければ，食事量を減らすなど。

「時間がかかっても食べられればいいではない

か」と主張する患者も少なくない。そのような場合，「学校や職場などの実生活の中で，30 分も昼ご飯にかける人はいない。1 人だけそんなに長くかかっていては，人間関係も仕事もうまくやっていけないのではないだろうか」と，現実場面を思い起こさせるような対応をする。

2）好き嫌い，偏食

「これを食べると胃がむかつく」，「アレルギー症状がでる」，「小さい時から食べられない」。

〔対策〕基本的態度として例外を許さず，食べさせる。消化器症状（例えば，腹部膨満感）には中立的に対応し，「普通に食べられるようになれば，症状は自然となくなる」などと返す。「本当にアレルギー反応がでるか血液検査をしてみましょう（検査で異常がなければ，しっかり食べさせる）」。「これまで食べられなかったものを食べることができれば，自信がつくでしょう」。

3）肥満恐怖

「ご飯や油物を食べると太る」，「太りやすい体質だ。水を飲んでも太る」，「食べたら吐かないと（下剤を使わないと）太る」

〔対策〕出された食事は必ず全量摂取させ，嘔吐，下剤の使用，過活動などの回避行動を行わせない。そのうえで，食事量と体重の変化を自己観察させる。三度の食事をしっかりとっても体重は思ったほど変化せず，ましてや 1,000～1,200 kcal では減ることもあることが体験できる。「どんな恐怖も，逃げれば逃げるほど強くなる。逃げないことを続けることで，恐怖は減っていく」。

3．対人関係

適切な対人関係の構築が困難であることは，ED 患者一般に共通する問題である。入院生活においても，病棟という小さな社会の中で，不適切な対人関係パターンが再現され，不適応やトラブルが繰り返し生じる。その例としては，

(1) 主体性のなさを示すもの：相手に過度に気を遣って疲れる，付和雷同的な行動，他患者の違反行為への協力。
(2) 操作性を示すもの：他患者やスタッフを自分の味方とすることで，快適な環境を作ろうとする。グループを作り，いじめ・仲間はずれ的な行為を行う。
(3) 自己中心的な行動，他患者への過干渉。
(4) 交流の乏しさ：孤立。表面的な付き合いのみで友人が作れない。

などがある。食事や体重の問題がある程度落ち着いた後に，こういった問題は表面化してくることが多いが，機会を逃さず患者に気づかせ，修正させるための援助をしていく。

4．ED 患者によくみられる認知パターン

以上のような不適切な食行動や対人関係パターンは，以下のような不適切な認知パターンと深く結びついている。患者の問題への感受性を高めるためにも，彼らの認知パターン[13]をよく理解しておくことが大切である。

全か無か思考：「全部できなければ意味がない。完璧にできないなら，最初からやらないほうがましだ」。

自己関係づけ：自分とは何の関係もない出来事を自分にとって意味があると考えること。

迷信的思考：独立した出来事の因果関係を信じること。

選択的抽出：自分の信念を正当化し，支持するような 1 つか 2 つの根拠を選択的に選び出し，その他の情報は無視すること。

過度の一般化：1 つの結果からそれとは無関係な状況にまで当てはめて考える。「吐いたらやせた。吐かなかったらどんどん太る」，「以前断ったら嫌な顔をされた。自分さえ我慢していればみんなうまくいく」。

誇大視：物事を極端に誇張すること。「食べたらどこまでも太っていく」。

「すべし」思考：「他人に頼るべきではない」，「人に助けを求めるのは自分の敗北を認めるのと同じだ」。

〔対策〕

(1) 以上は患者が何気なく使っている言葉ではあるが，漫然と聞いていると見逃してしまう。患者の言うことに簡単に納得しないで，少しでもおかしいと思ったら，「それはどういうことか」と淡々と，納得のいくまで聞いてい

く。患者は抽象的でとらえ所のない話し方をするので，煙に巻かれてしまいがちであるが，徹底的に具体的に聞いていくことによって，矛盾点が明確になってくる。

(2) 患者の誤った考えの根拠となる証拠について粘り強く質問していく。ただし，検事の取り調べのようにならないこと。うまく答えられず責められているという感じになって，心を閉ざさせないように注意する。

(3) 患者は1つの考えに固執することが多いが，他の選択肢もあるのではないかを検討する。できそうなら予想を立てさせ，実行させてみる。その結果どうだったか再び検討する。

(4) 全か無かではなく，尺度の利用，物事の変化を連続体として見る目を養わせる。

(5) 患者の信念のプラスとマイナスの側面を検討する。本人にそれぞれについて列挙してもらう。また災い転じて福となすといった，過去や現在の経験・失敗を将来の行動に生かせる視点を育てる。

(6) 自分のことには気づかなくても他人の言動のおかしな所は目につきやすい。その意味で，病棟の出来事を面接で話題にすることや，集団療法に参加することは，自他の認知パターンの問題に気づき，修正していくよい機会になり得る。

おわりに

EDの基本型であるAN中核群（あるいは「中核的ED」）に絞り，当科におけるその病態理解と入院治療の方法を述べた。

当科では，治療において行動面への積極的な介入を必須とし，それを確実にするために行動制限などの強力な治療枠を用いている。行動面からのしっかりとしたアプローチがあってはじめて，患者は自分の内面の問題に向き合えるようになるからである。

ただし，これらの治療枠は患者が心身ともに健康になるための必要条件であるに過ぎず，それを機械的に当てはめさえすればいい結果が得られるという十分条件ではないことを，強調しておきたい。本項で述べた治療が，患者自身の治療動機，究極的には信頼しあった治療関係，身体面や見かけの行動のみでなく内面の変化を重視すること，それまで埋もれていた患者の心の真実に出会うことの喜びなどに基づいて行われている[14]ことを，行間から読み取っていただければ幸いである。

＜文献＞

1) 瀧井正人，久保千春：食思不振症患者へのアプローチ．黒川清，松澤佑次編：内科学，pp1099-1101，文光堂，東京，1999
2) 末松弘行：神経性食思不振症の概念（定義）と分類．末松弘行，河野友信，玉井　一，馬場謙一編：神経性食思不振症，pp2-11，医学書院，東京，1985
3) 瀧井正人：通常の治療目標，治療枠が患者と共有できない場合（境界例的な症例）．玉井　一，小林伸行編：摂食障害の治療指針，pp121-132，金剛出版，東京，1995
4) 瀧井正人：神経性過食症．久保千春，中井吉英，野添新一編：現代心療内科学，pp492-509，永井書店，大阪，2003
5) 野崎剛弘，瀧井正人，占部宏美，他：外来治療のみで発症以前の体重まで回復できた神経性食欲不振症患者の臨床的心理的特徴．心身医 44(2)：121-131, 2004
6) 瀧井正人：認知行動療法．石川俊男，鈴木健二，鈴木裕也，他編：摂食障害の診断と治療　ガイドライン2005，pp66-76，マイライフ社，東京，2005
7) 野添新一：神経性食欲不振症の行動療法についての研究．医研究 50：129-180, 1980
8) 神経性食欲不振症への対応のために（マニュアルパンフレット）．厚生省特定疾患神経性食欲不振症調査研究班平成3年度研究報告書
9) 瀧井正人，野崎剛弘，盛岡佳代，他：九州大学心療内科における神経性食欲不振症患者の入院治療．心身医 45(5)：333-340, 2005
10) 成田善弘：思春期・青年期の精神病理―昨今の特徴；強迫症の臨床研究．pp256-271，金剛出版，東京，1994
11) 瀧井正人，小牧　元，久保千春：10年間にわたり10回の入院を繰り返した神経性食欲不振症の1遷延例―強迫的防衛への治療介入―（第1報：外来治療）．心身医 39：435-442, 1999
12) 瀧井正人，野崎剛弘，河合啓介，他：当科における神経性食欲不振症の入院治療　―行動制限を用いた認知行動療法―．精神誌 108(7)：724-729, 2006
13) Garner DM, Bemis KM：Cognitive therapy for anorexia nervosa. Garner DM, Garfinkel PE (ed)：Handbook of psychotherapy for anorexia nervosa and bulimia, pp107-146, Guilford Press, New York, 1985
14) 瀧井正人，小牧　元，久保千春：10年間にわたり10回の入院を繰り返した神経性食欲不振症の1遷延例―強迫的防衛への治療介入―（第2報：入院治療）．心身医 39：443-451, 1999

7 疼痛性障害

痛みが慢性化した病態は往々にして複雑で，単一のメカニズムでは説明困難な症例が多い。身体各科で体の痛みの精査後も原因不明とされて，最終的に心療内科に紹介される症例は少なくない。心身の苦痛の混合体験である「痛み」の訴えが臨床像の中心を占め，痛みの発症，持続，増悪に心理的要因が関与し，臨床的関与が妥当なほど重篤である症例では，疼痛性障害という診断名を頭に入れることが重要である。本項では，他科からの紹介で心療内科に対応を迫られることが多い疼痛性障害の病態について，心身医学的理解を深めるために，疼痛学，神経科学，認知行動科学の観点からの解説を行う。

A 痛みとは何か

一般的に理解されている痛みは，例えばけがをした直後からの痛み，手術後の痛み，虫垂炎や胆囊炎の痛みなど，いわゆる炎症によって出現する痛みである。このような痛みはほとんど限られた期間の痛みであり，急性疼痛に分類される。急性疼痛は身体組織になんらかの障害が存在していることを示す警告信号としての役割を果たしており，医療の場ではこの警告信号を頼りに原因の検索と治療が進められる。

しかし臨床の場面では原因を除去した後にも続く痛みに遭遇する。このような痛みに対し，痛みの集学的治療の祖であるボニカ Bonica JJ は「急性疾患の通常の経過あるいは外傷の治癒に相当する期間を1か月以上超えて持続するか，継続する痛みの原因となる慢性の病理的プロセスと一体になっている疼痛，もしくは数か月から数年の間隔で反復する疼痛」を慢性疼痛と定義し，急性疼痛と区別した[1]。

Bonica が1974年に設立した痛みに対する集学的な研究を目指す国際疼痛学会では，痛みを「組織の実質的あるいは潜在的な傷害に結びつくか，このような傷害を表す言葉を使って述べられる不快な感覚・情動体験である」と定義している。つまり，この定義によれば，不快な情動体験であろうと末梢での侵害刺激の存在しない身体感覚体験であろうと，それを患者が痛みと感じ，「痛い」と表現すればそれは痛みと呼ばれることになる。これは，後述する痛みに関する神経回路が，情動に関する神経回路と元来密接なつながりがあり，患者の訴える痛み体験が，各症例での生物心理社会的刺激に反応した患者の痛み体験の持続の歴史の中で痛覚系と情動系の神経回路が混線して形成された迂回路に基づいた臨床事象だと考えると，この痛みの定義の奥深さに驚かされることになる。

B 痛みと情動

1．痛みの経路とその修飾

米国では医療経済学的観点や QOL 重視の観点から，痛み研究の重要性が強く認識され，国家的プロジェクトとして2001年からの10年間を「Decade of Pain Control and Research」と定めており，痛み医学・医療に大きな進歩が起きてきた。その刺激を受けて，世界各地でも神経科学を基盤とする痛みに関する生物学的な知見が次々に発表され，蓄積されてきている。歴史的に，痛みの基礎研究は動物実験から始まったが，動物では主観的な体験である痛みを問えないことが弱点であった。しかし，近年の fMRI，PET 技術やそれを使った研究の進歩でヒトに痛みの有無を問いながら，脳画像を直接研究することが可能となり，痛み研究は飛躍的な発展を遂げている。

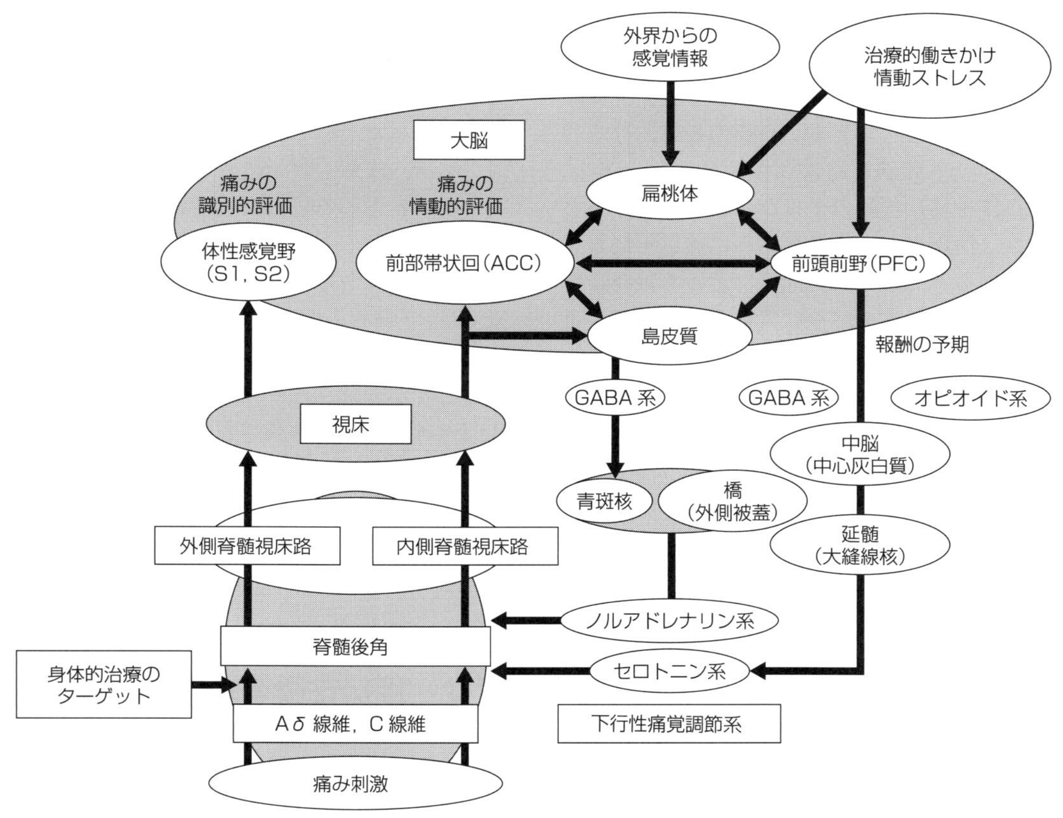

図 IV-20　痛みの経路とその修飾に関する仮説

図 IV-20 に痛みの生体内経路とその修飾系について，最近の知見を含めた仮説を図示した[2〜4]。外側および内側の脊髄視床路がそれぞれ痛みの感覚成分および情動成分を末梢から中枢へと伝え，中枢から脊髄後角に痛みを調節する経路である下行性の痛覚調節系が存在し，痛みが抑制あるいは増強されていることが重要なポイントである。

脊髄視床路には外側と内側の 2 種類の経路がある。外側脊髄視床路は侵害刺激を受けて末梢の自由神経終末からの情報が脊髄後角から脊髄の外側を上行し，視床を介して大脳皮質の体性感覚野(S1, S2) に投射し，痛みの局在部位，強度，質などの識別的評価を行う経路である。内側脊髄視床路は，脊髄の内側を上行し，視床を介して，前部帯状回を含む大脳辺縁系に広く両側性に投射する経路であり，痛みの情動的評価を行う経路であると理解されている。つまり，痛いという情報は，「どこがどのくらいの強さでどのようなパターンで」存在するのかという情報と，「生存に影響を与え得る何か危険な状態になっている」ことを漠然と知らせる情報が混在したものであり，それぞれを異なった部位の大脳皮質で感知しているわけである。これは，警報としてのサイレンが不愉快な大きな音で何か大変なことが起こっていると大まかに伝え（痛みの情動的認識：内側脊髄視床路），ラジオなどで「どこで何が起こっているか」の詳しい情報が伝えられる（痛みの識別的認識：外側脊髄視床路）ことで，情報への対処がしやすくなるシステムであると考えると理解しやすいであろう。慢性の痛みを持つ患者の苦痛の辛さは，この不愉快なサイレンに苛まれていることにあるが，周囲の家族や医療スタッフがこのサイレンの不愉快さを実感することは困難なわけである。

さらに，痛覚の末梢から中枢への経路には，図示した脊髄視床路以外にも，脊髄網様体視床路，脊髄中脳路，脊髄橋扁桃体路，脊髄視床下部路など多数知られており，自然界でヒトが生存するために痛み反応が警告反応として重要であるがゆえに，自律神経系，情動系を含んだ多数の神経回路に末梢の痛み刺激がアクセスできるよう，生体は設計されているともいえる。心療内科における心理療法は，ヒトの脳回路に存在する痛み，認知，情動，自律神経，行動の密接なつながりを基盤としており，治療者が言語的あるいは非言語的な患者への刺激をとおして，各症例における独特な既存の神経回路の混線をいかに再構成していくかという観点で行われていると考えられる。

2. 痛み体験における前部帯状回，島皮質の役割

「神経回路の混線」という観点で，痛み，認知，情動，自律神経に関する混線の起こっている接触点となるのが，近年飛躍的に注目を集めている前部帯状回や島皮質という脳皮質である[2~4]。

帯状回は，脳梁を前方，上方，後方から取り囲むように位置する脳回であり，Papez 回路として知られる海馬→乳頭体→視床前核→帯状回→海馬に含まれ，情動に関係する大脳辺縁系を構成している。帯状回は大きく 4 つの領域に分かれ，情動，認知，記憶，空間認知に関する中枢神経機能で重要な役割を果たしている。その帯状回の中でも，前部帯状回 anterior cingulate cortex（ACC）の perigenual ACC は，内側脊髄視床路が髄板内核を経て，部分的に網様体を経て投射され，痛みの情動体験との関係が深い。また caudal（posterior-dorsal）ACC が認知や侵害受容と関係しており，痛みの強さの実感と活性が相関しているともいわれている。これらの 2 つの領域が，痛み体験との関連性という観点で重要と考えられている。また，帯状回の 25 野から孤束核へ，24 野から中脳中心灰白質への出力が報告されており，内臓感覚に関係する臓性神経，痛覚，情動反応に関連する構造に投射し，扁桃体との密接な連絡とともに，この領域が情動に伴う自律神経反応や行動に深くかかわっていることが理解されよう。

さらに島皮質は味覚，嗅覚，視覚，聴覚，触覚に代表される五感の機能に加え，痛覚，自律神経，感情，注意，言語，前庭機能などの機能に関与していることが示唆されている。帯状回は痛覚，自律神経，運動，感情，注意，記憶，言語などに関与しており，つまり，島皮質と帯状回が，痛覚，自律神経，感情，注意，言語に対して共通の機能を有している。この知見を鑑みると，帯状回や島皮質といった部位で，痛み体験に伴う自律神経反応，感情，注意，言語に関する情報が集結し，痛みに関する患者の言語的反応あるいは行動様式を多様化していると考えられる。

以上の知見からも疼痛を訴える患者に対する治療では，「痛み」を侵害刺激やそれに対する器質的変化の結果としてのみとらえるのでは不十分であることが理解されよう。患者の個人的な体験に基づき神経回路が修飾された結果としての「痛み体験」に注目し，脳科学的な知識を理解したうえで，さらに患者の苦痛に対する医療者の共感力や想像力を駆使して，病態を考えていくことが重要である。

C 疼痛性障害とは

痛みを主訴とする患者群のうち，生物医学モデル biomedical model で説明のつかない患者群が存在することが多く，その病態は精神医学的疾患として精神医学的に理解されてきた流れがある。米国精神医学会は精神疾患の分類と診断の手引きである DSM と呼ばれる診断基準でその疾患群を定義してきた。1980 年の DSM-III で「心因性疼痛障害 psychogenic pain disorder」，その改訂版である 1987 年の DSM-IIIR では「身体表現性疼痛障害 somatoform pain disorder」という用語を導入し，1994 年の DSM-IV およびその改訂版である 2000 年の DSM-IV-TR で「疼痛性障害 pain disorder」という用語が使用されることとなり現在に至っている[5]。その定義を表Ⅳ-24 に示すが，持続期間が 6 か月未満の場合を急性，6 か月以上の場合を慢性とし，持続期間にも明確な用語の規定を示している。また，急性あるいは慢性疼痛性障害という診断名は，一般身体疾患が存在すればそれを併記して記載し，全体像を見据えて，病態を判断している。さらに，「心理的要因と関連した疼痛性障害」（307.80）と「心理的要因と一般身体的疾患の両方に関連した疼痛性障害」（307.89）に分類されており，生物心理社会モデル bio-psycho-social model の観点で病態を把握す

表 IV-24　疼痛性障害の定義（DSM-IV-TR）[5)]

A. 1つまたはそれ以上の解剖学的部位における疼痛が臨床像の中心を占めており，臨床的関与が妥当なほど重篤である。
B. その疼痛は，臨床的に著しい苦痛，または社会的，職業的，または他の重要な領域における機能の障害を引き起こしている。
C. 心理的要因が，疼痛の発症，重症度，悪化，または持続に重要な役割を果たしていると判断される。
D. その症状または欠陥は，（虚偽性障害または詐病のように）意図的に作り出されたりねつ造されたりしたものではない。
E. 疼痛は，気分障害，不安障害，精神病性障害ではうまく説明されないし，性交疼痛症の基準を満たさない。

コード番号　307.80　心理的要因と関連した疼痛性障害
コード番号　307.89　心理的要因と一般身体疾患の両方に関連した疼痛性障害

急性：持続期間が6か月未満
慢性：持続期間が6か月以上

る必然性が生じている。つまり，「疼痛性障害」と診断するためには，身体的な病態の発症や経過を理解するのみでは不十分で，心理社会的背景が痛みの発症，症状の持続および増悪にどのように関与しているかを詳細に把握する必要がある。そして，この病歴のとり方が，「身体疾患の中で，その発症や経過に心理社会的因子が密接に関与し，器質的ないし機能的障害が認められる病態（ただし，神経症やうつ病など，他の精神障害に伴う身体症状は除外する）」と定義（日本心身医学会，1991年）されている「心身症」としての病態のとらえ方そのものであることに気づかされる。

D　疼痛性障害の評価

痛みの発症当初は単独の疼痛よりなる慢性疼痛であっても，心療内科に紹介される段階では長い経過の中で他の種類の疼痛も複雑に絡まっていき，難治化している場合が多い。例えば，肩関節を負傷後に患部が治癒しても痛みが続くという慢性疼痛患者で，当初は患部の炎症反応に加えて，うつ病による疼痛閾値の低下が原因であった場合でも，診断までの期間が長期となると慢性的なストレス状態に伴う自律神経系の異常から，筋・筋膜性疼痛などの機能性疼痛が合併することがある。また痛みへの対処行動として後述する回避学習型疼痛を合併することも考えられる。このように疼痛性障害患者の治療にあたる際には，その病態を常に複眼的にとらえる必要がある。心療内科では心身医学的診断として次の7つの軸を念頭に情報収集を行い，多面的な病態評価を行っている[6)]。治療では，この評価で明らかになった多くの問題点を同時期に扱うことはせず，多面的かつ段階的に治療を進めていく。

① 医学生物学的な器質的および機能的病態
② 不安・抑うつなどの情動の変化
③ 性格傾向，パーソナリティ障害，あるいは発達障害レベルの病態
④ 痛みに対する認知と対処法
⑤ 行動医学的な疼痛行動の分析
⑥ 家族や社会のシステムとの関連
⑦ 日常生活や社会生活での役割機能の障害

この7つの観点は，(1) 生物医学・精神医学的診断（①，②，③），(2) 認知行動学的診断（④，⑤），(3) 生活および機能障害の評価（⑥，⑦）という3つのサブグループに分けられる。以下に，そのサブグループごとの評価について，具体的な留意事項を述べる。

1．生物医学・精神医学的診断

痛みを持つ患者のパーソナリティ傾向はさまざまであるが，一見パーソナリティ的に問題がなさそうに見えて治りにくい症例の多くに，一旦物事を始めたらなかなかやめられないという強迫的な行動パターンを示している症例がある。ほとんどは強迫性パーソナリティ障害などのパーソナリティ障害の基準は満たさないものの，治療行動にも強迫性が認められ，リハビリも過度になり，二次的に身体的問題が生じていることがある。また，IQで70〜80程度の軽度の精神遅滞を伴う症例では，通常の会話ではその存在に気づかれないことが多い。痛みに対して独特な理解や対処法を行っていることがあり，文章を書いてもらうと表現のしかたなどから軽度の精神遅滞の存在が示唆されることもある。疼痛性障害の治療困難例に，

境界性パーソナリティ障害，自己愛性パーソナリティ障害，反社会性パーソナリティ障害などのパーソナリティ障害が合併していることがあり，専門家による精神医学的診断が必要となる。

生物医学的観点からみると，疼痛の基礎となる疾患は身体各科のさまざまな疾患があげられる。頸部，腰部の筋骨格系の異常など整形外科的疾患を基礎に持つ症例や，機能性ディスペプシアや過敏性腸症候群といった消化管の機能異常，腹部術後障害などの病態を基礎にもつ症例がある。さらに，神経障害性疼痛と呼ばれる疼痛で，末梢神経から中枢神経までの痛みの経路で神経の損傷が起こり，その再生過程で健常人が感じ得ないような病的な痛み体験（痛みを感じない程度の温度や触刺激で痛みを感じるというアロディニアや痛み閾値の低下による痛覚過敏）が生じることがある。神経障害性疼痛の中には，反射性交感神経性萎縮症 reflex sympathetic dystrophy（RSD）あるいは，複合性局所疼痛症候群 complex regional pain syndrome（CRPS）のⅠ型およびⅡ型と呼ばれるものが含まれる。これらの疾患では，「疼くような」あるいは「焼けるような」という言葉で表現される痛みがあり，周囲に理解されないことが多いことから，神経障害性疼痛に加えて，周囲との交流障害からの心理的苦痛を抱えている症例が多く，難治化しやすい。適切な診断を行い，ペインクリニックで神経ブロックの適応などについて評価を依頼することが早期より重要である。

性格傾向やパーソナリティ障害・発達障害の有無，器質的・機能的病態を基礎に，慢性の痛みの持続に先行するか，もしくは疼痛の持続の経過中に，情動の不安定性が大なり小なり潜在する。不安や抑うつ（食欲・意欲の低下，睡眠障害，抑うつ気分，興味または喜びの喪失，全身疲労感，無価値感，思考力・集中力の低下，希死念慮など）症状が合併していることが多く，SDS，BDI，CES-D，HAD といったうつ病の自覚症状の程度を評価できる質問紙を有効利用することが重要である。

2．認知行動学的診断

どのように痛みを認知し，痛みに対してどのような態度を示し，どのような対処法を行うかは，個体差が多い部分である。認知行動療法 cognitive behavioral therapy（CBT）とは，現実のストレスに対するとらえ方（認知的評価）やストレスに対する対処のしかた（コーピング）によって，個人においてストレスの強さが異なって実感されるという知見を基礎として，痛みの治療に対する不適応と思われる信念・対処法を変化させ，適応的な信念・対処法を強化していくことで治療効果を高めることを目的としている。英国医師会によるクリニカルエビデンス（2002-3）では，痛み関連疾患としては，うつ病，腰痛，慢性緊張型頭痛，口腔内灼熱症候群などの疾患で，認知行動療法による治療の有益性について言及されている[7]。

痛み行動のパターン分析については，痛みを訴える行動（足をひきずって歩いたりぎこちない足取りで歩いたりする，かばうように歩く，入院中では医療スタッフに痛みの対処を懇願する，など）を観察する。痛みに対する態度を評価する際には，7つの痛みに関する考え方（コントロール，障害，支障，感情，医療，配慮，医療による治癒）のうち，患者がどのような考え方をしているかを評価する。このような痛みの認知に対して，痛みの対処を行っているわけであるが，具体的には疾病志向型反応（保護，安静，援助依頼，服薬）と健康志向型反応（リラックス，課題固執，運動/ストレッチ，対処できるという自己陳述）がある。このような対処法のどのパターンを個々の症例でとっているかを分析することから，何を認知行動療法の対象にしていくかが明確になり，具体的対策に進めていくことが可能となる。さらに，近年，慢性疼痛を維持する認知的要因として，痛みの経験をネガティブにとらえる傾向である破局的思考（catastrophizing）が指摘されており，疼痛性障害症例での治療対象となる。この破局的思考をみる日本語の質問紙では，Pain Catastrophizing Scale（PCS）が報告されている[8]。

3．生活障害および役割機能障害の評価

上述した生物医学・精神医学的病態や認知行動学的評価を基礎に，最終的にどのような生活障害および役割機能障害を生じているかについて，患者を取り巻く家族および社会システムを視野に入れて評価する。痛みに伴う生活障害については，

自記式質問紙であるPDAS (Pain Disability Assessment Scale)[9]が臨床的に簡便に使用できる。短期的・中期的・長期的に治療のゴールをどのように設定できるかを検討することが重要である。

以上のように，多面的に病態を浮き出していき，治療目標を明確にしていく。

E 疼痛性障害の治療

1．慢性の痛みを構成する疼痛の種類とその対処法

疼痛性障害の要素となる痛みの概念を以下に示す。通常は，これらの理論的な疼痛がさまざまな割合で複合したものによって，各症例の疼痛性障害の病態が構成されていると考えられる。

1）侵害受容性疼痛

持続的な炎症や悪性腫瘍などの治療抵抗性の病変が，侵害受容器を長時間刺激して起こる。この場合の対処法として，まず訴えに見合う器質的疾患があるかどうか検討し，器質的疾患が存在するならば，侵害刺激を除去・軽減する治療を行う。

2）機能性疼痛

自律神経機能のアンバランスにより胃腸や胆道系，末梢動脈などの収縮や拡張，骨格筋の過緊張により疼痛が起こるタイプであり，体質的素因，情動ストレスによる神経生理学的反応としても起こる。症状の改善には情動ストレスの軽減を図るとともに，生理的レベルでの変化や反応を改善するため，カウンセリングや抗不安薬の投与，自律訓練法やバイオフィードバックなどのリラクセーション法，筋弛緩薬などの薬物療法が状態に応じて適用される。

3）神経障害性疼痛

組織障害によるのではなく，その組織を司る神経障害によって起こる神経系の変化によって発生する疼痛。複合性局所疼痛症候群（CRPS）などがある。神経障害性疼痛の概念はプライマリケア医には広く認識されていないため，原因不明として心療内科や精神科を紹介されることもあるが，その存在が疑われたら速やかにペインクリニックと連携を図る必要がある。治療としては神経ブロックが有効であることが多く，非ステロイド系抗炎症薬や麻薬は通常無効である。その他，抗けいれん薬や下行性痛覚抑制系の機能を賦活する抗うつ薬が適用となる。

4）学習性疼痛

a. オペラント学習型疼痛

Fordyce（1968）は疼痛臨床に学習理論を導入し，「学習性疼痛」という新たな観点を提言し，その後の慢性疼痛治療の大きな転換点となった。慢性疼痛の中でも難治化した症例の多くはこの疼痛を含んでおり，治療者がその治療で苦慮する場合，実はこの疼痛への対応であることが多い。

Fordyceはこの学習性疼痛において，痛みの存在を周囲に知らせる随意的反応（行為）の総称を疼痛行動 pain behaviorと呼んだ。この行動には言葉，表情，目つき，体位の変化などによる痛みの訴えのみならず，病欠，頻回の来院，投薬・入院・手術の要求，労災保険の申請なども含まれている。痛みの原因となる損傷や病変が治癒すれば，これらの疼痛行動は軽減・消失することが予想されるが，中には疼痛行動が持続する場合がある。彼はこれを患者がこの疼痛行動を行うことによってなんらかの報酬を得ているためであるものと仮定し，オペラント条件づけでこれを説明した。

この「オペラント」とは，環境状況に働きかけて反応を引き起こす随意的行為の総体を指し，その行為（オペラント）の頻度は反応の性質により変化する。例えば，母親に頼まれて（刺激）子供がお手伝い（オペラント）をし，ごほうび（陽性反応）をもらうと，頼まれなくてもごほうび欲しさにお手伝いをするようになる（報酬刺激）。同様にして，疼痛行動（例えば服薬，痛みの訴え）が陽性反応（例えば鎮痛・快感・家族の同情・経済的報酬など）を招けば，（末梢からの）痛み刺激なしでも疼痛行動（オペラント）は増強される。

このように成立した疼痛をオペラント学習型疼痛と呼ぶ。小宮山は疼痛行動を維持・増強する因子（報酬）として，①重要な人物からの注目・関心・擁護的関わり（擁護反応），②家庭または社

会生活への再適応の回避（現実回避），③怒り，不満，罪悪感といった心理的苦痛の抑圧（葛藤回避），④他の家族成員間の葛藤の回避（家族システムの維持）をあげている[10]。この疼痛への対処策としては，病態を患者や家族の言葉や行動パターン，患者を取り巻くシステムの詳細な分析によって理解し，そのうえで疼痛行動に中立反応をもって臨み，疼痛行動の増強を遮断する必要がある。しかしこの遮断については，患者にとっての報酬の意味を治療者側が十分に吟味し，報酬を失うことで新たな不適応状態が生じないよう本人への働きかけや環境調整を進めていく必要がある。

b. 回避学習型疼痛

外傷などの治癒過程でなんらかの動作に伴って痛みが自覚された時に，「痛みを起こす動作は病変を悪化させる」と予期すると，足を引きずる，あるいは不自然な姿勢をとるなどの痛みを回避する行動を引き起こす。回復期における患部の安静はとても重要であるが，治癒後も不快な結果を伴うと予想してその行動を回避し続けると，不自然な姿勢からある筋肉がいつも収縮状態となり，そこに新たな痛みが出現する。その結果患者の予期不安はさらに強固となり回避行動が継続する。やがて筋萎縮や関節の拘縮，筋緊張の亢進などをきたし二次的な痛みの原因となることがある。このようなメカニズムで生じた疼痛を回避学習型疼痛という。

この疼痛への治療としては，身体感覚に対する誤った解釈や認知的要因に対し教育的アプローチを実施し，徐々に運動を再開し，活発な日常生活を維持する方が効果的であることを理解，体験してもらう。

5）精神医学的疼痛

慢性の痛みを症状の一部とする精神医学的疾患にはうつ病や身体表現性障害が多い。

a. うつ病

うつ病による疼痛には，下行性痛覚抑制系の機能低下が関与しているといわれている。抗うつ薬の投与によって精神症状の改善のみならず痛みの改善も認められることが多い。これは抗うつ薬の投与により図Ⅳ-20にも示した脳幹部より脊髄後角に投射されているセロトニン系やノルアドレナリン系の下行性痛覚抑制系機能が賦活化されるために痛みが緩和するものと考えられている。この効果は糖尿病性ニューロパチーなどの神経因性疼痛に対しても確認されており，神経因性疼痛の場合はうつ病に対する治療よりも少量の抗うつ薬で1週間以内といった短期間で効果が始まることがある。抗うつ薬のなかでは三環系抗うつ薬が著効することがあるが，抗コリン作用によるめまい，たちくらみ，口渇，便秘，排尿困難などの副作用に十分注意しながら投与する必要がある。最近では抗コリン作用の少ないSNRIやSSRIが使用されることがある。

b. 身体表現性障害（転換性障害，心気症）

外傷的な出来事や解決が困難で耐え難い問題，また障害された人間関係などによって生じた不快な感情が，感覚運動症状に転換されたものを転換性障害という。感覚機能症状の1つに疼痛が含まれることもあるが，疼痛のみが身体症状として認められる場合，DSM-IVでは疼痛性障害と診断される。これらの病態が持続，または悪化するメカニズムを学習理論で説明しているのがオペラント学習型疼痛であるといえる。このため転換性障害や疼痛性障害の治療では，当初はオペラント学習型疼痛という観点からアプローチし，疼痛行動の機能低下を試みることが多くの場合有効である。しかし患者の疼痛行動がいかに非生産的で不適応的であっても，患者にとっては全人的な苦痛に対する患者なりの必死の解決努力であると理解することができる。このため疼痛行動の機能を低下させるにあたっては，それに代わるより適応的な解決方法を形成する必要があり，それをふまえた心理的治療を同時に進めていくことが必要である。

心気症患者は，重大な疾患に罹患しているのではないかという恐怖，または罹患しているという確信を，実在しない疾患に対して持つ心理的要因によって生ずるが，身体機能および身体感覚に対する感受性が先天的に高いために痛みや身体感覚に対する閾値が低いといわれている。

c. その他

妄想性障害や統合失調症に多彩な痛みの訴えが

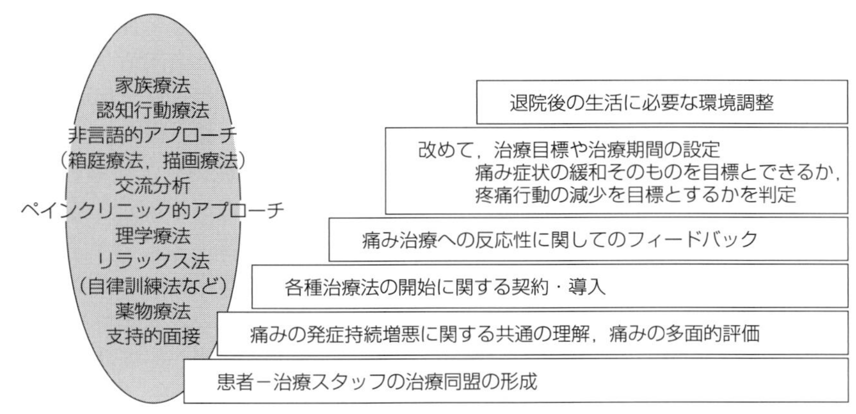

図 IV-21 疼痛性障害の段階的多面的治療

伴うことがあるが，抗精神病薬の投与といった原疾患に対する治療によって，症状の緩和が期待され，精神科での治療が必要となる。

2．治療法の位置づけ

痛みのメカニズムに応じた対処法を基礎にして，段階的に多面的治療を積み上げていく。特に難治例では多面的な評価に基づき，患者固有の特性に応じたオーダーメイドの疼痛治療を検討することが必要となる。

3．適応と禁忌

各症例で多面的に評価を行うと，自然と各症例での治療法の適応や禁忌が浮き彫りになる。最も大切なのは，理論的に奏功すると思われる治療でも，患者と治療スタッフとの信頼関係が形成されていなければ，奏功しないということである。したがって，医療不信を背景に持ちやすい疼痛性障害の治療では，治療関係が安定化するまでは治療を焦らず，侵襲的な処置を行わないことがポイントである。

4．治療の実際―疼痛性障害のチームアプローチによる段階的多面的治療―

多数の医療機関での加療を受けて，なお慢性の痛みが続いている疼痛性障害患者の治療は，個々の症例の病態に応じて，段階的多面的治療を行っている。治療に共通のステップを図 IV-21 に示した。最も重要なのは，患者-治療スタッフの治療同盟の形成である。入院当初は病態が不明瞭な状態であるが，まずは患者の主観的な苦痛をそのまま受容する。支持的面接を繰り返す中で，症状形成の流れを聴取し，症状の準備因子，発症因子，持続増悪因子について理解し，そのフィードバックを患者に行う。その流れの中で，痛みの心身相関について患者の気づきを促す工夫が必要である。そのうえで，図 IV-21 に示すような多彩な治療についての契約を行い，導入を行っていく。

疼痛行動に対する医療側の反応としての薬物療法や行動医学的対応は，スタッフ間で十分に前もって話し合い，治療スタッフで統一する。また，初期から疼痛のパターンを患者自身に記載してもらい，それに則っての薬物療法は原則として定期的投与とする。その理由は，痛みをなるべくがまんさせて，がまんがならない時に医療スタッフに懇願する方式にした場合は，患者の情動が不安定になっており，また医療スタッフにより微妙に対応が違うと患者の不満が強くなり，治療関係を悪化させるもととなるので，避けなければならないからである。臨時の処置がなるべく少なくなるように定期的な対処を工夫する。

症例により，難治化した因子が異なっており，痛み症状の緩和そのものを当初より治療目標に設定できるか，もしくは疼痛行動の減少を当面の目標として，生活障害の改善を目ざすべきかなど，症例に応じて，治療目標を設定することが重要である。

5．予後および注意点

患者の適応能力に比して直面する現実が厳しい場合には，痛みの訴えが医療へ助けを求める接点となっていることがあり，痛みの訴えをなくすということを目標とするよりも，現実への適応をサポートするという観点が重要である。現実環境が厳しく，患者をサポートする資源がない場合には，痛みの訴えをなくすという観点のみで治療を行うと，痛みの訴えはなくなったものの精神病を発症したり，自傷を引き起こしたりすることがあり注意を要する。

疼痛性障害の難治例の臨床において，検討すべき特徴的な心理学的特性として，パーソナリティ発達障害，強い医療不信，疼痛行動の固定化，破局的思考，失感情傾向，強い依存欲求，抑圧した怒り，家族との交流不全などがある。治療者には，それぞれに応じた治療法を組み合わせて，長期的な視点で辛抱強く治療を担当する心構えが望まれる。

おわりに

痛みの定義や神経科学からの近年の知見から，痛みと情動の密接なつながりを示し，疼痛性障害の概念，診断，および治療について言及した。痛み医療は人間的な側面に満ち溢れている。生物医学的モデルでは対処不可能な症例に対しても，生物心理社会的モデルでの症例の評価により，個々の症例の独自性を有効利用した治療構造の設定で，症状の緩和が可能になり得る。慢性疼痛の治療目標は，痛みの完全な除去ではなく，①痛みに対する耐性を高め，②痛みのある生活を受容しその自己コントロール感を獲得し，③日常生活の行動範囲を広げ，④社会生活への適応を改善していくこと，である。つまり，疼痛性障害患者が改善していく流れは，痛みの存在に圧倒，占領された日常生活観から脱出し，痛みとつきあいながら，痛みにとらわれることなく自己実現を目標とした充実した人生を楽しむことであると理解される。身体医療と精神医療のはざまで翻弄されている患者を，心療内科医の得意とする分野へいかにいざなうことができるかが疼痛性障害治療のエッセンスである。

＜参考文献＞

1）熊澤孝朗：痛みの概念の変革とその治療．熊澤孝朗監・編：痛みのケア―慢性痛，がん性疼痛へのアプローチ，pp2-24，照林社，東京，2006
2）細井昌子：こころとからだ，その治療の実践．熊澤孝朗監・編：痛みのケア―慢性痛，がん性疼痛へのアプローチ，pp127-141，照林社，東京，2006
3）小林　靖：霊長類における帯状回の機能解剖学．Clin Neurosci 23（11）：1226-1230, 2005
4）永井道明，加藤　敏：島皮質と帯状回．Clin Neurosci 23（11）：1231-1235, 2005
5）髙橋三郎，大野　裕，染谷俊幸訳：DSM-Ⅳ-TR 精神疾患の診断・統計マニュアル．pp.479-484，医学書院，東京，2002
6）久保千春，野添新一，外須美夫．慢性疼痛．西間三馨編．心身症診断・治療ガイドライン 2006；エビデンスに基づくストレス関連疾患へのアプローチ．pp.178-203，協和企画，東京，2006
7）クリニカル・エビデンス日本語版 2002-2003, p309, 799, 849, 856, 978，日経 BP 社，東京，2003
8）松岡紘史，坂野雄二：痛みの認知面の評価；Pain Catastrophizing Scale 日本語版の作成と信頼性および妥当性の検討．心身医 47：95-102, 2007
9）有村達之，小宮山博朗，細井昌子：疼痛生活障害評価尺度の開発．行動療研 23：7-15, 1997

8 小児期の心身症

生物学的・心理的・社会的・生態環境的・倫理的 bio-psycho-socio-eco-ethical な視点に立つ全人的心身医療は，人の成長，発達に関与し，心身の健康管理に携わる小児科診療においては，日常的に自然に行われるべき医療のあり方と思われる。小児期の疾患には，その発症と経過に心理社会的因子が密接に関与し，器質的ないし機能的障害が認められる病態[1)]は少なくない。

A 小児のストレス環境と心身相関/心身症との関係

小児のストレス環境要因と心身相関，小児心身症発症のメカニズムを図IV-22に示した。心理的背景，社会的背景，身体的背景に基づく，小児に特有なストレス環境を，①自己感の発達要因，②内部的環境の要因，③外部環境の要因，④ライフスキル要因の4つに分けた。

自己感の発達要因には，乳幼児早期に確立される愛着の問題が深く関わっている。例えば，不適切な養育（マルトリートメント）や虐待環境の中で育った子どもたちは，こころの安全基地 secure base[2)] を保障される経験に乏しく成長過程の中で受ける外的な刺激に敏感に反応しやすく，社会的行動パターンとして回避行動や攻撃性を表すようになる。また，低身長，やせをはじめとする成長障害を認めるほか，不登校や神経性習癖[3)]といった行動の問題が現れる。

内部的環境の要因とは，脳の機能発達や自律神経系の不安定，性ホルモン分泌の変化を示す。

外部環境の要因とは，学校では集団生活のストレス，いじめ，家庭では同胞葛藤などがある。

ライフスキル要因には，生活年齢や気質，遺伝素因が影響する。

図IV-22に示したように4つの環境要因は，それぞれの発達の中で相互に影響し合う。過剰適応，回避，抑圧などの未熟な対処によりストレス反応が蓄積されていくと，身体反応として心身症を発症し，心理反応として不安，抑うつの状態を示し，行動上の問題としては不登校などが生じる。

B 発達段階における小児心身症の現れ方とその特徴

1．中枢神経系と心身の発達の相互関係

中枢神経系の発達とは，ニューロンの髄鞘化，シナプスの新生と増加，主要な脳領域間の神経回路網を形成し，情報処理器官としての機能と形態が成熟していくことである。新生児のニューロンは大脳皮質の感覚野・運動野以外はほとんど髄鞘化されておらず，神経回路網もまばらである。生後6～7か月頃には髄鞘化が進み，シナプス形成密度は最高となり，24か月まで増大する。生後8～10か月では，前頭葉の脳代謝が活発となり，初期の認知発達のピークをむかえる。記憶の中枢となる「海馬」が機能するようになるのも生後8～9か月頃である。

新しい玩具を古い玩具の中に仲間入りさせると，乳児は新しい玩具を認識し興味を示す。その視覚刺激は，乳児に移動運動を促す。乳児は手を伸ばし，新しい玩具を握り，口に持っていき，感触を確かめるなどの探索と確認行動をとる。このような探索行動は脳の発達をさらに促す。物を認識するということは記憶が機能していることを意味する。また，それまで覚醒と睡眠期の2ステージのみであった乳児の脳波に入眠期が出現し，睡眠段階がさらに区別されるようになる。6～8か月頃に，左右両半球の機能が同期し，この頃より「夜泣き」が出現する。視覚，聴覚，触覚などの感覚器官から日中に獲得された情報が，レム睡眠

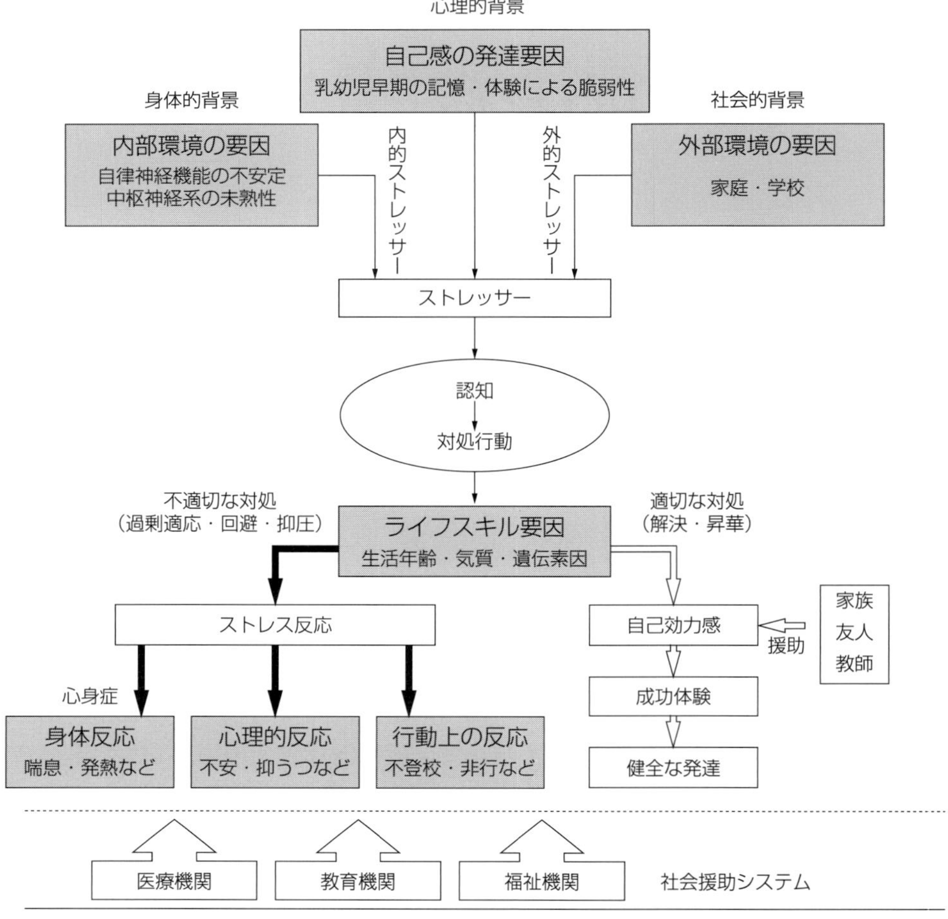

図Ⅳ-22　子どものストレス環境と心身相関/心身症の発症の関係/社会援助システム

期に「夢」という形で処理され「夜泣き」が生ずるとされている。この時期に，視覚機能が発達し，ようやく母親の顔を立体視することが可能となる。母親と自己が別物であると認識し始め，「母親は自分の一部ではない」と知る。「分離不安」が生じ始めるこの頃から「人見知り」という現象が現れ，母親以外の大人に抱かれると不安な表情となり，母親に救いを求める行動が見られる。視覚記憶の発達により，いつも変わらない安定した母親の映像が作りあげられる。母親のイメージができあがるこの時期までを乳児の社会的愛着形成の「敏感期」という。この時期までに長期間にわたって母親と分離すると，乳児は「放棄や喪失による危機感または恐怖」を体験する。発達早期におけるこの心的外傷体験は，後の精神発達に影響する。これに対し，養育者への安定したイメージができあがり十分な関係が築かれた後に起こった心的外傷体験は，神経症につながる。

4〜5歳頃になると，中枢神経系の発育が最も盛んとなる。中枢支配が間脳から大脳辺縁系，さらに新皮質へと移っていく頃である。大脳・視床下部の調節や制御は不安定であり，外的環境の変化により容易に「心因性嘔吐」「心因性腹痛」などの身体症状が現れる。就学期以降になると中枢神経系の成熟が徐々に形成され，協応性のある身体的，知的技術が習得されていく。

2．自律神経機能の発達と情緒の不安定性との関係

3〜5歳頃に第一次反抗期が認められる。この時期は，身体的にも心理社会的にも変化に富む因

表 IV-25 各年齢段階に好発しやすい心身症，行動異常[4)]

	乳児期～幼児期前半		幼児期後半	学童期	思春期
心身症および行動異常	吐乳 夜泣き 哺乳力低下 憤怒痙攣	人見知りが強い 分離不安が強い 臍疝痛 便秘 下痢 異食症 心因性嘔吐 呑気症	周期性嘔吐症 反復性腹痛 心因性頻尿 昼間遺尿 遺糞症 吃音 緘黙 爪かみ 指しゃぶり 性器いじり 夜驚症	チック 心因性発熱 起立性調節障害 気管支喘息 心因性咳嗽 反復性頭痛 心因性視力障害 抜毛症 夜尿症 胃・十二指腸潰瘍 過敏性腸症候群	過換気症候群 神経性食欲不振症 過食症 月経前症候群 転換性障害 対人恐怖 強迫神経症

子を含んでいる。身体的には副交感神経優位の内部状況から交感神経優位への移行の時期であり，成人の脳の2倍にあたるエネルギーを消費しながら脳の代謝活動はピークをむかえる。心理社会的因子としては，幼稚園などの集団生活が始まる。また，第2子の妊娠，出産により母親との分離を体験する。そして第2子の誕生により同胞葛藤が生じるのもこの時期である。この時期から就学前後までに，小児科医が一般外来でしばしば経験する代表的心身症に周期性嘔吐症がある。この時期の大脳新皮質の機能は，旺盛な発育にいまだ伴わず，非常に不安定である。情動体験の主座は間脳—大脳辺縁系にあり，自律神経機能および情緒が不安定な児は，緊張や不快などのストレスが加わると間脳～自律神経系へ刺激が容易に伝わる。神経性習癖や夜驚，多動，吃音や赤ちゃん返り，夜尿症や心因性腹痛，気管支喘息の発症と増悪などが現われる。各年齢段階に好発しやすい心身症や行動異常を表 IV-25 にまとめた。

就学後，特に8～9歳頃には起立性調節障害，頭痛，易疲労感などの自律神経機能の不安定性を主とする症状が目立つようになる。家庭内の問題や同胞葛藤が続くと視力障害，聴力障害，歩行障害，四肢麻痺などの転換性障害が突然出現することも珍しくない。チックの発現時期もこの時期が多い。この時期に心理的な問題が身体化しやすいのは，葛藤をうまく表出，言語化することができず，ストレスを発散する方法が十分に獲得されていないことによる。この時期の心身症は未熟な防衛機制として身体化していると理解できる。

C 小児心身症とその関連疾患

日本小児心身医学会は，卒後研修ガイドライン概略の中で小児の心身医学の対象となる疾患を表 IV-26 のように心身医学領域と発達行動小児科学領域に分けてまとめている[5)]。発達行動小児科学には，注意欠陥/多動性障害，学習障害，高機能広汎性発達障害などの軽度発達障害が含まれる。これらの障害を持つ小児は，脳機能の脆弱性が背景にあるため，夜尿，チック，頭痛，嘔吐など心因性の身体症状を伴いやすい。また，環境への適応能力が同年齢の児に比べると未熟なために集団不適応を呈し，いじめ，虐待の対象となりやすい。思春期になるとそれまでに植えつけられた自己否定感が外在化し攻撃的な行動として現れる。反対に内在化すれば，うつや引きこもりなど二次性の精神症状を併存する。二次性徴に伴い諸種の身体症状や性衝動を含め行動上の問題が顕在化し集団生活でのトラブルが多くなる。このような状態が続くと不登校や自殺企図，反社会性行動へと向かうことがあり，対応には福祉・教育などの専門機関との連携が必要となる。したがって，小児の心と身体を診る専門医または心療内科医は，背景に発達障害がないかどうかを常にチェックしておきたい。成長に伴って生じる心理的変化や行動の特徴を予測し，心理社会的対応と親への適切な養育指導ができることが望ましい。

表Ⅳ-26 小児心身医学の対象とその周辺疾患

小児心身医学の対象疾患
C 小児心身医学
1 消化器系：反復性腹痛，過敏性腸症候群，消化性潰瘍，心因性嘔吐
2 呼吸器系：気管支喘息，過換気症候群，心因性咳嗽
3 循環器系：起立性調節障害
4 泌尿生殖器系：夜尿，昼間遺尿・遺糞，心因性頻尿
5 皮膚系：アトピー性皮膚炎，蕁麻疹，脱毛
6 内分泌代謝系：単純性肥満，愛情遮断性小人症，アセトン血性嘔吐症，甲状腺機能亢進症
7 神経性無食欲症・神経性大食症
8 神経・筋肉系：片頭痛，心因性運動障害，心因性痙攣，チック，睡眠障害
9 感覚器系：心因性視覚障害，心因性聴覚障害
10 行動・習癖の問題：不登校，神経性習癖
11 小児生活習慣病
12 一般小児科学における心身医学的な問題：慢性疾患における心理社会的な問題，悪性疾患児の包括的ケア，周産期の母子精神保健
13 その他：不定愁訴

発達行動小児科学に含まれる疾患
D 発達行動小児科学
1 発達障害および関連障害：精神遅滞，学習障害，運動能力障害，コミュニケーション障害，広汎性発達障害
2 破壊性行動障害：注意欠陥/多動性障害，反抗挑戦性障害，行為障害
3 小児精神医学領域：身体表現性障害，分離不安障害，反応性愛着障害，不安障害，気分障害，統合失調症
4 社会小児科学：児童虐待，学校精神保健，食育の問題

日本小児心身医学会卒後研修ガイドライン概略(2002)[5]より一部改変

D 代表的な小児心身症

心身症として頻度の高い疾患，起立性調節障害，摂食障害，不登校のそれぞれについて小児心身医学会で診療ガイドラインが作成されている[6]。代表的な小児心身症の医学モデルとしてここでは小児気管支喘息をあげて具体的な心身医学的対応について説明する。

幼小児期に発症し自然寛解せずに成人期に移行した気管支喘息の発症と経過に大きな影響を与えた心理的因子には，弟妹の誕生，同胞葛藤が多く，ついで集団生活による分離不安，環境変化といわれている[7]。前者の状況としては，弟妹の出産後に帰ってきた母親に今までのように甘えようとすると，「もうお姉ちゃん（お兄ちゃん）だから1人で遊べるでしょ」などと言われる。患児は見捨てられ不安（準備因子）を抱き，愛情欲求不満のためにストレス状態（準備状態）に陥る。環境の変化に適応できないままさらに不安を引き起こす心理的刺激（誘発因子）が加わると，自律神経系・内分泌系のバランスがくずれ，身体の防御機能が低下して気管支喘息発作が発症する。喘息症状が持続すると，再び母親の注意が向いて患児を世話をしてくれるという二次的疾病利得（持続因子または増悪因子）が得られ，喘息症状の慢性化・難治化が起ってくることになる。

このような疾患の発症過程を，閾値論的仮説[8]として説明されている。心身医学的治療では，この閾値論的な考え方に従って，誘発因子が加わっても臨床症状が出現しないように，準備因子の解消に努めることが大切である[9]。その準備因子を解消するためには，患児に不安や不満，怒りなどを引き起こしている心理的な問題に養育者や周囲にいる人たちが早く気づき，患児の言い分をよく聞き（傾聴），その気持ちを丸ごと受け止める（共感と受容）ことが重要である。患児は，内的緊張の緩和により，身体症状の軽減を体験する。安心して自発性を発揮できる状況が整えば，患児に不安や不満，怒りを引き起こしている心理的問題を養育者とともに見直させる。その問題を年齢相応に解決し，ストレスの対処法を見出せるように寄り添いながら援助することが治療者の専門性であり心身医学的対応である[4]。

E 小児心身症の対応とアプローチ

1．養育者の心理社会的背景

外来では，躾の範囲内であった体罰が日々激化し，心理的・身体的虐待を繰り返してしまうことに苦悩して心療内科を訪れる母親を見受けるようになった[10]。養育環境における虐待の問題は，早期に介入しなければならない重要課題である[11]。また，養育者自身が心身症や精神症状を

抱えている場合も少なくない。養育者のメンタルヘルスの管理は，養育環境の改善につながり大変に重要な医療的支援と思われる[11)]。

2. 養育者へのアプローチ

子どもが現わす身体症状についての親への指導は，細かく丁寧に行う。第1の目標は，親の養育不安の軽減である。成長に伴ってしだいに消失していく身体症状として，吃音，爪噛み[3)]，指しゃぶり[3)]，チック，夜尿などがある。それらに対しては，成長過程でみられやすい一過性の症状であり過剰に心配せず自然経過を見守るように説明する。小児の対処能力が発達すれば適切な行動がとれるようになる。その時期はいずれくるので，自然に消失していくのを待てばよい。しかし，場合によっては，爪噛み，指しゃぶり，チックなどが心の危機のサインを示していることがある[3)]。適切に対応するためにその行動や習癖の持続期間を注意深く観察する。第2の目標は，養育者との信頼関係を築くことである。治療者は家族，養育者との信頼関係を築きながら，問診を注意深くとり，治療方針を話し合う。初回診断面接では，以上の養育者へのアプローチを含めた評価を行い治療計画を立てる。

3. 患児へのアプローチ

初回面接を親子同室で行うか別々に行うかは患児の年齢，主訴の内容によって異なる。診断に必要な問診はほとんどの場合，養育者（主に母親）から聴取する方が効率的であり，正確なことが多い。養育者から相談目的を聴取しながら，患児の初回入室時におけるムードや行動を観察する。低年齢の子どもは，診察室に入るまでに不安を抱き，緊張して入室する。母親がリラックスしていれば，次第に子どもの緊張もとれ，恐怖心が薄らいでいく。母親との話に時間を費やすと，子どもは飽きて不機嫌になり，診察へ導入することが難しくなる。タイミングをはかって視線と身体を患児に向け，きちんとした言葉で患児へ言葉かけをする。すぐには身体接触をしない。年齢に応じて，ジャンケンゲームや治療者の巧緻動作を模倣させるなどの遊び感覚で導入し知的発達，協調運動の発達，筋力・筋トーヌス，骨格の発達などの神経学的診断や運動発達をすばやく診察する。場に慣れれば，会話の形式で患児の面接へと進めていく。子どもに安全感を確認させる「間」を持つことがコツである。

言語表現が十分でない患児には，クレヨン，白い紙やシールなどを提供する。または，視野の範囲に玩具を置いておく。玩具への反応のしかたや，玩具を触ってよいかどうか治療者に許可を得る態度の有無，遊びの集中度などより，社会性と年齢相応の知的発達が評価できる。子どもが日常の姿を表現しだすと養育者（主に母親）は普段の子どもとのかかわり方を自然に表出するので，養育者との関係のあり方を観察するよいチャンスとなる。

学童高学年や中学生の初診では，親と子どもそれぞれの来院動機について確認程度にとどめ，患児と親を分離して面接を行う。最後に養育者と患児を同室にし，今後の方針について確認する。子どもの陳述の内容に緊急性，危険性がなければ，面接内容についてはプライバシーが保護されていることを再度患児に保証しておく。家族間の重大な事柄は，患児から養育者へ直接伝わることが望ましいのはいうまでもない。

活気がなく無感動，社会的微笑に欠ける乳幼児，あるいは反抗的態度と極端な愛着行動，また多動・衝動性が強い場合は，ネグレクトを含めた虐待を考慮に入れる。身体的・性的虐待が疑われる場合は，法律によって治療者が関係機関に報告する義務がある。表IV-27 に小児心身症の基本的な考え方と診療の実際[5)]をまとめた。

4. 複数の社会資源の利用

最近は，スクールカウンセラーや適応指導教室の配備が整ってきた。筆者の担当する小児心療内科外来には，スクールカウンセラーや学校の紹介が増えており，親が知らない子どもの病理的側面や問題行動が明らかになることもある。例えば，万引き，窃盗，自殺企図，暴行，ストーカー行為，衝動的な性行動などである。触法行為，反社会的行動は，心身医学の対象領域ではないが，地域には児童精神科や相談できる医療機関が少ないため，心療内科医が対応する機会も少なくない

表Ⅳ-27　小児心身症の基本的な考え方と診療の実際

A　基本的な考え方
- 1　心身相関のメカニズム
- 2　心身症の概念・定義
- 3　心身医学の基礎理論
  - 情動の身体反応，精神力動論，学習理論，行動科学
- 4　小児の心身の特徴と小児心身医学が取り扱う範囲
- 5　小児の発達

B　診療の実際
- 1　小児心身医学における診療の流れ
- 2　医師-患者関係（患者・家族）
- 3　面接技法・医療コミュニケーション
- 4　診断
  - 小児心身医学における病歴聴取・初回面接，発達・行動アセスメント，家族・ペアレンティングのアセスメント，心理検査
- 5　治療：治療計画・治療構造（身体疾患の治療計画を含む）
  - 心理療法・カウンセリング（患者・家族）
  - 認知療法，解決志向アプローチ法
  - 遊戯療法，箱庭療法，絵画療法，行動療法
  - 自律訓練法，EMDR，イメージ療法
  - 家族療法
  - 薬物療法，環境調整，多職種連携，関連機関との連携，保険診療
- 6　予防

日本小児心身医学会卒後研修ガイドライン概略（2002）[5]より

と思われる。養護教育センター，精神保健センター，児童相談所などの福祉・教育機関とネットワークを持ち，連携できれば理想的である。

5．評価と治療計画

初回面接から得た情報，診察と複数の情報源により，心身症発症の心理社会的要因を整理する。心身症の発症は，子どものストレス対処能力と心理社会的要因のバランスによる。心理社会的要因である環境因子には家庭，学校，友人，地域，社会文化的要因が大きくかかわる。また，評価を行う際，治療者は社会性の発達の段階を検討しておく必要がある。これにより多動性，食行動の変化，分離不安，集団生活の不適応状態が成長過程の一過性のものなのか，病理的要素を含んだ症状なのかの評価が分かれる。発達障害の評価の重要性は，治療対応が異なるだけでなく，早期に適切な医療介入がなされることにより，家族と子どもが受ける社会的メリットは大きく，予後にも大きく影響する。発達障害の有無についての評価は大変重要である。

1）検査

a. 発達検査と知能検査

津守・稲毛式乳幼児精神発達診断法，WISC・Ⅲ知能診断検査，田中・ビネー式知能検査，新版K式発達検査

b. 性格検査

質問紙法：田研式親子関係診断テスト，エゴグラム，YG性格検査

投影法：P-Fスタディ，SCT（文章完成法），バウムテスト

c. 高次脳機能検査

発達障害児の認知機能評価：WISC-Ⅲ知能検査

視覚-運動総合検査：ベンダーゲシュタルトテスト

処理能力：K-ABC

視覚認知テスト：グッドイナフ人物画知能検査，フロスティッグ視知覚発達検査

社会的認知障害をみる課題：「心の理論」第一水準，第二水準

2）面接と心理社会的治療

a. 面接のゴール

子どもの心理面接では，「安心感」と「被保護感」を感じてもらうことがポイントである。治療空間を治療者と共有する「守られた空間」と感じると，子どもは安心して心を開く。そして，抱えている問題を何らかの方法で治療者に伝えようと表現する。それは「言葉」や「絵」を介してであったり，「表情」や「行動」であったりする。治療者が，そのサインを的確にとらえ，それを即座に言語化してフィードバックすると，さらに治療を効果的に進められる。例えば「今日の絵は力強いね。これからどうなるのかしら？」と意欲を誉め，患児が涙ぐみ沈黙している場合には，「とてもつらかったね。これからは1人で頑張らないでここで一緒に話し合っていこうね」などとうながす。このような受容・共感に基づく対応をとおして，子どもは

表出した体験内容を見直すことができる。身体症状ではなく，気持ちを他の表現に置き換えて表出することが大事なのである。すると今までとは違う対処行動がとれるようになる。治療者を信頼できる大人として見るようになると，「解決構築」の段階へと導ける。このような治療展開のなかでホメオスターシスが回復するにつれ，「身体症状」の軽減・消失がみられる。健全な子どもと同様に適切な自己表現ができるようになっていく。面接のゴールは，諸種のストレッサーに適切な対処ができるようになることと，それに伴う身体症状の消失を体験すること，そして自己効力感を高め，維持できることである。以上を確認し治療の終結とする。

不登校児の心理面接における治療者と患児との信頼関係構築と治療展開は，上記と同様の流れで行っている。

b. 治療チームの必要性

外来治療では，臨床心理士に委ねたほうが子どもにとってより有益と判断される場合がある。プレイセラピーや箱庭療法などの，子どもに有効な心理療法は積極的に治療チームを組む。

c. 特殊な心理療法の導入

学童高学年や中学生では，解決志向アプローチ法，認知療法，EMDR（Eye Movement Desensitization and Reprocessing）の技法，イメージ療法を導入する場合がある。発達障害児では，行動療法の１つであるトークンエコノミー法やタイムアウト法を用いる。

d. 家族治療

患児をとりまく家族のメンバーが，日常生活の中で患児に対して肯定的に接するか否かは治療効果にきわめて大きく影響する。患児より家族への介入を優先すべきだと判断した場合は，積極的に家族と面接し，子どもの治療への協力を促す[10)]。

3）薬物療法

一般的に，薬物は補助的な使用にとどめる。特に就学年齢に達してない児に対しては，薬物療法は行わず，環境調整や養育の修正を話し合い，経過をみるのが基本である。発達障害に伴う二次的精神症状や行動の障害あるいは他の疾病を併存する場合は，就学年齢以降であれば薬物の併用も考慮する。向精神薬や中枢神経薬の適正使用に関しては，熟練した専門医師の管理下で行うことが大事で，安易に用いてはならない。現状では，小児への保険適応が認められていない向精神薬が多いためここでは記載を省略した。

おわりに

小児における全人的心身医療とは，子どもたちが発している心と身体のサインを素早く読み取り，環境を整備，調整し，心理社会的問題を解決するために，その子どもが本来持っている回復力（リジリエンス）を引き出し，心身の健康を回復するように援助することである。

＜文献＞

1）日本心身医学会教育研修委員会：心身医学の新しい診療指針．心身医 31：537-576, 1991
2）Bowlby, J：A Secure Base；Clinical Applications of Attachment Theory. Routledge, London, 1988
3）芳賀彰子：爪噛み，舌なめずり，指しゃぶり．宮地良樹，久保千春編：皮膚心療内科，pp241-246，診断と治療社，東京，2004
4）芳賀彰子，吾郷晋浩：子どもの心身症．小児看護 27(9)：1122-1129, 2004
5）日本小児心身医学会研修委員会：日本小児心身医学会研修ガイドライン．子の心とからだ 11(1)：1, 2002
6）日本小児心身医学会研修委員会：これまでの心の専門医養成研修と将来計画．日小児会誌 110(7)：995-1000, 2006
7）吾郷晋浩：病気の発症と経過に影響を及ぼす子育ての問題とその解決法．子ども健康科 4(1)：3-7, 2003
8）吾郷晋浩：心身医学的考え方．桂　戴作，吾郷晋浩編：気管支喘息の心身医療，pp20-30，医薬ジャーナル社，大阪，1997
9）久保千春，千田要一：心身相関の最近の考え方．久保千春，中井吉英，野添新一編：現代心療内科学，pp117-124，永井書店，大阪，2003
10）芳賀彰子：発達障害児を抱えるアスペルガー障害を背景にもつ養育者への心理治療介入経験．心療内科 6(5)：378-386, 2002
11）芳賀彰子，久保千春：注意欠陥/多動性障害，広汎性発達障害児をもつ母親の不安・うつに関する心身医学的検討．心身医 46(1)：75-86, 2006

9 思春期の心身症

思春期は，少年少女から青年期に移行する時期をさす。この時期はライフサイクルと心身症という観点からみると心身症発症の最初のピークと思われる。心療内科の外来を訪れる思春期の患者を理解し治療するためには，成長期特有の身体的変化や依存・独立要求といった心理的変化の理解が必要である。それに加え，行動および情緒の障害を持つ子どもたち（キレル子どもの増加，殺傷事件や刃物を用いた凶悪犯罪の低年齢化なども含む）や，いじめ，いじめによる自殺，不登校といった彼らを取り巻く社会問題や環境の変化も視野に入れなければならない。文部科学省の平成17年度の統計『生徒指導上の諸問題の現状について』によれば，学年別いじめの発生件数は中学1年生がピークで6,000件，加害児の学年別生徒数は中学3年生がピークで約11,700名と，13〜15歳を中心に学校での問題が増加している。

病院の中で思春期心身症の患者の診察を行う場合，「特別な子ども」だから発症したというわけではなく，程度の差はあれ「どの子ども」にも起き得るという視点を持ち，学校やその関連機関，保護者，行政機関との連携を含めた対策が必要である。また患者は，心理的症状ではなく身体的症状を訴え，多くは保護者に連れられての外来受診で，無口なために心理的介入が困難なことも多い。この点も治療法を考える上で含んでおく必要がある。

この項では，以上をふまえて，思春期の患者が置かれている状況，彼らが心療内科の外来で訴える症状や診断・治療法を述べる。

A 病態

1. 思春期の定義

思春期の定義であるが，英語圏では性機能の完成をさす期間を思春期 puberty（女性は13〜14歳，男性は15〜16歳頃を示す）と呼び，さらに心理・社会的成熟段階までを含めば青少年期 adolescence（女性は10〜18歳，男性は12〜20歳頃を示す）と呼んでいる。したがって対象年齢層は，一般的には中学生から18，9歳までの子どもたちをさす場合が多い[1)]。しかし，本項では，時代背景の変遷も考え合わせて学童期（小学校高学年）から22，3歳（大学卒業ぐらい）までやや範囲を広げて考えてみる。思春期は身体面と心理面，両方の変化が起き，まさに，心身が生まれ変わるような大きな変革が起きているといえる。

2. 身体面の変化

思春期の始まりは第二次性徴から起こる。まず，身体面の変化である。女子は初潮が始まり，胸のふくらみなど身体に丸みがでる。男子では男性性器の発達が起きる（表Ⅳ-28 Bierich 発育の男女差）。突然，自分の意志とは無関係に始まるこの変化に対する順応がスムーズに移行しないと心理的な混乱が起きる。さらに，他の臓器に比べ，生殖器の発育はこの時期急速に発達する（図Ⅳ-23 スキャモン Scammon RE の臓器別発育曲線）が，エストロゲンやテストステロンなどの性ホルモン，脂肪から分泌されるレプチン，下垂体から分泌される成長ホルモンなどは，中枢神経系（情動など）にも作用すると考えられている。また，これらの発達には個人差があるのが特徴で

表 IV-28 Bierich 発育の男女差

年齢	男児	女児
8〜9 歳		子宮発育の開始
10〜11 歳	睾丸・陰茎発育の開始	乳房発育の開始 (thelarche)，骨盤発育の開始
11〜12 歳	前立腺発育の開始	恥毛の発生 (pubarche)，身長増加の促進，母指種子骨の出現，乳頭・乳頭輪の突出，内・外性器の発育，腟粘膜の成熟の発生
12〜13 歳	恥毛の発生 (pubarche)，身長増加の促進，母指種子骨の出現	乳房の成熟，乳頭の着色，腋毛の発生
13〜14 歳	睾丸・陰茎発育の大きな促進，乳腺が大きくなる	初経 (menarche)，はじめは排卵を伴わない出血
14〜15 歳	声変わり，腋毛の発生，鼻の下に柔らかい髭が発生する	周期性・排卵性月経，妊娠能力の出現
15〜16 歳	精子の成熟	acne (にきび)
16〜17 歳	恥毛の分布が男性型となる，acne	骨端線の融合，成長の停止
18〜20 歳	骨端線の融合，成長の停止	

ある。

3. 心理面の変化

心理面では，「自分とは何か」を問い始めて，ほぼ確立する時期である。エリクソン Erikson EH は，この時期を自我同一性 identity の確立の時期であるとした。つまり，「自分はいったい何者であるのか，何のために生きていくのか」という問いを持つということである。また，Sullivan[2] は「児童期は共同作業や競争，妥協の才能が大きく伸びる時期である」と述べ，子どもたちが個性の確立とともに友人 (他者) と交流していく

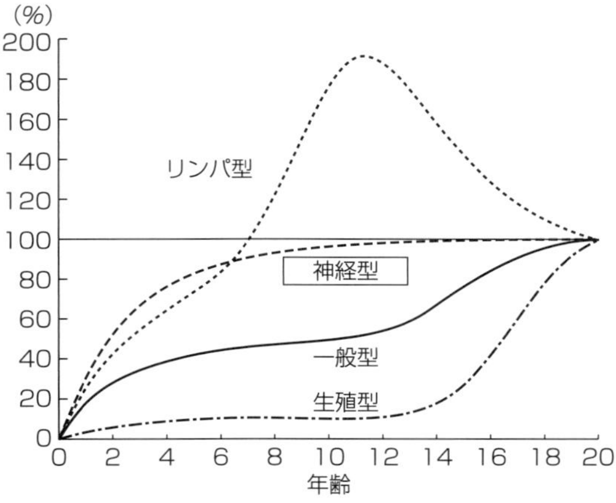

図 IV-23 Scammon の臓器別発育曲線

中で社会生活の技能を学んでいく重要性を述べている。思春期の後半になると，身体面よりも心理面の変化の要因が大きくなる。

4. 個人の資質，社会・環境からの影響

思春期の子供たちは，強い権利の主張と画一化した価値観から逸脱することの恐怖という 2 つの相反する状態を個の中に持っている。この相反するものを上手に統合することができにくい子供は，この時期に極端な行動を起こしたり，症状化しやすかったりする。近年話題に上がる軽度発達障害の子供たちの対人関係面でのつまずきが表面化しやすい時期でもある。

現代社会ではいわゆる identity の確立が「困難」になり「遷延化」しているようである。理由はさまざま考えられるが，以下の要因が影響しているのではないかと考える。

(1) 連日の習い事，近隣でのさまざまな凶悪事件の発生による行動範囲の狭小化，ゲーム・パソコンの発達による 1 人遊びの普及などにより，子どもたちが道草をしたり，たわいもない事を話し合ったり，集団遊びの中からルール，コミュニケーション能力を身につけていく事ができにくくなっていること
(2) 少子化に加え，不安定な社会状勢を反映して一流企業に就職するのではなく，医師・弁護士・教師・薬剤師といった国家資格を取得することが社会的な自立であると考える風潮
(3) (2) の要因のため，資格習得に時間がかかり

社会的自立が20代後半以降になること
(4) インターネットや携帯電話の普及による情報の過多など

以上などから，人間関係の中で自分を知る機会が少なくなり，乏しい偏った知識の中で，「自分」や「性」を理解しようとすることになる。野添[3]は，思春期心身症の1つである摂食障害が日本で増加している背景に，「高度経済成長の影響を受け家族同士がともに悩み喜ぶといった家族力の低下，地域社会との関連の希薄化など，親子間の情緒的調整をめぐる誤学習」をあげている。「身体面の変化」で述べた二次性徴の悩みも，親などの養育者ではなく，同年代の友人に相談すれば，比較的容易に乗り切れる課題であるが，子どもの人間関係の希薄さがそれを困難にしていると思われる。

B 症状と病名

- 身体症状：頭痛，発熱，全身倦怠感，睡眠障害，腹痛，嘔気，嘔吐，下痢，食欲不振，咽頭部異常感，めまい。
- 心理症状や行動異常：不安，緊張，過敏，アパシー，抑うつ状態，非行

C 診断と検査

1. 問診

病態把握のため，準備因子，発症因子，持続因子に分けて整理するようにするとよい。場合によっては，家族や学校からの情報を参考にする。些細なことで悩んでいたとしても，患者本人が苦痛を感じていることは事実なので，身体面の治療も，薬物投与を含めて行う必要がある。西園[4]は，思春期に限定していないが，精神力動的診断の視点から，①現在の現実生活，②生活史上の体験の特徴，③「いま，ここでの」の治療者への態度の三定点観測をすすめている。このような多元的な視点からの問診が必要である。

2. 内科診察および臨床検査

多くは内科・小児科で精査をうけ，異常なしとされて紹介されることが多いが，発症に関与している，あるいは持続因子となっている身体疾患が潜在している可能性があり，注意を要する。また，特にこの時期は性に対しての感覚が過敏になっているので，患者を診察する際に看護師の同席が望ましい場合もある

3. 鑑別診断のための検査

発汗や動悸など交感神経亢進症状があれば甲状腺機能亢進症を疑い，甲状腺ホルモン検査，抑うつの症状があれば甲状腺機能低下症や副腎皮質機能低下を疑い，甲状腺ホルモンやコルチソール検査など，訴える身体症状に応じて行う。ほかに，内分泌精神病として，クッシング症状群（副腎機能検査）・副甲状腺機能亢進症（Ca, P, PTH検査）も忘れてはならない。早朝の頭痛や耳鳴りなど頭蓋内圧亢進症状，けいれんや性格変化などの症状があれば，頭部CT，MRI検査や脳波検査。当然，統合失調症，発達障害の除外が必要である。

4. 心理テスト

待合室で診察を待っている間などにできるような質問紙を用意しておくと，「わざわざ」心理テストを受けているという抵抗が少ない。

例えば，抑うつ尺度はCES-D，欲求不満場面の対応方法はPF-スタデイ，身体面の気がかりな点のチェックはCMI，患者が考えていることの評価にはSCT等を用いることが多い。これらの質問紙法は診察や治療のヒントを与えてくれる。また，臨床心理士に分析を依頼することが多いが，深層心理を知るためのテストとして，樹木を描くバウムテストや，ロールシャッハテストなども有効である。知的な面を調べるために，WISC-Ⅲなども状況に応じて試みるとよい。

D 診断上の注意

診断において留意する点として，この時期が発

達の著しい時期であり，特に精神面での変化は良くも悪くも波がある。家族や学校といった周囲から受ける影響も成人より大きいため，診断は確定せず，随時，変更していく必要がある。

病名としては，胃炎，胃・十二指腸潰瘍，機能性胃腸障害，筋緊張性頭痛，摂食障害，過換気症候群，心因性発熱，抜毛，肥満症，境界性パーソナリティ障害などがあげられる。また症状が多彩なため身体表現性障害と診断されることも多い。その他，上記疾病とあわせて不登校やうつが併発することもある。近年増加している性感染症については，婦人科や泌尿器科と連携をとる必要がある。

E 治療

1．治療法

心理的介入の方法として，支持的療法，認知行動療法，家族療法，精神分析的精神療法，遊戯療法・箱庭療法など多くの治療法が存在するが，詳しくは，治療法の章を参照されたい。どの療法が適しているかは，一般的に治療者の方針・患者の性格や現在起こっている問題の状態などから決定される。どのような技法を用いるにしても，この時期の患者にとって，「苦しいことや悲しいこと(思春期の発達課題)を乗り越えていく体験」や「挫折は挫折として受け入れることができる強さを身につけていくこと」が非常に重要である。

治療のポイント

(1) 初めから，良好な医師患者関係を構築するのは，容易ではない。相手に対する関心の姿勢を示し，大人からみると患者のとった対処方法は未熟かもしれないが彼らなりにベストを尽くしてきたことをねぎらう。

(2) 思春期の患者の場合，時に治療者に過度に依存的になったり，攻撃的になったりすることがある。そのような治療関係の中で，彼らの挫折体験を，感情を伴った事柄として共感することで癒しと本来の自己実現の促しが起きる[4)]。

(3) 心理面をとらえることだけに偏らず，身体面の変化に対する知識を持つことが有用。また，適切な向精神薬の選択(薬物治療の項参照)も重要である。

(4) 深刻な面接になることも多いが，面接の途中にユーモアのセンスも発揮できるとよい。

(5) さまざまな側面から患者の状況をつかむ必要がある。しかし，子どもは言語表現が大人ほど巧みではなく，治療室での様子と家庭生活が大きく違う場合が多い。よって，患者の表面に出ているものだけでなく，待合室での保護者と患者とのかかわり方・看護スタッフからの情報，診察室に入る時の仕草など細かな部分の観察も含めて全体像を把握する努力を要する。

(6) この時期の患者はほとんどが学生であったり，保護者の養育の元にあることから，診察室内だけで解決を図ろうとせず，家庭・保護者や学校，他機関との連携も含めて考えていく必要がある。

2．治療例

ここでは，不登校(登校拒否)，いじめといった思春期発症の心身症について，事例を交えて述べる。なお，事例は差し障りのない範囲でプライバシー保護のため変更されている。「摂食障害」・「機能性胃腸障害」・「気管支喘息」などについては，各専門の項目を参照。

1）登校拒否あるいは不登校

学校へ行きたいのに行けない，行くことを拒否または渋る状況をさして不登校・登校拒否という。管野[5)]は不登校を，①神経症タイプ，②無気力タイプ，③怠学・非行タイプの3つに分類している。この分類に従って事例を述べていく。

神経症タイプの事例

高校生のAさん。5月の連休あけに，疲労，腹痛，呼吸困難，発熱，風邪などを訴えて，学校へ行くのを渋った。症状は軽症で，Aさんも「一日休養すれば大丈夫」，「学校へは行きたい」，「勉強したい」といい，前日夕方には登校の準備をするが翌日行けない。周囲は学校へ行けなくなった原因を探そうとするが，はっきりせず。それ故，その原因を探す大人を本人は警戒する。Aさんの性格は几帳面でまじめ。友人の何気ない一言で傷つき，動きがとれなくなるような面もあった。Aさんの不登校の原因は，性格，家庭要因，社会要因の相互作用による精神的な未成熟性によると考えられた。治療は，あまり語らないAさんの言い分を，ペースを落として傾聴。不登校は身体疾患と同じく病気であるというスタンスで，Aさんとともに問題に立ち向かうという協力体制を保ちながら，自立を助ける方法をさぐった。Aさんには親子面接も同時に行い，内科的に器質的異常を認めないことに対しては，子どもは周囲からのストレスで容易に機能的な身体症状が出やすく，むしろそれを心の警告サインにしてほしいと説明。ほどなく，Aさんは，両親がすすめた職業ではなく，「自分がなりたいもの」を探し始めた。治療開始から半年が経過して，「私の将来のためには，高校を卒業する必要があります」と宣言して，登校し始めた。

無気力タイプの事例

Bさんは，元々友人は少ないタイプ。中学は時々休みながら（年間40日ぐらいの欠席）卒業した。高校は入学式には出席したが，翌日からの集団宿泊訓練は「行きたくない」と拒否。その後ぽつぽつと登校するも，「友だちができない」，「学校へ行っても何をしてよいかわからない」などと訴え完全不登校状態となった。食事とトイレには出てきていたが，自室に閉じこもり，不眠を訴えて当科を受診した。やる気が感じられず，好きなものを聞いても，何をしたいのか聞いても，「別に」という返事で，Bさんが困っている様子が感じられない。母親が病院まで無理矢理連れてきて受診させる状態であった。治療者は，当初，統合失調症の可能性も考えていたが，思春期特有の混乱が成長の途中に出現したものと判断，不眠は睡眠導入剤で対応，無気力には抗うつ薬を投与した。このタイプの不登校はなかなか解決の糸口が見いだせないのだが，Bさんの場合，偶然にも親戚宅に数日泊まり込まなければならないことになり，いとこたちとの交流をとおして，表情が優しく変わっていった。母親もそれを見て，親戚宅にBさんをしばらく預かってもらい，生活の立て直しをはかることとした。大きな変化はないが，Bさんが自分の意志で動きだし，高校を中退し，アルバイトを始めたことはよい変化であると考えている。

怠学・非行タイプの事例

中学2年生のCさんは「学校へは行きたくない」，「だるい」と訴え，登校する意思が感じられない。夜間外出もあり，保護者の希望での受診であったが，病院での継続治療は，Cさんが拒否することや，精神的な病気の疑いが少ないことから終了し，中学校に配属されているスクールカウンセラー（以下SCと略）に紹介をした。Cさんは，万引きやシンナー吸引など，関係機関を巻き込んでの騒動を起こすこともあったが，中学校の相談室には不定期ながらも通い，いろいろと話をしていた。担任教師らの後押しをもらって，「いやだけれど，教室に行ってみる」と言い始め以前より学校にいる時間が増えていると，SCから経過報告を受けている。

2）いじめによる心身症

残念なことであるが，いじめは後を絶たない。いじめによる自殺も多い。いじめは，いじめられるほう，いじめるほう，見て見ぬふりをするまわり，それを取り巻く学校，家庭・地域など全体でかかわらないと解決するものではないと考える。いじめの定義は難しいが，森田は，「同一集団内の相互作用過程において優位に立つ一方が，意識的に，あるいは集合的に，他方に対して精神的・身体的苦痛を与えること」と定義している[6]。現在はさらに，いじめが表面化しにくくなっていること，いじめられている子どもたちは誰かに相談することすらできない場合があることを認識しておく必要があろう。学校内の複雑化したいじめの構造を把握することは難しいが，心身症を患って診察室を訪れる患者の語りを静かに聴いていきながら，教育機関や保護者と連携をとり，患者が少しでも楽になる方法を模索していくことが，医療関係者にできることではないかと考える。

事例

女子高校生Dさん。彼女自身最初は何が起こっているのかわからなかった。気がつくと移動教室の時，一緒に移動してくれる友だちがいない。メールがこなくなり，こちらを向いてひそひそ話をされたり，Dさんが近づくと蜂の子を散らすようにみんないなくなってしまう，ブラスバンドの部活の時，後ろから「へたね」と小声でささやかれる等，1つずつは「たいしたことはない」と片付けられそうな「いやな思い」をしていた。実際に相談しても，「大変なこと」とは取り扱ってもらえなかった。ある時，意を決して「どうして意地悪をするの？」と尋ねると，「自分で考えたら？」と言われてしまった。仲裁に入った教師に対して，Dさんを無視するグループは，「Dさんが悪いから一緒にいるのがいやだ」と発言し，「Dさんにも悪いところがあるのだから，こういう態度をとられてもしかたがない」といじめを正当化する始末。ある日，教室に入ると息苦しくなり，吐き気も催し，涙が止まらなくなって，保健室に逃げ込んだ。養護の先生がじっくり話を聴き，過換気・嘔吐・不眠・食欲不振などの身体症状が激しいことがわかり，当科外来の受診をすすめられた。Dさんは養護の先生のお陰で“安心できる場”ができ，話を聴いてもらえたことである程度落ち着いた状態で来院された。しかし，身体面は食欲不振と嘔吐のため1か月で体重が5キロも落ち，不眠から焦燥感も強く，睡眠導入剤や抗うつ剤，短期の抗不安剤，消化管運動改善剤の処方が必要であった。身体面が落ち着いてくると内省と怒りが出始めた。出席日数との兼ね合いから，学校を休むわけにはいかず，保健室登校を続けながら，移動授業のような刺激の少なく出席しやすい授業から参加し，精神的な体力の増強を試みた。Dさん，担任教師，養護教諭，治療者の話し合いの中で，Dさんが，「自分にも悪いところはあったと思う。気がつかなかった。でも，だからといってこういうやり方をして，いじめを正当化するのはおかしい」と語り，教師もDさんの思いを理解して，両者の仲立ちに入った。

それでもなかなか傷は癒えず，教室に入ることは勇気を要したが，「負けたくない」，「病院の先生や養護の先生などわかってくれる人がいる」と言いながら，コミュニケーション技能訓練を受けた。その後，クラスに徐々に復帰し，クラス替えを機に完全登校となった。

おわりに

思春期の子どもを取り巻く環境は家庭でも社会でも日々厳しくなってきているようである。しかし，これは子ども社会だけの問題であろうか？大人の社会にも同様の構図があり，職場でのいじめや出社拒否やうつの増加と自殺などの多くの問題をはらんでいる。現在の思春期心身症の患者の様子は，大人の生き方に警告を発しているように感じてならない。今一度，「自分に似合った生き方」とは何かを，われわれ大人も立ち止まって考えてみたい。

日々の臨床の場では，心の問題について治療者側が「問題に対する解答」を見出しにくいことが多い。しかし，当事者である子どもたちの底力と感性の豊かさが状況を展開させる場合を目の当たりにすることもある。「誰にでも起こりうる困った問題」だからこそ,「誰でも解決策を考える機会」を持っている。治療者として，患者の語る言葉を真摯に聴いていく態勢を持つことが治療に有効なのではないだろうか。

<文献>

1) 鴨下重彦，他：実践小児診療．日医師会誌 129(12)：S29-31, 2003
2) サリヴァン H(中井久夫，山口 隆訳)：現代精神医学の概念．みすず書房，東京，1976
3) 野添新一：戦後の日本における社会文化的変容と摂食障害．志學館大学人間関係学部紀要 27(1)：4-5, 2006
4) 西園昌久：精神分析技法の要諦．pp15-18，金剛出版，東京，1999
5) 菅野 純：教師のためのカウンセリングゼミナール(第6章 不登校への初期対応，7章 長期化した不登校)．pp49-63，実務教育出版，東京，1995
6) 森田洋司，清水賢二：新訂版いじめ(Part 1の1「いじめ」の見え方)．金子書房，東京，1994

10 中年期・更年期の心身症

社会の複雑化，多様化に伴い，中年を取り巻く環境もますます厳しくなっている。ストレス社会の歪みを一身に受ける中年層の問題は今日的問題でもある。社会の中核として活躍する中年の疾患を理解し，健康を増進させていくことは，社会の安定，発展のためにも重要なことである。中年期の心と体の特徴について考えてみたい。

A 中年期・更年期の特徴

中年期を暦年齢により正確に定義することは困難であるが，ライフステージ[1]より考えると，成人期以後，老年期以前の更年期・初老期の時期と重なり，およそ45～64歳までとなる。この時期，老化現象が出現し，体力・知力の衰えを自覚し，新しい事象への関心や適応が薄れていく。もちろん，この時期にもつねに若々しい人も存在し，個人差も著しい。

中年期においては，女性では，卵巣機能低下を中心とする内分泌系や自律神経系の変化に伴い，更年期と呼ばれるはっきりした身体的変化がおとずれる。男性においても，女性ほどはっきりしないにしても，自律神経系の調節障害や性機能の衰えなど，いわゆる男性更年期と呼ばれる症状がおとずれる。体力の衰えが顕著となり，無理がきかなくなり，記憶力を中心とした知的能力も次第に低下し始める。徹夜や長期間の精神集中をつらく感じるようになり，自分自身の衰えをいやおうなしに自覚する時期である。

また，高血圧症，糖尿病，脳血管障害，虚血性心臓病などの成人病の有病率が急激に増加し，成人病予備軍としての肥満も気になる年代である。身内や友人に疾病による死亡が頻繁に起こり，おのずと自分自身の健康が気になるようになってくる。老・病・死への不安をまさに実感として自覚するようになり，老後の準備も心配になってくる。しかしその反面，社会的には職場や地域における中堅の管理職として，充実の時期を迎える。職務遂行においては責任が増大し，その過度の責任に気まじめさ，執着性，過労などが加わるとうつ病やうつ状態に陥る危険性を含んでいるし，過労死の問題も多忙な中年の今日的問題である。職場における今日の急速な技術革新や国際化現象は，特に中年層において，多くの職場不適応を生み出す要因ともなっている。技術や社会の変化にとり残される不安を抱く中年層も多い。

また，この年代は，出向，転勤，単身赴任，退職，再就職などに伴う環境の変化に遭遇する時期でもある。若年者に比し環境の変化にうまく適応できないことが多く，さまざまの体調不良や疾患の誘因となり得る。ある心療内科を受診した患者のうち，職場ストレスが発症に関与していると考えられる症例において，20歳代，30歳代では，仕事が多忙なことが原因と考えられる症例が多いのに比して，40歳代，50歳代では，出向や転職などの職場環境変化が原因と考えられる例が多くなっている[2]（図Ⅳ-24）。

職場においては，中間管理職として上司と部下の意見をとりまとめる役割を担うことも多く，板ばさみとなって苦しい立場に立たされることもある。若年層と老年層の中間にあって，世代間の意識や考え方の差異にうまく適合できない場面も生じてくる。いわゆるサンドイッチ症候群やジェネレーションギャップに悩まされる時期でもある。

一方女性においても，女性の社会進出は確実に進歩しているにもかかわらず，職業と家庭の両立に悩む女性が多いことも事実である。中年期女性においては更年期を迎え，更年期障害による不定愁訴に悩まされる。この症状形成には性腺機能低下に伴うホルモン失調以外に，家庭，職場，地域社会でのさまざまな問題が複雑にかかわりあって

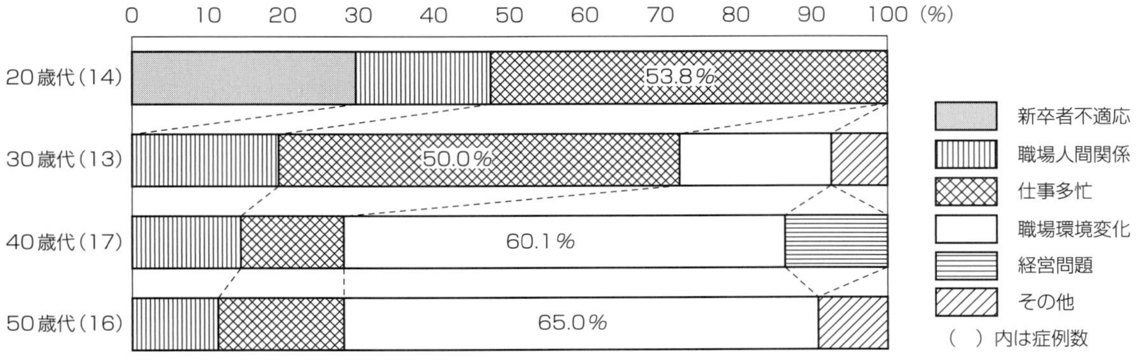

図 IV-24　職場ストレスによる健康障害で心療内科を受診した患者の年代別にみた誘因の割合

表 IV-29　中年期に発症しやすい心身症と精神疾患

消化器系：消化性潰瘍，過敏性腸症候群など
呼吸器系：気管支喘息，過換気症候群など
循環器系：本態性高血圧症，狭心症，心筋梗塞，一部の不整脈
内分泌系：糖尿病，バセドウ病，単純性肥満症，更年期障害
神経・筋肉系：片頭痛，書痙，自律神経失調症など
免疫・アレルギー：慢性蕁麻疹，慢性関節リウマチ，膠原病など
精神疾患：神経症，うつ病，アルコール依存症

（文献3より一部改変）

いる。女性のライフサイクルの面より考えれば，以前は子どもの数も多く子育てにかける時期が比較的長期間であったのに対し，現在では子どもの数が減少し核家族化，長寿社会となり，子どもの養育にかける時期が比較的短くなっている。

また子どもの独立後，夫婦2人での生活期間が延長している。子どもの養育に全力を傾けてきた女性にとって，子どもの独立，子離れは，生きがいの喪失として感じられ，たえがたい寂しさや悲哀感を覚えることになる。いわゆる空き巣症候群と呼ばれる無力感，虚無感を自覚する。子どもの養育以外の自分自身，あるいは夫婦2人での共通した趣味や生きがいが必要となる。しかし，社会的活動の頂点時期にある夫は家庭や妻をかえりみないことが多い。夫に家庭のことを相談したくてもなかなか聞いてもらえず，コミュニケーション不足による欲求不満を生じる。このような時期に更年期の症状が加わると，症状の多様化，複雑化，長期化が生じることになる。さらに，更年期を生殖能力の停止，女性性の喪失としてのみとらえるむきもまだ多く，訴えの増大につながる。

このように中年期においては，一方では社会的・経済的に充実の時期である反面，一方では身体的，精神的に衰えの時期でもある。この一見奇妙なアンバランスのうえに危うくも成り立っている中年期は，わずかな刺激でもバランスを崩してしまう危険性をつねにはらんでいる。中年期に発症しやすい心身症やストレス関連疾患を表 IV-29 に示した[3)]。

B　中年期に発症しやすい疾患

1．内科疾患

1）高血圧症

中年期は高血圧有病率が上昇する。閉経前の女性では，男性に比較して高血圧症の有病率は低いが，閉経後はこのような性差がなくなり，女性においても高血圧患者が増大してくる。国民栄養調査での性・年齢別平均血圧によると，収縮期血圧の平均値は男女とも年齢とともに上昇するが，拡張期血圧は50歳代をピークに以後年齢とともにわずかに減少していく（図 IV-25）。また年齢別高血圧通院有病率をみると，50歳頃より年齢とともに急激に増加してくる。高血圧症は動脈硬化，脳血管障害，虚血性心疾患などの重大な疾病の誘因となるばかりでなく，頭痛，肩こり，熱感，のぼせなどの不快な症状の原因ともなる。減塩やカロリー制限を中心とした食事療法を中心に，飲酒，喫煙，睡眠不足，運動不足などのライフスタイルの乱れの改善が必要である。また精神的緊張

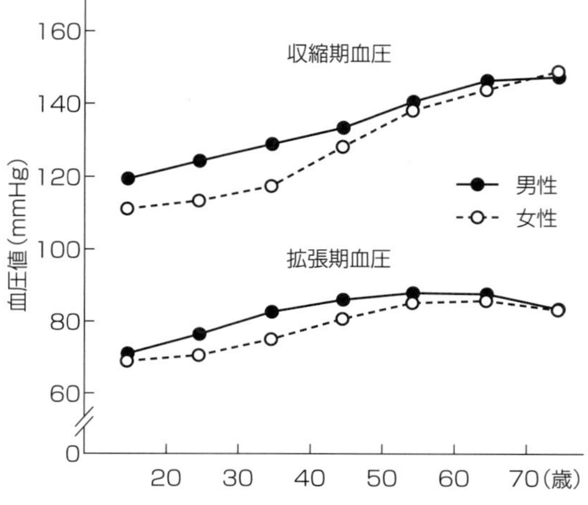

図Ⅳ-25　年齢別・性別平均血圧（資料：国民栄養調査，1996）
年齢とともに収縮期血圧は上昇するが，拡張期血圧は中年期で高いことに注目。

を緩和する自律訓練などのリラックスの指導も大切である。薬物療法としては降圧利尿薬，Ca拮抗薬，アンジオテンシン変換酵素阻害薬，アンジオテンシンⅡ受容体拮抗薬，β遮断薬などを単独あるいは複数，病態に応じて使い分ける。

2）糖尿病

近年における食生活の変化，車社会における運動不足などにより，糖尿病の中年期での有病率は年々増加している[4)]。1985年の調査では15〜24歳で0.03％，25〜44歳で0.14％，45〜64歳で1.06％，65歳以上で2.99％であった。その後の調査では，生活習慣の変化に伴い糖尿病の有病率が高まっている。厚生労働省の「平成14年度糖尿病実態調査報告」によれば，ヘモグロビンA_{1c}の値が6.1％以上，あるいは現在糖尿病の治療を受けている「糖尿病が強く疑われる人」は，全体では男性の12.8％，女性の6.5％であった。それが，50歳代男性では14.0％，50歳代女性では14.2％に増加している。

糖尿病では，腎症，網膜症，神経障害などの合併症により生活の質（QOL）の低下をよぎなくされる場合が多く，動脈硬化症，虚血性心疾患，脳血管障害の原因ともなり寿命を縮めることになる。糖尿病の治療の基本は食事療法と運動指導である。摂取カロリー指導の目安としては，患者の身長より標準体重を計算し，標準体重1kg当たり，軽労働では20〜30 kcal，中等労働では30〜35 kcal，重労働では35〜40 kcalで1日摂取カロリーを算出するのが一般的である。さらに患者の状態や血糖値，尿糖を参考に，必要に応じて血糖降下薬やインスリン製剤を用いる。また情動反応により血糖値が左右されることもあるので精神面の安定を図る対策も必要である。各種糖尿病教室でも，糖尿病治療の主体は患者自身であるとの観点より，セルフケア行動の確立のため，心理学的手法を取り入れた患者指導が行われている。

3）肥満症

肥満傾向も中年になると増加してくる。いわゆる「中年太り」である。一般的に標準体重は，身長（m）×身長（m）×22で求められる。また肥満度を表すBody Mass Index（BMI）は，体重（kg）÷身長（m）÷身長（m）で求められる。BMI25以上が肥満である。厚生労働省「平成15年国民健康・栄養調査報告」によると，全体では男性の27％，女性の21.4％に肥満が認められるが，40歳代男性では34.4％，50歳代では30.9％，40歳代女性では19.8％，50歳代では23.8％にそれぞれ肥満が認められる。肥満は，高血圧症，虚血性心臓病，糖尿病，痛風，脂肪肝などの内科的疾患や，腰痛，関節痛，皮膚病などの誘因となる。食事療法や運動の指導が必要である。自己体重や食事摂取量を毎日記録させて，過食，間食などを修整させる行動修整療法が必要な場合もある。重症例では一定期間入院し，超低カロリー食事療法の適応となるものもある。また最近では食欲抑制薬も開発され，食事療法の補助療法として用いられている。過食で欲求不満を解消しているケースでは他の解消手段を工夫するように指導し，心理的アプローチが大切である。

症例1

患者：53歳，男性，会社員。
主訴：不眠，イライラ感。
現病歴：高血圧症，糖尿病にて通院中であったがX年9月頃より役職になったこともあり多忙であった。対外交渉が多く，心労が続き不眠，イライラ感が出現した。上司に対する疑心暗鬼もあり，職場での人間関係もうまくいかず，アルコール摂取量も増大していった。同年11月頃より仕事も手につかずうつ状態となり，当院心療内科受診し同年11月30日入院となる。

現症および検査成績：身長173 cm，体重91 kg，肥満度38%，血圧142/80 mmHg，肝機能GOT 68 U/*l*, GPT 89 U/*l*, γ-GTP 185 U/*l*, 腹部エコー脂肪肝，血糖値233 mg/dl。

病名：①高血圧症，②糖尿病，③アルコール性肝機能障害，④肥満症，⑤うつ状態。

経過：食事は1,440 kcalとし，運動を指示する。高血圧に対し外来より引続きCa拮抗薬投与。うつ状態に対し抗うつ薬投与とともに，支持的アプローチを行う。本人の対人関係での問題点の検討やゆとりある生活を送るためのアドバイスを行う。体重84 kgまでに減少。GOT 37 U/*l*, GPT 61 U/*l*, γ-GTP 41 U/*l*, 血糖値75 mg/dlに改善。職場上司と面談を重ね，本人の思いすごしも改善し，精神的にも安定したためX年12月退院，その後復職する。

考察：元来の高血圧や糖尿病に加え，過労や職場での人間関係よりライフスタイルが乱れたため，肥満，肝機能障害，うつ状態を併発した症例である。入院による心身の安静，食事療法に加えて，環境の調整，本人の受け止め方の修整などにより，心身両面で改善していった。またこの症例のように，中年期では1人で多数の疾患を合併している例が多いことも特徴の1つである。

2．更年期障害

現代の閉経年齢の平均は約50歳であるが，卵巣機能はすでに40歳代より低下し始める。更年期では卵巣ステロイドであるエストロゲンやエストラジオールの産生が減少し，逆に卵胞刺激ホルモン（FSH）や黄体化ホルモン（LH）の分泌が増加する。内分泌系および自律神経系の変化に伴い，更年期障害と呼ばれるさまざまの症状が発生する。熱感，冷感，のぼせ，心悸亢進などの血管運動神経障害による症状に加えて，しびれ感，知覚が鈍いなどの知覚神経障害症状や不眠，憂うつ感，イライラ感などの精神神経症状を認める。肩こり，腰痛，関節痛，頭痛などの訴えも多い。

卵巣機能低下による障害に対してはホルモン補充療法が試みられる。これはエストロゲン依存性の子宮内膜癌や乳癌の存在に注意しながら，エストロゲン製剤を経口あるいは注射薬として投与する方法で，各種の製剤や投与方法が提案されている。通常2〜3週間の投与で顔面紅潮などの血管運動神経障害は改善される。

表IV-30　自律神経性更年期障害と心因性更年期障害の特徴[5)]

a．自律神経性更年期障害の特徴
1) 年齢的に更年期である。
2) 訴える症状がすべて不定愁訴であり自覚症状だけである。
3) 熱感，冷え症，のぼせ，心悸亢進症など血管運動神経障害様症状がある。
4) 複数の不定愁訴がある。
5) 愁訴は天候や家庭状況により強く影響される。
6) 症状には移動性がある。
7) 症状の発現や増悪は感情によって左右される。
8) 自律神経機能が不安定。

b．心因性更年期障害の特徴
1) 年齢的に更年期である。
2) 愁訴数が多い。
3) 不定愁訴の特徴は心因性の時も認められる。
4) 更年期障害に心身症が合併。
5) 愁訴態度が頑固である。
6) 感情的に不安定である。
7) ホルモン療法などでは全然無効。

一方，ホルモン補充療法のみでは軽快しない更年期障害患者も多い。更年期は心理・社会的にいろいろな出来事が起こる時期でもある。子どもの独立や肉親の死亡による寂寥感や孤独感，不定愁訴に対する夫の理解のなさに対するいら立ち，さらには，地域社会や職場での人間関係での葛藤やフラストレーションが，更年期の女性の心身の症状を修飾する要因となる。また女性としての容姿の衰えや老化現象などが，生殖能力の停止とともに女性性喪失感として自覚され，うつ状態に陥るケースも多い。家庭生活に不満のある者や，自分自身の老化を受け入れることのできないケース，あるいは症状へのとらわれの強いケースでは，不定愁訴がより強く現れるようである。自律神経性の更年期障害と心因性の更年期障害とを表IV-30のように区別するが，多くの場合両者が混在している。治療としては，ホルモン補充療法に加え，自律神経調整薬や精神安定薬，抗うつ薬などが使用される。また東洋医学的な証に合わせて各種漢方薬（加味逍遙散，桂枝茯苓丸，桃核承気湯，当帰芍薬剤など）が用いられる。さらに，本人の更年期に対する否定的な考えの強い例や，家族環境や対人関係に問題のあるケースでは，支持的アプローチを中心とした精神療法を加える。

症例2

患者：50歳，女性。

主訴：動悸，頭痛，悪心，イライラ感，不眠。

現病歴：発作性心房細動と高血圧症にて通院治療中であった。X年本人48歳時に夫が突然死亡し1人暮らしとなる。翌年11月より生理も停止し，動悸，頭痛，不安感が増大するため，心療内科をX＋2年2月に紹介される。血中ゴナドトロピン値はLH 39.9 mIU/ml，FSH 96.9 mIU/mlで高値を示した。顔面紅潮など多彩な症状を訴え更年期障害と考えられたが，夫が死亡した夜間の定刻になると不安感が増大するなど，精神面での不安定さも認められた。その後動悸，不安感などの訴えで頻回に入退院を繰り返すようになった。

病名：①更年期障害，②不安神経症。

経過：一時婦人科でのホルモン補充療法を受けるがほとんど無効であった。心療内科より抗うつ薬，精神安定薬，漢方薬などを投与した。更年期におけるホルモンバランスの乱れに加えて1人暮らしによる孤独感，不安感が症状の中心と考えて支持的にアプローチし，親戚にも病態を説明して協力を求めた。その後入退院の頻度は減少しているが，X＋2年胃癌を併発し胃切除術を受けている。

考察：本症例は，閉経期の不定愁訴で更年期障害と考えられるが，夫の急死による心理的ショックに加え，その後の1人暮らしによる不安感より，些細な身体変化や症状に対し精神的に過剰に反応したケースと考えられる。本症例にはホルモン補充療法よりむしろ不安，焦燥感に対する向精神薬の投与が有効であり，心身症としての取り扱いが必要である。中年期以降の突然の1人暮らしは心身に異常をきたす場合が多く，夫の死亡がなければこのように入退院を繰り返すこともなかったと考えられる。また，胃癌の発生もストレスと免疫機能低下による発癌機序との関係で注目される。

3．うつ病

厚生労働省統計情報部の昭和58年度の統計によると，全体のうつ病患者のうち，45〜64歳までの中年期にあたる患者が50.9%を占めている。さらに65歳以上となると24.8%で中年老年合わせると実に全体の75.7%となり，うつ病は中高年の疾患ということになる。ある企業所病院心療内科を1990年に受診した患者のうち，メンタルヘルスの立場より対応の必要であった患者について検討してみると，うつ病，うつ状態患者が最も多く認められた（表Ⅳ-31）。また年齢構成でみると40歳代後半〜50歳代前半の中年期での受診が最も多く認められた（図Ⅳ-26）。うつ病では，抑うつ気分，絶望感，意欲の欠如，不安，焦燥感，とりこし苦労などの精神症状に加え，食欲不振，動悸，頭重感，全身倦怠感，口渇感，便秘などの身体症状を訴える場合も多い。特に不眠は必発の症状で，不眠を伴った不定愁訴の場合まずうつ病を疑ってみる必要があり，身体症状が前面に出た

表Ⅳ-31　メンタルヘルスの立場より対応が必要であった患者の病名

病名	人数
うつ病・うつ状態	21
自律神経失調症	8
神経症	4
不眠症	4
筋緊張性頭痛	3
過敏性腸症候群	3
神経性胃炎	3
肝臓機能障害	2
その他	8

患者数は47名であるが複数の合併症を有する場合があり，病名合計数は47以上となる。

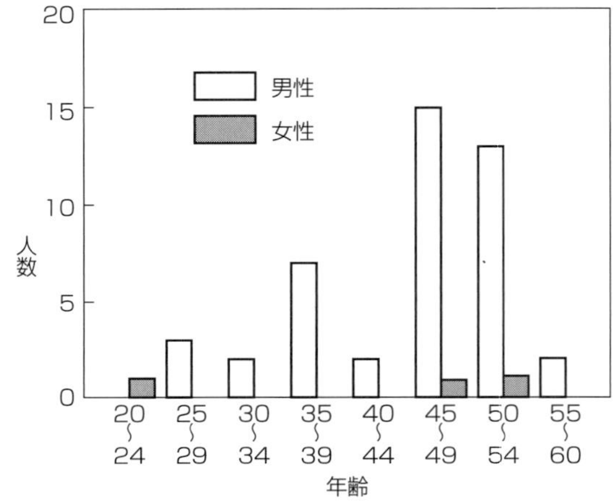

図Ⅳ-26　メンタルヘルスの立場より治療が必要であった患者の性別・年齢別受診者数

中年期での受診者数が多いことに注目。母集団で男性数が圧倒的に多いため，男女間の比較は無効。

表Ⅳ-32 仕事で強い不安，悩み，ストレスがある労働者の割合

（単位％）

29歳以下	30～39歳	40～49歳	50～59歳	60歳以上
59.1	66.2	65.2	59.8	32.6

（厚生労働省発表「平成14年労働者健康状況調査の概況」より）

仮面うつ病の鑑別が大切である。うつ病の病前性格としては，仕事熱心でまじめ，几帳面であるが気分の切り替えが下手で物ごとにこだわるなどの執着性格や，気分の変動に周期性を認める循環性格などがある。このような性格傾向の個体に過労やストレスなどが加わるとうつ病が発症することになる。特に中年期は，職場における責任感の増大や家庭における役割の重大性よりストレスを自覚することが多い。ただし，最近の調査では中年層への企業によるリストラが進行したこともあり，むしろ30歳代への負担が増大して，30歳代でのストレスの自覚が増加している（表Ⅳ-32）。厚生労働省発表の「平成14年労働者健康状況調査の概況」によると，強い不安，悩み，ストレスがある労働者の割合は，全体では61.25％であった。そのうち40歳代では職場の人間関係の問題が35.9％，50歳代では定年後の仕事・老後の問題が37.6％と，それぞれ最も多く認められた。過労やストレスが疾病の原因となっている症例では休養を指示する必要があるが，患者の本来のきまじめさから休養を守れないケースもあり，上手な病態や治療の内容の説明が大切である。

治療は抗うつ薬投与が中心となるが，三環系抗うつ薬（トリプタノール®，トフラニール®，アナフラニール®など）や四環系抗うつ薬（ルジオミール®，テトラミド®，テシプール®など），選択的セロトニン再取り込み阻害薬（デプロメール®，ルボックス®，パキシル®など）を症状に応じて使い分ける。特に三環系抗うつ薬ではあらかじめ抑コリン作用による口渇，便秘などの不快な副作用を患者に説明しておくことも大切である。また老人や食欲不振の強い症例ではスルピリド（ドグマチール®）が有効であり，双極性のうつ病では炭酸リチウム製剤投与が必要な場合もある。患者の心理状態としては，現在の苦悩状態が永遠に続くような錯覚に陥っている場合が多く，苦しみから逃れる手段として自殺企図も危惧される。治療を受ければ必ずうつ病は治ることの説明と，医療スタッフや家族が十分に患者を支えてあげることが大切である。

症例3

患者：47歳，男性，会社員。

主訴：転落による肋骨骨折，うつ状態。

現病歴：X年職場で昇進し多忙となる。持前の責任感と几帳面さより休日も出勤して作業点検する状態で過労が続いた。小さな事故が起こり，本人も責任を感じて不眠が続き，考えがまとまらないなどで近医通院中であった。X年10月発作的に5階住居より自殺目的で転落。救急車で入院するが，落下時緩衝物に接触したため肋骨骨折のみで生命に異常なく外科より心療内科を紹介される。

病名：うつ病による自殺企図。

経過：抗うつ薬，精神安定薬を投与する一方，当面自殺企図の事実には直接触れないようにして，支持的に心身の安静を図った。会社上司とも面談を重ね，病態を説明し理解を求めた。家庭では，妻が仕事を持ち，お互い多忙なため夫婦の会話が少ない印象であり，妻に対し協力を求めた。本人は次第に自殺企図以前の自分の苦しい状況について話すようになった。全身状態改善によりX年12月退院。その後本人の申し出により役職を降格し，比較的責任の少ない職種で趣味などでの気分の転換に努め，精神的回復を図った。X＋3年よりはもとの役職に戻ったが，仕事に対しても余裕ある対応ができ，現在元気に出勤している。

考察：この症例は，昇進後責任の増大に耐えられず，元来の執着性気質ともあいまって発生した，いわゆる昇進うつ病の例である。一時責任を軽減したり，本人が余裕を持てるようなアドバイスにより軽快した。これには特に会社の上司や家族の理解と協力が必要である。

4．自殺

日本における自殺率は1960年代までは青年層に高く，中年層に低く，高年齢層に高いという傾向を示していた。しかしその後最近では，特に40歳代，50歳代男性での自殺率が増加している（図Ⅳ-27）。1988年に年間自殺者数が3万人を突破して以来，毎年3万人以上の自殺者を数えている。警察庁統計の「平成16年中における自殺

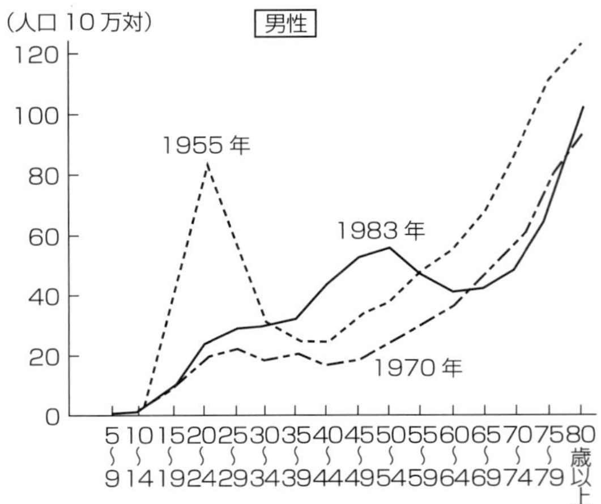

図Ⅳ-27　中高年男性で増加する自殺率
(厚生省「人口動態統計」による)

の概要資料」によると，2004年には32,325人の自殺者があり，男性自殺者は23,272人で，男性自殺者に占める40歳から59歳の割合は，実に43.8％である。自殺の原因として全体では健康問題が最も多いが，40歳から59歳男性に関しては経済問題が最も多く，経済不況下での中年男性が置かれている過酷な現実を物語る数字である。

5．過労死

過労死は正式な医学用語ではないが，業務上の過労により誘発された突然死を意味し，主に労災補償上の問題として取りあげられる。脳血管障害や循環器疾患などによる急死の場合が多いが，最近ではストレス性潰瘍による出血死やうつ病による自殺などもこの範疇に入れる傾向にある。1988年過労死110番での相談事例[6)]でも，30例のうち40歳代が11例，50歳代が12例で，中年期での相談が最も多く認められた。中年層はつねに自分の健康やストレス状態に関心を持ち，少しでも過労を感じたら早めに休養や気分転換を心がけることが必要であるし，管理職層として自分の健康管理と同時に部下の過労防止への心くばりも要求される。医療側の対応としては，内科的治療のみでなく，過剰適応傾向の改善や，本人を取り巻く職場での過酷な環境を修整するための援助など，心身両面からのアプローチが必要となる。

まとめ

「中年の危機」が叫ばれて久しい。確かに，中年期は成人病を中心とした内科疾患が増加し，さまざまなストレスにみまわれる時期である。一方，ライフステージの面からは，人生の総決算の時期であり，最も充実すべき時期でもある。体力や知力の衰えは，それまでの知識や経験による総合力で十分にカバーすることができる。また更年期を迎えた女性も，性差を越えた人間として新しい人生を歩むことも可能である。中年期を豊かなものとするための各個人の工夫や知恵も大切である。また，集団としての特に中年勤労者層に対する健康増進のための援助も必要である。近年，厚生労働省を中心にトータルヘルスプロモーション(THP)が展開されている[7)]。これには，運動指導，健康指導，栄養指導に加えて，心理相談によるメンタルヘルスケアの重要性が指摘されている。中年期や更年期の疾患治療にあたっては心身両面からのアプローチが肝心で，今後とも心療内科医の果たす役割りが大切になってくると思われる。

――<文献>――

1) 吉川武彦：精神保健マニュアル．南山堂，東京，1993
2) 永田頌史，石橋慎一郎：標榜科名「心療内科」を考える—産業背面における心療内科．心療内科 1：47-52, 1997
3) 永田頌史：ライフサイクルとストレス．河野友信・吾郷晋浩編：ストレス診療ハンドブック，pp25-28，メディカル・サイエンス・インターナショナル，東京，1990
4) 後藤由夫：日本の糖尿病の疫学．日臨（増刊号「糖尿病（上巻）」）48：217-223, 1990
5) 福島峰子：更年期障害．産婦人科治療 63：794-798, 1991
6) 田尻俊一郎：過労死．河野友信，他編：職場の病，pp193-213，医学書院，東京，1992
7) 夏目　誠，他：新しい時代を生きる職業人のための処方箋．河野友信，他編：職場の病，pp215-238，医学書院，東京，1992

11 老年期の心身症

A 老年世代の心療内科外来受診

心身医療の現場では従来，他の内科系診療科に比べて20代や30代の若年者の受診割合が多く高齢者の受診が少ないことが1つの特徴であり，心身医療において高齢者の問題が語られることは少なかった。しかし近年60代後半から70代の高齢者の心療内科受診割合は急速に増えている。図IV-28に，心療内科初診受診者の世代別割合を示した。10年間で，働き盛りの世代と高齢者の受診割合が増えており，また市中病院ではこの傾向はさらに大きい。図IV-29に高齢者の10年間の受診比率の推移を示した。年による変化はあるが，初診受診者に占める高齢者の割合が年々増加傾向にある。原因として，人口構成の変化，心身医療の高齢者への認知，疾病構造の変化などが考えられるが，現実問題として老年期患者の心身症の診療が重要性を増していることはまちがいない。

B 老年期の特徴

老人の特徴は心身が老化していることである。老化現象は老年者の疾病にさまざまな影響を及ぼす。老年期の心身症も例外ではない。老年期の心身症では，他のライフサイクルの心身症とは違って，老化という心身の特性および老人の置かれている社会的要因を考慮することが重要である。

老化現象には個人差や器官差が大きいといわれるように，老化は単なる生物学的現象ではなくて，その人の生きざまが反映した全人間的現象である。老年病の背景には長い生活体験の積み重ねがあるのである。したがって，老年病を理解するには単に身体的な障害を部分的にとらえるだけでは不十分で，疾病を持った老人の人間全体を把握することが重要である。

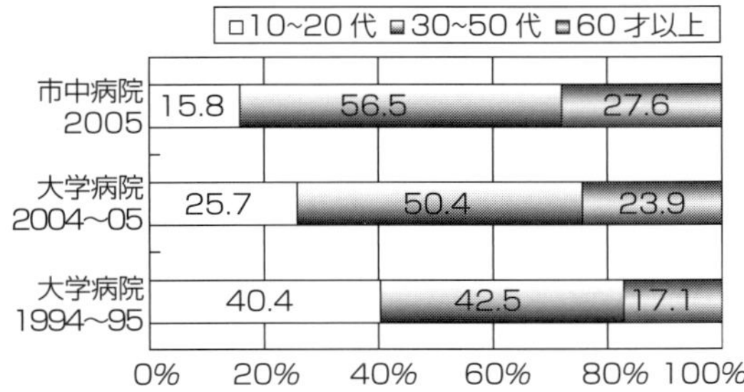

図IV-28 心療内科外来受診者の世代別割合
中規模市中病院の2005年心療内科初診受診者の世代別割合（上段）と大学病院心療内科初診受診者の10年間の世代別割合の変化〔2004～5（中段），1994～5（下段）〕.

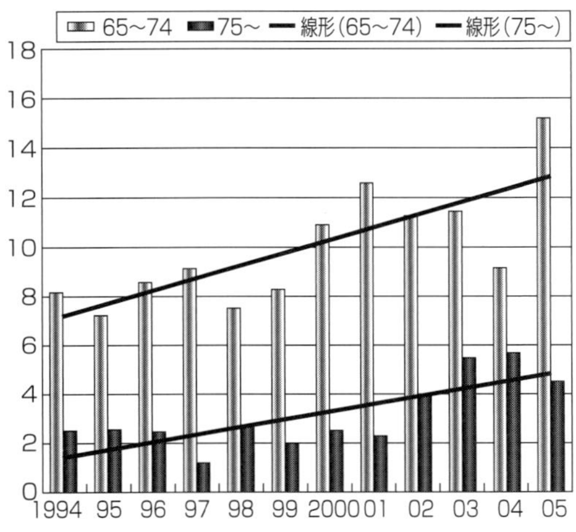

図IV-29 心療内科外来，高齢受診者割合の変化
大学病院心療内科初診受診者の65歳から74歳の前期高齢者と75歳以上の後期高齢者の10年間の世代別割合の変化。

疾病の診断や治療に際して，心理社会的な要因への配慮が特に重要である病態を持つ身体疾病を心身症というが，心身の老化と老年期特有の心理社会的な問題を持つ老人には，心身症の発生する素地が本来的にある，というより，老年病の多くは心身症ないし身心症であるといったほうがよいかもしれない。このような観点から，新福は老年医学の主流は心身医学的 psychosomatic geriatrics でなければと主張しているほどである。

高齢化社会の到来は老人の疾病や老人医療の上にも及んでいる。近年の目覚ましいハイテク化をはじめとする科学技術の進展は，社会構造を変え，日常生活や家庭生活に大きな変化をもたらし，老人の生きざまや生活様式にも大きな影響を与えている。当然それは老年期の心身症にも反映している。今日，慢性疾患や老人の癌医療，ターミナルケアは，重要な心身医学的なアプローチを要する領域になっている。老年病に対する新しい医療のあり方が模索されつつある今日，老年病を心身医学的な観点から眺め，さらに狭義の老人の心身症について，その診断・治療を含めて解説する。

C 老年期における心身相関

心身相関の立場からみると，老年期の疾患や老年者の心身には次のような特徴がみられる。

(1) 周囲の影響を受けやすく，心理社会的な環境の変化に不適応を起こしやすい。退職後に起こる retirement syndrome（うつ病など）や配偶者の死を契機に起きる病気などがその例である。配偶者の死後，悲嘆の過程で重病に陥り，後追い死のような形で死に至るような例は珍しくない。

(2) 老化のために変容していく自分の心と身体にも不適応を起こしやすい。

(3) 老化によりストレス耐性が低下する。精神的には幼児がえり（退行という自我の弱体化）が起こり，身体的には予備力の低下と耐忍性の低下があるために，わずかなストレスによって生理的，心理的な平衡が破れやすく，その変化は器質的障害に至ることがある。したがって，青年期には，情緒的ストレスに対して機能的な身体反応ですんでいたものが，老年期では器質的な変化を伴う身体反応を惹起することになる。

加齢による免疫能の低下や異常により疾病に罹患しやすく，回復が遅延しやすく，自己免疫疾患が増えてくる。ストレスで，ホメオスターシスを維持する自律神経系，内分泌系，免疫系の3大システムの調和的な機能が容易に乱れやすい。

(4) 自覚していなくても病的な異常が潜在していることが少なくない。村地らの研究によると，健康であると自覚している老人を精密検査したところ，約70% の人に異常所見が見いだされたという。このようにして潜在している異常は，心身のわずかなストレスがきっかけで顕在化する可能性がある。

(5) ストレス下では，生理的な老人性変化にも過度にとらわれて，心身の病的な反応をきたしやすい。

(6) 老人の疾患では，精神身体的な側面だけでなく，身体精神的な側面への影響も大きい。身体的な苦痛や機能障害の強い疾患では，抑うつ的，悲観的となり生への欲望さえなくすが，苦痛を軽減する処置により，精神症状も改善することが少なくない。身体症状に伴う精神反応は，臨床場面でよくみられる。

(7) 現実的な事柄に対してうつ状態や心気状態のような心理反応が多くなる。

以上のような心身の特性や心身相関の背景があるために，心身症の病態を持った病気になりやすいといえる。また，心身相関の特徴を反映して，老人には，転換ヒステリーや強迫神経症のような性格神経症よりも，心気神経症や抑うつ神経症，不安神経症などのような現実神経症が多くなり，心身症でも性格心身症よりも現実心身症の頻度が高くなる。

D 老年病の特徴

老年病の背後には，既述したような心身の老化があり，その老化現象が老人の病態を大きく左右する。老年病の特徴として，次のような点があげられる。

(1) 慢性の経過を辿りやすい。
(2) 完治せず，機能障害を残すことが少なくない。
(3) 複数の疾患の併存していることが少なくない。
(4) 再発しやすい。
(5) 合併症を引き起こしやすい。
(6) 病気の表現や経過が，必ずしも定型的でない。
(7) 治療に対する反応が個別的である。
(8) 青壮年期に起因して発生するものが少なくない。
(9) 医原病が起きやすい。

これらは，とりもなおさず総合医療を志向する心身医学的なアプローチが重要であることを意味している。

疾病が慢性化すると，もとは身体疾患であっても，二次的に症状が心理的に加工されやすくなる。例えば，療養期間が長期化すると経済的な問題が起こったり，家族の人間関係にトラブルが起こりやすくなる。そのことで病的な心理反応を起こし，患者の病状は心理加重 psychogenic overlay のために，いっそうこじれたり重症化する可能性がある。また，入院生活のほうが家での生活より快適であれば，患者は治療意欲をなくし，症状はとれるどころかかえって悪化し，患者は長期入院という疾病利得を得ようとすることになる。

複数の病気が併存したり，合併症を伴いやすいことは，疾病の相互作用によって病態がこみいり，医療上の対応もそれだけ困難になる。完治せずに機能障害を伴うことは，日常生活が制限され，場合によっては介助を必要とするために，家族にも負担が大きくなり，それだけ問題が生じやすい。

また，治ることなく，むしろ死に至る病が少なくないということは，従来の治すことだけを重点にした医療のあり方では十分に対応できないということである。老人の終末期医療は，さまざまな解決の難しい大きな問題を内包している。特に，老年期認知症の終末期医療には，医療だけでなくバイオエシカルな大きな問題がある。

また，疾病が青壮年期に起因しているようなもの，例えば不適切な食習慣からくる糖尿病や病的な肥満などでは，獲得された生活の行動様式の変容が重要になってくる。

E 心身症としての病態を示す老人の主な疾患と症状

老年病はことごとく心身医学的な視座からトータルに対応することが重要であることを述べてきたが，特に心身症としての病態を示すことの多い老人の症状や疾患には，次のようなものがある。

1．症状

めまい，頭痛，耳鳴り，知覚異常（しびれ感，瘙痒感など），不眠，食思不振，動悸，不整脈，便通異常，息苦しさ，難聴，視力障害，各種の疼痛などがよくみられる症状である。耳鳴り，しびれ感などの知覚，感覚系の症状には心気的にとらわれやすい。不眠・動悸・食欲不振などは情動ストレスの影響を受けた結果であることが少なくない。難聴の人では幻聴や被害観念を抱くことがある。転換ヒステリーのメカニズムによる機能障害も珍しくない。

2．主な疾患

1）循環器系疾患

心臓神経症，虚血性心疾患，不整脈，高血圧症，低血圧症，動脈硬化症など。動悸，胸苦しさなどの症状や心臓病は，心臓が止まると死ぬという連想から不安反応を引き起こし，症状にとらわれやすい。また，テレビでプロレスを見ていて心臓死するケースがあるように，情動ストレスが重大な結果をもたらすことがある。

2）消化器系疾患

慢性胃炎，胃・十二指腸潰瘍，機能性ディスペプシア，過敏性腸症候群，慢性膵炎など。消化器系は循環器系とともに情動ストレスの影響を受けやすいが，食物摂取という要素が加わるので取り扱いが面倒である。老人の消化性潰瘍は，出血による不幸な転帰を辿ることがあり要注意である。過敏性腸症候群は，従来，若い人に多いとされてきたが，老人にも少なくない。膵臓癌や胃癌で警告うつ病という形をとる場合もあるので，注意が必要。アルコール性慢性肝障害や慢性膵炎は，その発症と経過に心身医学的問題を持つ場合が多い。

3）脳神経系疾患

脳血管障害，頭痛，パーキンソン病，自律神経失調症など。この領域の疾患に心身症としての病態を持つものが多い。

4）呼吸器系疾患

気管支喘息，神経性咳嗽，過換気症候群など。

5）骨・筋肉系疾患

筋痛症，関節リウマチなど。

6）内分泌・代謝系疾患

肥満，るい痩，糖尿病，甲状腺機能亢進症，甲状腺機能低下症など。

特に，甲状腺機能低下症は心理精神症状を呈しやすく，誤診されることが少なくない。肥満やるいそうは，認知症のために過食したり食べなかった結果であることがあり，欲求不満や攻撃感情の代償としての食欲異常に基づくこともある。

甲状腺機能異常は精神症状を伴うために，神経症やうつ病とまちがわれやすい。

7）皮膚・性器疾患

慢性蕁麻疹，皮膚瘙痒感，陰部瘙痒感，慢性湿疹，過敏性膀胱，性障害など。

8）感覚器系疾患

緑内障，眼鏡ノイローゼなど。

9）歯科系疾患

歯槽膿漏，義歯ノイローゼ，顎関節症，舌痛症など。

10）その他

以上のほかに，心身医学的な配慮を必要とする病態には次のようなものがある。

悪性腫瘍の診療，特に手術不能な場合や再発癌：psycho-oncology の進歩により治療面で精神療法や心身医学的療法の有用性が注目されるようになった。

疼痛を伴う疾患：疼痛は総合的な感覚であるが，依存欲求を満たしたり，注目を引くためのような心因性の疼痛顕示行動をとる老人患者がいる。

リハビリテーションを必要とする疾患：老人の疾患では，リハビリテーションを必要とする疾患や状態が珍しくないが，特に精神リハビリテーションが大切である。

手術に伴う心身の反応：白内障の手術では，精神症状を引き起こしやすいことが指摘されているが，手術に伴って起こる老人の一般的な異常心理反応は，治療拒否，希死傾向，手術うつ病，精神病様反応，術後せん妄などである。

[死の臨床，不治の病，致死の病]

医原性疾患：老人は退行しているために暗示を受けやすく，言葉による医原病を引き起こしやすい。また，薬物の副作用や，検査時の障害など医療原性障害も起きやすい。

[心理的に加工された器質的疾患]

病院や施設に入ったための反応：住みなれた場所から病院や施設に入った時に，異常な心理反応を示すことがある。夜間オリエンテーションがつかなくなり，せん妄状態になる患者は珍しいことではないが，分離不安が強かったり，不本意に入院させられたり，新しい場所への適応が難しかったりする場合には特に，不安やうつ状態を示したり，攻撃的になったり，時には拒食や無断離院を試みるなど，心理反応だけにとどまらず身体症状を伴ったり行動化 acting out したりする。

施設に長期間入所している時にみられる無気力，無反応，時には欲求不満を身体症状にすりかえて訴えたり攻撃的になる反応を施設内症候群という。

身体的愁訴の神経症：老人の神経症では身体的な愁訴を前面に出すことが多く，老人は検査すればなんらかの異常がみつかるので，訴えの本体は神経症によるものなのに，検査によるささいな異常と愁訴が結びつけられて身体疾患と解釈されることが多い。

老年期の神経症には，心気症，不安神経症，抑うつ神経症，神経衰弱などが多く，性格的な要因よりも環境や身体的要因に基づくものが多い。また，老人の身体病は慢性長期化するほど，苦痛や障害の度合いが大きいほど，神経症的な反応を伴いやすい。

症候性精神障害，器質性精神障害：身体因性の精神障害は，誤診されやすい。薬剤に起因する精神障害は見逃されやすい。

F　老年期心身症の診療のあり方

老年患者を診療する時の基本理念は，生に対する前向きの姿勢で病気に対処して，患者に希望を持たせる，たとえ障害が残っても残存したものの中から可能性を引き出していくことである。

死にゆく病なら死への途上にある残された生を，可能な限り人間らしい生き方ができるように援助することである。疾病中心 illness centered ではなく，人間中心 patient centered の医療でなければならない。

病気が治りにくいことで患者は治療意欲をなくしやすいし，治療する側も治療的悲観主義 therapeutic pessimism に陥りやすいが，決して諦めることなく，多くの障害や症状が老年患者の全人的なあり方の中でどのような意味を持つかをたえず吟味し，検査や治療行為がどのような意味を持つか配慮しながら診療を進めることが大切である。

老年期の心身症には慢性に経過しやすい疾患が多く，現実的な要因がより問題なので，治療にあたっては，洞察を促すようなアプローチよりも，環境調整や身体から心に働きかけるような療法のほうが効果的である。

老人の診療では何かと支障が多い。例えば，耳や口が不自由だったり，意思や感情を言語化しにくかったり，認知症のために作話が入ったりして正確な情報が得にくく，コミュニケーションがうまくいかないのは度々である。診療に非協力的で，自分の要求だけ主張することも少なくないが，老年患者に接する基本姿勢は，温かい受容的な態度と訴えをよく聞くということである。

患者や家族と良好な治療関係を結び，それを保持していくのには根気と忍耐と奉仕的な愛情が必要である。

1．診断に際して留意する事項

診断に際しては，まず心身の状態を把握し病名の診断だけでなく，疾病に影響を与えている要因や診療を進めていく上での問題についてもチェックする。病状の重症度や残存機能を評価し，常に予後を予測した上で，どのような治療やケアが最も適切か，訴えや病気の持つ意味を検討しながら対策を講じることが大切である。

また，患者個人の病気に関する診断だけでなく，家族についての診断，社会経済状況からの診断も必要である。

[診断を進める上でのチェックポイント]

(1) 問診上のポイント
- ① 身体面：障害された異常所見だけでなく，残存機能を評価する。
- ② 精神面：精神機能，感情障害の有無，精神症状，心理反応をみる。
- ③ 生活習慣，生活環境，生活状態をみる。
- ④ 社会・経済面からの評価
- ⑤ 既往歴，家族歴
- ⑥ 生育歴，生活歴
- ⑦ 受診の動機
- ⑧ 治療意欲，病感
- ⑨ 過去の治療態度，治療の反応
- ⑩ 発病や経過に関与した心因の有無

(2) 家族や患者を知っている第三者から情報を得ること。

(3) 精神症状を示す器質的疾患を見逃さないこと。

2．治療や看護を進める上で留意する事項

老年病の治療では，治療に対して万能感を抱くのは誤りだし，いたずらに悲観的になるのもまちがいである。治せるものは治し，治せないものは，症状や障害を持ちながら前向きに生活させるよう努力することが大切である（live with disability）。

心身症の治療は，心理療法，薬物療法が主体であるが，老年者に対する心理療法は，洞察を促すような治療よりも支持的な治療が適している。温浴，運動，理学療法，作業療法などのような身体から働きかけて情緒的な安定をもたらす治療，音楽療法やアロマテラピーのような情動脳に働きかける治療が効果的である。

老年患者に対処するには，訴えや要求，行動の裏にある心理的意味を知ることが大切である。

なお，治療を進めるにあたっては，治療の場を

評価し，家族の協力の有無と家族にとっての老人の病気の持つ意味などもチェックする。核家族化が進んでおり，病院に預けっ放しの家族が多いなど，家族のありようが変化してきているからである。

1）患者の症状，訴え，行動や態度の心理的意味

老人患者の症状や訴え，行動は次のような意味を持つことがある。

(1) 甘えや依存欲求を満たすため
(2) 周囲を困らせたり，関心をひくため
(3) 怒りや攻撃感情の代理
(4) 欲求不満の表現
(5) すねているため
(6) 習性となった行動や反応
(7) 投射や合理化など防衛機制として
(8) ストレスに対する精神生理反応として
(9) 希望をなくして捨てばちになって
(10) わざと嫌われたいため
(11) その他

老人患者に対応するには，症状や訴え，行動を通して示される以上のような心理的な意味を読み取り，送られているメッセージを的確にとらえた上でなければならない。

2）治療関係の中での精神力動

治療関係の中にはさまざまな精神力動がみられる。転移や抵抗などの精神分析的な知識と素養が必要とされる。老人患者との治療関係における精神力動もそうであるが，特に家族とのそれに留意することが大切である。

患者の治療者に向けてくる態度や感情は，精神力動を反映するが，それについてHiattは，次の4つのタイプに分類している。

(1) 医師を全能の力を持つものとして依存してくるもの
(2) 医師に友人，兄弟，配偶者のような役割を期待するもの
(3) 医師を生徒や目下のものと考え，依存してくるもの
(4) 医師に性的な転移感情を向けてくるもの

以上のような態度や感情には，治療関係以前に患者が治療者に期待し抱いている場合と，治療的かかわりの中で醸成されてくる場合がある。信頼ある治療関係を築くことが重要であり，そのためには，上記のような患者の抱いている感情や向けている態度からその背後の意味を読み取りつつ対応することが大切である。

また，新福は，老人に多くみられる特徴的なパーソナリティを，①依存型，②防衛型，③心気型，④攻撃型，⑤ぐち型の5つのタイプに分けている。老人の性格変化のタイプといってもよい。

このような患者の性格態度を的確に把握し，それに応じたアプローチをしていくことも大切である。

3）老年期患者に効果的に接する方法

心理療法的な意味で，効果的に接するには次のことが大切である。

(1) 患者の心情と同レベルで接すること。
(2) 頻回に接すること。
(3) スキンシップが大切である。手を握るとか，背中に手を置いたり，さすったりすることで親密さが増す。
(4) 拒絶的な態度をとらないこと。
(5) 指示するだけでなく，具体的に一緒に加勢して行う。代行するのは簡単だが，前向きの治療ではない。
(6) 患者の好みや習慣を可及的に取り入れる。

ほとんどすべての老人は孤独で淋しいので，話相手になり，相手の話を傾聴するだけでも十分心理療法的な効果がある。

老年患者が過去の恋の物語やきわめて個人的な話をしたり，性的な話題が出るようになれば，治療関係はきわめて良好ということになる。

4）その他のポイント

老年者の診療では次のような困難な事例に出会うことが少なくない。

(1) 治療拒否をするケース
(2) 家族が患者を病院に捨てるケース
(3) 身寄りのない独りきりの老人
(4) 医学以外の条件で退院できないケース

これらの問題は医療の枠外のことだが，このような問題を持つ事例が少なくない。老年者の医療は福祉医療的であるべきで，ケースワーカーなどのコメディカルスタッフとのチームアプローチが

必要になってくるのである。

治療医学の理想は，病を完治し，死に至らないように生命を守ることであるが，老年病の医療ではうまく死なせてあげるという看とりの医療でもあらねばならない。老年医療を支えるのは，治療者自身の人生に対する前向きの姿勢である。

老人医療は，福祉との統合されたところで展開されるべきであり，関係機関と密接な連携をはかって，医療を進めることが大切である。特に心身症ではそうである。

G 老年前期心身症の新たな視点（主人在宅ストレス症候群）

退職がもたらす影響については，これまで就業者の視点からのみ述べられてきた。黒川[5]は，退職を配偶者または家族の視点からとらえ，夫が退職し家庭に居ることにより惹き起こされる心理社会的問題ととらえ，このようなストレスが原因と考えられる配偶者の身体症状，疾患があることを報告した。

黒川[6]はその原因として「戦前，日本は堅い，ハードな社会であった…それにひきかえ，今は柔らかい，フワッとした，ソフトな世の中である…男女のみならず，一応，すべてが平等な社会である…仕事でも，男性と変わりなく働く女性が増えている。ところが，世の中のそういう大勢とは異なり，家庭内には昔どおり，戦前どおりの人間関係が残っていることが多い…（途中省略）」と述べ，近年の男女平等の社会風潮と，それとはずれのある家庭内での古いままの性役割にその原因を求めている。黒川の指摘どおり心療内科を受診する初老期女性患者の中に，夫の在宅がストレスであると直接的，間接的に表明する患者に出会うことは多い。

性役割と適応に関して，伝統的な男性性と女性性をともに備えた両性性が今日社会では適応的とされており[7]，老年期の男女では両性性が高く，それらの人々はより望ましい精神的健康と結びついていたと報告されている[8]。わが国の高齢男女の調査では，男性では両性性の比率が最も高かったのに対して，女性では女性性が最も高く，これら女性性群では自尊感情で測定した適応が低いことが示された[9]。

個々の問題として，男性側の退職という大きな社会環境変化への不適応が，またむしろ女性側に強い性役割へのしばりつけがあり。社会的には，日本人男性の会社中心の社会生活が，退職前の男性の家庭内での社会的・心理的な存在を希薄にし，このことが夫婦にとっての「退職」を諸外国以上に大きな環境変化としてしまい，スムーズな適応を難しくしているとも考えられる。

このような配偶者の身体症状，疾患に対して，夫がとるべき対処として黒川[6]は，

① 奥さんは夫たる自分に，「あなたがいるから，うっとうしい」とは言えない立場であることをまず理解すること。
② 自分がなるべく外出すること。
③ 奥さんの話をできるだけ聞いてあげること。
④ 奥さんに食事のしたくを命じたりするのを避けること。

をあげている。

主人在宅ストレス症候群という着想は，現代日本社会における老年期の夫婦関係，人間関係を考えるうえにおいてたいへん示唆の大きなものである。寿命の伸びとともに老年期が長くなったことによって，家庭という場が生活の中心となり，人間関係の大部分が夫婦関係となる退職後の生活が，人生のかなりの部分を占める。この時期をどのようにすれば豊かに過ごせるかという問題にもなろう。

互いに伴侶を人として尊敬，尊重する態度を持ち，それまでの性役割とそれを基にした依存関係を緩和し，その意味で自立した人格としてともに過ごすという姿勢が重要といえるのではなかろうか。今後この問題のより詳細な検討を期待したい。

注）本項は前版（第２版）まで河野友信先生が執筆されていた。今回の改訂までの間に心身医学の領域で老年期の心身症に関する新しい知見があったわけではなく，前版は現在でも十分にその任を果たし得る。このため改訂に際しては，この間の疫学的な変化を追加し，サイコオンコロジーの項で詳しく述べられる「老人の悪性腫瘍と心身医療」については重複をさけるために割愛，これにかわって「老年前期心身症の新たな視点（主人在宅ストレス症候群）」を追加した。

＜文献＞

1) 河野友信，末松弘行，新里里春編著：心身医学的療法と心理療法．朝倉書店，東京，1990
2) 河野友信編著：医療学．朝倉書店，東京，1988
3) 大原健士郎，岡堂哲雄編：壮年期・老年期の異常心理．新曜社，東京，1980
4) Rechtschaffen A：Psychotherapy with geriatric patients；A review of the literature. J Gerontol 14：73, 1959
5) 黒川順夫：主人在宅ストレス症候群（初版）．双葉社，東京，1993 年
6) 黒川順夫：主人在宅ストレス症候群（第 2 版）．双葉社，東京，2005
7) Bem SL：The measurement of psychological androgyny. J Consult Clin Psychol 42：155-162, 1974
8) Sinnott JD：Correlate of sex roles of older adults. J Gerontol 37：587-594, 1982
9) 下仲順子，中里克治，河合千恵子：老年期における性役割と心理的適応．社老年学 31：3-11, 1990
10) 中里克治：老年期の心理-知能．関　峋一編：老年期の人間関係，培風館，東京，2006

12 女性心身医学

A 女性と心身医学的配慮

心理・社会・倫理的なストレスが自律神経・内分泌・免疫系を介して1つの疾患に対して影響を与える。したがって，心身医学的配慮が重要であることは，産婦人科の疾患や分娩に関しても，他科と同様である。産婦人科特有の要素は次のような点である[1]。

(1) 対象が性器である（性行為，性行動という臓器解剖以外の要素が大きい）。
(2) 対象が女性である（女性は心理面で繊細である。羞恥心への配慮が重要である）。
(3) 性器はホルモンや自律神経に直結する（環境や心理に影響されやすい）。
(4) 産婦人科疾患には症状名や症候群（自律神経失調症状や不定愁訴を伴う）が多い。
(5) 夫婦関係や母子関係（虐待を含めた性治療や育児支援）の診療ユニットが必要。
(6) 人生の価値観や倫理面でも男性と異なることが多い。
(7) 受胎調節，人工妊娠中絶，体外授精などは倫理，社会的要素が大きい。
(8) 救急医療（救急搬送，時間外緊急手術，集中治療）の頻度が非常に高い。
(9) 終末期医療のほかに，流産や死産，胎児の奇形などへの医療がある。
(10) 生命の誕生（神秘性と尊厳）に対する医療は，普通の疾患治療とは異なる。

これらのことから産婦人科全般の診療に心身医学的配慮が必要である。

しかし，一応，産婦人科領域における心身症関連疾患としては，表IV-33のごとく心身医学会の診療指針に載せられている。最近は，治療者がすべて女性のみで羞恥心を感じさせることもなく，話も十分にできる女性専門外来ができてきている。

表IV-33 産婦人科領域

更年期障害，機能性子宮出血，婦人自律神経失調症，術後不定愁訴，月経痛，月経前症候群，月経異常，続発性無月経，卵巣欠落症候群，卵巣機能低下，萎縮性腟炎，慢性附属器炎，痙攣性パラメトロパティー，骨盤うっ血，不妊症（卵管痙攣，無排卵周期症を含む），外陰潰瘍，外陰瘙痒症，性交痛，性交不能，腟痛，外陰部痛，外陰部異常感，帯下，不感症，腟痙攣，流産，早産，妊娠悪阻，微弱陣痛，過強陣痛，産痛，軟産道強靱，乳汁分泌不全，マタニティーブルーなど

（心身医学 31(7)，1991年）

B 心身症関連疾患の診断

女性における心身相関の重要な部分はやはり内分泌，特に性ホルモンの変動である。思春期はもちろん，図IV-30〜32に示したように月経周期，妊娠・分娩，更年期にそれぞれ大きな変動が存在し，心身に影響を与えている。したがって，診断には，心身一如の考え方が重要である。筆者は図IV-33のように，婦人科の器質的診断のみで患者を診断するのではなく，精神科的診断も同時に行い，心身一如の診断である心身医学的診断と東洋医学的診断も同時に考慮して，1人の患者を診るようにしている。

C 心身医学的配慮の実際

すべての患者に対して，その主訴の背景を面接して親切に生活指導するのが理想ではあるが，数時間で何十人，何百人もの患者を診なければならない今の産婦人科外来では無理である。そこで，

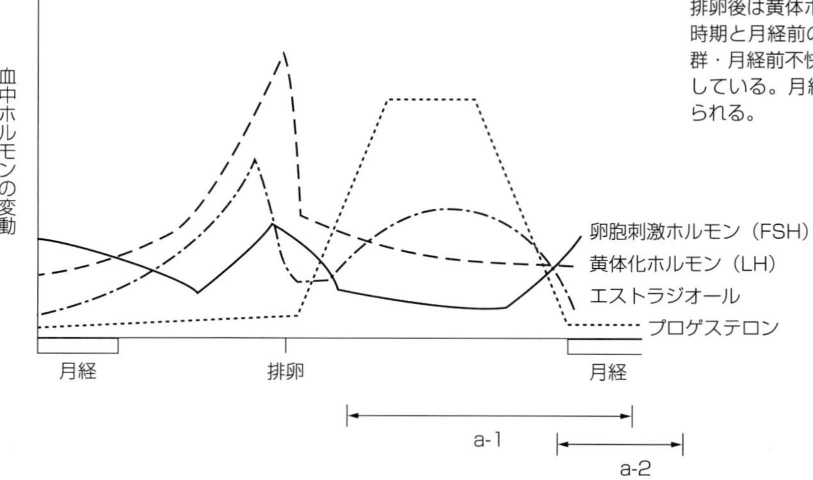

排卵後は黄体ホルモンが増加する。その時期と月経前の気分の変動（月経前症候群・月経前不快気分障害【a-1】）が一致している。月経時は月経痛【a-2】がみられる。

図Ⅳ-30　月経周期のホルモン変動

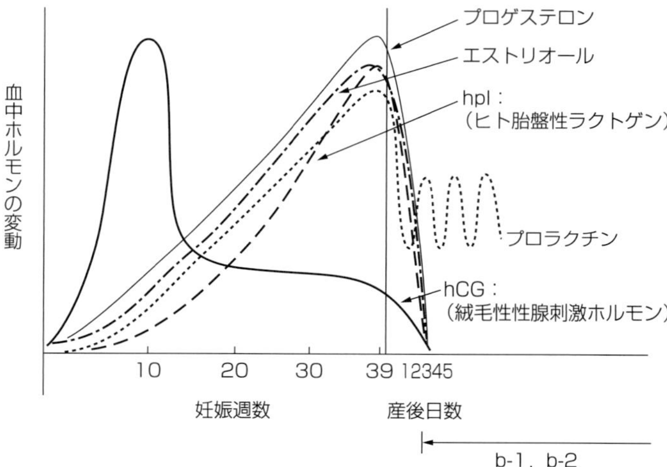

妊娠初期には絨毛性性腺刺激ホルモン（hCG）が増加する。妊娠後期には，胎盤から産生される各種の性ホルモンが増加していき，分娩とともに胎盤が消失するため，それらのホルモンが急激に血中から消失する。産後期におきるマタニティーブルー（b-1）や産褥うつ状態（b-2）は，これがきっかけになっていると考えられる。

図Ⅳ-31　妊娠・分娩のホルモン変動

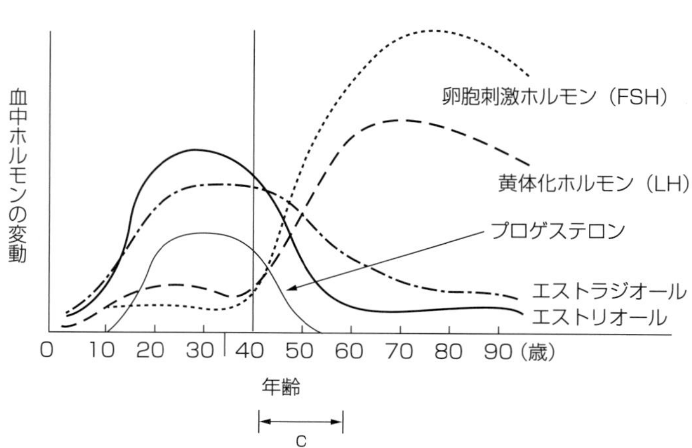

更年期には卵巣の衰退により卵胞ホルモン（エストラジオール，エストリオール）と黄体ホルモン（プロゲステロン）の減少が起こり，それに代わって，下垂体前葉からの性腺刺激ホルモン（FSH，LH）の増加が起こって更年期障害（c）が出現する。

図Ⅳ-32　更年期のホルモン変動

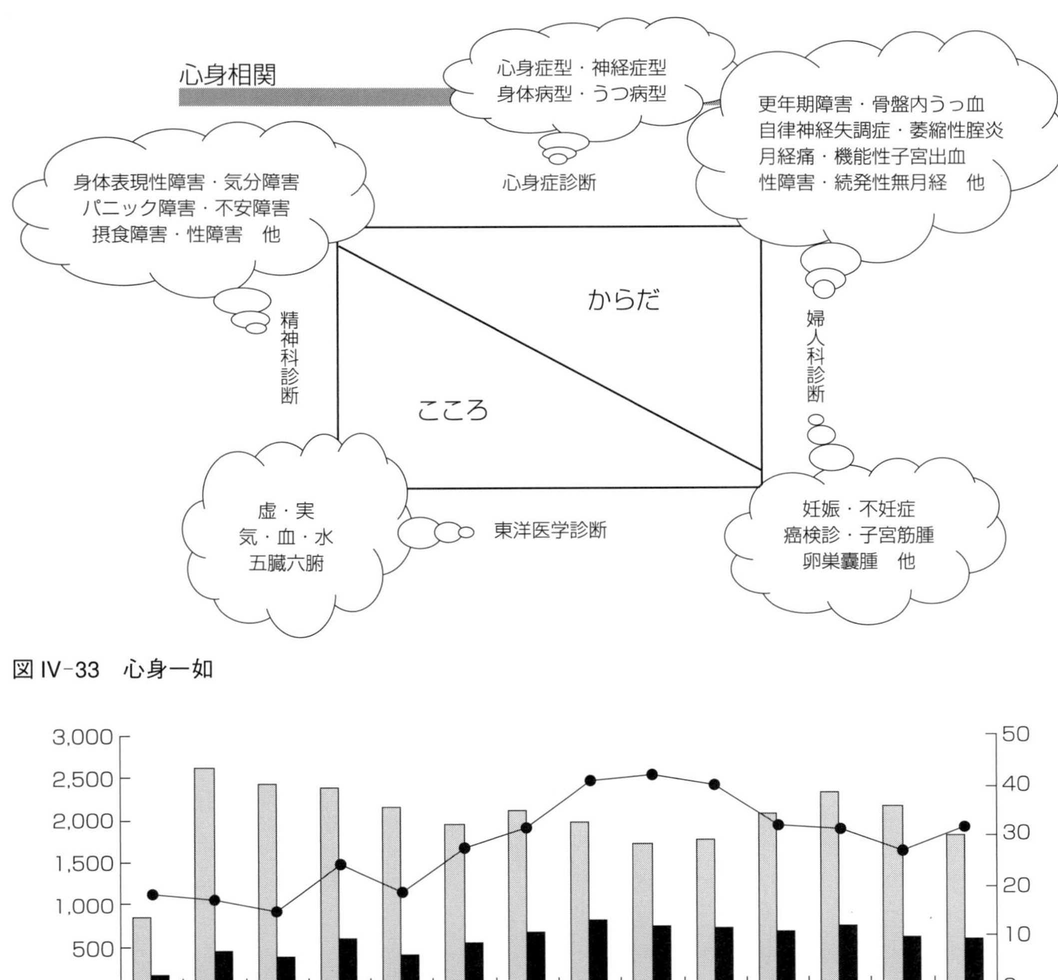

図 IV-33　心身一如

図 IV-34　心身症関連疾患患者数

筆者らは直感的にこの患者はよく話を聴く必要があると思われる患者や，代表的な心身症関連疾患の患者に対しては，あらかじめ簡単な心理テストを行い，臨床心理士に面接してもらっておくことにしている。心理士がいない場合は，自分で十分時間をかけ面接し，心身両面の診察を行っていくのである。その後の再診も心理士にあらかじめ心理面を聴いておいてもらうと，混み合っている婦人科の一般外来でもなんとか診ていくことができる。できなくなった場合には，婦人科心療内科専門外来をつくって1人15分程度の時間予約制にすると，患者の待ち時間なく診ることができる。

D　心身医学における治療の臨床統計

診療の実際を当院の臨床統計を例にしてみてみることとする。当院開院の1995年9月から2008年12月までの新患総数28,245人中，心身症関連疾患患者数は7,950人（28.1%）であった。その率は年々増加の傾向にあり，2002年には40%を超えた（図IV-34）。小児科症例435例を除いた7,515症例の婦人科診断名としては，更年期障害（2,166例，28.8%）が最も多く表IV-34のように

表Ⅳ-34 心身症関連疾患患者の婦人科診断名

診断名	例数	(%)
更年期障害	2,166	28.8
骨盤うっ血症候群	1,455	19.4
自律神経失調症	1,123	14.9
月経前症候群	609	8.1
機能性子宮出血	513	6.8
萎縮性腟炎	341	4.5
月経痛	218	2.9
子宮筋腫，内膜症	109	1.5
月経不順	108	1.4
続発性無月経	103	1.4
性障害	103	1.4
産褥うつ病	103	1.4
パニック障害	85	1.1
子宮下垂・子宮脱	60	0.8
摂食障害	32	0.4
骨粗鬆症	25	0.3
産褥神経症	25	0.3
卵巣機能不全	22	0.3
術後不定愁訴	8	0.1
不登校	8	0.1
妊娠悪阻	7	0.1
育児不安	6	0.1
その他	286	3.8
計	7,515	

表Ⅳ-35 心身症関連疾患患者のDSM-Ⅳ

病型	例数	(%)
身体表現性障害	5,207	69.6
気分障害	1,437	19.2
パニック障害	277	3.7
不安障害	202	2.7
摂食障害	77	1.0
統合失調症	56	0.7
性障害	45	0.6
適応障害	42	0.6
睡眠障害	40	0.5
疼痛性障害	33	0.4
人格障害	28	0.4
転換性障害	6	0.1
外傷後ストレス障害	6	0.1
社会不安障害	6	0.1
強迫性障害	5	0.1
その他	10	0.1
計	7,477	

表Ⅳ-36 心身症関連疾患患者の病型分類

病型	例数(%)
心身症型(ストレス関与群)	722(9.6)
神経症型(神経症状態群)	1,152(15.3)
うつ病型(うつ状態群)	1,648(21.3)
身体病型(心理的正常群)	3,993(53.1)
計	7,515(100.0)

なる。同じ症例を精神科診断名としてDSM分類を行うと，表Ⅳ-35のようになり，同じ症例を心身医学的にみると表Ⅳ-36のようになる。ここでいう心身症型とは心身症の定義にある「心理社会的因子が密接に関与した身体疾患で神経症やうつ病は除く」に適合する症例である。

次に婦人科診断名とこの病型分類の関係を比較してみると，それぞれの婦人科疾患の特徴がみられる。例えば，図Ⅳ-35はうつ病型(以下D)の多い順に並べてみたものであるが，パニック障害，自律神経失調症を挟んで，産褥にかかわった症例，更年期障害，月経前症候群のように，内分泌の変動の大きい順に並んでいた。さまざまな精神障害合併の妊婦や身体表現性障害，不安障害の多い自律神経失調症は，神経症型(以下N)が多く，環境や性格上のストレスから生じやすい続発性無月経，機能性子宮出血，性障害は心身症型(以下P)が多かった。骨盤うっ血症候群，月経痛，子宮内膜症では身体型(以下S)が多かった。

心身症関連疾患全症例の治療法を検討してみるとホルモン療法の使用率は，P，N，D，Sに平均して20～25%に使用されていた。漢方薬は一番多く77%の頻度で使用されており，Sには86.0%に，P，N，Dにも65%に使用されていた。カウンセリングなど面接主体の治療頻度ははPが51.0%と一番多く，N(29.0%)，D(19.9%)，S(9.5%)の順になっていた。抗不安薬はN(40.4%)，D(34.5%)に多く，抗うつ薬はD(64.4%)に圧倒的に多かった。自律訓練法，交流分析，絶食療法，ヨガ療法の心身治療はPに多く，それぞれ15.5%，1.7%，1.0%，0.7%に使用されていた。治療予後は，5,404例(72.0%)が予後良好，悪化・不変が345例(4.6%)，不明が1,766例(23.5%)であった。

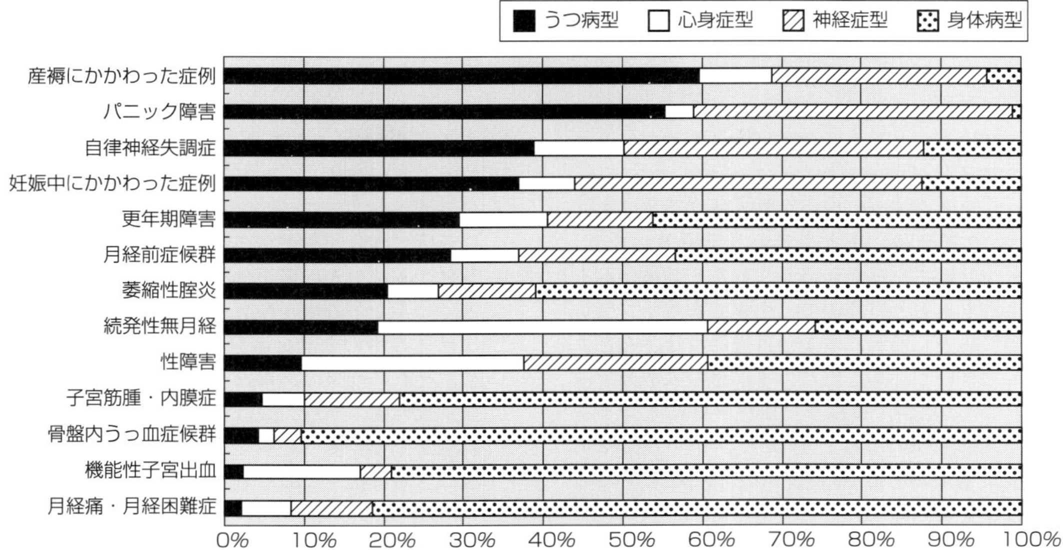

図 IV-35　心身症関連疾患患者の主な婦人科診断名と病型分類（うつ病型頻度の多い順）

※重複あり

E　心身症関連疾患の症例紹介

1）更年期障害

症例

50歳，主婦，パートで給食調理員をしている。心療内科より，不感症の治療依頼で夫とともに受診する。子宮，卵巣に異常なく，子宮頸部細胞診：I型，血中LH：15.9 mIU/ml，FSH：59.0 mIU/ml，E2：10 pg/ml以下，骨密度（腰椎DXA法）：68.0%，CMI；cij 11，MR 23，Kupperman Index（クッパーマン更年期指数）：32，YG：左下がり型（夫は右下がり），エゴグラム：自己否定，他者肯定型（夫は自他肯定型）であった。面接では半年前に夫の浮気がわかってしまった。話し合って別れてもらったが，自分の感情が戻らない，セクシャルに感じない。どうしてよいかわからない，夫とは歯車がずれてしまっている，娘たち2人が食事をつくってくれている。心療内科ではうつ状態ということで抗うつ薬，抗不安薬が処方されている。

本症例は基盤にはうつ状態（D-type）があるが，不感症のきっかけおよび夫婦関係の問題ではP-typeとしてセックスカウンセリングを行う必要があり紹介された。また，婦人科から診ればホルモン状態からS-type，整形外科的にも骨粗鬆症（S-type）がある。心理テストや面接では神経質（N-type）である。基本的にはうつ病の治療が主となるべきだが，ホルモン補充療法（HRT）や骨粗鬆症の治療に加えて，ライフスタイルの変更，セックスカウンセリング，夫婦関係，会社の人間関係などのカウンセリングが重要な症例である。産婦人科における心療内科のプライマリケアとしては，本症例のように病型分類を念頭にあらゆる可能な心身医療を動員して行っていく技術が必要であるといえる[2)]。

2）骨盤うっ血症候群

頻度が2番目に多い骨盤うっ血症候群は，炎症や腫瘍などの器質的所見がないのに下腹痛，腰痛を訴えるもので，女性特有の骨盤内解剖，性器への循環機能のため，うっ血状態になりやすく，そのため症状が出現すると考えられている。東洋医学にはお血という概念があり，このような末梢循環障害に対して駆お血剤といわれる処方が数々ある。

症例

31歳，米国人の夫と貿易関係の仕事をしている。2年前より原因不明の腰痛，下腹痛に悩まされるようになった。数か所の整形外科に通院，軽快せず，総合病院でMRIを撮っても原因がわからず，当院を受診する。婦人科的内診にて，子宮，卵巣に異常を認めず，圧痛もない。しかし，左側の骨盤壁から仙骨の裏側にかけて押すと痛がる部分がある。本症例は色白でほっそりしている，漢方でいう虚証タイプなので，ふつうは当帰芍薬散の適応だが，症状が激しいためもっと強い薬でなくてはいけない。しかし便秘はないので実証タイプの桃核承気湯では下痢になるであろうと考え，中間から実証タイプに用いられる桂枝茯苓丸を処方した。2週間後に生き生きとした感じになり，痛みも少し軽くなったという。しかし効果は不十分で冷えもあるというので，生薬であるサフランも一緒に処方したところ1か月後にはほとんどよくなったという。本症例は，本疾患の大部分を占めるS-typeだが，骨盤うっ血症候群にもライフスタイルに問題のあるP-typeや，抗不安薬や抗うつ薬が効果があるN-typeやD-typeもあるので注意が必要である。

3）マタニティブルー

マタニティブルーが生理的範囲を越える場合には育児指導を含んだメンタルケアが必要になってくる。

症例

32歳，産褥うつ病，10か月前に個人病院で正常分娩したが，その後発汗，倦怠感，食欲不振，不眠，動悸が出現。内科を受診し，免疫機能が弱っているので治療中という。母乳は出ず，ミルクで育てている。実母と一緒に来院，母の話しでは子どものことで神経過敏になっているという。人がまるで変わってしまった。いらいらしており，うつ状態が強くて話をしなくなったという。抗うつ薬と抗不安薬を投与，夫と実母を入れて育児の援助をしてもらうことにしたところ，眠れるようになり安心したという。家庭訪問をしていた地域の保健師からみても，とても育児などできないと思っていたのが，積極的にやるようになり非常によくなったという。

4）月経前症候群

月経前症候群，月経痛などは，これまでの大家族ではお互いにカバーし合っていたが，核家族化した現在それができなくなっているので，夫や子どもたちの理解や協力が必要になってきている。

症例

34歳，保育園で保育士をしている。9か月前より，月経前の1週間〜10日前から月経の始めころまで，頭痛，めまい，吐き気，浮腫，いらいら感，不安，不眠がある。胃腸が弱く，足腰の冷えがあるので，漢方の半夏白朮天麻湯を投薬し，改善をみた。しかし，過剰適応，緊張などがみられるため，P-typeとして自律訓練法とカウンセリングも行い軽快した。月経前症候群の原因は，十分解明されていないが，排卵後の黄体期から月経にかけて症状が出現することから，内分泌，特に黄体ホルモンが影響を与えていると考えられている。ピルなどのホルモン療法も有効だが，漢方的には体の中の余計な水分（水毒）に原因があるので，それに効果のある五苓散，苓桂朮甘湯，半夏白朮天麻湯，当帰芍薬散などが用いられる。うつ状態が主体の症例が多く，その場合には半夏厚朴湯，さらに抗うつ薬も処方する。

F 日本女性心身医学会と国際産婦人科心身医学会

前述のように産婦人科全般の診療に対して，もともと心身医学的な配慮が不可欠であり，そのため産婦人科医師は手術や分娩でひどく多忙にもかかわらず，細かく何回も説明し，相手の気持ちになってやさしく接する態度が自然にできてしまうものである。また，医師以外のコメディカル（助産師，保健師，看護師）も昔から協力体制にある。例えばコメディカルの多い日本母性衛生学会の発表演題の3分の1は，心身医学会の演題として通用する[1)]。

産婦人科領域の心身医学は，1975年から日本産婦人科心身医学研究会があって，1年に1, 2回，会を重ねてきていた。しかし，この会は産婦人科医師が中心で，コメディカルはほとんど参加していなかった。もともと心身医学に関心のある産婦人科医は少なく，会はいつも小グループの研究会であった。しかし，1996年に日本女性心身医学会と名前を改めて再出発し大きく発展してきている。この会では産婦人科医のみではなく，コメディカル，臨床心理士，心療内科医，小児科医，精神科医，その他一般の人の参加も含めて，真に女性のための心身医学を広範囲，総合的に研究発展させることが目的となった[2)]。

一方，3年毎に行われている国際女性心身医学会はいまだ日本での開催はなかった。しかし，遂に2007年に京都で行われることになった。この学会には看護師，助産師他のコメディカル以外に，人類学者や社会学者も参加しており，産婦人科というより女性のための心身医学を皆で討論するという印象が強い[3)]。

欧米ではどうしても心身二分論的になりやすいが，日本は伝統的に医は仁術と心身一如を受け入れやすい文化である。そのためか，日本の心身医療は身体と心を同時に治療する方法が工夫されている。すなわち，漢方や森田療法，内観法や絶食療法のような心身一如の東洋的治療法を開発してきている。しかも日本の医師たちは，心療内科学会をみても明らかなように欧米とは違って医師自身が自分の専門科に加えて心身医療を実践できる実力を持っている。西洋的なEBM；Evidence Based Medicineではなく，東洋的なNBM；Narrative Based Medicineが個々の患者に必要なこと，日本的な文化を取り入れた治療が心身医療にとっていかに有効かを世界にアピールしていくことが，日本が果たさなくてはいけない役割であると考えられる。しかし，欧米では病気の治療のみではなく，「女性健康センター」という教育や討論の場をつくり，社会的啓発や意識を高める試みを行っているが，日本では民間では行われているものの，高度な医療レベルでの取り組みとしては遅れている。また，欧米では「母子ユニット」という診療部門ができており，育児不安で子育てができない夫婦が赤ちゃんと一緒に入院して，産科医，小児科医，精神科医，助産師，看護師，臨床心理士などでチームをつくり子育てに向けての治療を行っている。日本にも周産期センターが完成した後は，将来，必ず必要になってくる診療部門であり見習わなければいけない分野である。

――＜文献＞――

1）郷久鉞二編，橋本正淑監：女性の心身医学．pp1-550，南山堂，東京，1994
2）郷久鉞二：各科の心身医療の現状と将来―産婦人科．久保千春，中井吉英，野添新一編：現代心療内科学，pp50-61，永井書店，大阪，2003
3）郷久鉞二：総論2　心身医学総論；心身医学の国際潮流における日本の役割．日本女性心身医学会編（玉田太朗，本庄英雄編）：TEXT BOOK 女性心身医学，pp31-38，永井書店，東京，2006

13 サイコオンコロジー

癌医療は，手術，化学療法，放射線治療，免疫療法などの集学的治療が中心となり，癌患者の2人に1人は治るようになってきた。それでも癌の克服はまだ困難で，患者・家族の身体，心，生活を脅かし大きなストレスとなる。

癌であるがゆえに抱える不安や苦悩は大きく，そのストレスから癌本来の身体症状だけでなく，さまざまな精神症状を訴えることも少なくない。そのため癌患者の身体面だけでなく心理・社会的諸問題に対する個々の多様なニーズに適切に対応し援助していくことで quality of life（QOL；生活の質，生き方の質）を高め，治らないまでも，癌とともにありながらよりよく生きる慢性疾患としての対応が必要となってきている。

癌を疑って来院した患者の多くは不安を持ち，緊張状態にある。この時期から心身両面においてアプローチし，心理・社会的にサポートしていくことがQOLを高めることになり，癌患者の総合医療においては重要なこととなる。これはとりもなおさず，病人を生物学的・心理学的・社会学的・生態学的・倫理学的モデル bio-psycho-socio-eco-ethical model として全人的にとらえる心身医学的アプローチにほかならず，癌の心身医学としてのサイコオンコロジー psycho-oncology という領域が発展してきた背景でもある。

A サイコオンコロジーとは

癌医療における心の医学ともいわれるサイコオンコロジー（精神腫瘍学）は，癌の心理学的，社会学的，行動学的，倫理学的側面を扱う学問領域である。サイコオンコロジーは，すべての病期において癌が患者，家族，医療者に与える心理的影響を明らかにしそれに対応すること，また癌患者のQOLや生存に影響する心理・社会・行動学的因子を明らかにし介入法を開発すること，という2つの側面を扱い，癌患者とその家族のQOL向上と癌の罹患や生存率の改善を目指している。

B 癌患者の精神的負担

癌の臨床経過をたどる中で，癌の診断による病名開示から治療，リハビリテーション，外来通院といった診療の全経過において患者はさまざまな問題に直面し，心理的影響を受け精神的負担を抱える（図Ⅳ-36）。このため早期からチーム医療が必要となるが，癌医療におけるチーム医療に関しては後述する。「がんの社会学」に関する合同研究班が2004年に行ったがん体験者の悩みや負担などに関する実態調査[1]で，全癌種7,885名において最も多かった悩みは，「不安などの心の問題」で48.6％という割合であった。その不安の中で最も多いのが，「再発・転移の不安」で全体の悩みの16.4％を占め，ついで将来に対する漠然とした不安，死を意識，精神的動揺・絶望感と続いている。それだけ癌患者においては，精神的負担の占める割合が多いことが示されたことになる。

C 癌患者の精神的反応

精神的反応を示しやすい要件として，癌の診断時にすでに多くの身体症状（特に痛み）を有する場合や家族内の問題を抱えていたり，周囲からの援助が受けられない，主治医をはじめ医療スタッフとの関係がうまく取れていないと感じている，精神科治療歴（特にうつ病）がある，心配しやすい性格傾向あるいは悲観的に物事を考える性格などがあげられる。逆に，医療者とのコミュニケー

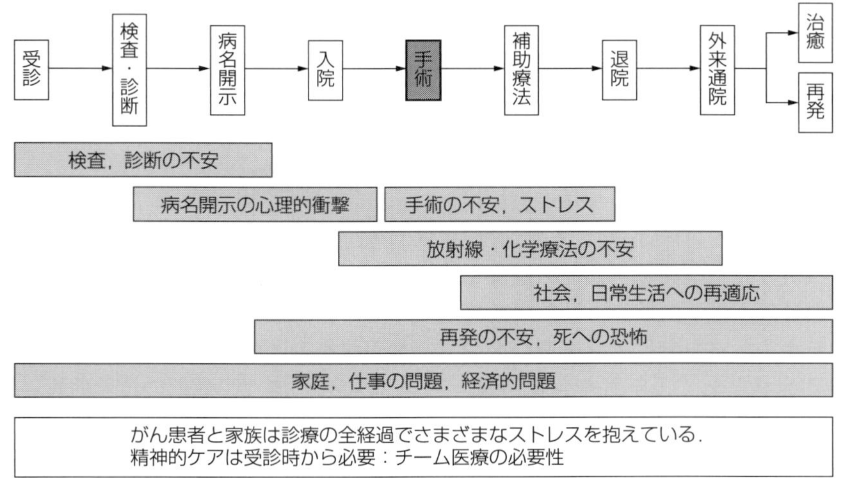

図 IV-36 癌の臨床経過における精神的負担

ションがうまくいき信頼関係がよい場合は，適応もよいとの報告もある。

癌告知直後の通常の心理的反応として，強い衝撃を受け否認しようとしたり絶望感に陥り，次に不安，抑うつ，不眠などが起こり，その後2週間ほどして現実を受け止め，癌を抱えて新たな状況への適応の努力が始まるといわれている。しかし，Derogatis ら[2]が，精神医学的診断基準を用いて終末期を除く癌患者215名を対象とした調査では，47% になんらかの精神症状がみられ，そのうち68% が抑うつ気分や不安を伴う適応障害，13% が大うつ病でその他せん妄であったという。国立がんセンターが行った，癌の臨床経過における抑うつ（うつ病，適応障害）の有病率調査では，頭頸部癌，早期肺癌，進行肺癌，術後乳癌，再発乳癌，終末期癌といった全経過を通して9～42% が抑うつを経験しているという結果であった。

D 癌患者の精神症状がもたらす影響

不安や抑うつなどの癌患者に認められる精神症状がもたらす影響としては，QOL の全般的低下，判断能力や思考能力の低下による自己決定能力の障害，治療コンプライアンスの低下，家族の精神的負担の増大，自殺，事故の原因，在院日数の長期化，医療スタッフの疲弊といった問題が生ずることが示されている。例えば，乳癌患者のうつ病発症が補助化学療法施行へ与える影響[3]として，化学療法を拒否する割合がコントロール群では3.8%（78例中3例）に対して，うつ病の患者群は48.7%（39例中19例）にものぼるという報告がある。それだけ，抑うつ状態により治療コンプライアンスが低下し，化学療法の完遂率も低下してしまう恐れが生ずるため，精神症状のコントロールが重要となる。

また癌は，患者ばかりでなくその家族にも心身両面において負担を与え不安や抑うつを生ずるといわれているが，家族の心理的ストレスに対しての対応は十分になされていないのが現状であり，家族を第2の患者としてサポート，ケアすることも重要である。さらに医療スタッフのバーンアウトも問題になることがあり，予防も含めたメンタルヘルスそしてメンタルケアが必要である。

精神症状などに関して心療内科，精神科などの専門医へ対応を相談する指標として，自殺の危険性がある場合，高度の不安・抑うつがみられ不眠を生じている場合，それまでみられなかった表情や行動の変化，異常行動が出現した場合，精神科疾患の既往（特にうつ病）がある場合，治療に対する意思決定能力の評価が必要な場合などがある。

E 癌患者のうつ病と適応障害の診断と評価

癌患者のうつ病の確立した診断基準はまだないのが現状である。米国精神医学会の身体疾患を伴わないうつ病の診断基準（DSM-Ⅳ）によれば，少なくとも抑うつ気分または興味・喜びの喪失を含み，全部で5項目以上が2週間以上持続する場合をうつ病と診断する。癌患者には，癌そのものおよび治療による症状として，不眠や食欲不振，体重減少，全身倦怠感，集中力低下といったうつ病の身体症状と共通する症状がみられることがあり，うつ病が見逃されることがある。

癌患者の抑うつは，致死的な疾患に罹患したという明確なストレッサーが存在するため反応性のものが多いとされているが，一方で，抑うつの評価は曖昧になりがちである。うつ病の身体症状と癌による身体症状が鑑別困難なことはあるが，うつ病を過小評価しないほうが望ましいという報告もある[4)]。

癌患者のうつ病の簡便なスクリーニング法として，Chochinov ら[5)]は，単に「近頃，いつも気持ちが落ち込んでいませんか？」と日常臨床で患者の気分の状態を尋ねることで評価することの重要性を指摘している。また，Akizuki ら[6)]は，寒暖計を模した2問の0-10点スケールで，気持ちのつらさとつらさの生活への支障度を問う「つらさと支障の寒暖計」という質問紙によるスクリーニングツールを開発し，現在スクリーニング法として広く使われている Hospital Anxiety and Depression Scale（HADS）と比較しても，うつ病・適応障害を簡便に発見するのに適していると報告している。

適応障害は，癌に罹患したことあるいは再発の衝撃や癌による不安，身体機能低下，生活変化などの喪失体験といった明らかに確認できる強い心理的ストレスにより生ずる不安や落ち込んだ気分で，仕事や家事が手につかないといった日常生活に支障をきたす程度の精神状態のことであるが，うつ病の診断基準は満たさないものをいう。

F 癌患者の適応障害，うつ病に対する薬物治療

1．適応障害

癌患者の適応障害に対する確立した薬物療法があるわけではないが，抑うつ，不安など顕在化している精神症状や患者の身体状態によって選択薬剤が異なる。臨床的には，例えば，抗うつ効果も期待でき，また半減期の比較的短い抗不安薬であるアルプラゾラムを少量から開始し，適宜増減する。アルプラゾラムで効果が十分得られない場合や抑うつ気分を主体とした適応障害であれば，抗うつ薬への変更または併用を行い，不安が優位な適応障害であればロラゼパムなどへの変更も考慮する。夜間に不安が強く，睡眠へ影響が出る場合は，長時間作用型のロフラゼプ酸エチルや短時間作用型のエチゾラムの投与を考慮する。いずれの場合も，少量から開始し，眠気やふらつきといった有害事象の出現などの状態をきめ細かく観察しながら，状態に応じて適宜漸増していくことが原則である。

2．うつ病

癌患者のうつ病では，選択的セロトニン再取り込み阻害薬（SSRI）やセロトニン・ノルアドレナリン再取り込み阻害薬（SNRI），三環系，四環系抗うつ薬などが用いられる。

SSRIは一般的に認容性の問題が少なく，癌領域では三環系抗うつ薬よりも一般的に使用される。いずれの薬剤も低用量から開始し，有害事象や効果判定を行いながら数日から週単位で漸増していくのが原則である。癌患者には，比較的少量で有効であることが多い。

癌患者の場合，すでにモルヒネの服用で便秘や口渇などがみられる場合があるため，抗コリン性の有害事象の出現がコンプライアンスに大きく影響することがある。その場合には，SSRI，SNRI，四環系抗うつ薬などの使用を考慮する。しかし，この際においても，SSRI使用時における悪心・嘔吐などの消化器有害事象，SNRI使用時における悪心・嘔吐や排尿障害などに対しては

十分に注意を払う必要がある。さらに，SSRIは，各種のチトクロームP450系酵素を阻害することにより，さまざまな薬剤との相互作用が生じうるので注意を要する。また，抗うつ作用は弱いが，癌患者に多い食欲不振の改善などを目的に，スルピリドの単独，あるいはSSRIやSNRIとの併用投与を行うこともある。しかし，錐体外路症状の発現を認める場合があり，注意深い経過観察が必要である。

癌患者のうつ病に対しても抗うつ薬が有用であることが示されている一方で，ある種の抗うつ薬が他剤に比して有用性で優るという知見は現時点では得られていない。

なお，癌患者に抗うつ薬を投与する際には，患者の身体状態や各薬剤の有する特徴を十分踏まえたうえでの投与計画と投与後のきめの細かいモニタリングが必須である。

G　癌患者のせん妄

癌患者のせん妄は，術直後や疾患の進行期に頻度が高くなり，亡くなる1週間以内の時期には30〜80%の患者に認められるといわれている。多彩な臨床症状を呈すが，軽度の意識混濁を示し，注意集中力の低下などを伴う意識障害や失見当識など認知の変化または幻覚，妄想などの知覚障害を伴う状態で，比較的短時間で出現し日内変動がみられる。臨床的には精神運動活動性と覚醒レベルに基づいて，過活動型，低活動型，混合型に分類される。原因としては，脳転移や臓器不全による代謝性脳症，オピオイドやステロイドなどの薬剤の有害事象，電解質異常，感染症，低酸素血症などがあるが，終末期癌患者の場合は多要因となる傾向がある。せん妄は患者や家族だけでなく，医療者にとっても苦痛を与えるため適切な治療を行うことが重要である。

治療としてはまず原因治療を優先しながら環境調整を行うが，幻覚，妄想，興奮などの症状に対する薬物療法としては，ハロペリドールなどの抗精神病薬の投与を行う。症状の経過が短時間で変動するため，抗精神病薬の有害事象にも注意を払いながらこまめなモニタリングを行い薬物量の調整を行う必要がある。

H　癌患者に対する心理療法的介入

癌患者に対する心理療法的介入を行う場合の目標は，癌患者の意欲，自尊心，そして病気から派生する問題への対処能力を高めることにより，自分が生活や症状をコントロールしているという意識を支え，現実の問題をより解決できるようにすることを通して患者の精神症状を軽減することにある[7,8]。形態としては，個人的介入方法と集団的介入方法がある。癌患者に対する心理療法的介入の有効性は実証されつつあるが，多くはQOLに対してであり生存率に対する有効性についての見解はさまざまである。

1．教育的介入

不確実な知識や知識不足のために生じる不安，絶望感や不適切な行動を減らすことを目標に行う。正確な医学的情報，心理学的情報とストレスへの対処法などに関する情報の提供を行い，患者の過剰な不安や恐れ，抑うつを軽減する方法である。

2．支持的精神療法

癌に伴って生じた役割変化や喪失感，不安，抑うつをはじめとした精神的苦痛を緩和し，できるだけ患者の適応性を高め安心して生活できるように援助する治療法である。

患者の言葉に対して批判，解釈することなく，非審判的な態度で一貫して支持し続けることが基本であるが，重要なのは，まず患者をよく理解しようとすることである。そのためには，現在・過去そして今後の問題，これまでの患者が歩んできた人生の歴史を十分に聴くことが必要である。特に癌患者の面接にあたっては，個々の患者における病気の意味を理解し，患者の感情と苦しみが医療者によって正しく理解され受け入れられていることを言語的，非言語的に伝えていくことが重要である。病気を受容することを目標とするのではなく，その人なりの方法で癌を理解し適応していくことを援助する。このために医療者はまず，患者に関心を寄せ，病気とその影響について患者が抱いている感情の表出を促し，それらを支持，共感しながら安易な保証ではなく現実的な範囲での保証を与えながら医療者側がともに闘う姿勢を伝えて患者を孤立させないようにすることが重要である。それによって患者は自己評価を高め，対処能力が強化されることになる[7,8]。

3．認知（行動）療法

癌に対して短絡的にあきらめの反応をしたり，闘病に前向きになれないなどの認知や対処行動の不適切な部分を修正することによって，精神的苦痛を軽減したり，よりよい対処行動がとれることを目標に行う。具体的に達成可能で身近な目標を自ら計画・実行するよう援助し，感情の表出を促しながら自尊心や自己統制感が向上するよう心理的に援助する。

4．リラクセーション法

主に自律訓練法や漸進的筋弛緩法を用いることが多い。リラックスした状態では，イメージが誘発されやすくなるため，リラクセーションを用いながらリンパ球が癌細胞を破壊して健康になる場面などをイメージさせるイメージ療法を行うこともある。

5．ライフレビュー（回想法）

患者が過去を回想し自己の人生を振り返る心理社会的援助を行い，人生の満足度や自尊感情を高める方法である。癌という病気が，その人の人生にとってどのような意味があるのか，そして今後，自分らしく癌と向き合い，癌とともに生きる人生においてどのような態度や行動が必要になるのかを洞察する援助を行う。

6．グループ療法

癌患者に対する心理社会的グループ療法はコストパフォーマンスがよく，多くの患者に対応でき，介入の効果に治療者の能力が影響されにくいといわれている。ストレス対処法や問題解決技法についての教育，グループ討論，漸進的筋弛緩法によって構成されていることが多く，主に乳癌患者を対象に行われている。

症例

頸部食道癌の60代，男性。術後に頭痛と強い焦燥感，不眠などにより希死念慮が生じた。面接にて「毎日身の置き所がなくこの苦しみをなんとかしてほしい。手術による代償が大きすぎた。とにかく落ち着かせてほしい」との訴えがあった。夫婦間の葛藤や死への恐怖と手術が予想以上で代償の大きさに衝撃を受け，喉頭摘出で意思の疎通が困難などの葛藤，恐怖が緊張型頭痛などの身体症状と悪循環を形成していた。うつ病の診断にて，つらい状況を受容し共感しながら医療スタッフがともに闘う姿勢を再確認させ，適切な援助と治療を行うことにより症状が軽減することを保証した。葛藤状態の感情を表出させる支持的精神療法と教育的アプローチ，リラクセーション目的の自律訓練法と併せて向精神薬の投与を行い症状は徐々に軽快した。

I　癌と精神神経免疫学

癌の発症や経過には，遺伝因子やその他の生物学的因子などの多因子が関与していることがわかっている。近年，脳と免疫・内分泌系を相互に関連づける精神神経免疫学 psychoneuroimmunology という分野が発展し，ストレスと癌の関連を科学的に実証する可能性が開けてきた。ストレスや精神状態などの心理・社会的因子が，癌患者の生存期間や QOL に影響を及ぼすのではないかと注目されるようになり，感情などの心理・社会的ストレスが，神経系，免疫系，内分泌系に影響し，発癌や癌の進展，予後にどのように関連するかについて研究されているが，未知の部分が多い（図Ⅳ-37）。

1．癌・ストレスと免疫系

免疫機能がストレスの強い人生の出来事や抑うつで変化することは明らかになってきているが，癌の発生や進行に対する心理的なストレスの影響に免疫系がどのようにかかわるのだろうか。

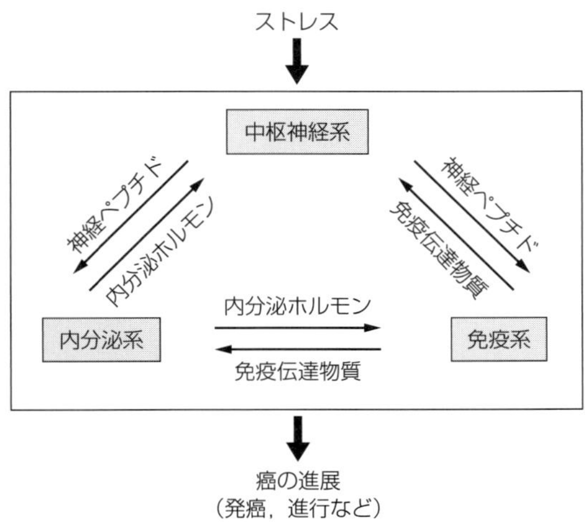

図Ⅳ-37 ストレスの神経・内分泌・免疫系に及ぼす影響と癌との関連

Levy ら[9]は，乳癌患者の抑うつ，疲労感，患者自身の評価による社会的支援の欠如と，化学療法3か月後のNK細胞活性の変動に関連があったことを指摘した。NK細胞活性は，予後指標であるリンパ節転移を持つ患者で低かったが，精神状態とリンパ節転移の数とは直接関連がなかったとしている。Fawzy ら[10]は，早期の悪性黒色腫患者への精神科的介入（教育的アプローチ，支持的精神療法，問題解決技法，リラクセーションなど）を行い，介入群で日常生活や癌治療に対する姿勢，積極的な対処行動と再発率，生存率の改善に関連を見いだした。精神科的介入によるNK細胞活性や心理状態の変化と予後の改善には関連を認めなかった。

いくつかの臨床研究によれば，癌の経過と精神状態，免疫系の3者の関連は認められているが，ストレス負荷に対する生体の感受性による反応の違いなどもあり，人においてストレスと免疫機能，癌との関連はまだ確立していないのが現状である。

2. 癌・ストレスと遺伝子発現

NK細胞活性などの免疫応答は，癌に対して心理・社会的因子によって影響を受ける可能性のある防御機構の1つでしかない。癌は遺伝子レベルの病変であることが明らかとなり，細胞核のDNA修復機構へのストレスの影響が検討されている。近年では，ストレスがリンパ球やNK細胞などの細胞レベルの障害だけでなく，分子レベルの障害も引き起こしうることが明らかになっている。Kiecolt-Glaser ら[11]は，精神科の患者（大半はうつ病）についてMMPIで検討を行い，苦悩度の高い患者群のほうが，低い群よりもX線照射後のリンパ球の核DNA修復機構が抑制されていることを報告した。

現在までに多くの癌遺伝子やいくつかの癌抑制遺伝子が知られているが，動物実験において，ストレスによりいくつかの癌遺伝子が発現することが報告されており，癌とストレスを遺伝子レベルで関連づけられる可能性を示している。

さらに近年，細胞内で酸素が水に還元される過程で生じる活性酸素が，直接遺伝子に障害を与え，癌化やその過程に影響を及ぼすことがわかっている。

以上より，ストレス刺激に対して神経・内分泌・免疫系を介して，神経ペプチド，内分泌ホルモン，免疫伝達物質などの細胞間情報刺激が働き，細胞内では活性酸素などによる蛋白質の酸化還元反応の調節を受けながら，ストレス遺伝子発現へと情報が伝達する免疫応答の仕組みが明らかになってきた。ストレス負荷が多い場合，遺伝子的に癌化した細胞が，癌免疫力によって破壊されることなく増殖し続けて，癌へと進展していく危険性が高いものと示唆される。

J 癌の危険因子や生存に影響する心理・社会・行動学的因子

ウイルスや化学物質，放射線，ホルモンなどが癌の発生，進展に作用するのは明らかである。ストレスと癌とのかかわりは必ずしも明確に実証されていないが，例えば，喫煙などの生活様式が癌の危険因子としてよく知られている。慢性喫煙行動がストレス対処行動の1つであれば，ストレスがたばこの発癌物質への長期間曝露に関与し，発癌に二次的に関連するともいえるし，ストレスと喫煙が癌免疫力（NK細胞活性など）を低下させ，遺伝子的に癌化した細胞を破壊しきれずに増殖させ，発癌に至る可能性が考えられる。

癌の危険因子や生存に影響する心理・社会・行

動学的因子としては生活様式と行動（喫煙，飲酒，食事，性行動，受診行動など），社会環境（教育，経済，社会的支援），性格，対処行動，感情，心理状態などがある。これらは相互に関連し合って，神経・内分泌・免疫系へも作用して，発癌，癌の進展，予後に影響する可能性がある。それに対して治療的，予防的ななんらかの心理・社会・行動学的介入（教育，支持的精神療法，認知療法，リラクセーション法など）が，これらの因子の改善をもたらす可能性が考えられ，癌の進展や生存期間を延長する効果が期待できるが，これまでのところはっきりしている効果はほぼQOLに限定されていると考えたほうがよい。

生存率に影響があったものとして，Pettingaleら[12]は，乳癌患者の心理的態度（コーピング）と予後との関連を検討した。手術後3か月の癌に対する心理的反応を4つに分類したところ，病気に対して闘争心を示し前向きな群と癌を否認する傾向の患者群が，あきらめや絶望的になった群に比較して予後が良好であることを示した。しかし，その後追試が行われ，確かに悲観・絶望する患者群の長期生存率は低下するが，前向きな群や否認したりあきらめたりする群の予後との間に有意差はみられないと報告された[13]。

K　終末期癌患者の心理的苦痛

終末期癌患者が恐れるのは，死そのものより死にゆく過程であるといわれる。終末期癌患者の苦痛は，死の恐怖や死をめぐる問題がつねに内在しながら多くの喪失ストレスを抱え，身体的，精神的，社会経済的，スピリチュアルな苦痛が相関し全人的苦痛となる。

これらによる個々のニーズを的確に理解し可能な限り満たすことが求められるが，それにはよりよいチーム・アプローチが不可欠である（図Ⅳ-38）。終末期癌患者のQOLを支えるためには，まず疼痛などの身体的苦痛緩和が優先し，次に孤立させないなど心理・社会的ケアを行い，そのうえで人生の総括をし，個別性を重視したその人らしい生を完結する援助を行うことが重要となる。

特に，スピリチュアル・ペインは死にまつわる自己の存在と意味の消失から生ずる魂の叫びといわれる。身体的・精神的苦痛に対する不安や心身の状態を自己コントロールできない不安（自律性を失う苦痛），先がみえない不確実な不安（将来を失う苦痛），愛するものとの別れの不安（他者を失う苦痛）などにより生ずる苦痛は，答えようのない訴えとして発せられることが多く，医療者は困惑し対応に窮することもある。これは，医療だけが抱える問題ではないと思われるが，その人の人生の物語りを心を傾けて聴くことにより人生の共有と意味づけに寄り添うことが重要である。終末期の場合は，心と体を寄り添いともにいることで「孤立させない」こと，「個別性を大切にする」ことが一層重要になる。心理・社会的援助により患者の個別的な心理に共感し寄り添うことによっ

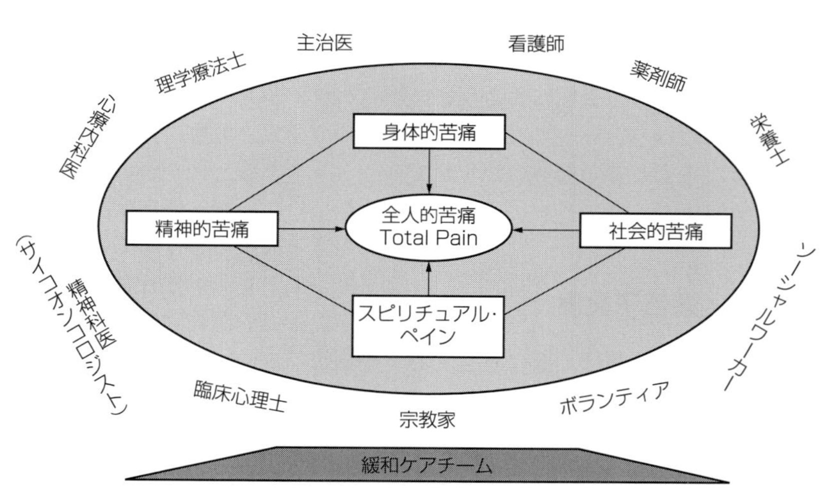

図Ⅳ-38　全人的苦痛とチーム医療

て，ほどよい適応を促し適応障害の緩和や癌への取り組み方，希望を持ちながらの生き方の質に変化を与える可能性がある。

症例

大腸癌再発の40代，男性。術後2年して下血があり開腹したが，腹膜播種などにより切除不能であった。本人と妻に対し，病変はとれず予後が1，2年と説明され，妻のショックや本人の不安，焦燥感が強くなった。面接にて「転移がみつかった時は家で大声で泣いたらすっきりしたが，今回は気持ちをゆっくり話す相手や場所がなく，泣くこともできずイライラが高じた」と語った。妻とともに死と直面するやり場のない葛藤を，泣きながら吐き出すように語るため傾聴に努めた。感情を言語化する作業と泣くという表出行為で落ち着きを取り戻した。初回面接から5か月後に亡くなった。

L 癌医療におけるリハビリテーション

リハビリテーションへの取り組み方は，性格や意欲，人生に対する姿勢，周囲のサポートなどによって違ってくる。また重症度によっても異なってくるが，癌を病みつつ残された命を生きなければならない人でも，生きがいを持って可能な限り社会復帰できるように援助することがQOLを高めることになる。また，癌の進行期においては，できるだけQOLを下げない，もしくは緩やかな下降にもっていくための意味合いがあるが，心身の自律性を保つことはその人の尊厳を保つことにもつながることを銘記すべきである。

M 癌医療におけるチーム医療

癌医療においては以前からチーム医療が行われてきたが，近年チーム医療の考え方が変化している。癌患者は，癌の根治，再発の予防，再発後のコントロールといった生存に関することだけでなく心身の安定，自律性・自尊心の維持，生活への適応といったQOLを満足させることを求めている。そのため，癌疾患そのものを治癒させるために必要なチームから，癌を病む人を診る多職種のチーム構成へ，そして医療者が中心となって患者へ提供していた医療から，患者・家族を中心とした医療者との双方向性の医療へと変化しようとしてきている。これはまさに心身医療が行ってきた病む人を全人的にとらえるアプローチであり，それをチームで診ていくやり方にほかならない。すなわち癌医療におけるチーム医療は癌の心身医療といえる。

2002年より緩和ケア診療加算が算定されるようになり，コンサルテーション型の緩和ケアチームというシステムが普及してきた。身体症状緩和および精神症状緩和を担当する医師や看護師など多職種から構成される専従のチームである。緩和医療，緩和ケアは，患者と家族の苦痛の軽減とQOL向上に焦点を当てた集学的治療およびケアであり，癌診断時から死に至るまでを支援する。癌患者，特に終末期患者の全人的苦痛の緩和のためにはチーム医療が必要であり，またそれを支えるために緩和ケアチームが有効に機能する必要がある（図IV-38）。緩和ケアチームの有効性としては，症状緩和へ早期からの対応が可能となったり，患者のニーズに対して異なった視点から把握することも可能となり得る。また，緩和医療上の困難な問題への対応が可能となり，緩和ケアにかかわる医療者のバーンアウトを減少させ，他の医療者への啓発ともなり得る。それにより患者，家族，医療者の安心，満足につながる可能性がある。課題としては，コンサルテーション型のため即応困難な場合があったり，役割や責任の所在が不明瞭になり混乱する可能性があるため，チーム内だけでなく他の医療者とのコミュニケーションを密にとる必要がある。また，現時点では精神症状緩和を担当する医師不足がみられたり，他施設チーム間の連携や情報共有が不十分な現状がある。

症例

30代，女性。子どもなし。子宮癌術後に下腹部の痛みへの恐れから確認のために咳をしなければならないという強迫観念と咳をしなければ気が済まず，止まらなくなるという強迫行為が続いた。強迫性障害の診断にてSSRIの投与を行い症状は徐々に改善し活動性も増した。子宮全摘術による挙児困難となった心理的苦痛や喪失感，夫への罪責感などが根底にみられたため，支持的精神療法および自律訓練法を併用した。この症例の場合，入院時の情報として痛みに非常に過敏で，手術が受けられるか夫が不安がっていることと，夫が精神的に参っているとのことで，事前に夫との面接を行い，病棟で間接的にサポートを行っていた状況があった。このようなチーム医療における連携の上で家族も含めた身体的，精神的サポートが可能となる。

おわりに

日本人の癌死者数は年間30万人を超え3人に1人が癌で亡くなるが，癌生存者数も増えてきている。その癌生存者に対する心身医学的な対応も今後重要な課題と思われる。また，一般市民に対するより適切で役立つ癌情報の発信も工夫していく必要がある。

がん対策基本法が2007年4月から施行されるのに伴い，「癌患者の状況に応じて疼痛などの緩和を目的とする医療が早期から適切に行われるようにすること」が明記された(第十六条)。そこで，今後ますます，癌患者の身体的・精神的苦痛緩和は重要になり，チーム医療の充実がより一層求められ，癌医療における心療内科医，精神科医の参画のニーズも高まるものと思われる。癌はいろいろな条件で発症し，経過する。癌を早期に発見し，手術などの適切な治療を受けることが何よりも大切なことはいうまでもない。しかし，癌の総合医療においては身体医学的アプローチだけでは限界があり，心身医学的アプローチによる全人的医療が求められる。癌患者に対する心身医学的介入の最終的な目的は，QOLの改善と癌の危険因子を減らし，生存期間を延ばすことである。現時点では，癌とストレスの関係はまだ明確にされていないが，精神神経免疫学の分野から解明され，新たな癌の治療法の可能性および癌予防についての方法が明らかになることが期待される。感情や心構え（生きざま）が，癌の発症や経過，予後に影響を与えるかは科学的に十分解明されていないが，癌医療の全経過を通して，調和のとれたコミュニケーションを介して情報と情緒を共有して信頼関係を構築し，患者の身体的な面だけでなく，心理的，社会的，実存的な面にも配慮してサポートすることは，患者のQOLを高めることになる。癌を完全に治癒させることは困難なことが多いが，心に寄り添い心の支えとなることによって自分らしく癌と向き合う援助を行い，安らぎを与え，和らげたり慰めることによる「癒し」は可能である。そしてそのことにより，生命の延長やQOLの向上につながることが望まれる。

<文献>

1) 「がんの社会学」に関する合同研究班：がん体験者の悩みや負担等に関する実態調査報告書．2004
2) Derogatis LR et al：The prevalence of psychiatric disorders among cancer patients. JAMA 249：751-757, 1983
3) Colleoni M et al：Depression and degree of acceptance of adjuvant cytotoxic drugs. Lancet 356：1326-1327, 2000
4) Koeing, HG et al：Depression in medically ill hospitalized older adults；Prevalence, characteristics, and course of symptoms according to six diagnostic schemes. Am J Psychiatry 154：1376-1383, 1997
5) Chochinov HM et al："Are you depressed?" Screening for depression in the terminally ill. Am J Psychiatry 154：674-676, 1997
6) Akizuki N et al：Development of an Impact Thermometer for use in combination with the Distress Thermometer as a brief screening tool for adjustment disorders and/or major depression in cancer patients. J Pain Symptom Manage 29：91-99, 2005
7) 国立がんセンター精神腫瘍学グループ編：研修マニュアル改訂版．pp84-103, 2001
8) 明智龍男：乳がん通院患者の精神症状とそのケア．乳癌の臨床 18(3)：212-219, 2003
9) Levy S et al：Correlation of stress factors with sustained depression of natural killer cell activity and predicted prognosis in patients with breast cancer. J Clin Oncol 5：348-353, 1987
10) Fawzy FI et al：Malignant melanoma；Effects of an early structured psychiatric intervention, coping, and affective state on recurrence and survival years later. Arch Gen Psychiatry 50：681-689, 1993
11) Kiecolt-Glaser J et al：Distress and DNA repair in human lymphocytes. J Behav Med 8：311-320, 1985
12) Pettingale KW et al：Mental attitude to cancer；An additional prognostic factor. Lancet 30：50, 1985
13) Watson M et al：Influence of psychological response on survival in breast cancer；A population-based cohort study. Lancet 354：1331-1336, 1999

14 産業心身医学

近年の産業・経済のグローバル化やinformation technology（IT）革命は，企業間の競争の激化と経済効率の追求に拍車をかけ，それに伴うリストラクチャリングやダウンサイジング，成果主義や裁量労働制の導入，社会における個人主義傾向の進展などは，それぞれが影響し合いながら労働環境にも大きな変化をもたらし，結果として働く人の労働負荷は増えている（図Ⅳ-39）。

各種の調査でも，自分の仕事に関してストレスを感じている労働者や，職業性ストレスによる健康障害をきたした労働者は増加し，脳・心臓血管障害の労災申請は800件を超え，精神障害の労災申請件数も600件を超えている。厚生労働省も2006年に「労働者の心の健康の保持増進のための指針」を公表し，労働安全衛生法も2006年に改正され，過重労働・メンタルヘルス対策として，100時間/月以上の残業を行った労働者が医師による診察・面接を希望した場合にはその機会を提供しなければならなくなった。また，2006年6月には自殺対策基本法が成立し，国や自治体，企業，医療機関，教育機関，NPOなどが行うべき役割が明記され，半年以内に具体的な施策が行われることになっている。

このような厳しい労働環境の中で，職場のストレスにより心身の健康障害をきたし，筋緊張性頭痛，過敏性腸症候群，高血圧，糖尿病，虚血性心疾患などの心身症のほか，不眠症，うつ病のようなストレス関連疾患を呈して，心身医学関連の医療施設を訪れる患者も増えている。

ここでは，職業（産業）ストレスの増加に伴う働く人のメンタルヘルスの現状，職業性ストレスモデル，職業ストレスによる心身の健康障害に関する研究報告，職場のストレス·マネジメント，心身医学と産業医学の対比，産業医学領域における心身医学の展望などについて述べる。

A 産業ストレスの増加と働く人のメンタルヘルスの現状

近年の急速な産業・経済システムの変革に伴い，労働環境も大きく変化している。このような状況下で，職業に対して「強い不安，悩み，ストレスを感じている労働者」の割合は，厚生労働省が5年毎に行っている調査（14,000事業場の18,000人を対象）では，2007年度は58%であった。

ストレスの内容は職場の人間関係の問題（38.4%）が最も多く，ついで仕事の質の問題（34.8%）や仕事の量の問題（30.6%）が多い。新しく付け加えられた会社の将来性の問題は22.7%

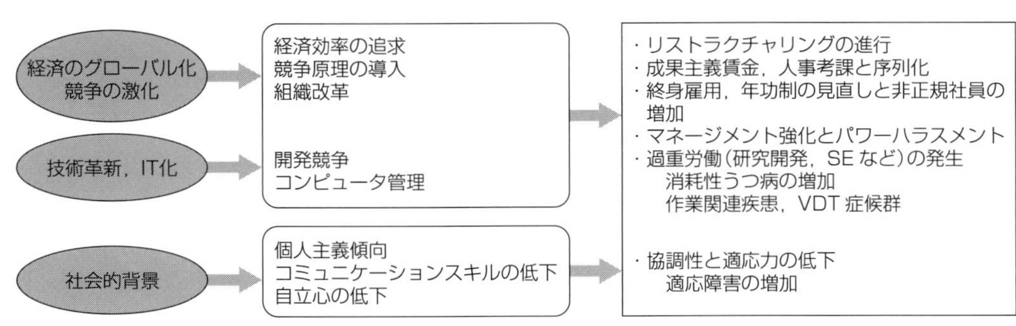

図Ⅳ-39　変革の時代と労働者を取り巻く状況

であった。仕事の不安定さは，抑うつ，職務満足感および疾病休業などと関連するとの報告もある。また，企業調査では，うつ病，適応障害，職場不適応例，復職困難例の増加，メンタルヘルス相談件数の増加などが報告されている。

警察庁の報告では，1998年以降は自殺者総数が急増し，3万人を超えた状態が続いている。経済・生活問題による自殺者数がいずれも6,000人を超えている。特に中高年の男性の自殺の増加が目立つ。自殺者数は景気変動，失業率とも相関することが知られているが，1980年代前半の円高不況，1990年代後半からのバブル経済崩壊後の平成不況時に自殺者数が増えている。

B　職業性ストレスモデル

職業ストレスの健康影響に関するストレスモデルとして，仕事の量や作業密度などの仕事の要求度 demand が高く，仕事の量や段取りなどに関する自由裁量権 decision latitude，control が低いほうが健康障害が起きやすいという調査結果から提唱された，Karasek の仕事の要求-コントロールモデル demand-control model や，これに同僚や上司からの支援が，ストレス反応や虚血性心疾患などの健康障害を軽減するという Johnson らの調査成績をもとに，仕事の要求-コントロール-社会的支援モデル demand-control-support model が提唱されている。これらのモデルに関しては，その後も多くの調査が行われており，作業現場での適用性は高いことが知られている。

一方，Hurrel らは，これまでに報告された職業ストレスに関する膨大な研究報告を分析して，national institute for occupational safety and health（NIOSH）職業性ストレスモデルと，このモデルに対応した22項目からなる質問紙を作成している。このモデルは，職場で生じるさまざまなストレッサーとそれらによって生じる個人のストレス反応，健康障害を中心に，ストレス反応や健康障害の強さに関与する個人的要因，仕事以外の要因，社会的支援のようにストレス反応を軽減する緩衝要因などを包括しており，さまざまな職業に対応できる包括的なモデルと考えられる。このモデルを念頭において，現在日本で行われている職場のメンタルヘルス対策（ストレス・マネジメント：疾病の発生予防のための1次予防，早期発見，早期対処のための2次予防，復職支援，再発防止のための3次予防）の位置づけを行うと図Ⅳ-40のようになる。

わが国では，厚生労働省の研究班により，NIOSH 版の職業性ストレス調査表・その他の質問紙をもとに，大規模調査に基づいて短縮した，全部で57項目の質問からなる職業性ストレス簡易調査表が作成され，一般に使われるようになった。筆者らもこの調査票を用いて，個人と組織（部署）ごとの健康リスクを調べてフィードバックす

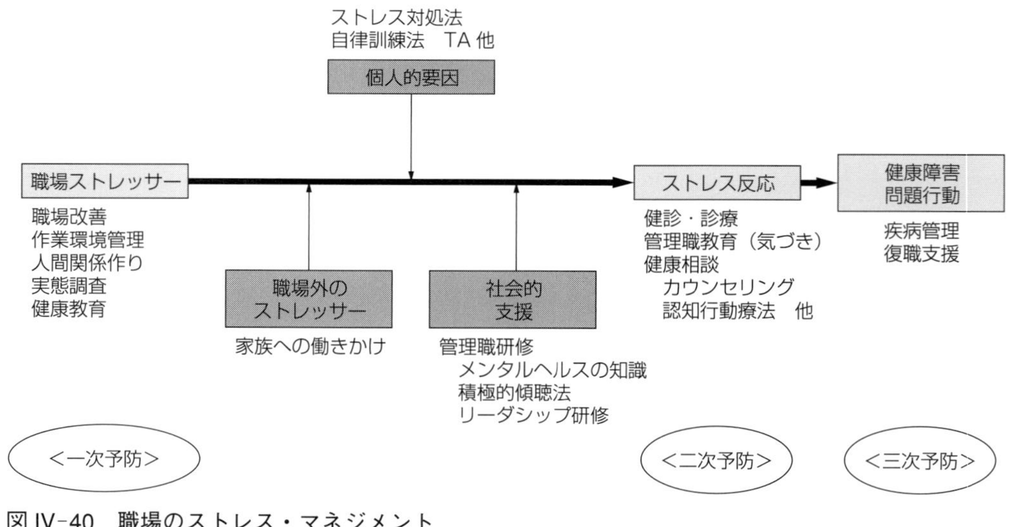

図Ⅳ-40　職場のストレス・マネジメント

るとともに，職場改善のニーズを評価するための調査票（MIRROR）やアクションチェックリスト（MIRACL）を開発し，複数の企業と協力して職場改善を進めている。

C 産業ストレスと心身の健康障害

産業ストレスによる心身の健康障害に関する報告は多数あるが，代表的な報告の一部のみを紹介する。

demand-control model を提唱した Karasek は，仕事の負荷は，仕事の要求度が高くて，かつ仕事の段取りなどに対する自由裁量権が少ない時に高くなり，このことは虚血性心疾患や抑うつなどの精神的健康障害の発症とよく相関することを報告している。Johnson & Hall らは，虚血性心疾患の症状出現や有病率が，社会的支援 social support が少なく，かつ前述の demand-control model による high strain 群で高いことを報告し，縦断的研究でも，冠動脈疾患の発症率や死亡率が高いことを報告し，demand-control-support model の妥当性を示した。

作業負担には，量的負担と作業の複雑さや困難性などの質的負担があるが，長時間労働が心理的不調や心疾患の危険因子になることや，量的，質的負担のいずれも職務不満足，自己評価の低下や血圧・血清コレステロールの上昇，胃潰瘍，糖尿病，問題飲酒行動に関係することが報告されている。

交代制勤務と夜勤は，消化性潰瘍，心血管障害，死亡率と関連していることも報告されている。

役割葛藤も，仕事の緊張感，職務不満足，高血圧や冠動脈疾患の発生に関係し，職場の人間関係での葛藤も，心疾患の発症や高コレステロール血症の発生と関連することが報告されている。

タイプA行動様式が虚血性心疾患の重要な危険因子であることは，Friedman & Rosenman らの western collaborative group study 以来，多くの研究報告がなされているが，タイプAとタイプBの人では，カテコラミン産生能，プロスタグランジン代謝などの生理的反応のほか，ストレス対処行動，職務満足感などにも差があることを示唆する報告がある。

また，ストレスによる免疫機能の低下や感染抵抗性の低下に関する報告は多数あるが，産業医学の分野でも，ストレス反応の客観的マーカーとして，免疫グロブリン，リンパ球反応性，リンパ球サブポピュレーション，NK 活性などを調べた報告がある。Kawakami らは，Karasek らの job content questionnaire（JCQ）日本語版を用いた研究で，仕事のコントロール尺度が helper inducer（CD4+，CD29+）T 細胞数と相関し，仕事の負荷尺度 job strain index とは逆相関したことを報告している。リンパ球反応性は，職業ストレスでも低下するようであるが，NK 活性については必ずしも一定の傾向はでていない。

このほか，わが国でもさまざまな研究が行われているが，詳しくは文献 5 を参照されたい。

D 職場のストレス・マネジメントと心身医学

2000 年 8 月に厚生労働省から，「事業場における労働者の心の健康づくりのための指針」が公表され，2006 年 3 月には，この改正版である，「労働者の心の健康の保持増進のための指針」が発表された。これらの指針には，職場のメンタルヘルス対策を事業者の責任で行うこと，および具体的な方法として 4 つのケアや具体的な対策の進め方，個人情報保護，小規模事業場におけるメンタルヘルス対策の進め方などについて述べられている（表Ⅳ-37）。

事業所によって，生産性向上とストレス・マネジメントの一環として，さまざまな教育・研修が行われているが，人事・労務担当者と産業医を含めた産業保健スタッフが，企画，実行する。管理職と部下とのコミュニケーションを改善し，部下への社会的支援を促進するための積極的傾聴法は，Rogers のカウンセリングの技法を応用したものである。われわれも複数の企業で実践し，効果を上げている。仕事に対する知識や経験が豊かな上司や先輩が，まだ豊かでない部下や後輩に対して知識や技術の指導に加えて，心理社会的側面からも支援し，育成してゆくための技法であるメンタリングやリーダーシップ研修は，産業組織心理学を現場に応用したものである。そのほか，リラクセーションの技法として，自律訓練法やそれ

表 IV-37 労働者の心の健康の保持増進のための指針
(2006 年 3 月 31 日 厚生労働省発表)

(1) 事業者は具体的な方法等についての「心の健康づくり計画」の策定・実施
- 衛生委員会等における調査審議

(2) 同計画に基づき，次の 4 つのメンタルヘルスケアを推進すること
- 労働者自身による「セルフケア」
- 管理監督者による「ラインによるケア」
- 健康管理担当者による「事業場内産業保健スタッフ等によるケア」
- 事業場外の専門家による「事業場外資源によるケア」

(3) メンタルヘルスケアの具体的進め方
- 管理監督者や労働者，産業保健スタッフに対して教育研修・情報提供を行うこと
- 職場環境等の把握と改善を図ること
- メンタルヘルス不調への気づきと対応（相談）
- 職場復帰における支援

(4) メンタルヘルスに関する個人情報の保護への配慮
- 労働者の同意，情報の加工，事業場内の取り決め

(5) 小規模事業場におけるメンタルヘルスケアの取り組み

（労働安全衛生法第 70 条の 2 第 1 項に基づく）

表 IV-38 産業保健の分野で応用されている心理測定，治療技法

目的	心理テスト，治療技法
• ストレス反応の評価	SDS，CES-D，STAI，CMI，GHQ，POMS など
• ストレス・マネジメント	
管理職を対象	積極的傾聴法（カウンセリングの応用） メンタリング，リーダーシップ研修
管理職・一般職	リラクセーション（自律訓練法およびその変法） 交流分析（エゴグラム，交流パターンの分布）
• 職場不適応などの健康障害を持つ労働者（疾病管理）	支持面接，カウンセリング，環境調整，ブリーフサイコセラピー，認知行動療法など

SDS：self-rating depression scale
CES-D：the center for epidemiologic studies depression scale
STAI：state-trait anxiety inventory
CMI：cornell medical index
GHQ：general health questionnaire
POMS：profile of mood state

を応用した技法も，モニター作業の多い生産現場や長距離輸送を行う運輸業などで，事故やミスの軽減，リフレッシュの手段として用いられている。交流分析は，勤労者の自己理解を深め，好ましい人間関係を作る方法として用いられている。

これらの技法の多くは，心身医学領域ではよく使用されているが，産業医学の分野でも広く応用されているので，心身医学を学んだ者にとってはなじみが深い（表 IV-38）。

また，ライフスタイルの改善や運動を取り入れた健康増進プログラムなども，身体機能の改善だけでなく，ストレスを解消し耐性を高めることが期待されている。

メンタルヘルスサービスの充実も重要な施策の 1 つであるが，大規模事業所では，心理相談員，嘱託の産業カウンセラー，精神科医，心療内科医を置いているところが多い。中小の事業所では，独自のメンタルヘルスサービスのための組織を持つことは不可能であるので，これらの事業所を対象とした産業保健推進センター，地域産業保健センターが日本医師会の協力のもとに，各都道府県や郡市の労働基準監督署の管轄ごとに設置されている。また，全国の労災病院にメンタルヘルスセンターが設置されたが，そのほか米国の employee assistance programs（EAP）に相当する民間のメンタルヘルスに特化したサービス機関も増えつつある。

E 産業医学と心身医学

産業ストレスによる健康障害は，最近増加しているが，某総合病院心療内科を受診した健康障害例 60 名にみられた職場適応上の問題点をみると，年齢によってその内容が異なっている。20 歳代では，新入社員の職場不適応，20・30 歳代では，過労による健康障害，40・50 歳代では，配置転換，昇進，出向などの職場環境の変化に適応できないことによる心身の健康障害が多かった。この調査結果は，健康障害の発生には個人的要因のほかに，外的環境要因も強くかかわっていることを示唆している。心身医学的に患者を診療する場合，身体的に病態を把握するとともに，職場や家庭での適応などの外的環境要因，本人の性格，行動様式，職務能力などの個人的要因を評価して，薬物

表 IV-39　心身医学と産業医学の対比

	心身医学	産業医学（保健）
対象	患者（受診者）	従業員全体（健常者，健康障害者，健康障害予備軍）
目的（目標）	患者の治療 セルフコントロール	健康管理（疾病管理） 病気の予防と健康増進，安全対策
アプローチ	薬物療法，生活指導，心理療法	健診，調査（疫学的手法） 職場巡視と対策 生活指導，保健指導 管理職研修（心理療法の応用）など
医師の役割	個人的要因＞職場要因 治療 治療的自我の向上	個人的要因＜職場要因 安全衛生法による５管理 チームリーダー

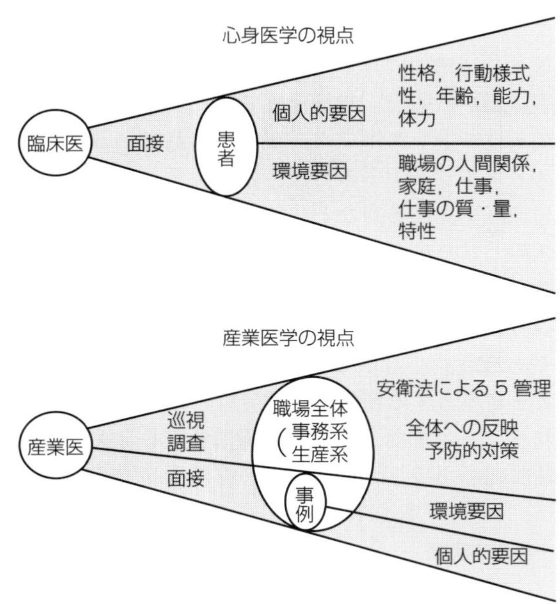

図 IV-41　心身医学と産業医学の視点の違い

療法，環境調整を含めた心理療法が行われてきた。このような心身医学的診療の考え方は，産業医学にも必要な考え方である。１人の患者（産業医学では健康障害を持った勤労者として扱う）を通して，その職場が持つさまざまな問題点が明らかになることが少なくない。

従来の産業医学と心身医学の違いはいくつかある（表 IV-39）。大きな違いは，心身医学が病人の治療，あるいは患者自身による病気のセルフコントロールを目ざすのに対して，産業医学は，健康障害を起こした労働者の治療や管理（疾病管理）のほかに，大多数の健康な勤労者を対象として，健康障害の予防や健康増進を目ざすといえる。また，産業医学では，健康障害を起こした勤労者をみる場合，病人としての治療や管理を行うが，事業所全体の勤労者の中の１事例としてとらえ，その事例をとおして得られた職場の情報に関して，健康管理上の全体的意味の検討も行う（図 IV-41）。例えば，長時間労働による健康障害が疑われたら，その事例が発生した職場の労働実態を把握し，現場の管理者や人事・労務担当者と話し合って，適正な人員配置と過剰な労働負荷を改善する。この場合，職場の状況を知り有効な対策を立てるためには，日頃から職場巡視を行って現場の勤労者から正確な情報を得ておくことや，人事・労務担当者とも交流を持っておくことが大切である。職場の問題点を明らかにする方法として，各種の調査や測定が行われているが，その場合，化学物質取り扱いや危険作業，労働負荷などについての知識と同時に，データ解析のための統計学的手法にも通じている必要がある。

管理職研修では，メンタルヘルス対策に必要な知識，交流分析や自律訓練法，カウンセリングの技法などが用いられるが，臨床でのやり方をそのまま研修に使用することは困難な場合が多い。健康な集団が対象なので，必ずしも最初から研修に対するモチベーションが高いわけではない。これを高め，かつくつろいで楽しくやる必要があるので，目的と状況に応じた工夫が必要である。また，対策を実施すれば必ずその評価が必要となる。

医師の役割をみると，心身医学では医師は治療を主体とし，自分自身の治療の技術や治療的自我を高めていくことが必要であるが，産業医学では労働安全衛生法による５管理（健康管理，作業管理，作業環境管理，労働衛生教育，総括管理）ができることが必要である。また，産業保健スタッフのリーダーとしての役割や，事業所の組織の中の一員としてのソーシャルスキルも機能的な健康管理体制を作るために必要である。

おわりに

近年の産業医学の分野では，作業関連疾患やうつ病を含めたストレス関連疾患対策が重要な課題となっている。これらの対策が必要になった産業ストレス増加の背景，産業ストレスによる健康障害に関する報告，対策を立てるための参考となる職業性ストレスモデル，現在行われているストレス・マネジメントの方法，産業医学と心身医学の共通点や異なる点などについて解説した。バランスのとれた産業医学の実践のためには，安全衛生管理や統計学的手法に加えて，産業医学の分野に心身医学的な考え方やアプローチ法の導入が必要であろう。心身医学関係者が，6,000 万人の有識者を対象とする産業医学の分野に積極的に参加されること，また，産業医学関係者が心身医学の領域に関心を持ってもらうことを期待している。

<文献>

1) 永田頌史，川上憲人：職場のメンタルヘルス—実践的アプローチ．中央労働災害防止協会，東京，2005
2) 職場における心の健康対策班編（永田頌史監）：こころのリスクマネジメント；管理監督者向け，勤労者向け，家族向け．中央労働災害防止協会，東京，2007
3) 河野友信，吾郷普浩，石川俊男，永田頌史編：ストレス診療ハンドブック．メディカル・サイエンス・インターナショナル，東京，2003
4) 永田頌史：現代の産業医学の方向と心身医療．日心療内誌 10 (1)：13-17, 2006
5) 永渕啓子，永田頌史：メンタルヘルスとこれからの産業医．医事新報 4281：43，2006
6) Kubota S, Mishima N, Nagata S：A study of the effects of active listening on listening attitudes of middle managers. J Occup Health 46：60, 2004
7) Nagata S, Ishibashi S：Mental health and stress. JMAJ 45：13, 2003
8) Shimizu T, Horiguchi I, Kato T, Nagata S：Relationship between an interview-based health promotion program and cardiovascular risk factors at Japanese companies. J Occup Health 46：205, 2004
9) Hurrel JJ, Mclaney MA：Exposure to job stress；a new psychometric instrument. Scand J Work Environ Health 14 (Suppl 1)：27, 1988
10) Johnson JV, Hall EM, Theorell T：Combined effects of job strain and social isolation on cardiovascular disease morbidity and mortality in an random sample of the Swedish male working population. Scand J Work Environ Health 15：271, 1989

V

心身医学的治療法

1 心身症の治療―総論―

現代社会はストレス社会ともいわれるように，近年その発症と経過に諸種の心理社会的ストレッサーが密接に関与している疾患が増加している。これらのいわゆるストレス関連疾患は，これまでの身体医学的疾病モデル bio-medical model に基づく薬物療法だけでは十分な治療効果をあげることが難しく，心身医学的疾病モデル bio-psycho-socio-eco-ethical (medical) model[1, 2] に基づく全人的な医療を行わなければ，短期間に軽快・寛解(治癒)させ，再発を予防することが困難な場合が多い。しかし，現状は，残念ながら，そのような医療を実践できる体制が確立されているとはいえない。このような状況が一日も早く解消されること，すなわちすべての大学病院や総合病院に，心身医学的な全人的医療を実践できる体制が確立され，その全人的な医療に対する適正な診療報酬が支払われる医療体制が確立されることを望むものである。

一般に，治療はすでに診断の段階より始まっているといわれる。心身医学的治療の成否は，まさに病歴聴取に始まる診断の過程がどのように進められるかにかかっているといってもよい。なぜなら，依然として心身医学・医療が正しく理解されていないというだけでなく，心身症の発症機序からも，患者は自分の疾病の発症と経過に関与している心理社会的因子を意識しないようにしている場合が多く，自分から進んでその心理社会的因子について話すことはないので，患者任せの病歴聴取では心身医学的な診断と治療方針を立てるために必要な情報を得ることができないからである。

ここでは，心身医学的治療をより効果的に進めるために，心得ておくべきいくつかのポイント[3]について略述してみたい。

A 心身医学的治療法を開始する前に

現行の保険診療で認められている心身医学療法には，自律訓練法，カウンセリング，行動療法，催眠療法，バイオフィードバック療法，交流分析療法，ゲシュタルト療法，生体エネルギー療法，森田療法，絶食療法，一般心理療法および簡便型精神分析療法の 12 種類の治療法が含まれている。これらの治療法のいずれが用いられるにしても，その治療効果を高めるためには，まずはそれを行う治療環境を整え，患者と治療者との治療的な信頼関係を確立する必要がある。

1. 治療環境の整備

心身医学療法への導入を容易にし，その治療効果を高めるためには，患者がまわりを気にせずに落ち着いて話ができるような治療室，すなわち部屋は壁とドアで仕切られ，広過ぎず，明る過ぎず，温度や湿度も適度に調整でき，壁と床の色も落ち着いた色調に統一されていること，さらにできれば話し声が外部に漏れないように防音構造が施されている，など治療環境の整備が必要である。なぜなら，その医院・病院のスタッフがいつでも自由に出入りし，話し声が筒抜けになるような診察室では，心身医学的な診断を下すために必要な心理社会的因子に関する情報を十分に得ることは難しく，また治療的にきわめて重要な感情を伴った言語的表現を促すことが難しいからである。

2. 患者と治療者との治療的な信頼関係の確立

一般に，心身症としての身体疾患患者は，神経

表V-1　心身医療の進展を妨げる心理的防衛（抵抗）

1) 抑圧抵抗：それを意識すると，不安や不快を感じるような体験を思い出すことになるので，意識しないようにしている．「何も思い当たることはありません」
2) 転移性抵抗：幼少時両親に求めたのに満たしてもらえなかった愛情や承認欲求を治療者に求め（陽性感情転移），それを満たしてもらえなかったことに対する怒り，恨み，不信などを治療者に向け（陰性感情転移），自分の身体症状の出現に関与している問題を意識しないようにしている．
3) 反復強迫抵抗：精神的に（心身ともに）幼児的な段階にまで退行した状態に留まり，幼児的な欲求を繰り返し満たそうとして，自分の身体症状の出現に関与している問題を意識しないようにしている．
4) 疾病利得抵抗：心身の症状が出現していることによって得られている利得（二次的利得）を失いたくないために，自分の身体症状の出現に関与している問題を意識して解決しようとしない．「病気に関係していないことなので，話す必要はない」
5) 超自我抵抗：自己に懲罰を加えて，無意識的な罪悪感を和らげている利得（一次的利得）としての身体症状を失うことになるために，自分の身体症状の出現に関与している問題を意識して解決しようとしない．
6) 自我同一性抵抗：心身医学療法を受けることによって，自分が自分自身（自我同一性）ではなくなるのではないかという思いから，その気になれない．「このまま続けていたら，自分が自分でなくなりそうなので，やめさせてもらいます」

（小此木，前田より一部修正）

症患者と違って，心療内科に受診してきたからといって，はじめから心身医学療法を受けようと思っているわけではない。その気のない患者とは治療的な信頼関係[4,5]を築き難いので，まず患者が心療内科や心身医学的治療に対して，どのような考え方をしているか，紹介されて受診している患者には，紹介者にどのような説明を受けて受診したかを聞き，もしも否定的な考え方をしていることが明らかになった場合には，その考えを修正しておくべきである。またその医院・病院全体の雰囲気や医療スタッフの患者に対する言動も，患者の受療行動に大きな影響を及ぼすことがあるので，それなりの配慮が必要である。

心身医学療法を開始するに当たって治療者は，心身医学的な病歴聴取の過程でかなりの心理社会的問題を抱えていることが明らかになった患者に対しても，それは患者なりに社会的にうまく適応しようとした結果であると受けとめて，いたわりの気持ちで接し，「無条件の積極的な関心」を示して，患者が語ることに共感しながらよく傾聴し，患者との治療的な信頼関係を深めるように努めることが大切である。

しかし治療者が，そのような配慮をして治療的面接を行っていても，心理的な防衛（抵抗）（表V-1）[6,7]を緩めることができず，なかなかありのままを話すことができない患者も少なくない。そのような患者には，精神分析的な治療を行わない場合でも，その心理的な抵抗を早めに解消しておくことが必要である。なぜなら，そうしなければ治療を効果的に進めるために必要な情報を十分に収集することができないからである。

患者によっては，心身医学的な治療における患者と治療者との関係は，これまでの患者-医師関係とも一般社会における人間関係とも違い，患者が話した内容によって人間的な価値評価をするものではなく，病気の成り立ちをよりよく理解するためであることを伝えて，心身医学的な治療への積極的な参加を促すことが必要になる。

いずれにしても，心身医学的な治療を効果的に進めるためには，治療者は，どのような患者からも信頼されるような対象となれるように，平素より治療的自我[8,9]の育成に努め，またどのような患者に対しても治療の妨げになる逆転移[6,7]を起こさないようにセルフ・コントロールできるようになることが大切である。

ここで，治療者（医師とコメディカルスタッフ）に求められる望ましい条件として，表V-2のような点があげられる。また治療的な信頼関係を確立し難い患者側の問題点[5]としては，表V-3のような点が考えられるので，そのいずれであるかを明らかにして，早めに対処すべきである。もちろん，前述の転移性抵抗の可能性についても考慮する必要がある。

なお，患者（と家族）には，治療の日時と治療時間，治療費（保険診療以外），患者と治療者それぞれの役割と責任，治療目標などについて説明し，同意（インフォームド・コンセント）を得てから治療を開始することが大切である。

表 V-2 治療者として望ましい条件

1) 患者に信頼感，安心感を与え，患者が何でも話してみようという気持ちになれるような雰囲気づくりができること．
2) 患者が自分の苦痛・苦悩に関連して語ることに無批判的に傾聴し，共感・共鳴できること．
3) 患者が非言語的に表現または訴えている所見を見逃さないだけの観察力を持っていること．
4) 患者の心身の苦痛の成り立ちを身体的に局所的，部分的にみるだけでなく，心理面，社会面，環境面なども含めて全体的，統合的にみることができ，その全体像を患者にわかりやすく説明できること．
5) 患者の心身の状態の変化に対して，的確にかつ迅速に対応できるだけの判断力と行動力を身につけていること．
6) 患者が打ち明けた話の内容によって，患者の人間的な価値評価をしたり，診療態度を変えたりしないだけの自我の強さを持っていること．
7) 患者に対して，医師自身の個人的生活における心理的な問題を話題にしたり，診療態度に出さないだけの自我の強さを持っていること．
8) 個々の患者を生きた教科書とし，生涯にわたって学習を続けようという意欲を持っていること，など．

表 V-3 治療的な信頼関係の確立を妨げる患者側の問題点

1) 患者は紹介されての受診であるが，その紹介医の言動に対してネガテイブな感情を抱いており，他の医師もその医師と同じようなものだと思い込んでいる．
2) 患者は紹介されての受診であるが，当該医療機関または医師についてのネガテイブな情報を得ており，それが診療開始後も修正されていない．
3) 患者が初診医の言動に対して不信感を抱き，その後の治療過程でもその修正がなされていない．
4) 患者がそれまでに受診した医療機関で難治または不治の疾患と告知されており，その後の経過の影響も加わって医療への期待感を失っている．
5) 患者が精神的な発達障害または精神疾患に罹患しているために，診察医（または医療スタッフ）とのコミュニケーションが取り難い．
6) 患者が個人的に深刻な未解決の問題を抱えているが，それを課題にできず治療に専念できない．
7) その他

B 心身医学療法の選択に当たって

1．心理社会的因子と治療法の選択

心身医学療法の選択[7]に当たっては，個々の症例の臨床症状だけでなく，その心身医学的な発症機序とそれに密接に関与している心理社会的因子の関与度を評価し，その関与度の大きい因子の治療に最も適した治療技法を選択することが大切である。いずれの心身医学療法を選ぶにしても，患者が心身医学療法の必要性を理解し，それに対して積極的に関わることがなによりも大切なことである。患者が心身医学や心身症[10]に関する知識に欠け，誤解や偏見を抱いている場合には，まずそれを正しておくことが必要である。

(1) 主として健康を障害するような生活習慣が関与している場合

近年，朝食を摂らない，夕食が深夜になる，食品が片寄っているなどの食習慣の問題，移動する時は専らマイカーやタクシー，スポーツを楽しむ時間的余裕がないなどの運動習慣の問題，ゲームに凝り，メールやブログにはまり，仕事が忙しく早朝に出勤して深夜に帰宅するなどによる寝不足などの睡眠習慣の問題，健康によくないとわかっていてもやめられない喫煙や飲酒の生活習慣の問題などが，その発症と経過に関与している，いわゆる生活習慣病や心身症としての身体疾患が増えている。もちろん，その生活習慣の形成に関与している諸種の心理社会的因子のほうがより重要な役割を演じている場合も少なくない。

一般に，健康を障害するとわかっていてもやめられない喫煙や飲酒のような生活習慣を，総論的な生活指導で修正させることは難しく，心身医学的な立場から患者のものの見方や考え方，生活内容，性格などをよく理解したうえで生活指導を行わなければ，その修正が成功することは少ない。このような生活習慣の修正には，行動療法・認知行動療法などがよく用いられる。

(2) 感情に伴う身体反応へのとらわれによる心身交互作用の関与

社会生活の中で強い不安や恐怖などの感情を引き起こす心理的刺激を受けて生じた生理的な身体反応を病的なものとしてとらえ，それに異常にとらわれ続けることで生ずる心身交互作用により身体症状が持続していると思われる場合には，その身体反応を引き起こしている感情の表出を促すカウンセリングや緊張の解放を促す自律訓練法，それらと行動療法の系統的脱感作法との併用療法な

どが用いられる。

(3) 主として心理的条件づけ・暗示の関与

はじめはそれなりの発症因子が加わって起こった身体症状に，その時たまたま併存した心理的刺激が条件刺激となり，その後その刺激が加わると同じ身体症状が起こり続けるようになっていると思われる場合には，催眠療法，自律訓練法と行動療法・認知行動療法との併用療法などが行われる。

(4) 欲求不満・葛藤の抑圧・身体化

家庭や学校，職場，地域社会における人間関係の中で生ずる欲求不満や葛藤に伴う感情をそのまま表現すると，その相手やまわりの人との関係をまずくしたり，自分の立場を悪くしたりするので，そうならないように意識的・無意識的にその表出を抑え込むために，中枢性に自律神経系・内分泌系・免疫系のバランスが崩れて身体疾患が発症していると考えられる場合には，カウンセリング，ゲシュタルト療法，交流分析療法，簡便型精神分析療法などが用いられる。

(5) パーソナリティの未熟・片寄り・歪み

幼児期からの親子関係の中で，基本的な信頼感や安定感を実感するような体験がなく，その影響もあってその後の年齢相応の生活体験も少なく，それぞれの年代で生ずる問題にも積極的に関わってこなかったために，年齢相応のパーソナリティの持ち主ならその対応にそれほど困難を感じないような問題に対しても適切に対処することができず，過剰な内的緊張状態を引き起こし，それに続く生体の防御機能の低下により身体疾患が出現していると思われる場合には，治療的な退行を利用した精神分析的精神療法，標準型精神分析療法，再養育療法，家族療法などが用いられる。

2. 患者側の条件による治療法の選択

(1) 幼小児期の親子関係にほとんど問題がなく，パーソナリティの片寄りも少なく，治療的な信頼関係も築きやすく，現実への対応にも柔軟性がみられる。しかし，その患者の対処能力を超える質と量の心理社会的ストレッサーが加わったために発症したと思われる症例(現実心身症型)には，心身医学的に聴取された病歴を整理し，臨床症状の発症機序を心身医学的に説明して心身相関に気づかせ，心身医学的な立場から心理社会的ストレッサーへの対処法とライフ・スタイルをより適切で健康的なものへと修正させる。

(2) 幼小児期からの親子関係に多少問題があり，パーソナリティに神経症的傾向がみられ，心理社会的ストレッサーに対する認知と対処行動が適応的でないことが発症に関与していると思われる症例(中間型)には，それらの心理社会的因子に対する対処のしかたと身体症状の出現との間にみられる密接な関係(心身相関)についてわかりやすく説明して気づかせ，それぞれの関与因子の解消に最も適した治療法を，一般心理療法，自律訓練法，交流分析療法，ゲシュタルト療法，行動療法・認知行動療法などの中から選んで，単独または併用で用いる。

(3) 幼小児期からの親子関係の問題が大きく，パーソナリティの未熟さや片寄りがみられ，表面的には適応的な行動をとってはいるが，内面的には自分の欲求や感情を適切な言葉で表現できず(アレキシサイミア[11, 12])，過剰な緊張状態を持続させ，心身の防御機能を低下させているために，些細な心理社会的ストレッサーによって発症していると思われる症例(性格心身症)には，治療的な退行を利用し，幼小児期にまで遡ってその当時の親子関係や生活状況を想起させながら，その時表現できなかった感情を思い切り言語化させ，その当時の体験が心理社会的ストレッサーの認知のしかたや対処行動にどのような影響を与えてきたかに気づかせ，目の前の現実をありのままに受けとめ，年齢相応の適切な適応行動がとれるように成長を促していく精神分析的精神療法，再養育療法，家族療法などが行われる(図V-1)[3]。

3. 治療者側の条件による治療法の選択

治療者側の条件によって，選択される治療法とその用いられ方，治療全体の進め方などが変ってくることはいうまでもない。治療者側の条件としては，治療的自我，どのような治療技法に習熟しているか，どれくらいの治療経験を持ち，どの程

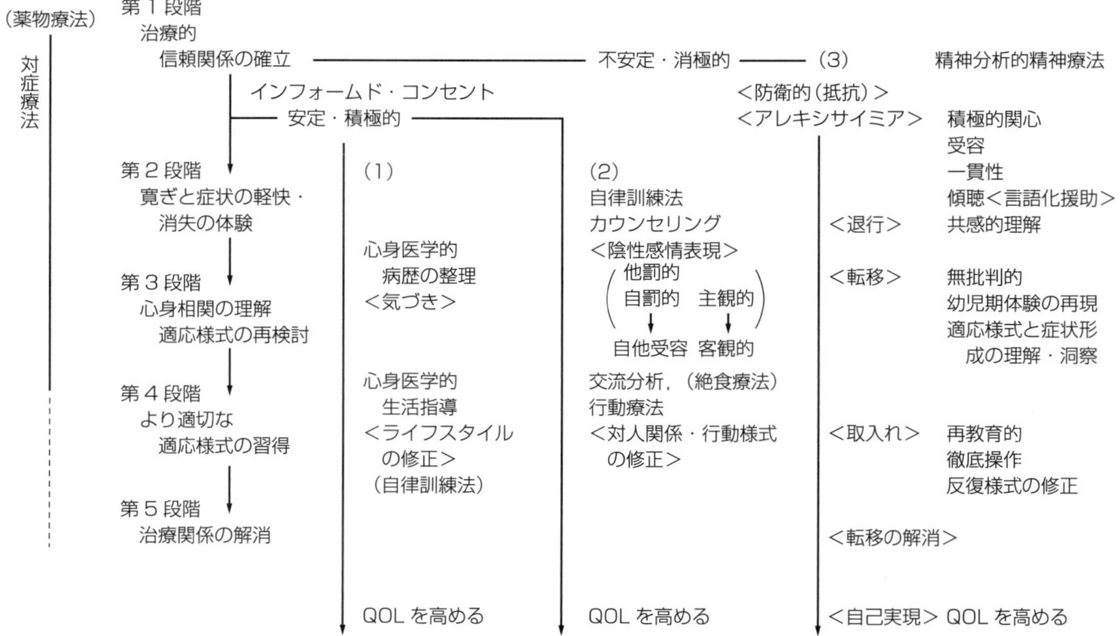

図 V-1　心身医学的治療の流れ

度の見通しを持って治療を進めることができるか，どれだけの時間的余裕があるかなどであり，これらの条件と患者側の条件によっては臨床心理士や作業療法士，医療ソーシャルワーカーなどの協力を得て，心身医学的なチーム医療[13]が行われる。

心身医学的なチーム医療を効果的に進めるためには，医療チームを構成するコメディカル・スタッフが，①治療開始に当たって，まずケース・カンファレンスを開き，それまでに得られた患者に関する情報を共有し，それに基づきその患者の疾患の発症機序・病態，診断と治療方針などについて議論をして共通の理解を得る，②主治医またはコーディネーターは，その共通の理解に基づいて，患者（と家族）にその疾病の発症機序・病態，それに対応した治療法についてわかりやすく説明し，同意を得る，③スタッフは，それぞれの専門性を理解して役割分担を明確にし，クリティカルパス（図 V-2）を用いて治療経過の全体的な流れを把握する，④その後の治療過程でスタッフそれぞれが入手した情報があれば，定期的に開かれるケース・カンファレンスでそれを—たとえそれがスタッフの誰かに対するネガティブな情報であっても—隠さずに話題にして，そのスタッフと患者とのやりとりを一緒に見直して，スタッフとしてよりよい対応のしかたを考えだすと同時に，患者をよりよく理解する情報として生かし，より効果的な治療へと軌道修正を行う。

C　心身医学的な治療の進め方

（社）日本心身医学会によって定義づけられている，典型的な心身症に対する心身医学的治療は，まず身体症状に対する適切な薬物治療（対症療法）を行って身体的苦痛を軽減しながら，それぞれの心身症としての身体疾患の発症と経過に密接に関与している心理社会的因子に対して，より適切な心身医学療法を選んで併用する[14]。どの治療法を選ぶかは，前述の患者側の条件によって異なるが，大きく３つの流れに分けられる。いずれの流れの治療法が選ばれるにしても，次の段階を踏まえた治療を進めることが効果的である（図 V-1）[3]。

第１段階）患者と治療者の信頼関係の確立と心身医学療法への動機づけ

心身医学的な治療を効果的に進めるためには，

○○○のクリニカルパス

外来（入院時）	治療初期		治療中期		治療後期	退院時（治療終結）	備考
日/月	○/□	○/□	○/□	○/□	○/□	○/□	
病歴情報							
Dr，N：家族歴・既往歴							
現病歴・生活歴（CP）	病歴補足（Dr，N，CP など）						
診察所見							
Dr，N：身体的	Dr，N		Dr，N		Dr，N	Dr，N	
精神的（CP）	Dr，N，CP		Dr，N，CP		Dr，N，CP	Dr，N，CP	
行動的（CP，MSW，PSW など）	CP，MSW		CP，MSW		CP，MSW	CP，MSW	
臨床検査							
CLT：末梢血・尿・便	CLT		CLT		CLT	CLT	
生化学・内分泌・免疫							
脳波・心電図・肺機能など							
放射線検査							
RT：頭部・胸部・腹部 X 線			（RT）		（RT）		
CT，MRI など							
確定診断							
Dr：合併症の有無							
治療方針	（Co）	（Co）	（Co）	（Co）	（Co）	（Co）	
Dr：説明と同意	Dr	Dr	Dr	Dr	Dr	Dr	
他科の併診の有無							
処方の内容（Ph）							
M-N：食事指導　Ph：服薬指導	M-N，Ph	M-N，Ph				M-N，Ph	
PT：理学療法　OT：作業療法の有無	OT，PT	OT，PT	OT，PT	OT，PT	OT，PT		
Dr，N，MSW，PSW：生活指導	Dr，N	Dr，N					
CP：心理療法	CP	CP	CP	CP	CP	CP	

医療スタッフ Dr：医師，N：看護師，RT：放射線技師，CLT：臨床検査技師，Ph：薬剤師，M-N：管理栄養士，PT：理学療法士，CP：臨床心理士，MSW：医療ソーシャルワーカー，PSW：精神保健福祉士，OT：作業療法士，Co：コーディネーターなど

図 V-2　クリニカルパスの様式の 1 例

前述したように，①心身医学的な医療における患者と治療者（医師とコメディカルスタッフ）の関係は，これまでの患者-医師関係とも一般社会における人間関係とも違い，相手を気遣いながら，またどんな話をするかによって人間的に評価されることを気にしながら話す必要がないこと―振り返ってみると，恥ずかしくなるようなことでも，その時はそうするしか思いつかなかったこととして受けとめる―などを理解し，患者が安心して何でも話せるように雰囲気をつくること。②心身医学的疾病モデルに基づき疾病の発症と経過に関与している諸因子を心身両面より明らかにするために聴取された病歴を整理し，発症機序を見直す過程で心身相関の現象に気づかせること。③心身医学的に疾病の成り立ちを理解し，その発症と経過に関与している諸因子を心身両面より検討して，その関与度が大きいと判断された因子に対して適切な治療を併用すると，薬物だけで治療するよりも治療効果をあげることができるという心身医学的な治療の見通しを受け入れ，心理的な防衛（抵抗）を緩めて，これまでの自分の生き方をありのままに見直してみようという治療意欲をひき出せること，などが必要である。

なお表面的には治療者の治療を受け入れているような態度をとっているが，内心ではあくまでも自分の病気は身体疾患であり，心理社会的な問題に関することまで話す必要はないと身体症状についてしか話そうとしない患者も少なくない。そのような患者に対しては，改めて心身医学的疾病モデルに基づき患者の疾病の発症機序をわかりやすく説明して心身相関に気づかせ，その発症と経過に関与している諸因子を心身両面より多面的に明らかにして，その関与度が大きい因子に対して適切な治療法を併用するほうが，薬物療法だけで治療するよりも，より早く軽快・寛解させることができ，また再発を予防しやすくなることを―でき

れば，その患者とよく似た先行事例をあげて，具体的に説明して—理解させ，心身医学的な治療への見通しを持たせることが大切である。

第２段階）ストレス状態からの解放による身体症状の軽減・消失の体験

心身医学療法への治療意欲を高めるために，①心身医学的な治療の必要性とその効果に疑問を抱いている心身症としての身体疾患患者に対しては，その患者に合ったやり方を工夫して，一時的にストレス状態からの解放をはからせ，それによって身体症状が軽減・消失してくることに気づかせて，心身相関を体験的に理解させること。②治療的な信頼関係が深まるにつれてそれまで誰にも話せず抑え込んできた心理社会的な問題とそれに伴った感情を思い切り言語化できるようになり，過剰な内的緊張状態や過労状態から解放されて内部環境のホメオスターシスが回復し自然治癒力が発揮されて，身体症状が軽減・消失してくるという体験をした患者は，心身医学療法の必要性をより深く理解できるようになる。このような体験をする患者を増やすことが必要である。③しかし，依然として心理的な防衛（抵抗）を緩めることができず，感情を伴った言語化を促してもできない患者もみられる。そのような患者に対しては，自律訓練法や漸進的筋弛緩法，生体エネルギー療法や心身医学的な環境調整などを行って，積極的にストレス状態からの解放をはからせ，身体症状が軽減・消失してくることを体験させて，心身医学療法への治療動機を高めるようにする。

第３段階）心身相関への気づきに基づく行動修正の必要性の理解

患者が心身症としての身体疾患の発症と経過にみられる心身相関への気づきに基づき，その関与因子としての心理社会的因子を見直し，それに対する認知や対処行動をより適切なものに修正する必要があることへの理解を深める。

この段階で大切なことは，①心身症としての身体疾患の発症と経過に関与している諸因子，特に心理社会的因子のとらえ方は，either-or ではなく，その関与度で評価すべきであり，また二次的な誘発因子や増悪因子としてだけではなく，発症しやすい準備状態をつくり出す準備因子としても関与していること[3]に気づかせること。②その発症と経過に関与し得る心理社会的因子は，人に話せないような思いやそれに伴う感情だけでなく，社会的に適応し，まわりの期待に応えようとその思いや感情を必要以上に抑え込んでしまう心理的な防衛機制も含まれていることに気づかせること。③その発症と経過に関与している心理的因子の中には，過去の体験—幼少期の無力な時期に体験したことほど，不安や恐怖のために認知が歪められ不適切な行動をとっている可能性が大きい—に影響されて被害者的な受けとめ方や対処行動をとったために関与因子となったのであり，ものごとを客観的・多面的にとらえて，より適切に対処できるようになっている現在の自分が対応するならば，関与因子とならないものもあることに気づかせること。ただし，そのことに気づかせる時に大切なことは，その当時はそのように感じ，そうせざるを得なかったこととして受けとめさせることである。④一般に，自分の弱みや欠点を隠して無意識化してしまう防衛機制を働かせる傾向が強い患者には，自分のよい面までも無意識化し，自分を否定的にみてしまうことが多いこと，などに気づかせること。

なお，心身症としての身体疾患患者の中には，幼少期より親子の情緒的な交流が乏しかったことなどが関係して，自分の感情の動きを適切な言葉を使って表現できないアレキシサイミック[11]な傾向や，自分の身体的な異常にも気づきにくいアレキシサイミック[12]な傾向が強く，一般的な心理療法を適用することが困難な症例も少なくないことに留意し，治療法を工夫する必要がある。

第４段階）健康的な生活習慣・新しい適応行動の習得

患者が自分の疾病の治療のために，その発症と経過に関与している諸種の心理社会的因子に対する認知や対処行動をより適切なものに修正するか，より適応的な新しい対処行動を身につけ，あるいは健康によくない生活習慣をより健康的なものに修正しようとする治療意欲に応え，説明と同意のもと，より適切な治療を行う。

治療法の選択にあたっては，前述の心身医学的にみた疾病の発症機序と関与因子，患者側の条件ならびに治療者側の条件などを総合的に検討して，一般心理療法やカウンセリング，自律訓練法，行動療法・認知行動療法，交流分析療法，簡易精神分析療法，家族療法などの中から最も適切な治療法を選んで単独または併用で用いる。

その際，心身医学的な治療を受けることは，自分の性格を変えることと受けとめ，それはできそうもないので受けてもしかたがないと思う患者が少なくない。そのような患者には，治療の目標は性格を変えることではなく，さまざまな心理社会的問題に対して適切な対処行動がとれるように，そのレパートリーを増やすことであることを理解させる必要がある。

なお，心身医学的な治療の効果を永続的なものにするためには，患者本人に対する治療だけではなく，できれば患者の家族とまわりの重要な人たちにも，患者の疾病の成り立ちを心身医学的疾病モデル基づいて説明し，治療への理解と協力を求めることも必要である。

第５段階）治療の終結と治療関係の解消

前段階までの心身医学的な治療を通して，患者が自分の心身症としての身体疾患の成り立ちを心身医学的疾患モデルに基づいて理解し，その発症と経過に関与している心理社会的因子にも気づき，その解消をはかる過程で自分本来の生き方を見いだし，健康でQOLの高い生活を送れるようになったと判断できた時には治療間隔を少しずつあけ，薬物を使用している場合にはそれを減量・中止しても，身体症状が再燃・再発してこないことを確認できたら，定期的な治療を終結する。

その際，治療終結後でも発症前後と似たような厳しい現実に直面し，それに適切な対応がとれない状態に陥って，身体症状が再発しそうな兆候を感じた時には，遠慮なく再受診してよいことを伝えておくことも大切である。

おわりに

心身症としての身体疾患（いわゆるストレス関連疾患や生活習慣病など）の重症化・難治化，さらには再発を予防するためには，はじめから bio-psycho-socio-eco-ethical（medical）model に基づく心身医学的な病歴を聴取し，その発症と経過に関与している諸因子を either-or で診断するのではなく，その関与度で評価し，また発症準備因子としての関与にも注目して，それぞれの関与因子に対する適切な治療法を組み合わせて行うことが必要であること，その治療を効果的に進めるためには，治療環境を整え，治療的な信頼関係を築き，患者が自分の疾病の成り立ちを心身医学的に理解し，その治療に強い意欲と見通しをもって積極的に参加すること，などが大切であることについて略述した。

<文献>

1) Engel GL：The clinical application of the biopsychosocial model. Am J Psychiatry 137：535-544, 1980
2) 池見酉次郎：プライマリ・ケアにおける全人的医療の実践．Jpn J Prim Care 5：87-96, 1982
3) 吾郷晋浩：心身医療のエッセンスの会得とその実践．日本心療内科学会誌 8：141-147, 2004
4) 吾郷晋浩，井上光太郎：医師・患者関係．桂　戴作，山岡昌之編：よくわかる心療内科，pp74-77，金原出版，東京，1997
5) 吾郷晋浩，石川俊男，後藤直子：治療総論．久保千春編：心身医療実践マニュアル，pp52-64，文光堂，東京，2003
6) 小此木啓吾：精神療法の基本概念と方法．三浦岱栄監：精神療法の理論と実際，pp88-119，医学書院，東京，1964
7) 前田重治：心理面接の技法—精神分析的心理療法入門．慶応通信，1976
8) 池見酉次郎：治療的自我．心身医学 17：97-100, 1977
9) Watkins JG：The Therapeutic Self Developing Resonance；Key to Effective Relationships. Human Sciences Press, New York, 1978
10) 日本心身医学会教育研修委員会：心身医学の新しい診療指針．心身医学 31：537-576, 1991
11) Sifneos, PE：The prevalence of alexithymic characteristics in psychosomatic patients. Psychother Psychosom 22：255-262, 1973
12) 池見酉次郎：心身医学．医事新報 3231：11-16, 1983
13) 吾郷晋浩：臨床心身医学における医療職の役割．吾郷晋浩，河野友信，末松弘行編：臨床心身医学入門テキスト，pp251-260，三輪書店，東京，2005
14) 小牧　元，久保千春，福土　審：心身症—診断・治療ガイドライン 2006．協和企画，東京，2006

2 薬物治療：向精神薬の使い方

心療内科領域や一般臨床各科で使用される頻度の高い向精神薬は，主として，抗不安薬，睡眠薬および抗うつ薬である。そこで，このカテゴリーに分類される薬物に焦点をあてて，主としてその薬理作用，作用メカニズム，薬物動態および臨床薬理学の立場からみた臨床使用上のポイントについて記す。また，心身症の治療における向精神薬の位置づけについても簡潔に触れることにする。

A 心身症の治療における向精神薬の位置づけ

一般診療科・心療内科領域を受診する心身症患者の病態は，ストレス病として理解できることが多い。治療者による患者の受容と共感は，患者のストレスの軽減に役立つ。したがって，治療はまず本人の話（訴え）をよく聴くことから始まる。治療者側の態度として，傾聴と共感が特に重要である。ゆっくりと時間をかけながら患者にストレス時における心身相関の理解を促し，ストレスが生じる際に何がストレッサーになっているのか，患者の生体側のストレッサーに対する耐性の強さはどの程度か，そのストレスが患者自身のライフスタイルとどのように関連しており，ライフスタイルを変えることによりストレスマネジメントが可能かどうかを，一緒に考えながら治療を進めていくことになる。

心身症の病態の理解は，身体的側面からだけでなく，心理社会的側面からみることによってはじめて可能となる。患者へのこのような全人的アプローチは，治療者–患者間の信頼関係が基礎にあってはじめて功を奏する。「よき治療者–患者関係」は，心身症の治療における最大かつ最強の薬である。心身症の治療は，このよき治療者–患者関係を主軸にしながら，家庭環境，職場環境，その他諸々の非薬物要因の影響を強く受けながら進んでいく。

心身症でよくみられる不安・緊張に伴う精神症状・身体症状や各種の痛みに関連した症状に対して，薬理学的活性を有しないプラセボ投与群の1/3以上で改善がみられることは注目に値する。筆者も担当医師として参加した，全国の多くの大学病院で実施された内科領域における心身症・神経症を対象にした抗不安薬の多施設二重盲検比較試験の成績を紹介すると，ジアゼパム投与群の改善率が58%であるのに対して，プラセボ投与群の改善率は42%であった。つまり，代表的な抗不安薬であるジアゼパム投与群の改善率は，プラセボ投与群の改善率に16%の上乗せ効果をもたらしているにすぎない。

医師–患者関係などの非薬物要因は，プラセボのみならず抗不安薬投与群の改善率にも密接に関連している。医師–患者間の信頼関係がよい場合には改善率は高いが，よくない患者では改善率が低い。換言すると，抗不安薬が適応となる心身症の病態の改善には，非薬物要因の影響が強く認められるということである。向精神薬投与時の効果は，このような非薬物要因と関連した治療効果のうえに乗っていることを，つねに念頭においておく必要がある。

向精神薬は，患者の有する心身の症状をそのまま受容して，とりあえず苦痛を和らげるためには大いに役立つ。向精神薬を使用したこのようなアプローチは，患者の医師に対する信頼感を深めることにもなり，その後の治療的アプローチが容易になることが多い。患者の病態がある程度改善した後に，上記のような心身相関の理解，ライフスタイルの見直し，といった心身症の根本的な治療へと進めていくと効率がよいことが多い。

ただ心身症的な症状だからという理由で，漫然と向精神薬を使用することにならないように留意したいものである。

B 抗不安薬

心療内科領域で抗不安薬 antianxiety drug が使用されるのは，心身症と不安を主体にした不安障害である。抗不安薬としては，ベンゾジアゼピン系薬物が主体となる。

1．抗不安薬の種類（表V-4）

アルコールやバルビツレート，続いてメプロバメートが，不安の緩和を目的にして使用されていたが，メプロバメートには，耐性の形成と薬物依存による激しい退薬症状（痙攣発作，せん妄などの症状）が生じることが明らかになった。1960 年代に入り，クロルジアゼポキシドおよびそれよりさらに強力なジアゼパムが出現すると，これらベンゾジアゼピン benzodiazepine（BDZ）系抗不安薬が主流になった。

ベンゾジアゼピン系抗不安薬は，抗不安作用において優れるだけでなく，有害反応が少なく，比較的大量を服薬しても呼吸・循環系の抑制が少なく，したがって安全性の高い抗不安薬である。

ベンゾジアゼピン系抗不安薬よりも，より抗不安作用としての特異性が高い（抗不安作用以外の鎮静作用・筋弛緩作用・依存性・アルコールとの相互作用などが少ない）セロトニン作動性抗不安薬も使用される。セロトニン作動性抗不安薬として，わが国で有効性と安全性が確認され使用できる薬物は，タンドスピロンである。近年，選択的セロトニン再取り込み阻害薬 selective serotonin reuptake inhibitor（SSRI）も，不安障害に使用されるようになってきたが，この点は抗うつ薬の項で触れる。

2．抗不安薬の適応

抗不安薬は，比較的持続期間の短い不安・緊張とそれに伴う身体症状が前景に出ている病態に有効である。慢性化している不安症状は，患者の性格傾向が密接に関連していることが多く，抗不安薬の有効性が劣る。したがって，比較的病歴の短い不安障害が抗不安薬の最もよい適応である。パーソナリティ障害が根底にある心気性障害，強迫性障害，転換性障害などでは，抗不安薬の効果は乏しいことが多い。

不安・緊張とそれに伴う身体症状は，しばしば相互に悪循環を形成していることが多い。このような悪循環を断ち切るには，抗不安薬が役立つ。不安・緊張とそれに伴う身体症状が悪循環を形成している場合には，動悸，頻脈，振戦，発汗などの末梢交感神経の興奮症状を抑えるために，β 遮断薬の併用も効果がある。

患者の不安・緊張とそれに伴う身体症状を，とにかく和らげてあげることは，患者の医師に対する信頼感を深めるのにも役立ち，その後の心身医学的治療を容易にすることが多い。また時には，心理的側面の問題点や環境要因の処理がすぐにはは手をつけられない場合にも，やむをえない対症療法として，抗不安薬が使用されることもある。

3．抗不安薬の薬理作用

ベンゾジアゼピン系抗不安薬の種類は多いが，共通した薬理作用として次のような作用がある。

①抗不安作用
②鎮静作用
③睡眠導入作用
④抗痙攣作用
⑤筋弛緩作用
⑥自律神経安定化作用
⑦抗ストレス作用

これらは，ベンゾジアゼピン系抗不安薬に共通した薬理作用である。多くのベンゾジアゼピン系抗不安薬は，それぞれの作用に相対的な強さの差異があるだけで，基本的には類似した薬理作用を有している。薬物の有する薬理作用の強さの特徴から，抗不安薬，睡眠薬，抗痙攣薬として，臨床的に使用されている。したがって，用量の調節によって，同じ薬物が抗不安薬，睡眠薬，抗痙攣薬として使い分けられることもある。

ベンゾジアゼピン系抗不安薬は，優れた抗不安作用を有しており，常用量の範囲内では安全性が高い。しかし，臨床使用上の問題点としては，鎮静作用と筋弛緩作用に基づく有害反応として，眠気とふらつきが多い。これは，特に老年者で転倒の原因になりやすく，そのために骨折して寝たき

表 V-4　抗不安薬一覧表

一般名（商品名）	服用量（mg/日）	薬物動態値（数値は範囲またはMean±SDで表示）						活性代謝物
		t_{max}（hr）	$t_{1/2}$（hr）	尿中排泄率（%）	蛋白結合率（%）	クリアランス（ml/min/kg）	分布容量（l/kg）	
ベンゾジアゼピン系								
1）短期作用型								
etizolam（デパス）	1～3	3	6					hydroxyetizolam
clotiazepam（リーゼ）	15～30	1～1.5	4～5	＜1	99.3～99.0	3.59	2.08	
flutazolam（コレミナール）	12	1	3.5					desoxazoloflutazolam
2）中期作用型								
lorazepam（ワイパックス）	1～3	2	14±5	＜1	91±2	1.1±0.4	1.3±0.2	
alprazolam（コンスタン，ソラナックス）	0.4～2.4	2.1	12±2	20	71±3	0.7±0.1	0.7±0.1	7-hydroxyalprazolam
bromazepam（レキソタン，セニラン）	2～15	0.5～4.0	11～28					3-hydroxybromazepam
3）長期作用型								
fludiazepam（エリスパン）	0.75	1	23					
mexazolam（メレックス）	1.5～3	1～2	60～150					chlornordiazepam
diazepam（セルシン，ホリゾン）	2～20	0.5～2.0	43±13	＜1	98.7±0.2	0.4±0.1	1.1±0.3	desmethyldiazepam oxazepam temazepam
chlordiazepoxide（コントール，バランス）	20～60	1～6	10±3.4	＜1	96.5±1.8	0.5±0.5	0.3±0.03	desmethylchlordiaze-poxide demoxepam desmethyldiazepam oxazepam
clorazepate dipotassium（メンドン）	9～30	0.5～1	2.0±0.9	＜1		1.8±0.2	0.33±0.17	desmethyldiazepam
medazepam（レスミット）	10～30	1～3	2～5					diazepam desmethyldiazepam
oxazolam（セレナール）	10～20	8.2±1.3*	55.9±6*					desmethyldiazepam temazepam oxazepam
cloxazolam（セパゾン）	3～12							desmethyldiazepam
4）超長期作用型								
flutoprazepam（レスタス）	2～4	4～8	190					desmethylfludiazepam
ethyl loflazepate（メイラックス）	1～2	1.2	122					
prazepam（セダプラン）	10～20	3	1.3±0.7	0	96～99	140±100	14.4±5.1	desalkylprazepam desmethylmedazepam desmethyldiazepam
セロトニン作動性								
tandospirone（セディール）	30～60	2.9±0.7	1.4	0				
その他								
hydroxyzine（アタラックス）	75～150							
tofisopam（グランダキシン）	150	1	0.5～1					

＊：代謝物の薬物動態値

り老人になる危険性がある。また，一過性の記憶障害，アルコールとの相乗作用，薬物依存と退薬症状などが使用上の問題点としてあげられる。

一方，近年開発されたセロトニン作動性抗不安薬は，鎮静作用，筋弛緩作用，精神運動機能への障害作用，抗痙攣作用，薬物依存などベンゾジアゼピン系抗不安薬に共通する薬理作用を持たず，より選択的な抗不安薬である。しかし，ベンゾジアゼピン系抗不安薬と比較して，①効果発現が遅い（3～4週間を要する），②ベンゾジアゼピン系抗不安薬の使用経験者では効きが悪い，③悪心・嘔吐，めまい，ふらつきなどの独特の副作用を有する，といった特徴があげられる。

4. 抗不安薬の作用メカニズム

γ-アミノ酪酸（GABA）は，中枢神経系に高濃度に存在する抑制性アミノ酸である。ベンゾジアゼピン系抗不安薬は，ベンゾジアゼピン受容体に結合し，GABA/BDZ受容体，Clチャンネル複合体を介してGABA受容体の機能を強化することによって，二次的に神経伝達物質であるカテコールアミンやセロトニンの代謝回転を減弱させ，神経抑制を起こすことによって抗不安作用を発揮すると考えられている。作用部位は，主として大脳辺縁系で，その他視床下部，中脳網様体にも作用して，抗不安作用を発揮する。

タンドスピロンなどの5-HT_{1A}受容体アゴニストは，青斑核の神経活動を抑えず，縫線核神経細胞の持つ5-HT受容体，特に5-HT_{1A}受容体に作用すると考えられている。

5. 抗不安薬の薬物動態（表V-2）

ベンゾジアゼピン系抗不安薬は，薬物相互間の薬理学的特性の共通性に比較すると，吸収，分布，代謝，排泄といった薬物動態面により大きな差異が認められる。ベンゾジアゼピン系抗不安薬はいずれも肝代謝型薬物である（したがって尿中排泄率が低い）が，特に代謝経路と代謝速度の薬物による差がこの薬物動態面の差異を生じる原因となっている。代謝経路の特徴から，大きく2つのグループに分けることができる。第1は，酸化により代謝されていく薬物である。クロルジアゼポキシドとジアゼパムがこのグループの代表である。第2は，グルクロン酸抱合により主として尿中に排泄される薬物で，ロラゼパムがこのグループの代表である。

このような代謝経路の差は代謝物の差を生じ，薬理活性を有する代謝物が産生される薬物と，産生されない薬物の区別を生じる。活性代謝物の例としては，デスメチルジアゼパムのように血中半減期（$t_{1/2}$）が長く（約100時間），かつ基本的なベンゾジアゼピン系抗不安薬の薬理作用を有するものもある。また，代謝速度の差は，薬物クリアランスと血中半減期の差を生じる。このような薬物動態面の差異から，短期作用型，中期作用型，長期作用型，などに分類できる。

薬物のクリアランスと血中半減期の差は，反復使用時に血中薬物濃度が定常状態に到達する時間の差に反映される。反復使用時に血中薬物濃度が定常状態に到達するのに要する時間は，その薬物の血中半減期の約5倍を要する。したがって，毎日反復使用時には，血中薬物濃度は徐々に増加し，血中薬物濃度が一定の水準，つまり定常状態に達するのに要する時間は，半減期の長い（24時間以上）薬物では数日以上，半減期の短い（12時間以下）薬物では2～3日である。また，薬物の使用を中止した際に，体外に薬物が除去されるにも同じだけの時間が必要である。

このように，短期作用型薬物は，体内に蓄積されにくく，老年者に使用しやすいが，頻回の投与が必要になる。他方，長期作用型薬物は，1日1回投与が可能であるが，体内に長くとどまり蓄積されやすく，注意しないと過剰投与 overdose になりやすい。

6. 抗不安薬の薬物動態に影響を及ぼす要因

1）年齢

多くの他の薬物と同様に，年齢はベンゾジアゼピン系抗不安薬の薬物動態に影響を与える重要な要因の1つである。一般に，酸化反応により代謝されるベンゾジアゼピン系抗不安薬は，加齢の影響を受けやすく，老年者で代謝速度が遅延したり，分布容量（Vd）が増加することが認められている。血中半減期が延長することが多い。一方，グルクロン酸抱合により代謝されるベンゾジアゼピン系抗不安薬の代謝は，加齢の影響を比較的受けにくい。

2）肝障害

肝障害の中では，肝硬変の時に，一般に，酸化反応により代謝されるベンゾジアゼピン系抗不安薬の代謝が遅延し，クリアランスが低下し，血中半減期が延長する。一方，グルクロン酸抱合により代謝されるベンゾジアゼピン系抗不安薬の代謝は，肝障害の影響を比較的受けにくい。

3）食事

空腹時に内服した場合に比較して，食後内服した場合には，吸収速度が遅れ，したがってその鎮静作用の強さが減弱することが多い。この際に，その吸収量には影響はみられない。

4）併用薬

アルプラゾラム，トリアゾラム，ジアゼパムなど多くのベンゾジアゼピン系薬物の代謝に，チトクローム P450（CYP）3A が関与する。したがって，アゾール系抗真菌薬（イトラコナゾールなど），マクロライド系抗菌薬（クラリスロマイシンなど），シメチジンなどの CYP3A を阻害する薬を併用すると，血中薬物濃度の上昇をきたす。グレープフルーツジュースも CYP3A を阻害する作用を有するので注意が必要である。一方，リファンピシンは CYP3A を誘導し，CYP3A の基質薬物の血中濃度を著しく低下させる。また，健康食品として市販されているセントジョーンズワート（セイヨウオトギリソウ）も，CYP3A を誘導するので，薬効の減弱に注意する必要がある。一方，ロラゼパムの代謝には CYP は関与せず，グルクロン酸抱合により代謝される。したがって，ロラゼパムでは CYP を介した相互作用を生じない。アルコールはベンゾジアゼピン系薬物の効果を薬力学的に増大させる。

胃薬として使用される抗コリン薬・制酸薬は，一般に経口投与した際のベンゾジアゼピン系抗不安薬の吸収速度を遅らせ，したがってその鎮静作用の強さが減弱することが多い。その吸収量には影響はみられない。

5）生体リズム，服用時刻

一般に朝服用時には，夜間服用時に比較して血中薬物濃度が高くなり，ベンゾジアゼピン系抗不安薬による鎮静作用が強く出やすい。この現象は，経口投与した時の胃通過時間の朝と夜間の差異が関与していると考えられるが，静脈内投与した時にも認められるので，体内における分布速度の日内変動も関与していると考えられる。

6）ストレス

実験的にストレスをかけると，経口投与時のベンゾジアゼピン系抗不安薬の吸収速度が促進されたり，遅延されたりする。この所見は，胃通過時間の変化を介するもので，性格特性（特に不安水準・神経質傾向）によってストレスの影響の受け方が異なる。

7．臨床薬理学の立場からみた抗不安薬の合理的使用法

ベンゾジアゼピン系抗不安薬を合理的に使用する際の留意点を，臨床薬理学の立場からみると以下のようにまとめることができる。

(1) ベンゾジアゼピン系抗不安薬は，正しい適応のある場合にのみ使用すること。特に，老年者では有害反応（眠気，ふらつき，倦怠感，脱力感など）が出やすいので注意すること。
(2) 可能ならば，薬物に頼らないで非薬物的治療法を使用してみること。また，薬物を使用する場合にも非薬物的治療法の併用を考えること。
(3) 薬物を使用しなければならない時には，できるだけ間欠的にかつ短期間使用すること。ベンゾジアゼピン系抗不安薬の依存症は，投与量と投与期間に関係する。また，作用力価の強い薬物，半減期の短い薬物で生じやすい。
(4) 投与方法・投与量は，各個人の個性に合せて細かく調節すること。特に，老年者では成人の 1/2〜1/3 量から開始すること。
(5) 薬が効いているかどうか（有効性）は，早めに評価すること。
(6) 薬物依存の既往のある患者には，ベンゾジアゼピン系抗不安薬の使用はできるだけ避けること。

(7) 長期投与患者でベンゾジアゼピン系抗不安薬を中止する場合には，徐々に減量すること。急激に中止すると退薬症状 withdrawal symptoms が出現しやすい。
(8) 数多くある抗不安薬の中のいくつかを，医師自身が自分で十分に使いこなして特徴と手ごたえを知り，自分のものにすることが望まれる。
(9) 抗不安薬服用中は，自動車の運転や危険を伴う作業は避けるように指導すること。

C 睡眠薬

1. 睡眠薬の種類（表 V-5）

睡眠薬として最も使用頻度の高い薬物は，抗不安薬の項に記したベンゾジアゼピン系睡眠薬である。ほかに，バルビツール酸系睡眠薬，非バルビツール酸系睡眠薬，その他がある。バルビツール酸系睡眠薬は，安全性が低く（致死量と有効量の幅が狭い），耐性の形成，薬物依存性，REM 睡眠の抑制などがみられ，使用される頻度は低い。ベンゾジアゼピン系睡眠薬に無効の不眠症，単独または併用薬として使用されることが多い。

2. 睡眠薬の薬理作用

ベンゾジアゼピン系睡眠薬の作用は，前項にまとめたこの薬物の有する睡眠作用を主作用として利用したものである。入眠時に不安・緊張の強い場合には，抗不安作用だけで入眠に至ることもある。ベンゾジアゼピン系睡眠薬の有する他の薬理作用は，前項に記したベンゾジアゼピン系抗不安薬の薬理作用と同様である。

ベンゾジアゼピン系睡眠薬の重要な副作用に，翌日の日中の過度な鎮静 hang-over と前向性健忘（服薬後ある一定期間の記憶障害）がある。アルコールはベンゾジアゼピン系睡眠薬との間に相互作用を生じ，これらの作用を相互に増強する。前向性健忘だけでなく，これに加えて抑制のなくなった行動を生じることもある。

3. 睡眠薬の作用メカニズム

睡眠薬は大脳皮質を抑制するとともに，脳幹網様体の上行性覚醒刺激を抑制して睡眠を誘発させるか，または強制的に睡眠を起こして一定期間睡眠させる。中枢神経系の抑制のメカニズムは，ベンゾジアゼピン系抗不安薬の項で記したように，BDZ 受容体に結合し，GABA/BDZ 受容体・Cl チャンネル複合体を介して GABA 受容体の機能を強化することによって，神経抑制を起こして作用を発揮する。

睡眠薬により，入眠までの時間は短縮し，中途覚醒が減少し，睡眠持続時間が延長する。non-REM 睡眠の深い段階（第 3 段階，第 4 段階）が減少し，比較的浅い段階（第 2 段階）が増加し，REM 睡眠は多少減少する。したがって，睡眠薬による睡眠は，自然の生理的な睡眠とは多少様相が異なっている。

4. 睡眠薬の薬物動態（表 V-5）

ベンゾジアゼピン系睡眠薬は，薬物動態面に大きな差異が認められる。いずれも肝代謝型薬物であるが，代謝経路と代謝速度の差からこの薬物動態面の差異が生じている。代謝速度の差は，薬物クリアランスと血中半減期の差に反映され，このような薬物動態面の特性から，就眠薬（短期作用型）と熟眠薬（長期作用型）に分類される。睡眠障害のタイプにより，このような薬物動態学的特性を考慮して睡眠薬を選択する。

5 睡眠薬の薬物動態に影響を及ぼす要因

ベンゾジアゼピン系睡眠薬の薬物動態変動要因については，抗不安薬の薬物動態に影響を及ぼす要因の項を参照のこと。

6. 臨床薬理学の立場からみた睡眠薬の合理的使用法

臨床薬理学の立場からみたベンゾジアゼピン系睡眠薬の合理的な使用法に関する留意点は，基本的にはベンゾジアゼピン系抗不安薬と同様である。

表 V-5 睡眠薬一覧表

一般名(商品名)	服用量(mg/日)	薬物動態値(数値は範囲または Mean±SD で表示)						活性代謝物
		t_{max} (hr)	$t_{1/2}$ (hr)	尿中排泄率 (%)	蛋白結合率 (%)	クリアランス (ml/min/kg)	分布容量 (l/kg)	
ベンゾジアゼピン系								
nitrazepam(ネルボン,ベンザリン)	5〜10	0.5〜3	26±3	<1	87±1	0.86±0.12	1.9±0.3	7-aminonitrazepam 7-acetamidonitrazepam
flurazepam(ダルメート,ベノジール)	10〜30	1	74±24	<1	96.6	4.5±2.3	22±7	desmethylflurazepam N-desalkyl-flurazepam 3-hydroxy-N-desalkyl-flurazepam
nimetazepam(エリミン)	3〜5	2〜4	21					1-desmethylnimetazepam 3-hydroxynimetazepam
estazolam(ユーロジン)	1〜4	4	18〜31					1-oxoestazolam
haloxazolam(ソメリン)	5〜10		42〜123					desmethylhaloxazolam
flunitrazepam(サイレース,ロヒプノール)	0.5〜2	1〜2	15±5	<1	77〜79	3.5±0.4	3.3±0.6	desmethylflunitrazepam 7-aminoflunitrazepam
triazolam(ハルシオン)	0.125〜0.5	1.3	2.9±1.0	2	90.1±1.5	5.6±2.0	1.1±0.4	α-hydroxytriazolam
lormetazepam(ロラメット,エバミール)	1〜2	0.5〜2	10					
quazepam(ドラール)	20	3.7±0.5	32±7	<1				
チエノトリアゾロジアゼピン系								
brotizolam(レンドルミン)	0.25	0.5〜2	4.4					hydroxy 体
バルビツレート系								
phenobarbital(フェノバルビタール,フェノバール)	30〜200	1〜2.4	99±18	24±5	51±3	0.06±0.01	0.54±0.03	
amobarbital(イソミタール)	100〜300		8〜42					hydroxy 体
pentobarbital(ラボナ,ネンブタール)	50〜100		15〜48					
非ベンゾジアゼピン系								
butoctamide semisuccinate(リストミンS)	600	1	0.6〜0.8					
zopiclone(アモバン)	7.5〜10	0.8	4〜6					
zolpidem(マイスリー)	5〜10	0.7±0.4	2.2±0.3	<1				

(1) 睡眠障害の鑑別診断を正確に行うこと。特に，患者の睡眠に関する身体心理社会的側面を含めた全人的な視点からの病歴をとること。患者と生活をともにしている人からも患者の睡眠に関する情報を得ると参考になることが多い。
(2) 可能ならば，睡眠薬に頼らないで，非薬物的治療法（原因治療，生活指導，心身のリラックス法）を使用してみること。また，睡眠薬を使用する場合にもこれらの非薬物的治療法の併用を考えること。
(3) 睡眠障害のタイプ（入眠障害，熟眠障害，早期覚醒）に応じて，作用持続の長さを考慮しながら睡眠薬を選択すること。
(4) 睡眠薬を使用しなければならない時には，できるだけ短期間使用するように努めること。
(5) 投与量は，各個人に合わせて調節し個別化すること。一般に少量から開始するのが原則。老年者では成人用量の1/2～1/3で十分なことが多い。
(6) 睡眠薬の急激な中断により，薬物使用前に比較して睡眠障害の悪化がみられることがある。この現象は，反跳性不眠 rebound insomnia と呼ばれている。半減期の短い睡眠薬でよくみられる。半減期の長い睡眠薬に置き換えてから中断ないし中止すると，この反跳性不眠は予防できることが多い。
(7) ベンゾジアゼピン系睡眠薬の長期間使用患者で睡眠薬を中止する場合には，徐々に減量するか，半減期の長い睡眠薬に置き換えてから中断ないし中止すると，退薬症状の出現を抑えることができる。

D 抗うつ薬

心身症領域では，比較的軽症で身体症状が前面に出ている比較的軽症の抑うつ状態が多い。

抗うつ薬は，このような抑うつ状態に伴う心身の症状に対して有効である。この際，患者の抑うつ症状とそれに伴う苦痛が薬物治療で軽快することを患者と家族に保証することは，その後の信頼関係の確立と心身医学的治療を容易にするのに役立つ。

1．抗うつ薬の種類（表V-6）

心療内科領域や臨床各科に訪れるうつ病患者は，比較的軽症で身体症状が前面に出ている抑うつ状態が多い。

使用される抗うつ薬としては，従来，三環系のイミプラミン，アミトリプチリン，デシプラミン，ノルトリプチリンなどの，いわゆる第一世代の抗うつ薬，1970年代以降開発された第二世代の抗うつ薬（マプロチリン，ミアンセリンなど）が中心であったが，近年，選択的セロトニン再取り込み阻害薬 selective serotonin reuptake inhibitor (SSRI) である，フルボキサミン，パロキセチン，セルトラリンなどが使用される機会が増えてきた。

また，セロトニン-ノルアドレナリン再取り込み阻害薬 serotonin noradrenaline reuptake inhibitor (SNRI) のミルナシプランも使用される。

2．抗うつ薬の薬理作用（表V-7）

第一世代の抗うつ薬（アミトリプチリン，イミプラミン，ノルトリプチリン，デシプラミンなど）は，抗うつ作用の主たるメカニズムと考えられている中枢神経系におけるモノアミン再取り込み抑制作用以外に，抗ムスカリン性コリン作用の副作用（口渇，便秘，排尿障害など）が比較的強く，かつ心臓機能への副作用を有することが問題点としてあげられる。この点，第二世代の抗うつ薬（マプロチリン，ミアンセリンなど）には，抗コリン性の副作用，特に心臓機能に対する副作用が少ないことがその特徴としてあげられる。スルピリドは抗うつ作用以外に，抗潰瘍作用も有しており，また抗コリン性の副作用が少ない。

SSRI のフルボキサミン，パロキセチンなどは，抗うつ作用とともに抗不安作用をも有しており，三環系抗うつ薬にみられる抗ムスカリン性コリン作用の副作用や，心臓機能への副作用が少なく，毒性が低いため，比較的使用しやすい。しかし，嘔気などの消化器系副作用や性機能障害には注意が必要である。また，いずれの SSRI もチトクローム P 450 (CYP) に対する阻害作用を有するため，他剤と併用する際に，その併用薬物の代謝を阻害して血中薬物濃度が上昇し，併用薬物に

表 V-6 抗うつ薬一覧表

一般名（商品名）	服用量（mg/日）	薬物動態値（数値は範囲または Mean±SD で表示） t_{max}（hr）	$t_{1/2}$（hr）	尿中未変化体排泄率（%）	蛋白結合率（%）	クリアランス（ml/min/kg）	分布容量（l/kg）	活性代謝物
三環系								
nortriptyline（ノリトレン）	30〜75 (max 150)	2〜12	31 ± 13	2 ± 1	93〜95	7.2 ± 1.8	18 ± 4	10-hydroxynortriptyline
desipramine（パートフラン）	50〜75 (max 150)	6	22 ± 5	2	82 ± 2	10 ± 2	20 ± 3	2-hydroxydesipramine
amoxapine（アモキサン）	25〜75	1〜1.5	8					8-hydroxyamoxapine
imipramine（トフラニール）	25〜200	3〜4	6〜28	＜2	94.8 ± 0.5	15 ± 4	23 ± 8	desipramine 2-hydroxydesipramine 2-hydroxyimipramine
amitriptyline（トリプタノール）	10〜150	2〜12	21 ± 5	＜2	94.8 ± 0.8	11.5 ± 3.4	15 ± 3	nortriptyline 10-hydroxynortriptyline
clomipramine（アナフラニール）	50〜100	1.5〜4	12〜28					desmethylclomipramine
trimipramine（スルモンチール）	50〜200							
四環系								
maprotiline（ルジオミール）	30〜75	4〜12	30〜60					desmethylmaprotiline
mianserin（テトラミド）	30〜60	2〜3	18.2 ± 1.3	＜2	90		35〜48	desmethylmianserin 8-hydroxymianserin
setiptiline（テシプール）	3〜6	1〜3	α2，β24					
その他								
sulpiride（ドグマチール）	150〜300	2	6.7					
trazodone（デジレル）	75〜100 (max 200)	3〜4	5.9 ± 1.9	＜1	93	2.1 ± 0.6	1.0 ± 0.3	
SSRI								
fluvoxamine（ルボックス）	20〜150	2〜8	15	＜4	77		＞5	
paroxetine（パキシル）	20〜40	0.5〜11	10〜16	＜2	95		17	
sertraline（ジェイゾロフト）	25〜100	6〜8	26	0	99			norsertraline
SNRI								
milnacipran（トレドミン）	50〜100	2	6〜8	50〜60	13			

表 V-7 抗うつ薬の特性

薬品名	再取り込み抑制作用 5-HT	NA	DA	抗ムスカリン性 ACh 作用	抗ヒスタミン作用
アミトリプチリン	⧺	⧻	±	⧻	⧻
クロミプラミン	⧻	⧺	−	⧺	±
イミプラミン	⧺	⧺	±	＋	＋
デシプラミン	＋	⧻	−	＋	−
ノルトリプチリン	＋	⧻	±	＋	＋
アプロチリン	−	⧻	±	±	＋
ミアンセリン	−	±	±	−	⧺

⧻：非常に強い，⧺：中等度強い，＋：やや強い，±：弱い，−：なし
5-HT：serotonin，NA：noradrenaline，DA：dopamine

よる有害反応が出現する可能性があり，注意が必要である。フルボキサミンは，CYP2D6，CYP3A3/4，CYP1A2，CYP2C19 に対する阻害作用を有し，パロキセチンとセルトラリンは，CYP2D6 に対する阻害作用を有している（表V-8，9）。

3．抗うつ薬の作用メカニズム

1960 年代より，脳内モノアミン（ノルアドレナリン，セロトニン，ドパミン）が量的に減少することによりうつ病が生じるという古典的「モノアミン仮説」に基づいて，抗うつ薬の作用メカニズムは，中枢神経系におけるモノアミンの再取り込みの阻害により，脳内モノアミンを増量させることにあると考えられてきた。3 級アミンのアミトリプチリンやイミプラミンは，5-HT と NA の再取り込み阻害作用が強い。これらの 3 級アミンの脱メチル化したノルトリプチリンとデシプラミンは，NA の再取り込み阻害作用が強い（表V-7）。

抗うつ薬の作用メカニズムは，中枢神経系におけるモノアミンの再取り込みの阻害とされてきたが，この作用が速やかに生じるのに比べて，臨床における抗うつ効果の発現には 2～3 週間という時間がかかること，さらには，近年，ミアンセリンのようにモノアミンの再取り込み阻害作用のない抗うつ薬が出現するに及んで，この作用だけでは作用メカニズムを十分に説明することができなくなっている。その後，シナプスのモノアミン受容体の変化に焦点があてられるようになった。その理由は，いずれの抗うつ薬によってもモノアミン受容体の機能低下が起こり，しかも臨床的に抗うつ効果の出現するのに要する時間と受容体の変化がよく対応することにある。すなわち，うつ病を後シナプスのモノアミン受容体の感受性の高まった状態ととらえ，フィードバック機構により前シナプスのモノアミン合成の低下によって平衡を保っているのが，ストレスなどによりモノアミンの放出が増加すると，シナプス間隙のモノアミンが増加して過剰に反応している状態像と理解する。抗うつ薬は，反復投与により後シナプスに達する NA 量が増えて，後シナプスのモノアミン受容体の数の減少 down regulation を生じ，亢進したモノアミン受容体の数を減少させることによって，抗うつ作用を発現すると考えるわけである。しかし，このような現象は，SSRI では必ずしも認められておらず，後シナプスの受容体の変化のみで抗うつ効果発現を説明することが難しくなっている。

また，モノアミン受容体以降の細胞内伝達機構における分子レベルの変化が，抗うつ薬の反復投

表V-8　チトクローム P450（CYP）分子種に対する SSRI およびその代謝物の阻害作用

薬物	主代謝物	CYP 分子種に対する阻害作用			
		CYP2D6	CYP3A3/4	CYP1A2	CYP2C19
フルボキサミン		＋	＋＋	＋＋＋	＋＋＋
パロキセチン		＋＋＋			
セルトラリン		＋/＋＋			

表V-9　チトクローム P450（CYP）分子種の代表的基質

CYP2D6	CYP3A3/4		CYP1A2	CYP2C19
フレカイニド	ニフェジピン	タクロリムス	テオフィリン	オメプラゾール
チモロール	ニカルジピン	シンバスタチン	カフェイン	ジアゼパム
メトプロロール	ニモジピン	ロバスタチン	アセトアミノフェン	イミプラミン
プロプラノロール	ニソルジピン	テルフェナジン	フェナセチン	プロプラノロール
カルベジロール	フェロジピン	エリスロマイシン	イミプラミン	
ペルフェナジン	ジルチアゼム	リドカイン	プロプラノロール	
フルフェナジン	ベラパミル	タモキシフェン		
ハロペリドール	キニジン	グリベンクラミド		
ノルトリプチリン	ジアゼパム	ケトコナゾール		
アミトリプチリン	ミダゾラム	エストラジオール		
クロミプラミン	トリアゾラム	コルチゾン		
デシプラミン	アルプラゾラム	エトスクシミド		
イミプラミン	シクロスポリン	カルバマゼピン		

与により生じることも明らかにされつつある。しかし，抗うつ薬全体に共通した作用メカニズムの解明は，今後の課題として残されている。

4. 抗うつ薬の薬物動態(表V-6)

抗うつ薬は，一般に肝代謝型薬物である。抗うつ薬は，一般に半減期が比較的長いものが多く(12～30時間)，活性代謝物を生じるものが多い。また，血中における蛋白結合率は高いものが多い。

内因性うつ病における有効血中濃度域がある程度明らかになっている抗うつ薬もある(表V-10)。この点はまだ議論のあるところであるが，難治性うつ病の治療に際しては，合理的治療法の選択のために，血中薬物濃度を測定してみる価値はある。

SSRIの薬物動態は，吸収は一般に良好であり，血中での蛋白結合率は比較的低い。いずれのSSRIも尿中未変化体排泄率は低く，肝臓における代謝が主たる除去経路である。

SNRIであるミルナシプランの薬物動態は，腎臓から尿中への排泄の比率が高い点が他の抗うつ薬とは異なっている。

表V-10 抗うつ薬の有効血中濃度域

薬物名	測定薬物＋代謝物名	有効血中濃度域(ng/ml)
イミプラミン	イミプラミン＋デシプラミン	150～250
ノルトリプチリン	ノルトリプチリン	50～150
アミトリプチリン	アミトリプチリン＋ノルトリプチリン	80～150
マプロチリン	マプロチリン	200～600

5. 臨床薬理学の立場からみた抗うつ薬の合理的使用法

(1) うつ病・抑うつ状態の患者に対する一般的治療の原則を大切にする。患者とその家族に対して，抑うつ状態により生じた症状であること，治療によりもとのように元気になれることを告げて保証し，治療への協力を求める。

(2) 患者の苦悩にできるだけ共感的，支持的な態度で接する。心身の疲労困憊状態の回復のために，休養を重視する。薬物治療の効果が出現し，抑うつ症状が回復するまでは，患者を鼓舞，激励して，かえって患者を苦しめ，自信喪失を深めさせないように配慮する。

(3) 自殺企図に対する予防対策をつねに考慮しておく。特に，不安・焦燥感が強くじっとしておれないような患者，強い不眠で苦しんでいる患者，過去に自殺企図の既往歴のある患者には，注意が必要である。

(4) 副作用は早めに出現するが，効果の発現には2～3週間を要するので，抗うつ薬の使用に際してはこのことを患者に十分説明しておくと，患者の不愉快な副作用によるコンプライアンスの低下を防ぐことができる。

(5) 投与法と投与量は，各個人に合わせて個別化する。一般に心身症領域においては，精神科よりも用量は少なくてすむことが多い。

(6) 三環系抗うつ薬の禁忌として，緑内障，心筋梗塞の回復初期があげられる。禁忌ではないが，高齢者では薬物の抗コリン作用による有害反応(口渇，便秘，排尿障害，頻脈などの末梢性抗コリン作用および中枢性抗コリン作用による副作用)が出やすく，若年者に比較して重篤になりやすいので，抗コリン作用による有害反応の出現しにくい薬物と併用薬の選択，投与量の設計(成人の1/2量から開始し，症状の推移をみながら増減)する。前立線肥大症には三環系抗うつ薬の使用は慎重を要する。

(7) SSRIの使用にあたっては，併用薬との薬物相互作用に十分な注意が必要である。フルボキサミンは，CYP2D6，CYP3A3/4，CYP1-A2，CYP2C19に対する阻害作用を有し，パロキセチンは，CYP2D6に対する阻害作用を有している。

(8) 高齢者，肝障害時，腎障害時における抗うつ薬の使用に際しては，薬物動態の影響の受け方が各薬物により異なるので，選択に際して注意する必要がある(表V-11)。

(9) 抑うつ症状が軽快した後にも一定の期間服薬を続け，その後徐々に減量する。症状の軽快がみられても，服薬の中断や中止をしないよ

表 V-11 老年者および病態時における抗うつ薬の体内動態

抗うつ薬	老年者	肝疾患	腎疾患
三環系			
イミプラミン	+	+	−
クロミプラミン	+	?	?
デシプラミン	+	+	+
トリアゾロピリジン系			
トラゾドン	+	?	?
SSRI			
フルボキサミン	−	+	−
パロキセチン	+	−	−
セルトラリン	+	+	−
フルオキセチン	−	+	−
SNRI			
ミルナシプラン	+	−	+

+：影響あり，−：影響なし，?：不明

うに十分に患者に説明しておく（うつ状態が再発しやすい）。

(10) 抑うつ状態が強く，速やかな抗うつ効果を期待する際には，クロミプラミン 25〜50 mg を点滴により静脈内投与することも考慮する。

(11) 難治性うつ病に際しては，血中薬物濃度の測定が役立つことがある（表 V-8）。

(12) 自殺企図のある患者，自殺企図の危険性の高い患者，心身医学的治療に難渋する場合には，専門医（精神科医）に紹介すること。

おわりに

心身症の治療における向精神薬の位置づけ，使用される頻度の比較的高い向精神薬である抗不安薬，睡眠薬，抗うつ薬について，その薬理作用，作用メカニズム，薬物動態，および臨床薬理学的視点からみた合理的な使用法について概説した。

心身症の治療における向精神薬物治療の適応と限界を知ったうえで，各薬物の適応，薬理学的特徴，薬物動態学的特徴，有害反応などを十分理解して，薬物を使用することが望まれる。また，向精神薬物治療の効果は，患者のストレスマネジメントの能力の向上と密接に関連しているので，薬物以外の要因（患者側の要因のみならず，医師側の要因，家庭や職場の要因，医師-患者関係を含む医療環境要因を含めて）への働きかけと上手に組み合わせて治療を進めていくことが必要である。

——＜文献＞——

1) 中野重行：抗不安薬・抗うつ薬の薬物動態．植木昭和，古川達雄編：抗不安薬・抗うつ薬の進歩，pp114-134, 医歯薬出版，東京，1981
2) 河野友信，筒井末春，中野重行：一般臨床のための向精神薬の選び方・使い方．医学書院，東京，1984
3) 中野重行，小手川勤：抗不安薬の薬物動態．神経精神薬理 13：125-130, 1990
4) 中野重行：精神薬理．末松弘行編：新版 心身医学，pp56-60, 朝倉書店，東京，1994
5) 中野重行：薬物動態学理論の治療医学への応用．臨床老年医学大系（村上元孝，太田邦夫，今堀和友監）第19巻 臨床薬理（中野重行編），pp43-74, 情報開発研究所，1984
6) 中野重行，菅原英世，坂本真佐哉，他：心身症患者におけるプラセボ効果に関与する要因—医師患者関係，治療意欲および薬物治療に対する期待度．臨床薬理 30：1-7, 1999
7) 中野重行：向精神薬薬物療法．末松弘行，河野友信，吾郷晋浩編：心身医学を学ぶ人のために，pp124-127, 医学書院，東京，1996
8) 小手川勤，中野重行：心身症治療における SSRI-現状，問題点，将来．久保千春編：SSRI 最前線 No.6 SSRI と心身症，pp48-57, ライフサイエンス，2000
9) 中野重行，小手川勤：心身症治療薬の分類と臨床薬理．今月の治療 5：250-258, 1997
10) 中野重行：心身症におけるプラセボ効果と薬効．綜合臨床 49：3008-3011, 2000

3 心理療法

3-1 カウンセリング

心療内科に入局の医師，臨床心理士，その他の研修生にはカウンセリングという言葉はなじみのものであろう。そのカウンセリングについてクライエントの観点とセラピストの観点の両方からみてみたい。

A カウンセリングの対象となるクライエント

心身医療の対象としているクライエントを池見[1)]に従って分類すると，現実心身症と性格心身症がある。心身医療の実践病院に通院または入院する患者は，これらの心身症患者よりも神経症患者が実際には多いものである。フロイト Freud S が手がけた精神分析は，ヒステリーの神経症であったし，その後の精神療法も神経症患者を主体になされてきた。その理由は，神経症患者が最も精神的な苦痛を感じて精神療法を求めてきたからである。ヒステリーの転換反応を特徴とするヒステリー患者の「晴れ晴れとした無関心」以外は，不安を主とした不快な状態にあり，その除去を求めるためにカウンセリングに来る。

これに対して心身症患者は，身体の苦痛を感じるので普通の内科や外科に行く。それは，過去から現在まで，そして多くの国では身体の苦痛を癒すのは医療機関であり，そこへ行くのは正当なことだからである。さらに，現実心身症の患者は別として，性格心身症の患者は心の問題としては感じないし，または意識しない身体病なので，患者は心療内科に入院してさえもストレスと性格との関連性にも思い及ばないものである。すなわち，性格心身症の患者は，不安を防衛して全く感じないようにしていると理解されるので，神経症患者や現実心身症の患者とは対照的である。

本項では，精神科で扱う患者は割愛しているので，以上がクライエントの状況である。

さらに，カウンセリングの一般的な状況をみても，神経症などと診断されないとしても，カウンセラーに援助を求めてくる患者はなんらかの問題を有し，その解決を願ってきているといえよう。その問題とは，どんな性質のものであろうか。問題の性質を人間行動の側面からみると，それらは多くの場合，情動的なものか，認知的なもの，行動的なもの，あるいはシステムに関するものといえよう。心理的なもの以外になると，そのトップは身体的な健康に関するもので，そして能力の問題，職業の問題などの自分のことと，対人関係の問題などがあげられる。問題が何であれクライエントはこれらの問題をストレスと認知しているといえよう。

ところで，ホームズ Holmes TH とレイ Rahe RH らはライフイベント life events がストレスであるとして生活変化をストレス値としたのに対して，ラザルス Lazarus RS[2)]は，日常生活の中で個人の認知などを勘案したストレス説を唱えた。ストレスとは多くの場合，その人の外部刺激の認知のあり方に左右されるということである。そのストレス反応である情動反応や生理反応をクライエントは訴えてくるのである。すなわち，クライエントは，自分の性格やその他の要因のために外部刺激をストレスと認知し反応したといえよう。そのようなストレス状態の人は決して「晴れ晴れと無関心である」とはいえないであろう。

さらに，心理的な問題を有する者は，それゆえに「自信」を失っている場合がつねである。すなわち，心理的な問題は情緒的な問題以外に「個人として」傷つきやすい状態にあり，そして自分を守る自己防衛が強く働く状態にある。

クライエントのもう1つの問題点は自己認知に関するもので，自己認知の歪みが問題にかかわっている。Rogersによると，それは自己概念と体験との不一致で示されるという。すなわち，クライエントは体験をあるがままに体験できないので問題を抱えてしまうのである。

以上の心理状態にあるクライエントに，どうかかわるかがセラピストの課題である。

B カウンセラーに求められる人間観の条件

1. クライエントをどうみているか（人間観）

本項で扱うカウンセリングは，基本的にはロジャース Rogers CR[3] の提唱したカウンセリングである。

Rogersは「クライエント中心療法」を開発した。わが国のカウンセリング界ではいち早くRogersの方法を取り入れて，カウンセリングといえばこの方法といっても過言ではない。本項もRogersのカウンセリングを主に取りあげる。

Rogersの基本的な人間観は，心理的に成長可能なものであるということである。カウンセリングの基本前提がこれにあるので，カウンセラーの課題は，クライエントの成長欲求を促進する「精神風土」を，クライエントにいかに提供するかである。Rogersによると，人間の心理的な成長は植物と同じように，その環境さえ整えれば自然に促されるのである。この考え方は医学におけるホメオスターシス論にも通じるものである。

Rogersは環境論者である。生物の成長が環境の支配を受けるように，人間の心理的な成長も環境の影響を受けるというのである。その環境としてのカウンセラーの条件がどうあれば，クライエントの心理的な成長が促進されるのであろうか。

1）精神風土としてのカウンセラー：受容すること[4]

受容とは，クライエントをあるがままにとらえることである。クライエントは傷つき，自信を失っているので，クライエントの悩み，問題，訴え，生き方，ふるまい方などに対して批判的なしうちを受けると援助を受ける気が起こらない。自分が話すことが笑われはしないか，理解されるだろうか，などカウンセラーとの関係での不安は尽きないものである。カウンセラーがクライエントを受容すること，すなわちそのような懸念や問題意識を正当なものとしてそれらを受け入れ，聞き，理解しようとする態度は，クライエントを安心させる。

カウンセラーの基本的な仕事の1つは，クライエントを保護し，心理的な傷つきから守ってあげることである。受容の機能の1つは保護機能といえよう。

次にクライエントは受容されていると感じると，さらに自分の気持ちや意見を吐露（自己開示）し，その結果，必然的に問題解決へと進むものである。安心した状態は不安な状態とは対照的に心理的な冒険心を開花させる。

心理的な成長は，クライエントがセラピストに自己開示することでしか可能でない。なかには自己分析を通して可能な人もいるが，それは他者分析（カウンセリング）を受けた経験のある人にだけ可能な営みではなかろうか。カウンセリングに必要な自己開示を進展させるには，この受容の環境がいるのである。換言すると，精神風土としてのカウンセラーとは，結局いかに「自己開示」を促進するかにあるといえよう。

2）精神風土としてのカウンセラー：自己一致していること[4]

クライエントが安心して自己開示できる精神風土に拮抗的に作用するのが，カウンセラーの非受容的な心理状態である。カウンセラーとて人間であるので，自分の価値観や過去の情緒経験の傷ついた領域とかかわる話題や訴えに対しては，つい批判的になったり，情緒的に反応したりするものである。このような心理反応は，主に表情などの身体言語を介して示される。しかしカウンセラーは，理論的には受容しないといけないということは，誰でも知っているので，つい言語的に問題にしていないかのように表明する。すなわち，本音と建前の使い分けをしてしまう。このような行動は，敏感なクライエントはすぐに見抜いてしまう。クライエントはカウンセラーのこのような欺瞞を察知すると，もうこれ以上自己開示したくなくなるばかりでなく，不安さえ感じるのではなかろうか。この状態はカウンセラーの精神風土としてはあまり望ましくないといえよう。

自己一致を可能ならしめるには，カウンセラーはたえず自分の価値観を点検し，そして過去の心の傷が自分を脅かさないように，心の傷の手当てをしておかなければならないであろう。そのこと自体がカウンセラーの自己実現の楽しみであり，カウンセラーをする所以でもある。

このことは決して価値観を変えるべきであるといっているわけではない。むしろそれは自分の価値観を明確にし，そして自分の価値観を大切にするほどに他人の価値観も大切にすることが大事であるといえよう。このことは他者受容の哲学と相通じるもので，その人の悩みなどは個人的なもので，決して蔑んでみたりできるものではないということである。個人の生き方や考え方はユニークで尊重に値するものである。だからクライエントの感情や思考，生き方，価値観は決して批判されるに値するものではないし，カウンセラーのそれらに合わす必要もないものである。

すなわち，カウンセラーはクライエントを所有してはいけないのである。クライエントを1人のかけがえのない個人として尊重することが，受容と自己一致の精神風土を可能にするといえよう。これはまさしく民主主義の実行である。民主主義は個人の尊重を基本としている。それはその人の感情，思考，生き方など，すべてを尊重することである。それは決してその人が他者に対してなんらかの強要をすることや，自己破壊的な行動をも受容することではない。それこそ正に非民主的なことであり，許容できないことである。

このような対等な民主的な関係に裏打ちされて，それでいてカウンセラーとしてクライエントを保護する立場を示すことによって，クライエントは自分が尊重されていることを感じとるであろう。それは自信を喪失していた状態に自信の心を点火する働きをもするであろう。

3）精神風土としてのカウンセラー：共感すること[4)]

クライエントが安心した精神風土でまずすることは，なんらかのストレッサーについての言及であろう。その場合のストレッサーは，Lazarusのストレス図式（ストレス源→個体要因→ストレス反応）でいえばストレス反応の領域であったり，ストレス源であったり，個人によって異なるものである。ある人は身体の症状を気にする（ストレス反応）し，別の人は上司の人使いの荒さを不満（ストレス源）として訴えるであろう。これらの不安，恐怖，不満などは，形を変えて表明され，ストレートには表明されない場合が多いものである。セラピストがクライエントに傾聴していると，ストレス源とストレス反応との間のもつれた糸がほぐれていくプロセスがみられる。そのプロセスを促進する作用がセラピストの共感する作業である。

共感とは現象学的な営みで，対象と同一の心理状態を覚知し，それをクライエントにフィードバックしてあげることである。それは精神分析では投影性同一視の防衛機制として知られているものに近い概念である。クライエントの言葉の端々から悲しみなどの感情を覚知したら，それを「悲しいのですね」などとフィードバックする。ストレス源との関係やストレス反応の中に1人では感じることのできなかったことが指摘され表明されることによって，クライエントは新たな認識に至ることが多いものである。行動療法の一技法としてバイオフィードバック法があるが，それは体内の信号を電気信号に変えて感知するシステムである。その方法は自分の身体の状態を間接的に感じる方法であるので，共感とは異なったフィードバック技法といえよう。それに対してカウンセラーの共感は，直接クライエントの感情信号をキャッチしフィードバックするのでより真実に近づける。

共感によってクライエントは自分の真実に近づくのである。すなわち，Rogersによると，クライエントは自己概念と自己の実際の経験との間に乖離があるので不適応状態に陥り，カウンセリングに来るという。換言すると，クライエントは自己認知と他者認知に問題があったといえよう。Lazarusのストレス図式の中で，ストレス源とストレス反応に介在する個体要因が認知構造をなしている。その認知システムが歪んでいたために問題が起こったともいえるのである。

カウンセラーがクライエントの感情に共感することによって，感情や欲求が赤裸々になり，自分の認知システムに問題があることに気づくようになる。それは多くの場合に，否定的な自己像から肯定的なものへの修正である。自分をあるがままにとらえることができることによって自信を回復するのである。さらに，自己認知，他者認知はつねに行動を伴うものなので，それは同時に行動の変容へもつながる可能性を秘めている。

共感はクライエントの感情の表明はもとより，認知システムの修正ばかりでなく，クライエントにカウンセラーに受容されている感じも促進する。この感情は自分の問題をカウンセラーとともに解決していく意欲を高めるであろう。カウンセリングは自立的な人間を育成しているという。もしカウンセラーがアドバイスなどをしているならばそれは依存的な人間を育成していることになる。しかし，共感の技法はクライエントにセラピストとともに問題を解決する共同作業人の概念をも提供しているので，自立性の育成になるのである。共感の技法の必要性はここにもある。すなわち，アドバイスではなく共感なのである。

C カウンセリングのプロセスについて

カウンセリングの初期から終了までのクライエントの感情，自己認知，対人関係のあり方，コミュニケーションについて Rogers らの研究[5]から，主にクライエントの特徴だけを抜粋してここに示したい。

紙面の都合上，奇数段階のみ示す。詳細については文献 5 を参照していただきたい。

第 1 段階

(1) 自分について話したくないという気持ちがある。話は単に外的な事柄についてだけである。
(2) 感情や個人的な意味づけに自分で気づいておらず，またそれらが自分のものになっていない。
(3) 個人的構成概念 personal constructs は極端に固い。
(4) 親密なコミュニケーションの容易な関係を危険と感じている。
(5) この段階では，問題を認識もしていないし，知覚もしていない。
(6) 変わろうとする願望を持っていない。
(7) 内面的コミュニケーションに非常な障害がある。

第 3 段階

(1) 客体としての自己の表現が，より自由に流動するようになる。
(2) 自己に関連した経験を客体として表現することも起こる。
(3) 自己を，どちらかというとむしろ他人の中にあって，それが反射されてきた客体として表現することもある。
(4) 今現在あるものではない感じとか，個人的な意味づけの表現や説明が多くなってくる。
(5) 感情の受容は極めてわずかである。感情は大部分は，何か恥ずかしい，悪い，異常なものとして，またはどのみち受容しがたいものとして表される。
(6) 感情をいいあらわして，そしてそのうえで時には感情として認める。
(7) 体験のしかたは，過去にあったものとして，または何かが自己から隔たったものとして認められることもある。
(8) 前の段階よりは感情と意味づけの分化が大ざっぱでなくなり，わずかにより鋭くなってくる。
(9) 経験の中の矛盾を認める。
(10) 個人的な選択がしばしば役に立たないようにみられる。

第 5 段階

(1) 感情は現在のものとして自由に表現される。
(2) 感情を十分に体験するということに非常に近づいている。
(3) 感情を体験することの中に，直接的照合体 direct reference が入っているという実感が起こり始める傾向がある。
(4) 自己の感情が自分のものだという気持ちと，その感じでありたい，「本当の自分でありたい」という願望が増してくる。
(5) 体験のしかたが解放されても，もはや隔たりがなくなり，しばしばほとんど遅滞なく起こる。

(6) 経験を解釈するしかたが非常に解放される。個人的構成概念を構成概念としてみる多くの新鮮な発見があり，それらに対する批判的な検討と疑問が起こる。

(7) 感情と意味づけの分化が正確になっていく強い顕著な傾向がある。

(8) 直面している問題に対する自分の責任を受け入れるようになり，また自分の責任がどういうものであるかという関心も強くなる。自分の中でますます対話が起こり，内面的コミュニケーションが改善されて，その障害が減少する。

第７段階

(1) セラピーの関係の中でもまたその外でも，新しい感情が繊細な点の瞬時性と豊富さを持って体験される。

(2) このような感情を体験することが明瞭な照合体として利用される。

(3) これらの変化しつつある感情を，受容的に所有するという感覚が成長し，継続してくる。また自分自身の過程に対する基本的な信頼がある。

(4) 体験のしかたは，構造にしばられるという側面をほとんど完全になくして，過程の体験になる。すなわち，ある状況を過去のものとしてではなく，その新しさを持って体験し解釈する。

(5) 自己は次第に，体験過程の主観的，反射的自覚になる。自己は自覚される客体であることがますますまれになり，過程の中で自信を持って感じられる何ものかであることがますます多くなる。

(6) 個人的構成概念は，さらに今後の経験に照らして確認するために，暫定的に再形成されるが，しかしそれすら固執しているのではない。

(7) 感情と象徴がよく釣り合っており，そして新しい感情に対する新鮮な言葉が見いだされ，内面的コミュニケーションが明瞭になる。

(8) 新しいあり方を効果的に選択するという体験が起こる。

以上が体験過程の段階である。カウンセリングが進むにつれて，感情などの自己覚知が変化しパーソナリティも柔軟性を帯びてくることに気づく。

おわりに

本項では，クライエントの不安な状態などの心的特性を述べ，そしてなぜセラピストの「受容」，「一致」の態度が重要であるかを概観した。セラピストの受容・一致の保護機能の提示によって，クライエントは安心して問題解決に向かう。そこでセラピストが「共感」の治療的機能を提供すると，パーソナリティ変容が起こることを述べた。

最後に，カウンセリング過程の７段階のうち第1，3，5，７段階を抜粋し，クライエントの感情，自己概念，体験のしかたなどの変化過程を提示した。

<文献>

1) 池見酉次郎：心身医学的療法の統合について．心身医 19：19-98, 1979
2) Lazarus RS, Folkman S（本明 寛，他監訳）：ストレスの心理学；認知的評価と対処の研究．実務教育出版，東京，1991
3) Rogers C（友田不二男編訳）：ロージャズ全集第３巻；サイコセラピィ．pp247-297，岩崎学術出版社，東京，1966
4) Rogers C（友田不二男，手塚郁恵訳）：ロージャズ全集別刊第１巻．pp247-297，岩崎学術出版社，東京，1972
5) Rogers C（伊東 博編訳）：ロージャズ全集第４巻；サイコセラピィの過程．pp150-179，岩崎学術出版社，東京，1966

3−2 自律訓練法

A 治療法の位置づけ

1．自律訓練法の歴史と利用状況

自律訓練法 autogenic training は，ドイツの大脳生理学者フォクト Vogt O の臨床的催眠研究を基盤にして，精神医学者シュルツ Schultz JH によって体系化された心理生理的治療法である。

自律訓練法が日本に紹介されたのは 1950 年代である。1960 年代に入り九州大学心療内科などで心身症や神経症の治療法として，自律訓練法の臨床研究および臨床応用が進み，その効果が確認されてから各地の大学病院，特に心身医学領域を中心に積極的に用いられるようになった。自律訓練法は，今日では心身症の治療に広く用いられている心理療法の 1 つである。

2．自律訓練法の特徴と効果

自律訓練法が心身症の治療法として広く用いられるのは，自律訓練法の特徴と関係がある。自律訓練法の特徴としては，心理的側面とあわせて生理的側面が重視されていることをあげることができる。自律訓練法は練習を積み重ねることによって，心理的には身体感覚への特有の受動的注意集中 passive concentration を通して，心身の変化や外界の諸現象に対する受動的態度（「あるがままの態度」ともいえる）を作っていく。そのことにより自我の防衛が変化し，情動が解放されやすくなる。いわゆる一時的，部分的に退行した状態（治療的退行状態）へ移行して，自我の休息と機能回復が可能になる。さらに生理的には，四肢の筋トーヌスの低下や血管の弛緩が得られ，末梢から中枢への求心性インパルスが減少する。そのことにより，中枢神経系の過剰興奮を鎮静し，脳幹部の機能を調整して，神経・体液軸を向ホメオスターシス状態 pro-homeostatic state へと変換させ，生理的な機能回復が可能になるのである。**表 V-12** は，自律訓練法による心理生理的変化の一部を示したものである。

表 V−12　自律訓練法（AT）による心理・生理的変化の例（松岡，1990）

	指標	AT による変化（一部）
生理的指標	筋電位	骨格筋，オトガイ筋，肛門挙筋などの筋活動電位の減少
	体温	体表面温度の上昇，直腸温の低下
	血流量	血流量の増加
	心臓機能	心拍数の減少（特に頻脈の患者の場合は著明）
	血圧	特に高血圧患者の場合，収縮期・拡張期血圧とも減少
	呼吸	呼吸数の減少，呼吸の深化傾向
	皮膚電気反応	皮膚抵抗の増大
	脳波	徐波化（α 波の増加），高電位化する
	身体動揺	動揺が減少する
	Microvibration	α 波の増加
	胃の運動	蠕動運動がより規則的なパターンになる
	血清コレステロール値	低下
	血漿蛋白結合ヨード値	正常化傾向（甲状腺機能の改善）
	血糖値	特に高血糖患者の場合，低下する傾向
心理的指標	心気傾向	減少，とらわれからの解放
	不安感	減少，やすらぎ感の増大
	緊張感	減少，リラックス感の出現
	抑うつ感	改善，意欲が出てくる
	疲労感	減少
	性格	情緒的安定，積極性，社会適応性など増大
	過剰適応傾向	減少
	自我強度	強まる傾向
	自己評価	一般にポジティブに評価する傾向
	対人関係	改善傾向
	痛みの閾値	上昇（痛みに対する心理的耐性の強化）

また自律訓練法はセルフコントロール技法であり，練習方法が自然な心身の変化過程に沿って，体系的に構成されていることをあげることができる。したがって練習段階を進めていくことによっ

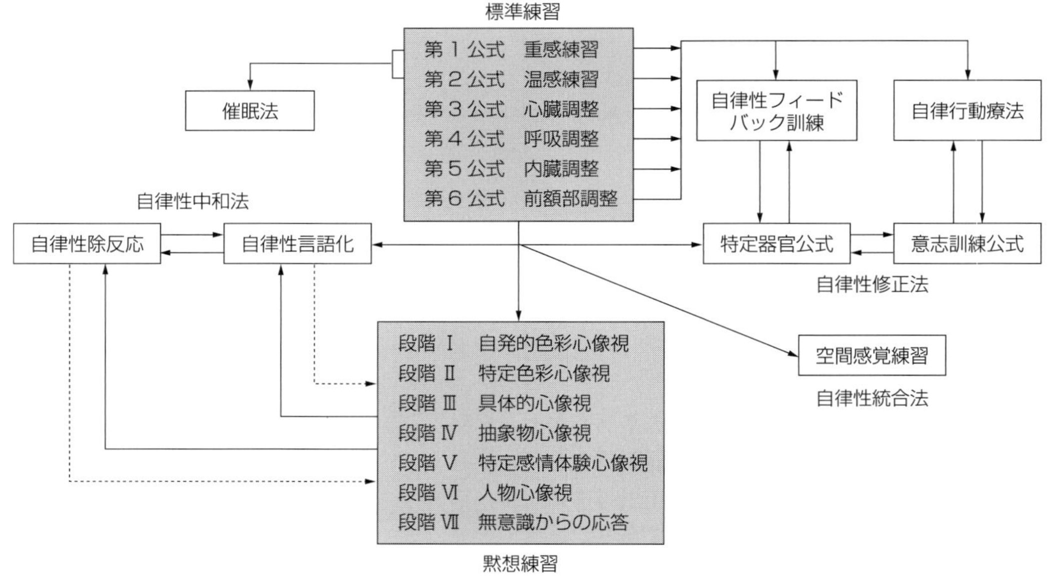

図 V-3　自律療法体系（自律訓練法）

て，心身の状態は緊張から弛緩へ，興奮から鎮静へ，消耗から蓄積へと自然に切り替えられるのである。このように自律訓練法の効果は，自律訓練法によって生じる心理生理的変化の結果として得られるものである。

3. 自律訓練法の体系

現在の自律訓練法の体系は複数の治療技法からなる（図 V-3）。代表的な技法について簡単に説明を加えておこう。

1）標準練習　standard exercise

標準練習は，四肢の弛緩を中心とした公式化された語句を反復暗誦しながら，その内容に受動的注意集中を行うとともに，関連した身体部位に心的留意 mental contact を保つことにより，段階的に生体機能の調整をはかる技法である。標準練習は自律訓練法の体系の最も基本となる重要な練習技法である。具体的な練習方法については後述する。

2）自律性黙想法（黙想練習　meditative exercise）

標準練習をマスターすることで得られる自律状態 autogenic state では，特に視覚的イメージが誘発されることがしばしばある。この傾向を利用して単純なイメージから複雑なイメージへと段階的にイメージを描く能力を開発していく練習法が黙想練習である。イメージは，無意識内容の表現形式の１つなので，最終的には黙想練習で得られるイメージを治療して行くうえでの材料として用いる。

3）自律性修正法　autogenic modification

標準練習が心身全体の弛緩に伴って，間接的に病的状態の改善を目ざしていたのに対して，自律性修正法は標準練習で得られる被暗示性の亢進や心身の疎通性が増強している状態を利用し，個々の身体症状や心理的問題に直接働きかけて，その改善をはかる技法である。自律性修正法は，患者の持つ疾患や症状に関連した特定の器官あるいは身体部位に働きかけて生理的な変化を起こし，病的状態の改善をはかろうとする特定器官公式と，患者の心理的次元での変化を目ざす意志訓練公式に分けられる。

4）自律性中和法　autogenic neutralization

標準練習を行っていると，目標とした心身の反応とは直接関係のない変化がよく起こる。例えば，手足の筋肉がピクピク動く，過去の出来事が浮かんでくる，喜怒哀楽の感情が湧いてくるなどである。こうした反応の中には，練習技法上の誤りによるものや副作用的反応もあるが，それだけでは理解できないものがある。これらは自己調整過程における一種の自然発生的な解放現象と考えられる。このような解放現象は，自律性解放 autogenic discharge と名づけられている。その治療的意義は，一種の心理生理的カタルシスといえる。自律性中和法はこの自律性解放を利用して，心理生理的再体制化を促進する技法である。

5）空間感覚練習　space exercise

自律訓練法は，大脳の右半球の機能を高め，左半球の機能との統合作用を促進すると考えられる。空間感覚練習は，このような自律訓練法の働きをさらに強めるための技法として創始されたものである。空間感覚練習には第1空間感覚練習と第2空間感覚練習がある。

B　適応と禁忌

1．適応疾患

自律訓練法は，不安や緊張に由来する身体症状を緩和する治療法であるといわれているように，どのような疾患であってもその症状の発症や持続に，不安や緊張もしくはストレスが関与していることが明らかな疾患であれば，自律訓練法の適応は可能であるといえる。

2．適応年齢

自律訓練法は練習方法や言語公式を理解できる者であれば，年齢に関係なく適応できるが，小児心身症の治療に自律訓練法を積極的に用いているところは少ない。その理由は，自律訓練法が言語公式を用いてセルフコントロールしていく技法であり，言語公式の内容や治療の必要性を理解することがむずかしい小児には困難な場合が多いからである。しかし自律訓練法は，指導方法を工夫をすれば5歳ぐらいからでも適用できる。

表 V-13　自律訓練法における禁忌症

1. 心筋梗塞が疑われたり，起こった直後
2. 調整困難な糖尿病患者で，長期間の観察が不可能な時
3. 低血糖を起こす患者，もしくは低血糖様状態の患者
4. 急性精神病や統合失調症的反応の激しい時
5. 退行期精神病反応，迫害妄想，誇大妄想を示す患者
6. 極度に不安感や焦燥感が亢進している場合
7. 消化性潰瘍の活動期

3．禁忌症

自律訓練法の適応範囲は広いが，すべての患者に適用できるわけではない。他の治療法と同様に禁忌症 contraindication がある。自律訓練法における禁忌症とは，自律訓練法を行うことによって副作用的反応や症状の増悪などを引き起こす可能性がある症例である（表 V-13）。また一般に自律訓練法によって，血圧が上昇する場合や不安が増大する場合には，自律訓練法による治療を慎重に行う必要がある。

自律訓練法を適用しても効果が期待できない非適用症 non-indication には，治療意欲のない患者，急性精神病患者，知的能力がかなり劣っている患者などがあげられている。

C　治療の実際

ここでは自律訓練法の体系の中で最も基本となっている標準練習を中心に実際的な指導方法について述べる。

1．自律訓練法を指導する前に

自律訓練法を指導する前に，治療者として注意すべきこと，心がけておかなければならないことを表 V-14 にまとめている。特に動機づけについては，自律訓練法にはセルフコントロール技法であるがゆえに，患者の練習意欲（治療意欲）は自律訓練法の習得や効果に大きな影響を及ぼす要因となるので重要である。心療内科を受診する患者の中には心身相関の気づきがなかったり，紹介されたのでしかたなく受診する患者もいる。このよ

表 V-14　自律訓練法を指導する前に

(1) 動機づけ
治療意欲や継続しようという意欲がなければ練習が長続きしないので，最初に十分な動機づけを行うことが大切である。さらに必要に応じて，指導の途中でも再動機づけを行うようにする。

(2) 練習中の注意の向け方
自律訓練法は，注意集中を1つの手段として弛緩を得る方法である。練習中の注意の向け方は，心の中で公式を繰り返しながらそれに関連した部位の身体感覚を受け入れ，その変化に気づくことである。こうした注意の向け方を受動的注意集中 passive concentration という。

(3) 静かな環境
自律訓練法は，心身の緊張を緩めていく練習法であるから，それを妨害するような外界からの刺激が少ない環境で練習を行うことが望ましい。また身体の圧迫感，空腹感，尿意などの内部の刺激を排除することも大切である。

(4) 訓練姿勢
自律訓練法の練習は，一般には仰臥姿勢か椅子姿勢で行う。いずれにしても，身体全体の筋肉が弛緩しやすく，弛緩後も体位が崩れにくい自然で安定した姿勢であればよい。

(5) 閉眼
自律訓練法の練習は，身体内部に注意を向け，身体感覚の変化に気づく練習であるから，一般に閉眼で行う。開眼で練習した場合，外部からの刺激に妨害されやすい。不安が非常に高い患者の場合，まれに閉眼そのものが不安の増強につながることもあるので注意を要する。

(6) 練習時間と回数
1日の練習回数は，朝，昼，晩，就寝時の4回程度行う。忙しい場合でも毎日1～2回は必ず行う。練習初期は，1回の練習時間を2～3分以下とし，2，3度繰り返す。不安や焦燥感の強い人，過敏な反応をしやすい人は，1回の練習時間を短く（30～90秒程度）したほうがよい。

(7) 消去動作（取り消し運動）
自律訓練法を進めていくうちに，特有の生理的変化や意識状態が生じてくる。この状態のまま終了すると，めまいや脱力感などの不快感を感じることがある。このような不快な状態を避けるために行うのが消去動作（取り消し運動）である。具体的には両手の開閉運動と両肘の屈伸運動を数回行い，最後に大きく背伸びをして，最後に眼を開けるようにする。

(8) 練習の記録
自律訓練法の練習は，自己練習が中心である。患者の練習の状態を確認したり，技術的な誤りを修正するために練習の記録をつけさせせることが望ましい。記録する項目は，練習日時と練習時間（分），練習した公式の内容，練習中の心身の変化，練習の感想などである。

うな場合には，自律訓練法の導入は丁寧に行うことが大切である。他の心理療法と同様に治療者と患者の出会いや，自律訓練法と患者の出会いが悪かったために自律訓練法ができなかったというケースも少なくない。

また実際の治療にあたっては，他の治療法と同様にまず治療者自身が自律訓練法を練習し習得しておくことが望ましい。

2．自律訓練法導入時の留意点について

a．症状に心理的要因が関与していることに患者自身が気づいている場合

自分の症状に心理的要因が関与していることに気づいている患者の場合，自律訓練法の導入は比較的容易であり，治療的効果や練習方法などについて説明するだけで自律訓練法を用いた治療に同意が得られることが多い。しかし効果を強調しすぎる（例えば「自律訓練法で，絶対治りますよ」と断言する）と，患者の期待が大きくなりすぎて，かえってマイナスになることもある。

b．症状に心理的要因が関与していることに患者自身が気づいていない場合

心療内科を訪れる患者の中には，自分の症状に心理的要因が関与していることに気づいていない，また気づいていても認めたがらない患者もいる。一般の診療所や病院を訪れる患者の場合，症状に心理的要因が関与していることを伝えても，そのことを否定したり，心身症と診断されることを恐れることもある。つまり「心理的」，または「心身症」といわれることで，あたかも自分は弱い人間，人生の落伍者，精神病の一種であるかのように感じることがあるからである。もし患者が治療者の説明に納得しなければ，無理をせずに根気よく動機づけを行っていくことが大切である。

c．患者自身が自律訓練法を希望してくる場合

自律訓練法を自ら希望して来院してくる患者の中には，自律訓練法に対して歪んだ知識を持っていたり，過大な期待や万能感を持っていることがある。こうした患者に自律訓練法の必要性や心理療法の説明を省略し，安易に自律訓練法の指導を

行うと，後で手痛いしっぺ返しを受けることがある。例えば，「自分が知っている自律訓練法の内容と違う」などと治療者の教え方に注文や要求をしたり，「練習していて具合いが悪くなった」，あるいは「練習しても少しもよくならない」と治療者に不満や不平を述べ，攻撃的になることがある。最後には，治療者も患者もなんのために自律訓練法を練習をしているのか，その目的さえあやふやになることがある。

自ら自律訓練法を希望してくる患者の場合，最初に，①患者自身が病気や症状をどのように認識（自己診断）しているか，②これまでどのようなところで治療や自律訓練法の指導を受けてきたか，③自律訓練法を希望する理由と何を期待をしているのかなどを明らかにすることが必要である。自律訓練法を治療法として用いる以上，あくまでも治療者自身が自律訓練法の必要性の有無を判断し，指導しなければならない。

d. 過去に自律訓練法の指導を受けたが，効果がなかったり症状が悪化した経験を持つ場合

以前に病院や相談所などで自律訓練法の指導を受け，期待した効果が得られなかったり，症状が悪化した経験を持つ患者に，自律訓練法を導入したい場合は慎重に行うことが必要である。このような患者には，①自律訓練法に対してどのような印象を持っているか，②実際にどのように練習しているか（治療者の前で実際に練習させてみるとよい）を明らかにすることによって，問題の解決をはかることができる。

e. 患者の主治医と自律訓練法の指導者が異なる場合

心療内科のある病院や，心身症患者を積極的に治療している病院では，医師以外に臨床心理士を中心としたコメディカルスタッフ co-medical staff がいる。そのような病院では，自律訓練法もコメディカルスタッフ（臨床心理士など）が行うことが多く，患者の主治医と自律訓練法指導者が異なることがある。

主治医から患者に自律訓練法を指導するように依頼された場合，指導者は患者自身に再動機づけを行うつもりで，①自分の病気のことをどう考えているか，②主治医から病気のことをどのように説明を受けたか，③患者の病気に対する自律訓練法の効果についてどのように説明を受けたか，④患者自身は自律訓練法についてどう感じているのかなどについて直接尋ねて，必要に応じて修正したり，さらに説明をつけ加えるといった配慮が大切となる。

表 V-15　標準練習の公式

背景公式（安静練習）	：「気持ちが落ち着いている」
第 1 公式（四肢重感練習）	：「両腕両脚（あし）が重たい」
第 2 公式（四肢温感練習）	：「両腕両脚（あし）が温かい」
第 3 公式（心臓調整練習）	：「心臓が静かに規則正しく打っている」
第 4 公式（呼吸調整練習）	：「とても楽に呼吸（いき）をしている」
第 5 公式（腹部温感練習）	：「おなか（胃のあたり）が温かい」
第 6 公式（額部涼感練習）	：「額が心地よく（ここちよく）涼しい」

3．練習の進め方の実際

標準練習は表 V-15 に示すように 7 段階の言語公式からなっている。

まず初めに，〈背景公式＋第 1 公式（重感練習）〉の練習を行う。自己練習のやり方は表 V-16 に示すとおりである。重感練習がマスターできたら，次に〈背景公式＋第 1 公式（重感練習）＋背景公式＋温感練習〉というように，徐々に公式を増やしていく。実際には利き腕から順に練習していくが，初めから両腕同時に練習を行ってもよい。

標準練習全体の公式をまとめた練習では，以下のように公式を心の中で繰り返していく。「（閉眼状態で練習姿勢を作った後）気持ちが落ち着いている……両腕が重たい……気持ちが落ち着いている……両脚が重たい……気持ちが落ち着いている……両腕が温かい……気持ちが落ち着いている……両脚が温かい……気持ちが落ち着いている……心臓が静かに規則正しく（自然に）打っている……気持ちが落ち着いている……とても楽に呼吸（いき）をしている……気持ちが落ち着いている……お腹（胃のあたり）が温かい……気持ちが

表 V-16 自己練習のやり方(重感練習の例)

(1) 右腕の重感練習を自分で練習する場合 ①姿勢を整えて眼を閉じる。 ②「気持ちが落ち着いている」と心の中で数回唱える。 ③「右腕が重たい」と心の中で数回唱える。 ④消去動作を行って眼を開ける。 (①～④までを数回繰り返す)
(2) 両腕の重感練習の場合 ①姿勢を整えて眼を閉じる。 ②「気持ちが落ち着いている」と心の中で数回唱える。 ③「両腕が重たい」と心の中で数回唱える。 ④消去動作を行って眼を開ける。 (①～④までを数回繰り返す)
(3) 両腕両脚の重感練習の場合 ①姿勢を整えて眼を閉じる。 ②「気持ちが落ち着いている」と心の中で数回唱える。 ③「両腕が重たい」と心の中で数回唱える。 ④「気持ちが落ち着いている」と心の中で数回唱える。 ⑤「両脚が重たい」と心の中で数回唱える。 ⑥消去動作を行って眼を開ける。 (①～⑥までを数回繰り返す)

落ち着いている……額がここちよく(心地よく)涼しい(それぞれの公式を2～3回ずつ心の中で繰り返し，しばらく身体の感覚を味わった後，消去動作を行う)」と進めていく。

標準練習を習得することでかなりの改善が認められるが，症状の改善が不十分な場合にはさらに自律性修正法の特定器官公式(表V-17)と意志訓練公式(表V-18)などを付け加え練習させるとよい。

4. 集団での指導について

自律訓練法は，①練習公式が標準化されていること，②適応症の範囲が広いこと，③副作用が少ないこと，④基本的段階での指導方法が共通していることなどから，集団での指導も広く行われている。集団での指導は性別や年齢は特に制限はないが，人数は数名～10名前後が望ましい。集団の場で非常に不安緊張が高まる患者などは参加させないほうがよい。

5. 他の治療法の併用について

心身症の治療においては，自律訓練法を初めとして多くの治療法が同時に用いられることが少なくない。自律訓練法を中心に考えると，①自律訓

表 IV-17 特定器官公式の例

公式	適応
(1) 重温感利用	
足が重たい	顔の緊張，赤面
顎が重たい	顔の緊張
肩が重たい	書痙
足が温かい	赤面
うなじと肩が温かい	赤面
鼻(耳，指，爪先)が温かい	しもやけ
ふくらはぎが温かい	間欠性跛行症
胸が温かい	気管支喘息
下腹が温かい	慢性便秘
(2) 冷涼感利用	
鼻が涼しい	血管運動神経性鼻炎，気管支喘息
咽頭が冷たい	気管支喘息
肛門が涼しい	肛門(囲)瘙痒症，痔症
(3) その他	
頭がさわやかで軽い	高血圧，頭痛
心臓がおだやかに楽に(自然)に打っている	高血圧，狭心症
身体全体がくつろいで，自由である	緊張状態，筋痛症

表 IV-18 意志訓練公式の例

公式	適応
(1) 中和公式	
(のどは広い)。ものを嚥み込むのは気にならない	嚥下障害
体重はどうでもよい	肥満恐怖
薬に頼らなくても平気だとわかっている	薬物依存(気管支喘息，不眠など)
(2) 強化公式，支持公式	
脳が勝手に喋る	吃音
小便がしたくなったら，(下腹の緊張感が起こって)，必ず目が覚める	夜尿症
いま疲れており，眠り込んでしまう	自慰
誰でも不完全なのだ……(こまかいことは気にならない)	完全癖
(3) 節制公式，反対公式	
私は，いつでもどこでも，酒類は一滴も飲まないでおれる(節制公式)，人が飲んでいても，自分は飲まない(反対公式)	アルコール中毒
(4) 逆説公式，実存公式	
できるだけ下手に書こう	書痙
私は人前で赤くなろう	赤面恐怖
私は字が下手なのだ	書痙
私は人前で吃るのだ	吃音

練法を治療のベース（治療の「場」）として用い，自律訓練法によって得られた「場」の中で他の治療法を併用する方法，②心身のリラックスをはかるために自律訓練法を用い，対人関係の改善をはかるために交流分析を用いるといったように一種の役割分担をさせる形で他の治療法を併用する方法，③不安の強い患者に抗不安薬と併せて自律訓練法を用いるように，同一方向の効果を高めるために併用する方法などがある。

いずれにしても治療法の併用は，治療効果の促進や治療期間の短縮をねらいとしているが，そのためには，①各々の治療法の特徴や適用範囲などを十分把握しておくこと，②併用の目的を明確化すること，さらに③併用治療に応じた効果の判定に関する研究を積み重ねていくことが重要であるといえる。

D　予後と注意点

自律訓練法による心身症の治療効果は，研究者によって分類のしかたが異なることを配慮しても6〜8割の範囲である。一般に心身症改善後も自律訓練法を行っている患者の場合は，その予後もよいことが知られている。

最後に自律訓練法導入時の注意点について述べておく。患者の性格面から自律訓練法の適応を考えてみると，未熟性格やヒステリー性格の強い人や，性格の歪みが大きい人は，治療の第1選択としては自律訓練法は向かない。特に治療者に過度に依存的で自分では練習しようとしない者，「自律訓練法なんかで治るはずがない」などと最初から自律訓練法に不信感を持っている者などには，すぐには自律訓練法を適応せず，そのような面を修正してから適応すべきである。さらに疾病逃避や疾病利得が考えられる場合（例えば，事故などの補償問題が未解決な時）も，すぐに自律訓練法を適応しないほうがよい。なぜなら，自律訓練法を適応しても効果が期待できないからである。また治療者との約束を守らない，理由をつけて自宅練習をしてこない時は，表面的には自律訓練法による治療を受け入れている態度をみせているものの，内面では自律訓練法による治療を拒否していることもあるので注意すべきである。

―＜文献＞―

1) 江花昭一，他：心身医療領域における自律訓練法の効果の持続．自律訓練研 26：1-10, 2006
2) 池見酉次郎監：自律訓練法と心身症．医歯薬出版，東京，1976
3) Kleinsorge H, Klumbies G（池見酉次郎，佐々木雄二訳著）：自律訓練法の指導実際．岩崎学術出版社，東京，1970
4) Luthe W, Schultz JH（佐々木雄二訳）：自律訓練法Ⅱ．誠信書房，東京，1971
5) 松岡洋一，三島徳雄，中川哲也：自律訓練法と隣接諸技法の統合と展開—自律訓練法と心身医学的治療法．自律訓練研 9：20-25, 1989
6) 松岡洋一，三島徳雄，久保千春：心身症への自律訓練法の適用－自律訓練法の適用要因の分析－．自律訓練研 14：17-25, 1994
7) 松岡洋一，松岡素子：自律訓練法の効果判定に関する一考察．自律訓練研 16：3-12, 1997
8) 松岡洋一，松岡素子：自律訓練法．改訂版，日本評論社，東京，2009
9) 松岡洋一：自律訓練法の集団への適用とその効果に関する臨床心理学的研究．風間書房，東京，2000
10) 中川哲也，三島徳雄，松岡洋一：心療内科領域における心身症についての研究—心身症の診断と治療を中心に—（厚生省精神・神経疾患研究委託費　心身症の診断および治療予後に関する研究）．pp.23-38，昭和63年度研究報告書，1989
11) 佐々木雄二：自律訓練法の臨床的応用に関する研究．福岡医誌 58：641-664, 1967
12) Schultz JH, Luthe W（内山喜久雄訳）：自律訓練法Ⅰ．誠信書房，東京，1971

3-3 交流分析・ゲシュタルト療法

A 交流分析・ゲシュタルト療法の位置づけ

1. 交流分析

交流分析 transactional analysis は，国谷[1]によると，『自我心理学派の精神分析から出発し，行動科学的，システム論的発想と，人間と人間との実存的出会いを尊重する哲学を基礎にして展開された集団精神療法』と定義されている。ここでは，交流分析の背景にある自我心理学の考え方について，少し紹介しておこう。

Freud の創始した精神分析理論は適応的発展を経て今日に至っているが，その過程で多くの基本的修正や変革を経ている。その1つの流れは，ハルトマン Hartmann H，アンナ・フロイト Freud A らの自我心理学で，精神分析と精神医学，心理学，社会科学を統合しようとするものである。もう1つは，ホルネイ Horney K らのネオ・フロイト学派やエリクソン Erikson EH の自我同一性理論を結実させた社会文化的要因を重視する流れである。

自我心理学の発展については，小此木の著書[2]を是非読まれることをおすすめする。自我心理学は，小此木によると『すべての心的現象や心的機能を，自我との関係において記述し理解しようとする心理学』と定義され，精神分析的自我心理学は以下の4つの流れに分類されている。

1) 現象・力動的自我心理学
2) 生物心理学的な構造─適応論的自我心理学
3) 発生・発達論的自我心理学
4) 社会・文化的自我心理学

このうちで，交流分析と関係の深いものが第1と第4の流れである。交流分析の創始者であるバーン Berne E が，第1の流れに位置するフェダーン Federn P と第2，4の流れの中心である Erikson から，それぞれ教育分析を受けているからである。

Federn の自我心理学のおもな概念には，自我感情，自我境界，自我備給，自我状態などが含まれる。このうち特に自我境界の概念が重要である。自我境界は，自我と外界，自我と本能衝動との境界，すなわち主観的に自己と感じとれるものと，そう感じとれないものとの境を意味している。精神の健康は，この自我境界の性質や機能（例：透過性，硬化など）によって決まるのであり，自我境界が弱化し，あいまいになると，内界と外界，過去と現在の混同が生じてくる。交流分析では各自我状態を主観的体験として認知し，明確化することを重視するが，それは心理療法が目ざす自我の強化を促す有効な技法となるからである。

Erikson が，自我の発達過程をライフサイクルの視点から論じ，漸進的な人格理論を提唱したことはよく知られている。幼児期からの各発達段階には，それぞれの心理・社会的危機があり，その適切な解決が健全なアイデンティティの形成を可能にする。逆にその遅延や失敗は，自我の発達に混乱をもたらし，病気や不適応に導く，というものである。Berne は，交流分析の目標を人生脚本の分析にあるとしたが，彼のいう脚本とは，子ども時代の早期に親の影響のもとで発達し，現在も進行中の人生プログラムである。交流分析では自己破壊的な人生様式など，特に自己実現に拮抗するあり方を，幼時の体験にまで遡って修正することを目ざす。こうした脚本が個人のアイデンティティを決定するという考え方は，Erikson から学習したものといえよう。

2. ゲシュタルト療法

交流分析はゲシュタルト療法の手法をしばしば活用するので，両者は密接な関係にあるが，ここでは両者がともに属する人間学的心理学派について触れておこう。

人間学的心理学とは，1950年代から米国で起こった心理学の改革運動で，自己本来の可能性の発見，自分の存在意識への気づき，責任と選択に基づく本意的な生き方などを，そのおもなテーマとするものである。人間学的心理学の多くは実存哲学の影響を受けて発展したが，日本でよく知られているのは，Rogersの来談者中心カウンセリング，エンカウンター・グループ，モレノ Moreno JLのサイコドラマ，ロール・プレイ，パールズ Perls FSのゲシュタルト療法，エリス Ellis Aの論理・情動性療法などであろう。

こうした治療法の台頭の背後には，科学やテクノロジーへの疑問，物質的価値観への信頼の喪失などがあり，また家庭の崩壊，コミュニティ意識の消失のもとで，不安と孤独感にかられる人びとがいる。こうした状況のもとでは，精神内界を探る従来の精神療法に取り組む余裕を失った人びとが，親密さが得られ，早急で，時には劇的改善をもたらす方法へと引かれるものである。他面，これらアプローチは患者・非患者の区別をしないので，自分が病者であるという意識なしに集団に参加できるという安心感をもたらす。人間的な温かさや自由な感情表現も許され，人生の意味についても考える機会を与える。こうした側面は，認知の修正を中心とする，あるいは機械的再条件づけを図る従来の心理療法の弱点を補う役割を果たしているものといえよう。

マーマー Marmor J[3]は精神力動的観点から，これらの諸法の治療機序を次の5つに分類している。

(1) 感情そのものを発散する療法
(2) 身体操作に重点をおく情動発散療法
(3) 情動コントロールとリラクセーション
(4) 宗教体験，インスピレーションを促す療法
(5) その他：同病者の同一化，意識的認知の促進など

Marmorは，ゲシュタルト療法はこのうちの(1)に属する療法であるとしている。まず，抑圧された感情の発散が精神保健への王道であるとする考え方である。これは，Freudが初期に提唱したカタルシスの概念に基づく作用で，不安のもとをなす外傷体験を想起し，それに結合している苦痛な感情を発散すれば病気が改善される，というものである。

しかし，それ以上にゲシュタルト療法のゴールは，自己認識の欠如を重視し，気づきを中核とする体験そのものにより，心身のホメオスターシスの回復と人格の統合を目ざすことにある。個人の内界の相対する力は，ありのままの姿で闘う機会を与えられると，互いに相手の存在を認め始め，最終的には調和，融合に至ると考える。変化は意図的な努力によるよりも，ホメオスターシスの働きにより，自然に到来するものとされる。ここに心身の統合を目ざす心身医学的治療との一致点を見いだすのである。

B 適応と禁忌

交流分析を行うにあたって，患者の行動変容の難易性に，その気づきのレベルをも加えて，次のような分類を用いるとよい。

1．一時的不適応のグループ

これは比較的健康な自我を持ったグループで，頭でわかれば考え方や行動を変えることができる人である。幼時から親子の間で愛情豊かな触れ合いを体験しているので，言葉は発達しており，対人態度も信頼に基づいている。生活歴と病歴を調べても，現在の障害が現実生活でのストレスをきっかけとして最近になって生じた急性のものであり，発病前には良好な適応能力を示している。このグループは交流分析に最もよく反応する。

2．神経症レベルのグループ

このグループは，本人にも気づかない葛藤を持ち，そこからなかなか抜け出せないでいるのが特色である。発達的には，人生早期の母子の愛情関係(基本的信頼)は確立している。しかし，その後，なんらかの欲求不満を体験したためアンビバレントになりやすく，問題に出くわしても積極的に取り組めない傾向がみられる。日常の人間関係においても，内心の葛藤のため，交流をスムーズに営むことができず，不適応に陥りやすい。また，自己評価や自己イメージの障害を持つ。これらの要因に関連する症状が徐々に発展してきているという経過がみられる時は，交流分析のゴールは，患者の自我機能を強化し，より効果的に人生に対処

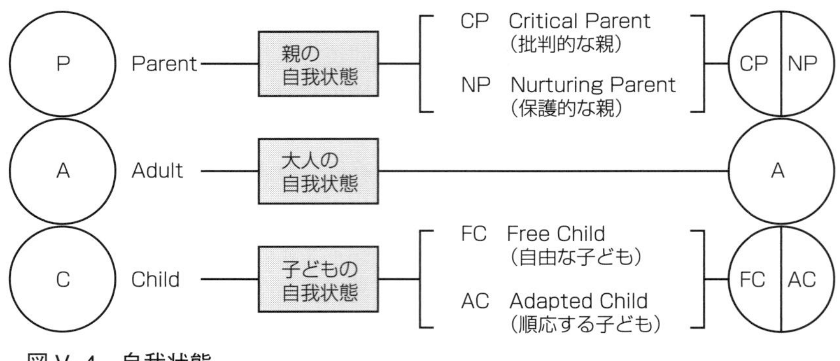

図V-4　自我状態

できるように基本的な人格変化を遂げるよう援助することになる。一般にはある程度，長期にわたって認知の修正を行うことになるが，社会的学習が不足しているケースも少なくないので，社会的技能の習得の訓練も同時に行うことが望ましい。このグループに対して，交流分析ではよくゲシュタルト療法の「椅子の技法」（後述）を活用する。

3．重い性格障害のグループ

これは，患者自身に自分をわかって欲しいという願望が少ないため，取り扱いの極めて難しいグループである。その困難さは上記の2群とは異なり，性格構造そのものに本質的な障害（いわゆる性格心身症）があることによるものである。上記の2群は，人格の基礎工事が一応行われているという仮定を当然のものとして，気づきと自己コントロールを促す場を提供することが，治療となるのである。これに対し，本グループは，人生早期に行われるべき人格の発達過程に愛情剥奪など深刻な問題があったものと推測される患者群である。具体的には衝動コントロールの脆弱性（例：摂食障害），自己破壊傾向（例：境界性パーソナリティ障害），未熟で受身・依存的，あるいは過剰な自己統制などである。このグループは，たとえ交流分析を始めても，自我状態を識別することが難しく，治療集団から間もなく脱落し，集団にも近づこうとしない。一般に，交流分析的アプローチからは効果を期待できないグループである。

C　治療の実際

1．交流分析の概要

交流分析の内容をまとめると，以下のようになる。

1）構造分析

これは自我状態による個々のパーソナリティの分析である。個人の心的体制を自我心理学的な視点から3つに分け，それぞれⓅ（ペアレント），Ⓐ（アダルト），Ⓒ（チャイルド）と記号化し，自我状態と呼ぶ（図V-4）。交流分析の目的の1つは，「今ここ」での時点の自我状態に気づくことによって，感情，思考，行動（症状行動を含む）を自己コントロールすることにある。

2）交流パターン分析

対人関係における具体的なトランザクション transaction（やりとり）を分析することによって，自分のまずいコミュニケーション様式の改善を図る。特に非言語的なメタ・コミュニケーションの動機と心理的な意味について解明する。

3）ゲーム分析

交流様式の中で，表と裏を含む二重構造のコミュニケーションが習慣化していて，最後に不快感情と非生産的な結末をもたらすものを“ゲーム game”という概念でとらえる。Berne は人びとが普遍的に演じる約30のゲームのからくりを明らかにしている（表V-19）。それらを参考にし

表 V-19 Berne によるゲームの分類[4)]

I. Life Games	I. 生活のゲーム
1 Alcoholic	1 アルコール中毒
2 Debtor	2 負債者（借り倒し）
3 Kick Me	3 キック・ミー（ひどい目）
4 Now I've Got You, Son of a Bitch	4 さあ，とっちめてやるぞ（あら探し）
5 See What You Made Me Do	5 あなたのせいでこんなになったんだ（責任転嫁）
II. Marital Games	**II. 結婚生活のゲーム**
1 Corner	1 追いつめ（むし返し）
2 Courtroom	2 法廷（仲裁役）
3 Frigid Woman	3 冷感症（肘鉄砲）
4 Harried	4 苦労性（自己折檻）
5 If It Weren't for You	5 あなたがそんなふうでなかったら（対人恐怖）
6 Look How Hard I've Tried	6 こんなに私が無理をしているのに（同情集め）
7 Sweetheart	7 ねぇ，お前（ご機嫌とり）
III. Party Games	**III. パーティーゲーム**
1 Ain't It Awful	1 ひどいもんだ
2 Blemish	2 欠点（せんさく好き）
3 Schlemiel	3 シュレミール（すみません――いい逃がれ上手）
4 Why Don't You ―― Yes But	4 はい，でも（水かけ論）
IV. Sexual Games	**IV. セックスのゲーム**
1 Let's You and Him Fight	1 仲間割れ
2 Perversion	2 性的倒錯
3 Rapo	3 ラポ（誘惑）
4 The Stocking Games	4 ストッキング（"チラリズム"）
5 Uproar	5 大さわぎ
V. Underworld Games	**V. 犯罪者のゲーム**
1 Cops and Robbers	1 警官と泥棒（逃げるスリル）
2 How Do You Get Out of Here	2 どうやってここを抜けだすか（模範囚）
3 Let's Pull a Fast One on Joey	3 ジョイに一杯食わせてやろう（信用詐欺）
VI. Consulting Room Games	**VI. 診察室のゲーム**
1 Greenhouse	1 温室（心理療法遊び）
2 I'm Only Trying to Help You	2 あなたを何とかしてあげたいと思っているだけなんだ（治療マニア）
3 Indigence	3 困窮（暗黙の了解）
4 Peasant	4 田舎者（教祖と信者）
5 Psychiatry	5 精神医学（終わりなき分析）
6 Stupid	6 まぬけ（何回いったらわかるんだ，この馬鹿者が！）
7 Wooden Leg	7 義足（特別扱い）
VII. Good Games	**VII. いいゲーム**

て，自分のゲームに気づきそれをやめるための自己訓練を行う。

4）脚本分析

交流分析の究極のゴールは，人生早期にその源を持つ"脚本 script"の修正にある。精神分析的にみる時，これは反復強迫や運命強迫の概念に近く，自己破壊的な人生スタイルからの解放を図ろうとするものである。Berne はどちらかというと，脚本の修正に悲観的な立場をとったが，今日ではグールディング Goulding RL ら[5)]の再決断療法に代表されるように，幼少時に形成された非現実的な認知様式を，積極的に変えるアプローチも行われている。

5）3 つの行動原理

人がコミュニケーションを営む動機，あるいは人間の社会における行動原理について，交流分析は次の 3 つの理論を提唱している。

a. ストローク stroke

身体的接触，言語的刺激を含むさまざまな形で，自分の存在を認められたいという欲求。肯定的，否定的，条件つき，無条件などの種類がある。人はストロークを得るために閉鎖（自閉），儀式，活動，雑談，ゲーム，親密（親交）の 6 つの形で，生活時間を構造化する。

b. 基本的構え

誰でも，自尊感情や自己価値を保持したい欲求を持ち，対自・対人態度でそれを確認するために生きる。各人の構え（態度）は"OK である"，"OK でない"という言葉で表現され，①自他肯定，②自己否定・他者肯定，③自己肯定・他者否定，④自他否定の 4 つに分類される。人は否定的構えを証明するとき脚本を演じる。

c. ラケット感情 racket feeling

これは，現在の行動様式に強く影響している個

表 V-20 ラケットになり得る感情

怒り	混乱	不安	恋慕
恐怖	自己卑下	心配	義務感
劣等感	傷心	無気力	使命感
憂うつ	ライバル意識	不全感	敗北感
罪悪感	落胆	憤り	後悔
イライラ	悲哀	緊張感	恥辱，不面目
優越感	憐憫	嫌悪感	羨望
疲労感	当惑	猜疑心	恨み
絶望感	かんしゃく	孤独感	拒絶感
虚無感	むなしさ	焦燥感	批判，非難
見捨てられた気持ち	甘えたい気持ち	同情心	

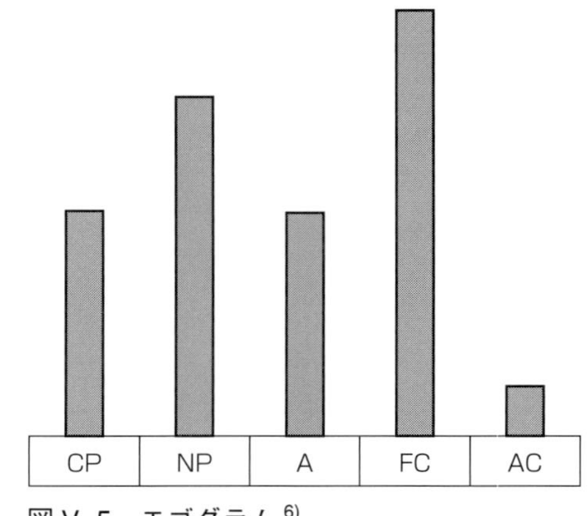

図 V-5 エゴグラム[6)]

人の幼児的感情生活のうち，特に慢性化した不快感情をいう。ラケット感情は，幼少時にストロークを得る手段として身につき，現在演じられているゲームを支配する感情である。表 V-20 はラケット感情の主なものを示すが，普通ゲームの結末で体験される。

2．交流分析の実際

1）治療契約の重視

交流分析は，自分が求める変化に関して，治療者とグループの前で明確な契約を結ぶことを特色とする。契約は次の質問に簡潔に答えるものである。

——あなたは，自分のどこを変えたいのですか。

——私たち（治療者とグループ）とあなたの両者は，あなたが治療を受けに来た目的を達成した時，何によってそれを知ることができるでしょうか。

この問いに対する合意が得られないうちは，個人のレベルの治療は行われない。治療者・グループと患者との間に関係は存在するが，それがⓅ対Ⓒの支持のみであれば，まだ care（保護）の段階で，contract（契約）に至っていないからである。もちろん，自己変容への準備段階に対して care は十分に与えられる。契約では，患者は治療の中で自分に課せられる役割を演じる，という約束が取り決められるのである。

2）エゴグラムによる自己認識と動機づけ

Dusay[6)] は，自我状態のそれぞれが放出していると想定される心的エネルギーの量をグラフ化することを考え，エゴグラム（図 V-5）を創案した。集団でエゴグラムを描くことによって，自分の自我状態の働きについてフィードバックが得られる。今日，いくつかの大学の研究者たちによってより客観的なエゴグラムを描くための質問紙法テストが開発されている。各人のエゴグラムを検討することによって，職場の不適応，夫婦の対立などについての気づき，また，それに基づく自己の行動変容へのヒントも得られる。さらに，エゴグラムは精神療法への動機づけを促す。

3）抵抗の処理

治療者は，グループ過程において，自己変容をめぐるジレンマを明確化する。特に，「私はタバコをやめられない」，「子どもが私を悲しませるようなことをする」，「私は職場でよくいじめられる」などの受身ないし使役の意味に用いられる表現に，集団の注意を喚起する。患者の主体性の放棄，問題解決能力の否認という視点から話し合い，次のような自律的，主体的表現にいい直して，内界の葛藤に気づくように援助していく。

——私はタバコをやめません。または，私はタバコをやめます。

——私は自分で悲しんでいるのです。

——私はいじめになんら効果的な手を打っていません。

このほか，「人は誰でも……」，「はい，でも

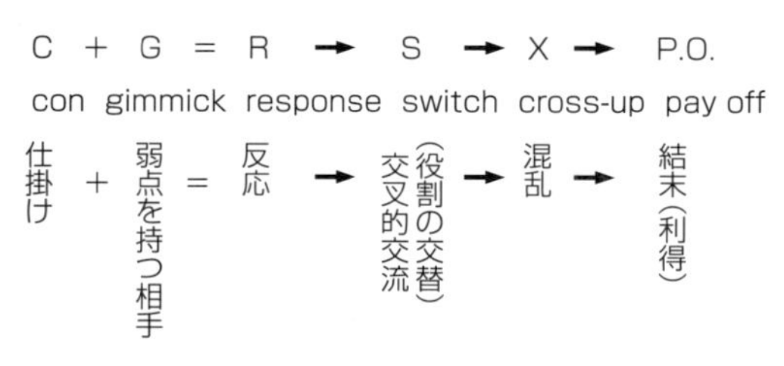

C + G = R → S → X → P.O.
con gimmick response switch cross-up pay off
仕掛け + 弱点を持つ相手 = 反応 → (役割の交替)交叉的交流 → 混乱 → 結末(利得)

図 V-6 ゲームの公式
(Berne E：What do you say after you say hello ? p23, Grove Press, New York, 1970)

……」,「そのうちやります」など，巧妙な形で内界をみるのを回避する言動を必ずグループの中でともに考えるようにする。

4) ゲームのやめ方を体験する

治療者がゲームの法則（図 V-6）を紹介した後，各人のゲームのやめ方を学ぶ。それまでのグループ過程の中で，実際に現れたゲーム（例：“はい，でも” のゲーム——水かけ論）を取りあげるのが最も効果的である。ゲームのやめ方は，以下の内容を主とする。

(1) 自己変容のテーマからはずれた話題（例：治療内容をテープにとることをどう思いますか）をめぐって，非生産的な時間を延々と費やさないようにする。
(2) 集団による支持とラケット感情の強化とを区別する。例えば，自己憐憫の涙に肯定的ストロークを与えることを控える。
(3) 集団内でゲームが顕在化した時は，白板などを使って，当人に交流パターンを図式化（図 V-7）するようにすすめ，参加者の意見を求める。これは，全員の自我の状態を Ⓐ に切り換えて，コミュニケーションを客観視する作業となる。
(4) 否定的ストロークを誘う言動に対して，治療者は強く反応しないようにする。時には，それを無視し，契約を思い起こさせ,「新しい交流パターンを学びたくありませんか」と呼びかける。

5) 再決断療法による脚本分析

治療者と患者が協同して生活史の探究を行い，

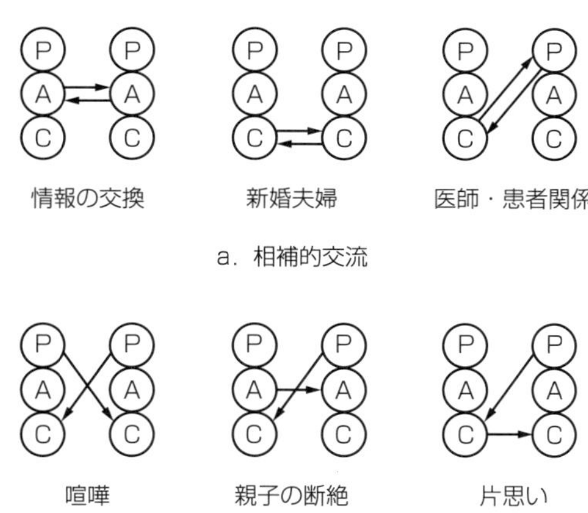

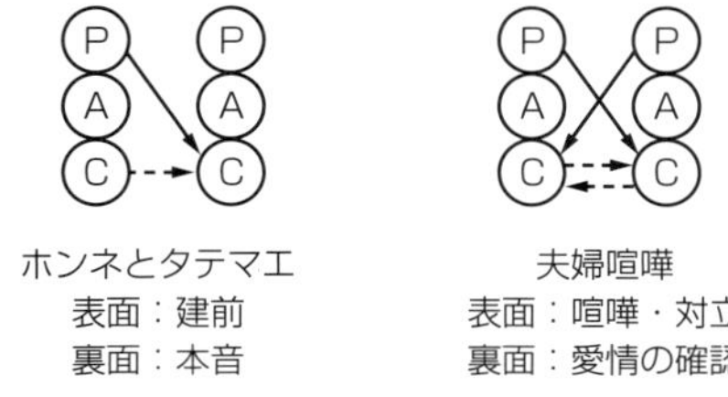

図 V-7 交流パターンの分析

幼少時の生活場面の中に，現在の病気に関連している禁止令（例：人生を楽しんではいけない，表 V-21）を見いだす。禁止令とは，幼少時に親の病的な Ⓒ から，生活態度そのものを通して，子どもの Ⓒ に発信されたネガティブなメッセージをいう。次にゲシュタルト療法の「空椅子の技法」を用いて，当時の生活場面を「今，ここ」の時点で再現する。過去の能力の限界と問題解決法のまずさに気づいた後，Ⓒ の創造力を駆使して，「今の私なら，どう対応するか」と考え，具体的な解決法を演じる。グループから有益な提案を受けることもできる。最終的に，患者は今後の生活において，新たな感じ方，考え方，行動のあり方を選択することを決断する。治療者は，特にこれまでの生き方の放棄から生じる一種の危機状況（実存的空白）に留意して，グループ・メンバーとともに患者に継続的な支持を与えるように配慮する。

6) 症例

幼時より「泣いてはいけない」（自然に感じてはいけない）という禁止令のもとに生きてきた喘息

表 V-21 禁止令[5)]

1.	存在してはいけない	Don't exist.
2.	男(女)であってはいけない	Don't be the sex you are.
3.	子どものように楽しんではいけない	Don't be a child.
4.	成長してはいけない	Don't grow up.
5.	成功してはいけない	Don't make it.
6.	実行してはいけない	Don't.
7.	重要な人物になってはいけない	Don't be important.
8.	みんなの仲間入りをしてはいけない	Don't belong.
9.	愛してはいけない(信用してはいけない)	Don't love.
10.	健康であってはいけない	Don't be healthy.
11.	考えてはいけない	Don't think.
12.	自然に感じてはいけない	Don't feel.

患者のケースを考えてみよう。患者は，それぞれ母(父)親と自分とを代表する2つの椅子の間を往来しながら，幼時の親子の交流の場面を再演する。まず，“子ども”の椅子に座った患者は泣き出しそうな顔をする。次に“親”の椅子に移って，母親が実際にしたような嫌な顔をする。再び“子ども”の椅子に戻った患者は，今度はメソメソし出す。これに対して親の椅子からは，「泣くのはやめなさい」という反応が起こる。以下，患者は意図的に泣く行動を拡大し，それに応じた“親”の反応を演じていく(ここでは事実を離れ，想像によって話をこしらえていくことも許される)。実際に，この種のやりとりは，興奮した“親”の口から出る殺し文句で幕を閉じる場合が多い—「泣くなら，もう何もあげない！」，「泣く子はきらい！」等々。この種の結末で，患者は「泣いてはいけない」という禁止令に従う決意をした自分を，あらためて自覚することができる。また，“親”の役割を実演してみて，禁止令が外ならぬ“親”のⒸから出たメッセージであることにも気づく。

こうしたセッションを何回か繰り返した後，治療者は，支持的な雰囲気のもとで，禁止令の解除ないし放棄を行う決心を促す。この過程は「再決断」redecisionと呼ばれるが，それは自分自身への「許可」permissionを含む。それは例えば，ルバング島にて30年間，命令に服従した小野田少尉に対して，上官の命令解除が果たした役割に似ている。つまり，この過程は単なる言語レベルのものではなく，許可の内容を実行するための，行動面のプログラムも，そこに含まれている。喘息の患者にとって泣くのを許可されるというのは，泣く場を与えられ，必要とあれば，泣く方法を実際に練習することを意味するのである。こうして過去の非合理的な条件づけを解除する時，新たな問題解決のための行動—自然な感情を表現する—への決断が強化されるのである。

D 予後および注意点

すべての心理療法がそうであるように，治療的変化が定着するためには，気づいたことを日常生活において，実践によって適用していく必要がある。精神分析においては，このリハーサル過程が徹底操作であるが，交流分析では上記の5つの領域を，上司，友人，配偶者，子どもなどとの関係の中で実践することが期待される。例えば，ゲームを学ぶと「ああ，またやってしまった」と気づくことができるようになる。さらに，この種の気づきに基づいて自己コントロールを練習すると，まずいやり方をする前から自我状態の動きに気づき，望ましい他の自我状態へ切り換えることができるようになる。こうした行動パターンの気づきと自己コントロールの方法を学習するために，具体的な方法を提示するところに交流分析の特色がある。

こうしたリハーサルと実践のために，徹底的に肯定的雰囲気を準備することが，交流分析のグループ・アプローチのもう1つの特色といえよう。治療者とグループは，批判的なところがなく，肯定的ストロークによって患者が不適切な内的・外的傾向を克服するように援助していく。交流分析では，人は変容に対して肯定的ストロークを受けたことへの反応として変化していく，と考えるからである。

こういう視点から，交流分析による治療の予後は，グループで気づいたことを確固たるものにするために，何か新しい，建設的なことを実践すること，また，それを肯定的ストロークによって支持，強化してくれるグループを持つか否かにかかっている，といえよう。

複雑な心の問題をⓅ，Ⓐ，Ⓒを用いて簡潔にしすぎるきらいがあるために，交流分析は誰にも取りつきやすい印象を与え，心理療法を操作主義と錯覚する可能性がある。特に近年，種々の機器の自動化に伴って，機械操作を通して現実体験に替える人びとが増えつつあるため，心も機械のように操作できるような万能感を持つ人が出始めている。交流分析は心身相関の理解，描写には役立つが，より深い精神力動の把握には精神分析的な素養が欠かせない。また，死の臨床の場合のように，単にⒶによる客観的観察と行動変容の再学習では解決できない問題もある。死に対しては，知情意（Ⓟ，Ⓐ，Ⓒ）のすべてを統合した形での全人的かかわりが必要となる。この点で，池見[7]はⓈ（統合的セルフ）の概念を提唱し，操作を超えた治療的自我の重要性を強調している。もし交流分析が心の操作主義にとどまるならば，極めて底の浅い技法に終わるであろう。

――＜文献＞

1）国谷誠朗：ゲーム分析の技法．現代のエスプリ 253：119, 1988
2）小此木啓吾：精神分析理論．懸田克躬他編：現代精神医学大系，vol. 1, B1a. pp3-199, 中山書店，東京，1978
3）Marmor J：Recent trends in psychotherapy. Am J Psychiatry 137(7)：409-416, 1980
4）Berne E：Games people play. Grove Press, 1964（南博訳：人生ゲーム入門．新装版，河出書房，東京，2000）
5）Goulding MM, Goulding RL：Changing lives through redecision therapy. Bruner/Mazel, 1979（深沢道子訳：自己実現への再決断―TA・ゲシュタルト療法入門．星和書店，東京，1980）
6）Dusay JM：Egograms. Harper & Row, 1977（池見西次郎監，新里里春訳：エゴグラム．新装版，創元社，大阪，2000）
7）池見酉次郎：交流分析の現状と問題点．交流分析研究 10(2)：9-15, 1985
8）Perls F：Gestalt therapy verbatim. Real People Press, Boulder, 1969
9）杉田峰康：臨床交流分析入門．医歯薬出版，東京，1990
10）杉田峰康：新しい交流分析の実際．創元社，大阪，2000
11）杉田峰康：心身症の治療 35―ゲシュタルト療法．心療内科 7(2)：133-137, 2003

3-4 行動療法

A 行動療法とは

1. 行動療法とは何か

行動療法とは，心理学実験室を開設したヴント Wundt W (1879) 以来，行動を研究対象として実験による裏づけを積み重ねてきた現代心理学が，研究対象としてきた諸領域のうち，その研究の中核をなしている行動科学，学習心理学と呼ばれている研究成果を純粋に臨床的に応用したものである。したがって，行動科学の臨床応用であるからこそ行動療法と名づけられている。ちなみに，いわゆる心理療法あるいは精神療法と呼ばれるものには，カウンセリングや精神力動論（精神分析）などが有名であるが，これらはみな，現代心理学の科学的知見を取り入れて療法を実践しているものではない。現代心理学とは別の仮説構成体によるものである。

現代心理学で使われている「行動」という言葉は，生活体と環境との相互作用をさしている。心理学およびその臨床応用である行動療法では，便宜的に行動を反応という単位でみていこうとし，環境を刺激という単位で扱っている。治療場面で出会う対象となる問題を抱えてきている人，つまりクライエントあるいは患者を，行動療法では，観察できる今現在を対象にしてみていく。この目の前の対象者の現在の行動，それが望ましいものであれ望ましくない行動であれ，その行動は現在の環境との相互作用だけではなく，出生以来の過去の環境との相互作用（さまざまなレベルの学習），両親からの遺伝，時の経過（成熟など）およびその両者からの影響（発達など）からなっているからである。したがって，行動とは単なる行為や動作としての行動ではなく，さまざまな経験，年月による変化（発達）を含めてみていくべきものなのである。なぜならば，この対象者の過去であれ，現在のことであれ，未来のことであれ，何かを思い出している時であっても，脳の活動としては“今，ここで”であり，われわれが観察し測定し，そして制御できるのもまた，今現在だけなのであるからである。そしてそこには，両親からの遺伝，過去の経験，成熟，現在の環境など，すべてのものが今現在に働いているからである。だからこそ現代心理学におけるように，行動療法ではつねに“今，ここで”を治療的に扱っていくのである。

2. 問題行動の認識

現代行動科学において，いわゆる問題行動をどのように認識するか。不適切あるいは望ましくない行動は，望ましい行動と同じメカニズムで学習された反応あるいは行動であると現代心理学はとらえている。この観察できる今現在の問題行動や反応は，オペラント反応とレスポンデント反応に分けることができる。

レスポンデント反応とは，唾液反射による反応，不安反応や緊張反応，情動反応など，ある特定の刺激によって受動的に誘発される反応をさす。また，オペラント反応とは，ご飯を食べる，会話する，遊びに行く，学校や職場に行くなど自発的な能動的な反応のすべてをさしている。

3. 学習とは何か

学習とは，訓練や経験に基づく行動の変容過程をいう。したがって，ただ1回の反応は，遂行反応ではあっても学習行動とは呼ばない。また学習には動機づけ（やる気）が必要であり，動機づけなしには学習は成立し難い。例えば，馬を水飲み場へ連れて行くことは容易だが，動機づけがないと，思うように水を飲ますことが難しいのである。勉強させるのも，ピアノを習わせるのも，自己治療努力，セルフコントロールをさせていくことも同じく動機づけが肝要である。学習は成熟の影響も受けるので，特に子どもの場合，ある発達段階にならないとある学習は難しいということがある。

4．行動科学でいう適応とは

朝起きて顔を洗って，ご飯を食べて，学校や職場に行って，お昼ご飯を食べて，学校や会社を終え，そして家に帰ってお風呂に入って夕飯を食べて寝る。時には失敗して，先生や上司あるいは親や夫，妻から叱られても平々凡々と暮れていく。これが適応というものである。したがって，適応はさまざまな形が考えられる。サザエさん一家の適応があり，ちびまる子の適応があり，医師や政治家の適応などさまざまな適応がある。

B　行動療法の基礎理論

1．レスポンデント条件づけ（誘発される行動）

レスポンデント反応はパブロフ Pavlov IP の条件反射に代表される。例えば，子どもにネズミを見せ，同時に大きな音をその耳元で鳴らす。すると子どもは驚愕し，その後ネズミを見るだけで恐怖反応を示すようになる。このように本人が望むと望まざるとにかかわらず，ある環境刺激下で対提示されたものが結びつく。主に自律神経系の反応や情動の条件づけがレスポンデントメカニズムに支配されている。

例えば，感情的な好き嫌い，あがりや対人恐怖，喘息発作や下痢症状への予期不安，動悸発作への不安，インポテンス，夜尿症などがレスポンデントのメカニズムで学習され維持されている。

現代心理学では，不安が高いか低いかということよりも，その不安がどういう行動と結びついているかを問題にしているから，問題の不安を下げるか，何かで拮抗させようと考えるのが行動療法である。またマウラー Maurer は良心もレスポンデントだと主張している。

レスポンデント行動の治療技法としては，系統的脱感作法（表V-22）や主張訓練法やリラクセーションなどの逆制止による治療法，エクスポージャー（曝露法 exposure，フラッディング flooding）が代表的な技法である。

2．オペラント条件づけ（自発的行動）

スキナー Skinner BF の道具的条件づけに代表される。たまたま子どもが発声したら褒めるか強化子を随伴させる（与える）と，子どもの発声頻度が増加するようになる。このようにオペラント行動は，自発した行動に随伴して与えられる刺激が問題になる。望ましいものが行動の後で，あるいは随伴して与えられると，その時とった行動は，以後自発頻度を上げる（オペラント水準が上がる）。こうした条件を正の強化という。望ましい行動であれ望ましくない行動であれ，自発行動のすべてがオペラントのメカニズムによって成立し，維持し，また消去されていく。望ましくないオペラント行動の例としては，不適応行動，登校拒否，あらゆる問題行動などである。オペラント行動のうち逃避的行動を回避条件づけと呼ぶ。例えば，学校で嫌なことがあって家から動かない（家がセフティゾーンになっている）などがそれである。そのほかには，恐怖症，強迫神経症などもオペラントの回避行動である。

この治療技法としては，トークンエコノミー，シェーピングなどをはじめとした強化法，除外学習法・処罰学習法・拮抗反応法などの消去法，内潜強化法や内潜消去法そして内潜負の強化法，レスポンスコスト法や自己コントロール法，合理情動療法などの認知行動療法，モデリング法などがある。

3．オペラント行動の分析

鳥が空を飛ぶのも，魚が泳ぐのも，人が言葉を話すのもオペラント行動であるが，先に述べたように，これらの行動自体に強化が伴われている。強化の与え方は2種類あり，反応のたびに即時に毎回行われる全強化（連続強化）と，毎回は強化されない部分強化（非連続強化）がある。部分強化によって維持されている行動は，消去されにくい特徴がある。30日周期で強化子である給料をもらうことによって，出社して仕事するという行動が，定率に部分強化されているということを考えるとよくわかるであろう。

表 V-22 逆制止による治療の手引き—系統的脱感作療法

1) まず，リラックス技法を実施して，心身をくつろがせます（自律訓練法や深呼吸，筋弛緩法）。
↓
2) 次いで，イメージを描きます（不安・緊張・嫌悪・症状に関するもの）。
↓
3) イメージによって心身に誘発された反応や変化をチェックします（5〜10 秒程度）。
↓
4)（イメージをリアルに描き続ける努力を止めて）チェックした心身の反応をリラックス技法を実施して消し去ります。
↓
5) しばらくの間（20〜30 秒程度）くつろいだ感じを全身に広げ，深めていきます。
↓
6) 再び，2) と同じイメージを描いていきます
次いで，3)，4)，5) と同じ手続きで続けます。この要領で，イメージ→リラックスと何回も何回も繰り返していくと，イメージを描いても，心身に何も変化がみられなくなったり，イメージそのものが浮べられなくなったりしてきます。つまり，イメージによって誘発される心身の反応がなくなり，リラックスした状態が崩れなくなります（心身の反応がなくなる＝反応 0 点といいます）。
↓
7) イメージを描いても，心身への影響や反応がなくなった，0 点になった。このように反応が 0 点になっても，リラックスは必ず実施しましょう。
↓
8) 再び同じイメージを描く努力をしてみて，やはり心身の反応が 0 点かどうかを確認し，その後でリラックスを実施します。このように，イメージ→リラックスと繰り返して，反応 0 点が連続して続くかどうかを確かめていきます。心身の反応が 0 点という状態が 4，5 回続くまで，イメージ →リラックスを繰り返していきます。
↓
9) 0 点が数回続いてから終了します。
時間的な余裕があれば，さらにより不安や嫌悪，緊張などの強く出る場面を逆制止の治療目標にして 2) から8) の要領で治療を続行してもけっこうです。

[例]，10，9，7，6，5，3，2，1，1，0，0，0，0，0，0，（カンマ部分で弛緩法を実施）

──の部分は，症状や問題を起こす刺激に対して，今ここで出てくる症状を減弱させている場面です。	━━の部分が治療的に大切な場面です。イメージした場面で，今後，問題の症状や反応が起こらなくなる，平気でいられるという，新しい条件づけが作られているところです。すなわち，治癒です。

正の強化であれ負の強化であれ，強化された行動はそれ以後，その行動が選択されやすくなり，またその自発頻度を高めるようになる。正の強化とは，望ましいものが得られた状況をさしている。望ましいもの，すなわち正の強化子としての作用をするものは，①一次的強化（食べ物やスキンシップなど生理的満足をもたらすもの），②二次的強化（お金，サービスのスタンプやシールなどのトークン），③社会的強化（他者からの賞賛，認められることなど），④自己強化（この仕事が終わったらゆっくりするぞなど，自分で強化子を自らに与えること），⑤代理強化（他者のある行動が強化されているのを見聞するなど，間接的な形で学習していくこと）などがある。負の強化とは，自発した行動によって，それまで環境にあった嫌悪刺激を低減させたり消去することができた場合をいう。つまり回避行動のことをさしている。

例えば，ある子どもがおもちゃ売り場の前でいつも泣き叫ぶとする。そこにはどのようなオペラント条件づけが働いているのであろうか。オペラント行動の分析には，手がかりとなる刺激，実際の反応，反応の帰結（反応の結果，反応に随伴する刺激）の解析が必要になってくる。これを 3 項分析（表 V-23）という。

子どもの問題行動は，子どもと親の両面からみていかなくてはならない。なぜならば，この 3 項条件が問題になっていることがほとんどであること，そして強化子が不適切な行動をしている最中やその直後に与えられていることが多いからである。親というものは，子どもの最も近くにいつもいて，強化を与える存在である。医師も，教員も周囲の大人も，友人も，強化を与える存在である。

表V-23 3項分析

	先行刺激	反応	反応の帰結
子ども	おもちゃ売り場	泣き叫ぶ	おもちゃが手に入る
母 親	子どもの泣き叫び	おもちゃを買う	泣き声からの解放
↓治療的アドバイス			
母 親	セラピストの教示	買ってやらない（よそに行ってしまう）	セラピストに褒められる
子ども	おもちゃ売り場	泣き叫ぶ	無視される（強化子が手に入らないので，泣き叫ぶという行動が消去されていく）

こうした観点から問題をみていくのが行動療法，現代心理学の考え方である。

C 行動療法の治療指針の立て方

問題の解決にあたって，まず行動欠落や過剰行動について考えていかなくてはならない。

1．行動欠落

(1) 能力や技術不足，できないからしない。あることをする意義，価値，やり方がわからない。しないからわからない。あるいはわかるけれどもしないという問題である。わかる，わかったというのは一般論的・概念的なものにすぎず，ある特定の条件や状況下での効果的な対応や具体的な行動手順については，漠然としていてよくわかっていないクライエントが多いので注意する必要がある。

(2) できるけれどもしない，あるいはしなくとも通用すると思っている問題。しないでいるメリットのほうが大きいと，クライエントが近視眼的に認識している。

(3) したけれど･･･問題。その時の行動に即時強化がなかったか，し続けやすい外的枠組や仕組みがなかったのでしなくなっているような場合。食事のコントロールができていないケースなどに多い。

(4) 疲れる，面倒，しんどい，根気がない，失敗を恐れてしないという類の問題。この場合には，まず動機づけが必要である。

これらのタイプの行動欠落の治療は，強化法（正・負の強化法）を中心に治療を組み立てていくべきであり，シェイピング，モデリング，行動リハーサル，主張（断行）訓練，問題解決法，系統的脱感作法，認知の再構成法などが用いられている。

2．過剰行動

(1) プラスのことをしないための問題。畑は耕さないと雑草がはびこるものであり，日が当らないとカビが生えるという問題。

(2) マイナスのことがしたいための問題。マイナスのことをする利益が大きいかマイナスのことをしない苦痛が大であるという場合もある。

(3) マイナスのことはしたくはないがつい･･･という問題。マイナスのことをするのは簡単である場合や積極的な学習や努力の必要がないということによる問題であり，マイナスの行動を誘発したり刺激する，またその持続を助長するような外的条件が存在することが多いのでその除去を図ることが肝要である。

(4) マイナスしかできない問題。例えば不安や恐怖にかられて，衝動的，強迫的，自滅的，パニックとなっているような場合である。

こうした過剰行動の治療計画は，嫌悪療法を中心に考える必要があるが，不安の強いタイプはまず不安を下げることに焦点をあてる必要がある。治療技法としては，反応阻止法，嫌悪条件づけ，内潜回避条件づけ，刺激統制法，したくない時にさせる方法，したい時に嫌というほど続けさせる過剰反応法，などが考えられる。

このように行動療法は，個々人に対して工夫して治療を実施していこうとする。総論で人をみていくことは決してしない。なぜなら，総論的に人をみても，実際の改善策が生まれるわけでもなく，かえって悲観的になることが多いからである。つねに個別に考え，具体的な問題解決という志向性を持っているのである。

D 行動療法の流れ

行動療法の技法を適用する前に，「臨床的に問題となっている行動は何か」ということと，「そのためには，何をどのようにしたら可能になるのだろうか」ということを，明らかにしなくてはならない。問題となっている症状や行動がどのようにして学習され，どのような先行刺激や弁別によって何を顕在化，あるいは，潜在化させているか，また，クライエントにどのように認識されているかについて解析していく面接を，行動分析という。行動分析は，最も的確に，より苦痛なく，より早く問題を処理するための具体的な資料，つまり問題行動や症状とそれらに関するさまざまな変数を明らかにしていく作業である。この作業は，治療者とクライエントの共同作業であり，問題解決のゴールもともに決定していくという開かれた治療的な場である。「それが問題でなくなるには，誰の，何を対象として，どのような目標に向けてどのような方法を用いて治療していくとよいのだろうか」。適切な行動分析ができたということは，その時点で治療の目標，方針，方法が示されたということである。したがって行動分析の稚拙さは，問題解決の方向や目標，治療技法の選択や適用ミスを招くことになり，その治療ゴールを遠ざけ，クライエントにとって必要な効果的援助が実行されないことになる。この意味で，行動療法は治療者にとって，他のいかなる心理療法と比べてみても，その責任性はもっとも高く重いものである。

行動療法の治療は，初回のインテークインタビューから始まっている。治療のすべてのプロセスを通じて，クライエントは，自己観察の方法，正の自己教示，適切な目標の立て方，問題解決の取り組み方，自己強化および自己評価などについて，自己制御の基本を繰り返し練習しながら学ぶものである。

STEP 1［情報の収集，事実の確認］

(1) 検査・診察：主訴，現病歴に基づく必要・十分な身体症状・疾患の検査・診察
(2) 身体管理：身体の使い方，休ませ方，その扱い方や生活リズムの検討
(3) 問題行動，症状および問題行動の強度・頻度・持続度などの観察：誘発因，持続因，増悪因，軽快因などの解明

これまでの経過のうえで，問題行動を増させたり，軽快させる因子や状況，そこにおけるクライエントの対処のしかたや認識を聴取する。つまり，発症から現在までの問題の変遷とそれに対する認識。これまでの治療や自己努力に対する認識・感想・印象。そして今現在，何をどのように治したいと期待しているか。すなわち，どうしたい，どうありたいと願っているかについても聴取していく。また問題行動によって，失うもの，得るもの，避けられること，できなくなったこと，できるのにできないと思っていること，できるのにしないことなどの分析や確認をしておく。

この最初の段階で以下の諸条件をしっかりと把握していく必要がある。それらは，軽快と消去に関する正の変数，問題や症状の生起や増悪に関する負の変数，問題の保持・存続に関する変数である。どんな状況・先行条件下で，どんな行動が，どんな外的変化を引き起こし，どの心身症状を生起あるいは増悪させるか。症状の頻度・強度・持続度を左右する先行，あるいは後続の負の変数は何か。負の変数と拮抗する正の変数は何か。正の変数としては，いつ，どこで，誰と，何を考え，何を感じ，何を意図して，何をしようとしていた時，あるいは何をした後で，どのような変化が起こり，どの問題行動や心身症状が軽快・消去したか。これらの正の変数を支えるものは何か。

保持，存続に関しては，疾病利得，疾病による二次的適応困難，疾病のおかげで避けられる困難，協調性が乏しくよい人間関係が持てないで孤立するなどの発病以前から存在する一次的不適応，症状の増減に関する知識，および症状出現前後の対応処置技術の不十分さなどの症状制御学習の不足，ストレスの多い環境問題，ストレス耐性

が低い，生活習慣の歪み，生活に喜びや楽しみが少なく希望や生きがいがない，薬づけや病状説明上の問題などの過去の医原性の問題によって自然治癒力が抑制されている，クライエントの非合理的な論理で周囲の人間がやり込められている，そして認知的歪み，などの把握が必要である。

STEP 2［治療計画］

(1) 目標の設定：上位，下位の順位の配列・配置を含めた目標の設定。この段階で何が学習されたかという評価尺度をあらかじめ設定しておく。
(2) 動機づけ：もしクライエントが，問題解決のための，主体的な自主努力を放棄しているような場合には，治療者は，適切な方向づけを持たせるために，積極的にかかわるべきである。クライエントが適切な治療努力をしていくことは，治療的に重要である。しかしクライエントをしてそのように動機づける責任は治療者にある。まして，このクライエントは難しいと，問題をあいまいのままにして，具体的解決を放棄することは，治療以前の問題である。
(3) 技法の選択：内的・外的制御の比率割合や，治療契約事項の決定。治療的資源（人・物・行動）の選択と活用を吟味する。

STEP 3［治療の実践］

(1) 治療過程の随時評価：方法・手順の検討と修正の必要の吟味やチェック。変化のプロセスの克明な記録。何が学習されたかが評価基準の中心となるべきである。
(2) 再度の治療計画：STEP 3 の (1) で必要が認められた場合，STEP 1，2 の再吟味

STEP 4［治療の終結］

(1) クライエントがすべきこと：治療の各ステップで学んだ自己制御（治療成果の自己維持，および健康の自主管理）の達成。これができればクライエントは不安なく喜んで治療者から離れていけるものである。
(2) セラピストがすべきこと：再度行った治療のプロセスを反省し，もっと効果的な働きかけ方がなかったか，何をクライエントは学習してよかったのかなどを検討し，次の同じような問題を抱えたクライエントに備える。そして大切なことは，フォローアップを適切な時期に行うことである。

おわりに

行動療法は，その内実から呼称すれば，むしろ受益者中心療法と呼ばれるべきであろう。目の前のクライエントの利益になるであろうことを，数多く提供して提示していくことができることが，理想的治療法である。クライエントは，治療者から押しつけられているのではない。役立つ対処への情報の提示を受け，自らの主体的な決断で選択する自由がそこにはあるのである。

愛は，奉仕のための必要条件ではあっても，十分条件ではない。このクライエントにとってのかけがえのない明日の命や人生を守るために，臨床上の知識，技術のさらなる習得は，不可欠である。

逆制止の治療の手引きを表 V-22 に示したが，これまでの逆制止の治療の要因研究から，今日では，何も対処しないのにもかかわらず，不安やそれにまつわる自律神経系の症状が減弱することを体験することが重要であるということが判明してきている。エクスポージャーの治療的効果はそのような研究結果を示している。しかし，リラクセーションという対処方略をもって，小さい問題や症状ながら，瞬時にコントロールできた体験は，クライエント本人にとっては，それまでの経過の中で，特筆すべき意味のある体験である。こうした不安制止効果も，対象者によっては必要と考える。

＜文献＞

1) 内山喜久雄：行動療法（講座サイコセラピー 2）．日本文化科学社，東京，1988
2) ベラック，ハーセン編，山上敏子監訳：行動療法辞典，岩崎学術出版社，東京，1987
3) 平木典子：アサーション トレーニング．金子書房，東京，1993
4) 内山喜久雄編：行動臨床心理学．岩崎学術出版社，東京，1980

岩崎学術出版社では「行動療法ケース研究 1 不安症候群」をはじめとして，各疾患や問題行動別に具体的な治療シリーズが出版されている。

3-5　認知行動療法

A　治療法の位置づけ

心身医学あるいは心身医療において焦点となるのは，身体的症状あるいは病変である。しかし，治療においては，身体的次元とともに，心理・社会的次元への働きかけがなされる。心理・社会的次元への働きかけにおける認知行動療法の位置づけについて述べる。

1．認知行動療法の歴史

1）行動療法の発展

行動療法では，患者の問題や障害を疾患モデルではなく学習モデルで理解する。すなわち問題や障害は正常な行動と同じく学習されたものとみなされ，したがって治療にも学習心理学の理論が適用される。この場合，動物実験によって得られた知見に基づいていた。人間の治療においても客観的に観察され確かめることのできる行動のみが対象とされた。このようにして行動療法は，実証的研究に裏打ちされた豊富な理論的根拠，治療技法の単純明快さ，患者の時間的・経済的・肉体的負担の軽減，すぐれた治療効果などのために，広く受け入れられた。行動心理学の発展に伴い，学習理論に基づく多くの技法が開発され，発展し，現代の心理療法の主流の1つになった。

2）認知療法の発展

1960年代後半，それまでの行動主義心理学に対する反省批判が起こり，認知心理学が発展し，基礎心理学の一分野となった。それまで学習とは，刺激と反応の結合が強まる現象であると信じられていた。また刺激と反応が結合して行動が発現する場合，学習という心理的現象と観察された現象は，1対1で対応していると仮定されていた。しかし，①同一の刺激を与えても異なる結果が生じる，②異なる刺激を与えても同一の反応が生じる，③刺激も反応も観察できない場合がある，ことが明らかにされ，認知過程が注目されるようになった。認知療法ははじめ認知心理学とは独立して Beck[1] らによって創始されたが，やがて相互に影響を与えつつ発展した。

3）行動療法と認知療法の融合

はじめは認知療法と行動療法は相互の区別，差異を強調する傾向があったが，認知療法は行動療法の原則や技法を多く取り入れていった。一方行動療法のほうでも，その技法に多くの認知的要因が含まれること，病態や治療的変化を理解したり，治療を有効に進めるためには，認知過程に注目することの必要性が認められ，認知療法と認知行動療法はほぼ同義に用いられるようになった。

2．心理療法システムの評価基準

ベック Beck AT は，心理療法を評価し位置づける場合，個々の技法としての心理療法とシステムとしての心理療法を区別し，システムとしての心理療法の理論と技法は，それぞれ次のような基準で評価すべきと述べている。

1）理論の評価基準

(1) 少数の仮説で，心理行動障害の病態を広く十分に説明できる。
(2) その説明から治療技法の原理が論理的に導き出せる。
(3) 病態の説明に基づいて治療技法の有効性が理解できる。
(4) 理論は柔軟でさまざまな問題や課題に適応でき，安易に改変される必要がない。
(5) 用いられた仮説は実証的に支持されている。

2）技法の評価基準

(1) 十分に定義され，具体的，綿密に記述されている。
(2) 他の治療者が他の患者の同じ問題に同様に適

用できる。

(3) 技法の原理が実証的に支持されている。

(4) 技法の有効性が実証されている。

Beckはこのような基準に沿って，クライエント中心療法，精神分析療法，行動療法が心理療法システムとしての基準をほぼ満たしているが，それぞれに次のような問題点があると指摘している。すなわち，クライエント中心療法は，心理行動障害の病態の説明が欠けている。精神分析療法は，病態の説明は広範に精緻になされるが，その仮説は必ずしも実証的根拠を持たず，さまざまな異説がある。またそれは常識や意識的体験からは遠く，操作化し，検証することが難しい。行動療法は病態の説明が不十分である。彼は，認知療法をこれらの問題点を十分克服した心理療法システムと評価し，その特徴を次のように述べている。すなわち，認知療法では内省によって生のデータを得ることができ，意識的体験に近く，操作化しやすく，検証することができる。患者は容易に理解でき，時間的にも効率的であり，教育することも容易であり，実証的な研究をすることもできる。

B 基本原則

坂野は，認知行動療法の特徴を，次のように述べている[2)]。治療の標的は個人の認知の変容であり，認知変容のきっかけとして行動変容をねらう。治療技法として行動的技法と認知的技法を併用する。自己の役割を重視し，セルフコントロールという観点から問題や症状を理解する。しかし認知行動療法には多様な内容と広がりがある。九大心療内科に認知行動療法を紹介し，導入したのは楊[3)]である。その後認知行動療法の枠組みの中にシステムズ・アプローチ，解決志向アプローチなどの臨床的関心が取り入れられてきた。ここでは，今日の認知行動療法を作りあげた1人とされているマイケンバウム Meichenbaum DH[4)]の所説によって，その基本原則を述べる。

1．認知，行動，感情（身体）の相互作用

認知行動療法では，認知，行動，感情，身体の相互作用が仮定されている。認知は感情と行動に影響を与える一方，感情と行動の影響を受ける。不安障害の例をあげる。なんらかのストレッサーで身体に緊張・過敏状態が生じる。それに伴う動悸などの症状を経験し，「心臓の病気に違いない」，「動悸が続いたら死んでしまう」などの考え（認知）が浮かぶ。この考えと関連して不安発作が生じる。発作の苦しさを一度経験すると，発作を恐れ，警戒するようになる。そのためちょっとした症状を発作の前兆と受け取り，不安な感情になり，病院にかけ込む，抗不安薬を服用する，外出を避けるなどの行動をとるようになる。いずれも一時的に不安は和らぐ。しかしそのような行動をとった結果，「病院に行かなければ/抗不安薬を飲まなければ，発作は治まらない」，「外出したら発作が起こる」と思い込む（認知）ようになり，長い目でみると，不安は強まる。このように認知と行動と身体あるいは感情は相互に影響し合っている。

2．認知をとらえる3つの視点

1）認知事象

認知事象として，自動思考，内的対話，イメージがあげられる。不安発作の例では，「心臓の病気に違いない」，「動悸が続いたら死んでしまう」という考えが浮かんできている。普通このような考えは，自動的に浮かび，すばやく通り過ぎる。認知療法を創始したBeckは，これを自動思考と呼んだ。また「外出しなければならないけど，外出したら発作が起こる。どうしよう」などと自問自答したり，「大丈夫だ。思い切って行こう」と自分に言いきかせるかも知れない。これを内的対話という。内的対話は，自分で自分に語りかけたり（自己陳述），指示を与えたり（自己教示），強化したり（自己強化），自分で自分に報酬や罰を与えたり（自己報酬，自己処罰）という形をとる。さらには，心臓の病気で倒れている自分の姿をとっさに思い浮かべるかも知れない。これがイメージである。このように認知は，自動思考，内的対話，イメージとして経験される。

2）認知過程

人はたえず環境からのさまざまな刺激に曝されている。それらの刺激や状況に直接反応している

のではない。それらの刺激を選択し，区別し，判断し，解釈し，意味づけしている。危険か安全か，快か不快か，達成か喪失か，意味づけしている。それによって不安になったり，安心したり，喜んだり，怒ったり，悲しんだり，さまざまな感情を体験をする。同時にさまざまな行動レパートリーの結果を予測し，その中からある行動を選択し遂行する。それは接近であったり，回避であったり，さまざまである。人は，自分や環境をみる固有の見方をもっており，その見方と矛盾することには気づきにくい。いわばバイアスを通して自分と環境を発見するといえる。認知バイアスあるいは心理的発見と呼ばれている。人はこのようにして，自分をコントロールしている。

3）認知構造

反応はそれが起こる場面の広がりから，3つに分けられる。特定の場面だけで起こる特定反応，似たような場面で繰り返し起こる習慣反応，場面や時間を越えてその人の性格や傾向として起こる特性反応である。運転している車が衝突しそうになって動悸が起こるのは特定反応で，臨床上の問題となることはほとんどない。外出したり，乗り物に乗ろうしたりするたびに動悸が起こるのは習慣反応で，しばしば症状や問題となる。自動思考や内的対話として現れる。あらゆる場面や事柄と関連して動悸が起これば特性反応といえる。特性反応としての認知を認知構造といい，スキーマ，基本的前提，信念がほぼ同じ意味で用いられる。認知構造あるいはスキーマは，過去の経験から得られた自分と環境の全体的な見方であり，新しい経験の見方に影響する。性格的な問題を理解するのに重視される。例えば，過剰適応が問題とされる心身症者は，しばしば，「人の役に立っていなければ，存在が許されない」，あるいは，「失敗したら駄目な人間と思われ相手にされなくなる」などのスキーマを持っている。最近の認知行動療法では，強調点が，自動思考や内的対話からスキーマに移ってきている。

3．共同作業と発見の重視

治療者は，対話の中で，どういう質問をするかという意味では患者をリードするが，答えを出す時は，一歩後ろに身を引いて，患者が答えるのを待つ。患者と認知を巡って議論したり，説得したりしない。教える場合，1つの情報として伝え，患者が自分で吟味し，事実に照らして確かめ，自分で発見できるように助ける。

4．問題志向と再発予防の重視

問題志向とは，問題を解決すべき課題ととらえ，解決過程を促進しようとする立場をいう。人は誰でもいろいろな問題に直面する。ここで問題とはなんらかの困難，苦痛があり，変化が求められる状況をいう。問題解決には，2つの方向がある。1つは問題を減らす方向であり，もう1つは解決や適応行動を増やす方向である。唯一の正しい解決があるのではなく，多くの選択肢があり得る。患者は問題解決の力を持っており，症状や問題行動にも解決の可能性が含まれている。認知行動療法では，患者の中にある解決の可能性を見いだし，強めたり，新たな解決法を工夫できるように助ける。問題解決とともに再発防止を重視する。些細な失敗から再発に至る思考と感情，行動を明らかにし，失敗を新たな学習のチャンスととらえ直すように助ける。さらには悩み，心配し，怒ること自体，自分の感情を感じとり，どこに問題があるかつかむことができていると言い直し，問題解決に欠かせない力ととらえるように助ける。

5．治療関係の重視

治療関係は温かく，くつろぎ，安心できるものであることを重視する。そのためには，注意したり，指導するより，患者1人ひとりの個性と多様な可能性を尊重し，その可能性を患者が望むように伸ばすのを助けるのが治療者の役割と考える。具体的には，丁寧に挨拶し，同意を得てことを始める。患者の感情，考え，行動に同調するとともに，治療という共同作業をする喜びと感謝を伝える。例えば，「〜についてお話ししたいのですがよろしいでしょうか」，同意してもらえたら「ありがとうございます」，終わったら「大切なことについて率直に話し合うことができてとてもうれしく思います」，など。

C 理論と技法[5)]

1．回避反応 avoidance response と曝露反応妨害法 exposure-response blocking

多くの症状や問題は回避反応として理解でき，その治療には曝露反応妨害法が有用である。これを説明するのに，Solomon と Wyne によるイヌの実験（1953）が役に立つ。部屋は壁で2つに分けられ，壁の上の方に隙間がある。一側の部屋の床は，電気ショックを与えることができ，明かりを消して10秒後に電気ショックを与えた。イヌは，恐怖反応を起こし，逃げ回った。そのうちに偶然に壁を飛び越えて，反対側に行き，電気ショックから逃れることができた。やがてイヌは明かりが消えると，すぐ壁を飛び越え，ショックを避けることができるようになった。回避反応が形成されたのである。次に明かりを消すだけで電気ショックを与えなければ，回避反応がどうなるかを見た。イヌは明かりが消えるたびに逃げ，500回試しても逃げ続けた。回避反応は，一旦形成されると，極めて消去しにくいことが示された。そこで，壁を高くして，逃げられないようにした。イヌは，明かりが消えると，恐怖反応を起こしたが，電気ショックはこなかった。これを数回繰り返すと，明かりを消しても，イヌはおびえることも逃げることもしなくなった。恐怖反応と回避反応は消失した。刺激に曝露させて（明かりを消して），回避反応を妨害する（壁を高くして，逃げられないようにする）と，恐怖反応と回避反応は急速に消失する。これが曝露反応妨害法の原理である。

2．観察学習理論

バンデュラ Bandura A の観察学習の理論によると，刺激と反応の結びつきを直接経験しなくても，モデルの行動を観察したり，あるいはビデオを見たり，話を聞いたり，読んだり，さらには，自分で考えたり，自分に言い聞かせたりすることが，刺激と反応の結びつきを経験したのと同じ効果を持ち，それによって新しい行動を学習することができるという。患者が，改善した他患者を見たり，その話を聞いたり，改善した自分の状態を思い浮かべたり，述べること自体が，解決や適応行動の学習を促進すると期待できる。

3．マッチングの法則

症状や問題は，健康に向かう適応行動を選ぶか，不健康に向かう問題行動を選ぶかという，選択の問題として現れる。どのように選択されるかは，ハーンシュタイン Herrnstein RJ のマッチングの法則によって説明できる。この法則は，反応に2つの選択肢がある場合，1つの選択肢の反応の割合は，その選択肢で得られる強化の割合に等しいというもので，B1/（B1 + B2）= R1/（R1 + R2）という式で示される。ここで，B1，B2は選択肢1，2の反応数，R1，R2は選択肢1，2によって受ける強化数を示している。つまり，適応行動が自他により評価され，褒められれば褒められるほど，適応行動は増え，問題行動は減ることが期待できる。

4．Ainslie-Rachlin の理論

これも選択に関する理論である。選択する時点と強化子を受け取る時点の間隔が長いほど，強化子の価値は減少するという理論である。言い換えれば，長い目でみた結果より，目先の結果に影響されやすいということである。例えば，摂食障害の患者は，きちんと食べたほうがいいということは頭ではわかるが，体重恐怖のために食事制限や過食嘔吐は止められないという。この問題は「食事を制限したり，過食嘔吐すると，すぐ体重が減り，一時的に恐怖心は和らぐ。きちんと食べるとそれほど太らず，かえって減ることさえあることは，1～2週間待たなければ経験できない。人が目先の結果に左右されやすいのは自然なことです」と説明され，先に述べた観察学習理論と合わせて，次のように対応できる。「日頃から，過食嘔吐した場合と，きちんと食べた場合の結果をありありと思い浮かべる練習をしてみて下さい。過食嘔吐したくなった時，両方の結果を思い浮かべやすくなります。どちらを選ぶかは，あなたが自分で決めることができます」。

5．単純提示効果[6)]

単純提示効果とは，人であれ，事物であれ，それを繰り返し経験すると，それに対する安心感と好みが強まるという認知理論である。摂食障害の場合，やせ願望は一般に幼児の，あるいは無力な状態にとどまりたい願望と説明されるが，その一部は次のように単純提示効果として理解し，対応できる。例えば，「やせた状態が長く続くと，それに対する安心感と好みが強まり，その結果，体重が急に回復する時，嫌悪感と不安を感じる。しかし回復した体重でしばらく生活していると，徐々にそれが自然なことと感じられるようになり，嫌悪感と不安は和らぐ」といえよう。

6．反応形成法

問題解決を促進するうえで有用な技法である。これは，実行可能な反応から徐々に目標に近い反応を順次強化して，目標の反応を形成する技法である。問題解決に必要な小ステップを順次強化して，適応行動を形成するのに有用である。例えば，何がどう苦痛で困っているかを尋ねることから始め，どうなればいいと思えるか，そのためにどう考え，どう行動できたらいいと思えるか尋ねることを通して，患者は自分で何が問題かをみつけ，解決に向かう目標を思い浮かべ，いくつかの対処法を工夫し，その中から選び，実行し始める。治療者は患者のそのような発見，工夫，努力，進歩を見いだして，評価し褒めることによって，それを促進する。

7．タイムアウト法

問題行動が持続する場合，それが治療によって強化されている可能性がある。その場合，その強化子を一時取り除くことにより，問題行動の消去を目ざす技法である。例えば，「治療が役に立っていないようで残念です。あなたが十分納得していないのに無理に治療を押しつけているのではないかと心配です。一時中止しましょうか」などの対応が有効な場合がある。

その他さまざまな技法が工夫されている。文献を参考にしていただきたい[7)]。

D　適応と禁忌

認知的技法は，不適応的な認知が原因であったり，増悪因子であるような学習性の問題の治療に有用であるが，自分の感情を確認できない患者，知的レベルが極端に低い人に用いる場合，工夫が必要である。

〔適応〕

不安障害，うつ病，慢性疼痛，A 型行動パターン，過剰適応，燃えつき症候群，食事・睡眠・運動など生活習慣上の問題，ノンコンプライアンス，摂食障害，パーソナリティ障害，自殺など広範な行動，問題が適応となる。

最近，EBM の重要性が広く認められ，心理療法の分野でもガイドラインが示されるようになってきた[8)]。例えば，パニック障害の治療に関して，認知行動療法は，米国 NIH の consensus statement において，①治療期間が短い，②治癒率が高い，③再発率が他の治療法に比べて低い，④患者が問題と治療法を理解しやすい，などから，薬物療法と併用すべき治療法として推奨されている。また強迫性障害についても，治療効果に関する情報を考慮した場合，認知行動療法と SSRI の組み合わせが第 1 選択とされている。

〔禁忌〕

意識障害がある場合や，明らかな幻覚妄想などの思考障害を持った患者は，禁忌といえよう。しかし認知行動療法では，行動的技法から認知的技法まで幅広い技法を患者の問題や条件に応じて選ぶことができる。さらに適切な技法がなければ，認知行動療法の理論，原則に基づいて新たな技法を工夫し開発することができる。最近では知的なレベルに問題のある人でも，さらには幻聴・妄想などを持った患者にも積極的に適応されている。

E　治療の実際

問題の同定，行動分析，特に認知の同定，治療目標の設定，治療課題の設定，次回の面接へと進む。生物的技法，行動的技法，認知的技法のいずれもが用いられるが，おおむねこの順序で適用する。実際の治療は，個人面接，集団療法，家族面接などで進める。それぞれの進め方のポイントを述べる[9)]。

1．個人面接

a. どう困っていて，どうしていて，どうなればいいと思えるのか聞く

まず，「どんなふうに苦しんだり，困ったりしておいでですか，差し支えない範囲で話して下さい」，「それはどこで経験しますか，体ですか，感情ですか，行動ですか，周りの人との関係ですか」と症状，問題を具体的，詳細に尋ねる。次に「それに対して，どう考え，どうしていますか」と現在の工夫，努力を尋ねる。さらに「どう考え，どうできるようになりたいですか」と改善や解決の状態を思い描くように促す。

b. どうすれば，なりたいようになりやすいか教える

苦痛，困難があれば，それを避けようとするのは，自然なことである。しかしこのような回避行動が，症状や問題を強め，持続させていることが多い。回避行動を自制して，時間を待てば，苦痛は意外に早く和らぎ，楽になることを説明する。また課題が大き過ぎる場合は小ステップに分けると実行しやすいことを説明する。

c. 実行しやすい環境や条件を整える

どういう条件があれば，実行しやすいかをもっともよく知り，実行できるのは患者自身であることを重視する。患者が家族や治療に何を期待しているか具体的に確かめる。「家族に協力してもらいたいことがありますか」，「励まして欲しいですか，黙って見守って欲しいですか」，「治療に何を期待しますか，検査ですか，薬ですか，入院ですか，説明ですか，アドバイスですか，相談ですか，診断書ですか，こうしてお話を聞くだけでいいのですか」など。次にそれが，どう役に立つと思えるか確かめる。

d. 選び，実行するのを見守り，発見，工夫，努力，進歩を見いだし，評価する

患者が自分で選び，実行するのを見守り，発見，工夫，努力，改善など小さな変化を見いだし，評価し，褒める。「大切なことに自分で気づいた。感心します」，「苦しいのによく耐えている」，「工夫，努力している」，「着実な進歩です」など。症状や問題の中にも改善や進歩に向かう側面を見いだし，評価する。また失敗や再発，悪化を新たな学習の機会としてとらえ直すように助ける。例えば，患者が「また悪くなった」と訴えた時，「今までのやり方では悪くなるということがわかったのは，収穫ですね。これからどうしたらいいか，工夫することができます」と言い換える。また悩みや苦痛を訴えること自体を，問題解決の欠かせないステップとして肯定的に評価する。「苦痛を感じとり伝えることができている」，「問題にしっかり向き合うことができている」など。改善や進歩がみられた場合，「あなたが努力した成果です」と患者自身が成し遂げたことを強調する。

2．集団療法

いろいろなやり方があるが，筆者らが摂食障害の入院患者に行っている方法を紹介する。5人前後の患者と治療者，共同治療者で，週1回行う。患者同士で，同じ苦しみを伝え合って安心感を得たり，治療が一歩進んだ患者の経験を聞いて勇気づけられる。随時参加できる形式が実行しやすい。①1人の患者に，前回からの発見，改善，進歩，失敗，当面している困難，どのように考え，どうできればいいと思えるかを質問する。②他の患者にその発言について感想，意見を求め，次いで当の患者にそれに対する感想を求める。③発見，工夫，努力，進歩を褒める。それがいかに小さくても，たとえ失敗であっても建設的な面を見いだして，評価する。④すべての患者に同様のことを繰り返す。⑤始めて参加した患者には，話したいことを話し，話したくないことを話さないでいいことを伝え，どのような症状や問題のために治療を求めたのか，それがどのようになればいいと思えるのか質問し，他患者に聞きたいことがあれば尋ねるように促す。

3．家族面接

患者あるいは家族の求めによって，行う。意見の対立や争いがある場合，意見を一致させたい気持ちが強く，真剣に問題解決に取り組んでいるからと言い換えて，緊張を和らげ，家族のこれまでの努力，苦労をねぎらう。患者と家族がそれぞれ，どうなりたいと思っているか，そのために相手にどう協力して欲しいと期待しているか，相手に協力してもらうために自分はどうできるかを尋ね，相互が納得し，合意できる点を見いだすように手助けする。この場合，合意に達することにこだわらない。正しいことは1つではなく，いろいろな感じ方，考え方，やり方があり得ることを認め合い，それぞれを尊重すると，1人ひとりが自分らしく，しかも互いに協調して生活しやすくなることを重視する。

F　予後および注意点

〔予後〕

Beckらは，慢性うつ病の治療において，認知療法が薬物療法と同等かよりすぐれた成績を示したと報告している。個別の問題行動に関連した認知のみでなく，基本的前提が変化した場合が予後がいい。多くの研究は，問題解決能力の欠如とうつ病との間に強い関係があること，ストレス下でうつ病が発症する可能性があるが，問題解決能力を備えると，それを防ぐ働きがあること，問題解決療法は単一性うつ病に効果があることを支持している。

神経性食欲不振症に対して，体重回復のアプローチによって死亡率が低下しているなど，病気の素因を扱かった長期的な治療によって予後が改善される。過食症患者に対して心理教育的な集団療法を行い成功したという報告もある。しかしいずれについても，どの治療法が有効かについてはまだ結論が出ていない。

〔注意点〕

(1) 嫌悪療法には副作用がある。治療者に反抗的になったり，弱い立場のものに攻撃的にふるまうようになる可能性がある。
(2) 主張訓練を行う場合，文化的背景の違いによる社会的妥当性を考慮する必要がある。欧米と異なり，日本では意見や立場の違いを明らかにし相互の妥協点を見いだすより，意見の違いをあからさまにせず，お互いに察して協調するのがより適応的である場合もある。

おわりに

認知行動療法のポイントをまとめると，聴いて，教え，整え，褒めることといえる。これは心理療法一般に共通することかも知れない。あえて認知行動療法の特徴をあげれば，常識的で単純であり，患者と治療者が理解を共有しやすく，共同作業がしやすいことといえよう。そのため治療を効果的に進めるためにさまざまな工夫がしやすいといえる。

＜文献＞

1) Beck AT：Cognitive therapy and emotional disorders. International University Press, New York, 1976（大野　裕訳：認知療法—精神療法の新しい発展．岩崎学術出版社，東京，1990）
2) 坂野雄二：認知行動療法．日本評論社，東京，1995
3) 楊　思根：行動療法のエッセンスと発展動向．中川哲也編：行動療法ケース研究4—心身症Ⅰ，pp1-14，岩崎学術出版社，東京，1987
4) Meichenbaum D：Evolution of cognitive behavior therapy－origins, tenets and clinical examples. The Second Conference of The Evolution of Psychotherapy, Anaheim, California, 1990（根建金男訳：認知行動療法の展開—起源，原理，臨床例．行動療法研究 19：1-12, 1993）
5) Mazur JE：Learning and behavior. Prentice－Hall, New Jersey, 1994（磯　博行，坂上貴之，川合伸幸訳：メイザーの学習と行動．二瓶社，大阪，1996）
6) 下条信輔：サブリミナル・マインド．中央公論社，東京，1996
7) Freeman A, Pretzer J, Fleming B et al：Clinical applications of cognitive therapy. Plenum Press, New York, 1990（高橋祥友訳：認知療法臨床ハンドブック．金剛出版，東京，1993）
8) 坂野雄二：行動療法・認知療法．岡田康伸，鑪幹八郎，鶴　光代編：臨床心理学大系第18巻　心理療法の展開，pp225-244，金子書房，東京，2000
9) 青木宏之：摂食障害．大山晴彦編：認知行動療法—理論から実践的活用まで—，pp161-175，金剛出版，東京，2007

3-6 精神分析的療法

数限りないほどにある心理治療の中で，確実な技法と精密な理論を併せ持つ心理療法である精神分析療法 psycho-analytic therapy（短く「精神分析」psycho-analysis と呼ぶ）は，19 世紀末にフロイト Freud S が創始して以来，今では百年以上の歴史を重ねるに至っている。この一世紀を超える歴史の中で，精神分析療法はさまざまなヴァリエイションや折衷技法も生み出したが，その本質においては，変わることなく，今日まで Freud 以来の技法や治療構造が受け継がれ，その精度を確実に高めながら世界中で精神分析家や心理療法家によって実践されている。

精神分析療法のこの発展的継続はなぜなのであろうか。理由は，極めて明瞭である。それは，心を知るという試みにおいて，精神分析療法が最も深く，そして最も詳細な理解を私たちにもたらすからである。さらには，その結果，無意識の領域を含めた人の心の奥深い部分にアプローチすることを可能にするからである。私たちが，心や心と身体の関連，それらの相互作用に関心があるのなら，その理解を深めていくのには，精神分析療法は最適な手技なのである。

精神分析の創始者 Freud は，そもそもは精神科医ではなかった。神経病理を研究した神経内科の開業医だった。つまり Freud は，身体をみている医師だった。その Freud が，日々の臨床の中で不思議な病態に出会ったのである。手足の運動麻痺や知覚脱出，失声，視力障害，腹痛，咳発作，痙攣，あるいは意識消失を訴える患者の中に，診療室において Freud が，患者自身は自力では全く思い出すことができなかった精神的な葛藤を意識に昇らせる，あるいは言葉として語らせると，それらの身体症状がただちに消失する人たちがいたのである。Freud はこうした，いわば「身体-精神-疾患」の治療に真剣に取り組み，催眠療法や暗示による強制想起法など，技法を変更しながら症状の改善や再発の防止に取り組んだ。そしてその試行錯誤の上に確立したものが，精神分析療法である。

このように Freud は，ある種の身体疾患における心身相関の因果関係をはっきり見極め，その治療に臨床実践的に取り組んだ最初の医師だった。

A 精神分析的療法の位置づけと種類

1．位置づけと治療理論

1）治療的位置づけ

精神分析治療は 2 者，すなわち治療者と患者の間における対話，つまり言葉を用いるコミュニケーションによってなされる治療であり，器具やなんらかの化学物質がその間に介在することはないし，治療者が患者の身体に直接に触れることもない。いわゆる心理療法の範疇に入る。

広義の心理療法には，指示や暗示，教育，指導を意図的に活用するものがあり，森田療法，催眠療法，認知行動療法などがあてはまる。そして一方に，指示や教育を持ち込まない治療技法を主とする心理療法があり，ロジャーリアン・カウンセリング，箱庭療法などがこれにあたる。精神分析療法はこの後者の代表的な治療法なのだが，後者をさらに 2 つに分けることができる。

カヴァーリング・メソッド covering method とアンカヴァーリング・メソッド uncovering method である。この分け方は，治療者による患者の不安の取り扱い方によって分けたものであり，カヴァーリング・メソッドとは，患者の不安を覆うやり方，つまり，患者が今抱えている不安をさらにかき立ててしまうような治療的介入はせず，不安を鎮め消そうとするアプローチをさしている。支持的心理療法あるいは支持療法と呼ばれる技法がこれにあたる。精神分析療法は，アンカヴァーリング・メソッド，すなわち患者の抱える不安をいたずらに覆ってしまうことをせず，その不安を治療に積極的に活用していこうとする技法である。

2）治療理論

精神分析療法による治り方については，これまでさまざまに検討されてきた。それは単純化していうなら，心の無意識部分に存在している葛藤感情や不安を，情緒を伴う洞察 insight として意識化させることによる改善である。このように精神分析は，心には無意識部分が大きな領域として存在しており，その部分にある感情や思考が，無意識のうちに心の意識部分や身体に作用して，病的状態を引き起こすと考えている。

古典的には，なんらかの理由で心の無意識部分にうっ積してしまっているリビドー libido（精神-性エネルギー psycho-sexual energy）が，身体各所にそのはけ口を求めてしまい，それが身体のさまざまな機能を障害すると理解されていた。治療においては，無意識の葛藤が言語化されることで，リビドーは意識領域に取り込まれ意識的な情動として正常な放散に持ち込まれ（カタルシスされ），症状は消失する。これはヒステリーの身体症状の改善から演繹された理論であった。

その後，精神分析療法がヒステリー以外の神経症や精神病，性倒錯など，さまざまなパーソナリティに活用されるようになって，治療理論はさらに推敲を重ねられた。最近の治療理論は次のように考えられている。

精神分析療法において，患者は精神分析家に向けて，自由連想法 free association method というやり方で話しかけていくが，そこにおいてカタルシスとしての情動発散もなされるが，その一方で，抑制も生じてくる（この抑制を精神分析では，自我の「防衛」defense，あるいは「抵抗」resistance という）。これは患者が精神分析家との関係に，かつて（特に乳児期や幼児期において）の父親や母親との関係から発生した対象関係 object relations や情緒，不安，思考，空想 phantasy，心的構えを意識的無意識的に繰り返しており，複雑に入り組んだ心のあり様が喚起されているからである。こうした無意識的な再演を精神分析では，「転移」transference と呼んでいる。

この転移は，患者には無意識のうちに再演され，語られ，ふるまわれているものであるがゆえ，この転移を把握した精神分析家は，患者が理解できうるような形で転移の無意識の局面を言葉で伝え示す。治療者のこの言語表現が，「解釈」interpretation と呼ばれる精神分析独自の治療技法である。この結果患者は，それまで無意識にとどまっていた自らの感情や思考，対象関係などに実感を持って気づくことができる。すなわち患者に，自らの無意識部分についての「洞察」が生じる。このようにして，患者は自らの心についての理解を深め，心の無意識部分の影響を減じることによって，自らの心と身体を，転移による歪みが修正された現実的なそれとして活用できるようになっていく。

ここで述べている転移という体験のありようにおいては，さまざまな水準や深まりがあるため，丹念な精神分析的アプローチ（精神分析では「ワーキング・スルー/徹底操作」working through と呼ぶ）が繰り返しなされることが必要である。

2．精神分析的療法の種類

精神分析的療法は，オリジナルには1種類にすぎなかった。毎日分析といわれる，古典的には週に6日，今日では週に4日，もしくは5日の精神分析セッションを持つ精神分析療法である。しかしながらその後，言葉がまだうまく使えない幼い子どものための分析治療として，自由連想法のかわりに，子どもの遊びを活用したプレイ・アナリシスが，おもに女性分析家によって開発された。また，8人ほどのグループを対象とするグループ・アナリシスや家族を対象とする精神分析的家族療法もなされている。

精神分析的療法の中でも特に，精神分析療法の簡便法ともいえる，週に1，2日の治療セッションを持つ精神分析的心理療法は，わが国では最も盛んで，精神分析的治療の代名詞のように一般化している。

さらに，精神分析療法から派生したが今日では精神分析的治療の範疇には入れない心理療法もある。それらを含めて，精神分析的療法のいくつかを簡単にここに紹介する。なお，精神分析療法と精神分析的心理療法については，後に項を改めて詳しく紹介する。

1）精神分析療法

Freud が始めた精神分析による個人の治療法である。精神分析家と患者だけがいる個室において，50分間の治療セッションが持たれる。治療セッションは1日に1回であり，古典的には週6日，夏季の休暇などもはさまず行った。今日では週4日以上の治療セッションを持つことがミニマム・スタンダードである。この治療セッションにおいて，カウチ（寝椅子）に横たわった患者は，思い浮かんだことはいかなることであろうとも隠さずそのまま言葉にするという「自由連想」を行い，精神分析家は，患者の発言の重要な無意識部分を把握し，「解釈」を与える。

2）精神分析的心理療法（精神分析的精神療法）psycho-analytic psychotherapy

心理療法/精神療法の原語は，サイコセラピー psychotherapyであるが，歴史的に心理臨床領域では心理療法と翻訳され，精神科領域では精神療法と訳されて今日に至っているため，ここでは両方を併記している。

治療構造としては，カウチを使わず，椅子を使った90度対面法で行うことが多い。週に1，2回の治療セッションを持ち，面接時間はやはり50分ないし45分である。治療者が解釈を与えるという技法は，精神分析療法と同様であるが，患者は自由連想的に話すにとどまる。前述したように精神分析療法の簡便法である。

3）プレイ・アナリシス play analysis

子どもの精神分析治療は，精神分析の歴史でも比較的早い時期に始められ，1930年代にはほぼ確立された。まだ言葉でうまく表現することが難しい子どもたちに，自由連想法のかわりに，特定の小さなおもちゃや遊び道具を与えて自由に遊ばせ，そこに含まれる子どもの無意識部分を子どもの分析家（チャイルド・アナリスト）が解釈するという形式で治療は展開される。精神分析療法としてやはり，1セッション50分，週に4日以上の治療セッションがもたれる。

治療対象は，2歳から思春期までの子どもであり，身体症状を含む神経症的問題を抱えた子どもから，精神病や自閉症の子どもまでが治療適応とされる。子どもの分析家はそのための独自の訓練を受けてその資格が与えられる。

なお，治療セッションが週に1，2日の時には，分析的プレイセラピー（精神分析的遊戯療法）と呼ばれる。

4）グループ・アナリシス group analysis

精神分析的集団療法という呼び方もする。固定メンバーの7～9人からなるグループに対して，分析家が解釈を主とする精神分析的アプローチを行うものである。週1，2回で90分の治療セッションがおおよそ標準とされる。グループを1つのパーソナリティと見立て，その無意識の感情や思考を治療者は解釈していく。治療者はグループ・アナリストになるための独自の訓練を受けることが求められる。

5）精神分析的家族療法 psycho-analytic family therapy

家族を1つの心的まとまりと見立てて，治療者が精神分析的アプローチをする方法である。家族療法興隆の頃は，精神分析家による精神分析的アプローチが家族療法の中心にあったが，今日では精神分析的家族療法に専心する治療者は少ない。

6）精神分析から派生したが精神分析的療法とは呼ばない治療技法

もともと精神分析療法から派生したが，精神分析療法とは相違点があまりに大きくなったために，今日では精神分析的療法とは呼ばない心理療法がある。主なものをあげてみる。ユング Jung C が始めた分析的心理学に基づく分析療法は，ユング派分析とは呼ぶが，精神分析療法とは区別されている。

交流分析も精神分析療法の範疇には入らない。交流分析は精神分析的自我心理学の理論を活用しているが，教育的側面が強く，精神分析の技法とはまったく異なっている。

ブリーフサイコセラピーも，もともとセッション回数を限定した精神分析的治療といえる形態で始まったが，その回数限定そのものが精神分析的療法になじまない。

B 精神分析療法の実際

1）治療構造

精神分析療法は，まず治療構造（治療セッティング）を作りあげるところから始まる。患者と治療者がともに居るのに適度な大きさの部屋で，治療時間中は，人の出入りや電話などの呼び出しなどの妨げによる2人の関係への侵食がなく，また内部音の音漏れがなく，患者の話のプライバシーが守れる空間を治療者は用意しておく。この部屋で週の一定曜日，一定時間に50分間の精神分析セッションを週に4〜5回，毎週定期的に持つ。

面接室の中では，患者はカウチに横たわり，治療者はその頭部側に少し離れて座り，患者の話に耳を傾ける。一般に患者からは治療者は見えない。

2）治療技法

カウチに横たわっている患者は自由連想法，すなわち，その場で思い浮かんだことは躊躇せず何でも言葉にするよう，勧められる。その患者が語ること，さらには面接室での患者のふるまいから，精神分析家は，患者の不安や葛藤，防衛，空想，対象関係にまつわる無意識的内容を解釈として伝える。

解釈の中でも，患者の転移感情や転移空想に焦点をあてて伝える転移解釈が，最も効果的な技法とされている。この解釈が，精神分析的治療者の主たる治療技法である。

時として，患者の語る内容を明確にしたり（明確化 clarification），患者が回避している内容に直面させるやり方（直面化 confrontation）も併用する。この時，指示したり暗示や支持を与えることになる介入は，できるかぎり避けるようにする。

3）治療対象

神経症や，ボーダーラインや自己愛などのパーソナリティ障害，さらには精神病圏内の人が治療対象となるが，心身症も当然，治療対象となる。ただ，次に述べる治療目標から考えると，心に何か感じるところがある，自らの心を理解したい，あるいは自分の生い立ちや性格が関与しているようだという心を省みる姿勢がある人が望ましい。身体の苦痛がただ除かれればよいと即席の万能的治癒を求め，自らの心を省みようとしないような人では，分析治療継続の困難が予想される。

4）治療目標

精神分析療法での治療目標は，症状の直接的な改善にあるのではない。症状の改善は，治療者の言語的介入によって患者が成しとげていく自己洞察の深まりに付随するものとして期待される。すなわち精神分析療法の治療目標は，患者には無意識なものであるため関与できなかった自らの心の部分にも理解を深め，自らの心やパーソナリティを知ることを，より広くより深く進めていくことにある。

5）治療期間

精神分析療法では，治療の初めに治療期間を設定することはしない。治療の終結はその時期に当事者同士の話し合いで決定される。ちなみに治療の導入においては，審査分析や診断面接といわれる数セッション，あるいは数週間の精神分析的面接を行い，治療者と患者の双方が精神分析療法の効果を探り，治療を継続するか否かを判断する期間を最初に設ける。

精神分析療法の創成期の頃には，数か月から1，2年で治療は終結していた。しかし近年は，治療目標が症状の改善より自己洞察によるパーソナリティの変容に移ったこと，さらにはより重いパーソナリティ病理の患者を扱うようになったこともあり，数年を要するのが一般的である。

C　精神分析的心理療法の実際

わが国で最も普及しているのは，この形式の精神分析的療法である。この普及の背景には，わが国での精神分析史が関与しているが，ここでは省略する。

治療対象や治療目標は基本的には，精神分析療法と同じである。また治療構造も基本的には同じであるが，すでに述べたように，一般的にはカウチは使用せず，椅子に座った治療者と患者が90度の角度で対面する形式，すなわち90度対面法の形を取ることが多いし，治療セッションも週に1，2回に限られている。こうした治療構造に精神分析療法とのはっきりとした違いがある。治療技法も精神分析療法のそれとほぼ同様であるが，自由連想法は，患者が治療者と向かい合う対面法では難しくなるため，患者の話が意識的防衛的内容に限定されやすい。治療者は治療技法として解釈も使うが，ややもすると支持や現実的示唆を混ぜやすくなる。このため精神分析的心理療法では，患者の深い自己洞察を，精神分析療法ほどには期待しがたいと評価されている。

このように精神分析的心理療法は，簡便でやや浅めの精神分析療法といってよいように思われる。しかしながら今日，多くの患者をみている治療者は，この治療法を選択していることが多い。

D 治療対象と治療禁忌

すでに精神分析療法の項で，治療対象については述べたが，いかなる心の疾患（機能性精神疾患，精神身体疾患）であれ，自分の心を省みる必要性を感じ，そのことへの援助を求めている人なら精神分析的療法の治療適応となる。病態としては，どちらかといえば，急性一過性の症状より慢性の状態に適応されることになる。

特に禁忌はないが，一般的に述べれば，身体や精神の病状に身体的な医療処置を火急に必要としている時には，そちらへの対処が優先される。

E 予後および注意点

心の状態がいかなる風に変化し改善したかは，客観的な把握もいくらかは可能であるが，多くは主観的な感覚やとらえ方によっている。このため精神分析的治療の予後については，データとしては不完全なものしかない。現在，より客観的に改善率などをとらえようとする動きも大きくなっている。しかしデータの収集や処理をするための方法は，まだ問題が多い。

一般的にいえることは，精神分析的治療において，人は自らをより詳しく深く知ること，その結果，自分自身を含めた人そのものについて深く知ることを成しとげる。他では得られない人についての知を手に入れる。それは，その人が生きていくうえに，なんらかのプラスになることはあっても，マイナスになることはないだろう。

ただまれに，潜在性の精神病が精神分析的治療によって顕在化することもある。しかし，これを悪化ととるか，心が再構築されるためのプロセスとみるかは，意見の分かれるところである。また，精神分析的療法の治療途中に病状が悪化するようにみえる時がある。長い経過を必要とする治療なので，一時の症状に治療者が振り回されないような心構えも必要である。

またこの治療では，治療者自身の感情が激しく揺さぶられることや，治療者が患者との関係で偏った行動を無意識にとってしまうことで治療が損なわれてしまうことも少なくない。その予防には，次に述べるトレーニングによって，治療者自身が精神分析的治療者としての準備を整えておくことが大切である。

F 精神分析療法のためのトレーニング

これまでに述べてきたように精神分析的療法は，患者の無意識部分を含めたパーソナリティにきめ細やかに対応できる技量と，治療者自身のより深い自己理解を身につけるため，比較的長期にわたる確実な訓練を必要とする。

今日では，わが国においても，精神分析のトレーニング・システムはかなり確立されてきた。日本精神分析協会では，国際基準に沿う精神分析家となるためのトレーニング・システムを持っているし，日本精神分析学会は，学会認定の治療者のための独自の訓練規約を設けている。また，諸外国の精神分析協会や精神分析専門施設で，精神分析家や精神分析的心理療法家になるための訓練を受けることもできる。

精神分析のトレーニングには３本の柱がある。

①個人分析（訓練分析），②スーパーヴィジョン下での精神分析療法の実践，③理論についての学習，の３つである。

個人分析（訓練分析）personal analysis/training analysisとは，精神分析の治療者を目ざす人自身が，精神分析家から精神分析療法を受けることである。精神分析療法においては，治療者は自分自身を治療の道具として使える必要があるし，患者の感情に触れ続けつつ，感情的侵入に持ちこたえられねばならない。そのためには治療者は，自分自身についての理解を精神分析的に深めることを求められる。個人分析はそうした機会を提供する。また，自ら精神分析療法を受けることは，精神分析療法の働き方を体験的に知ることにもなるし，さらには治療者の在り方を学ぶ機会でもある。こうした理由で，個人分析は精神分析のトレーニングには不可欠なものと今日されている。個人分析なくしては，精神分析の専門家にはなれない。

次に，スーパーヴィジョン下での精神分析療法の実践である。これは研修中の治療者自身が，精神分析的治療を行っている症例の面接場面をそのまま上級者（スーパーヴァイザー）に提示して，ケース理解や治療技法についてのコメントをもらうという訓練である。この訓練は週1回のペースで毎週続け，積み重ねていくのが基本である。精神病理の異なる数ケースについてスーパーヴィジョンを受けることが求められる。専門家のグループでケース素材を討議していくセミナーや研究会は，スーパーヴィジョンでの研鑽をさらに補ってくれる。

理論についての学習は，心的発達論，人格理論，精神病理論，対象関係論，技法論など，精神分析が築いてきたさまざまな理論を講義やセミナー，講演会といった機会に学ぶことでなされる。理論は，治療者が治療の予測や患者のパーソナリティの全体像をつかむのに役立つ。

しかしながら，精神分析理論は臨床の産物であり，臨床活動に仕えるものでなければならない。精神分析理論だけに知識が集中することは，かえって治療者のパーソナリティを頑なにしてしまうことには注意が必要である。

おわりに

精神分析的療法を身につけるためには，心身医学，精神医学，心理学といった自分の所属する専門領域の訓練に加えて，精神分析専門のトレーニングを長い歳月に及んでシステマティックに続けることが求められる。決して安易に身につけられる種類の臨床技法ではない。時間的にも，経済的にも，持つものをそれにつぎ込むことが必要である。しかし，その人が心の理解を深めたいのであれば，そうすることには意義があるし，その努力は報われるであろう。

＜文献＞

1) Casement P：On learning from patient. Tavistock Publication, London, 1985（松木邦裕訳：患者から学ぶ．岩崎学術出版社，東京，1991）
2) 前田重治：芸に学ぶ心理面接法―初心者のための心覚え．誠信書房，東京，1999
3) 松木邦裕：分析空間の出会い―逆転移から転移へ．人文書院，京都，1998
4) 松木邦裕：精神分析療法．牛島定信編：現代精神分析学，pp87-96，放送大学教育振興会，2000
5) 松木邦裕：私説対象関係論的心理療法入門．金剛出版，東京，2005
6) 小此木啓吾：フロイトの治療技法論．小此木啓吾編：精神分析セミナー，岩崎学術出版社，東京，1983
7) Sandler J, Dare C, Holder H：The patient and the analyst. George Allen & Unwin, London, 1973（前田重治監訳：患者と分析者．誠信書房，東京，1980）

3-7 家族療法

A 治療法の位置づけ

家族療法には，精神力動論に基づく家族療法や行動理論に基づく家族療法，システム論に基づく家族療法がある。前2者はそれぞれ個人に対する精神分析理論や行動理論を家族に応用したものであり，ここではシステム論的家族療法について述べる。

個人の症状を，その個人を含む環境システムの機能不全の結果であり原因であると考え，システムの機能を変化させることによって，問題を解決しようとする試みをシステムズアプローチと呼んでいる。通常，個人に対する影響力が最も大きいのは家族であるため，家族をおもな治療の参加者にすることが多く，その場合家族療法という言葉が用いられる。しかし患者に対して相互に影響を与えるシステムの全体を考慮した場合，個人療法（治療者-患者システム）を含めてさまざまな形のシステムズアプローチが存在する。他の治療法との相違点は，焦点を個人にではなく，個人と個人の間すなわち相互関係に置く点である。

Millerは生物体システムを理解するために，7段階の階層に分けて分類している（図V-8）。各レベルでのシステムは，その成分として有限数のサブシステムを有し，その上位および下位システムとの有機的関連を保ちながら，内部のホメオスターシスを維持している[1)]。各サブシステムは他のサブシステムの抑制を受けるという形で相互に関連し合い，それぞれ独立した存在ではない。細分化されたそれぞれの臨床医学では，おもに器官システムを問題とし，従来の心身医学ではおもに生体システムを問題とするのに対して，家族療法では，その上位システムである集団・機構システムにも注意を向けることにより，下位システムである生体・器官システムの問題を早期に解決しようとするものである。

またシステムの機能と発達を説明する理論として，ウィーナーWiener Nらにより，サイバネティクスという概念が提唱された。この考え方は，いかなる生命システムも，その生存のために形態維持morphostasisと形態形成morphogenesisという2つの過程を必要としているとするものである。前者は，システムが環境の気まぐれな変化に対して，負のフィードバックを介してホメオスターシスを維持する過程を意味するのに対して，後者は，正のフィードバックや逸脱を増幅させるように作用する一連の事象により，システムがその基本構造を変化させる過程を意味しており，システムの内外で起こる大きな変化や秩序の生成を説明する概念である[2)]。以上に述べた理論から導かれるシステムズアプローチの基本的考え方は，以下の通りである。

(1) 因果関係を一方向的・直線的にではなく，双方向的・円環的に考える。
(2) 1つのシステム内では，個人は他の成員の行動をコントロールするような相互作用のパターンを繰り返している。
(3) 症状にはシステムのホメオスターシスの維持という面と同時に，新しいシステムへの発達の方向性を示すという2つの側面がある。
(4) システムの健康度は，「変化に適応する能力」によって示される。
(5) 取り扱う問題は，過去や未来の出来事ではなく，現在の相互作用である（現在の相互作用の変化のために過去や未来の出来事を利用する）。

B 適応と禁忌

システムズアプローチは，疾患・重症度・年齢・パーソナリティを問わず，症状や問題行動によってシステムの成員が巻き込まれている時に適用する。個人の深層心理や洞察能力が問われないため，従来の心理療法の適応にならなかった身体疾患にも対症療法として適用される。

家族の参加を積極的に考慮したほうが治療上効果的であると考えられる点を，以下に示す[3)]。

(1) 治療を求められている症状が，家族集団の機能と関連している場合。
(2) 家族集団の機能が，効率的に働いていないと考えられる場合。
(3) 主訴が，子どもや青年に関する場合。
(4) 家族が，ライフサイクル上の1つの発達段階から次の発達段階に移行する際（結婚，家族成員の死，子どもの自立などに伴う家族成員数の変化，定年退職など）に，困難に出会っている場合。
(5) 家族が互いの関係に問題があると訴える場合。

次に，一般に家族面接の形をとりにくい場合を以下に示す。

(1) 家族のキー・メンバーが地理的条件などによって治療に参加できないか，もしくは参加する動機がない場合。
(2) 障害の経過の末期になって家族が来談している場合。
(3) 情緒的な平衡があまりにも不安定な状態で維持されているために，関係のシステムを変化させようとする介入が，1人以上の家族成員の重篤な代償不全を招くと推測される場合。
(4) 補償金の獲得や刑事訴追からの逃避などの外的な誘因が，家族の隠されたテーマになっている場合。

しかし，治療への家族参加の是非についての科学的データは極めて少ない。また，ある治療者にとっては禁忌であっても，別の治療者にとっては新たな挑戦である場合もあり，その個人差の大きいことも考慮に入れておく必要がある。

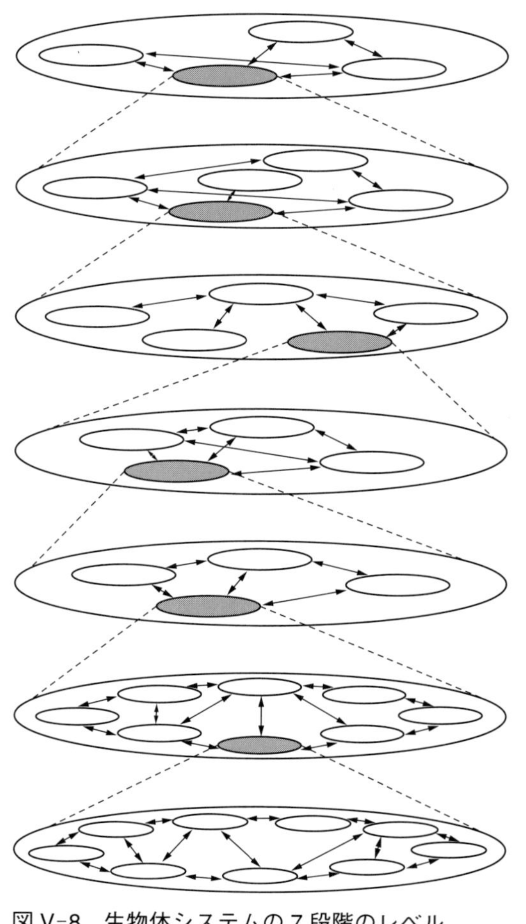

図V-8 生物体システムの7段階のレベル

C 治療の実際

1．理論

個人療法で個人に対する受容・共感が重視されるのと同様に，家族療法では家族への受容・共感が何よりもまず優先される（ジョイニング）。家族は患者の慢性的な症状のために苦痛を感じ，混乱し，重荷を背負っているのが現実である。したがって，家族成員それぞれが背負ってきた苦痛や重責感に共感し，病態説明のための医学的情報の提供や，治療の指針となるガイドラインを直接提供することも必要である。家族とのジョイニングのためには，①家族の持つ文化やルールを重視しそれに合わせること，②家族成員の1人の人と連合せずに中立的な距離を保つことが大切である。

1）構造的アプローチ structural approach

家族の構造とは，家族成員同士の心理的位置関係を距離という概念でとらえたものをいう。家族システムを理解するには，その部分である家族成員間の関係の理解が必要である。「構造」とは元来，抽象的概念であるが，実際に観察できる家族成員間のルールや連鎖によって「構造」を推測することが可能である。相互の関係性の理解のためには，「境界」，「提携」，「パワー」という補助的な概念を利用する[4)]。境界という概念は，家族相互の交流の過程で誰がどのような方法で参加できるかの規約であり，病的なものとして「あいまいな境界 diffuse boundary」と「硬直した境界 rigid boundary」がある。前者では家族システムへの参加に関するルールがあいまいであり，その構成員はあらゆる問題に関して互いに引き込まれ，必要以上に関与し合う。このような家族を「網状家族 enmeshed family」と呼ぶ。この場合，個人の自律性は障害される。後者の場合，家族成員間やサブシステム間に強固な壁を作る。このような家族を「遊離家族 disengaged family」と呼ぶ。この場合，人間関係に必要な所属感や相互依存が学べず，孤立に陥りやすい。提携 alignment という概念は，家族システムの一員が他の成員と協力関係または相反する関係を持つことである。パワー power という概念は，個々の構成員が他者に与える影響力のことであり，場や状況によって変化する。これらの概念の助けによって家族構造の評価を行い，夫婦や両親の連合関係，世代間の境界の設定，親子や兄弟間の階層 hierarchy の形成を目標に，再構造化を図るように働きかける。ただしこれらの目標は，その社会に一般に受け入れられている家族構造であり，理想的な家族像という考え方ではない。

2）戦略的アプローチ strategic approach

戦略的方法には多くの形があるが，治療者は特定の問題に焦点をあて，それを解決するような戦略を考案することにより計画的にシステムの変化を図る。戦略的方法は間接的な方法であり，直接的な指示が有効でない時に必要になる。Haley は，「すべてのコミュニケーション行動は相手との関係の性質を規定する営みである」と述べ，相手との主導権争いの手段としての症状という面を強調している[5)]。

Mental Research Institute（MRI）の相互影響アプローチでは，問題の持続または悪化に寄与する問題解決の試みを「第一種変化」と呼び，問題解決努力が問題を維持している（偽解決）と考える[6)]。そして第一種変化の逆説性を超越する試みを「第二種変化」と呼ぶ。以下に第二種変化を引き起こすための主な技法を述べる。

a. リフレーミング reframing

リフレーミングとは，ある行動の一連のやりとり，またある関係や現状を今までとは異なった側面からみて，否定的な意味を肯定的なものに変えるために使われる技法である。逆に肯定的な意味を否定的なものに変えることもある。その方法は，一定の判断や考え方や枠づけされた出来事の枠組みを変え，その結果，事実を変えることなく事柄の意味づけや価値判断を変えようとする。異なった見方は異なった考え方や感じ方を促し，症状の意味を変化させる。例えば，「口やかましい母親」は「非常に熱心に関心を持って配慮する母親」に，「仕事一辺倒で子どもにかかわらない父親」は「母親を信頼して大切な子どもの教育を母親に任せている父親」に，「否定的な子どもの症状や問題行動」を「落ち込んでいる母親を元気づける行為」に，とさまざまにリフレームすることが可能である。

b. パラドックス paradox

われわれは日常の多くの場面でパラドックスに直面しているが，パラドックスは一貫した前提から正しく導かれた推論を否定する。よく知られているものに「自発性のパラドックス」がある。自発的であれという命令は，勝ち目なしの状況を作る。自発的に行動すれば命令に従ったことになるので，自発的でなくなる。自発的に行動することを拒否すれば，自発的でなくなる。親子や夫婦のような緊密な2者関係では，普通そのような拘束の場から逃げられないため，慢性的なストレス状況を作り出す。逆に治療者-患者関係にもそのことを利用することが可能であり，システム内にある種の「ゆらぎ」を作ることができる（治療的二重拘束）。

治療的介入としては以下のようなものがある。

症状の再定義：各々の家族成員の行動（症状）を，家族のホメオスターシスの維持のために意図された積極的な行動として評価する。患者や家族はその結果として新しい選択肢をみつけ始めることになる。

症状処方：症状や行動を家族システムと結びつけ，「家族は行動を続ける必要があるので同じことをもっとやるように」と処方する。症状処方は自分たちの行動について家族に責任をとらせることにつながる。

変化の制止：家族が変化の兆しを示したら，家族に変化に逆らうように制止する。問題を予測し，変化の速度をコントロールする。パラドックスは，患者や家族の協力よりもむしろ反抗的行動を前提としており，新しい行動への賞賛と激励は，以前のパターンへの逆行の奨励につながる。

その他：やりとりの順序をかえること，隠喩（メタファー）の利用，儀式の処方など。

3）ナラティヴ・アプローチ narrative approach

ナラティヴ・アプローチは，社会構成主義 social constructionism の考え方に基づいており，家族療法を行うに際しての基本的スタンスである。社会構成主義という考え方は，私たちが生きる現実は，周囲の人との相互の言語的交流をとおして社会的に構成されるというものである。物事には客観的な真実や事実というものがあるという見方に対して疑問を投げかけるものであり，現実というものの姿が多層性・多重性を持っているという立場に立っている。そこでは治療者と患者との関係は言葉をとおしてつながった関係であり，両者の対話が意味や理解を作りあげていく。ここでの治療者の役割は，2人の対話の空間を広げ，それを促進する参加者である。その際の会話に臨む姿勢が「無知 not-knowing」という立場である。そして，治療で扱う問題とは，その人の生活に不都合をもたらすと表現される「物語 narrative」であるとすれば，問題とは，言葉の中に宿るもので，その物語の変化が問題の変化である。治療者は専門用語ではなく，患者の使う「ローカルな言葉」で語り合い，相手を急いで理解しようとしないように，理解の途上にとどまり続け，「いまだ語られていない物語」を引き出していく[7]。そういう治療者とのやりとりの中で，患者の過去の物語が書き換えられ，新しい物語が生まれていく。ナラティヴ・アプローチでは，目標を定めずに続いていく，そのような相互作用を「治療」と考えている。もちろん前述の「家族の構造」という考え方も，治療者が作りあげた，変化のための「物語」に過ぎない。

2. 実践

1）症例提示

以下に代表的な心身症の1つである慢性疼痛障害の2例を提示する。

症例1

患者：75歳，男性，元電気工事業経営。
主訴：左前胸部痛。
既往歴：69歳時に気管支喘息発症。
家族構成：妻（74歳），長男（45歳），長男の嫁（40歳），長男の子ども3人の家族7人暮らし。
現病歴：71歳時に，多発性骨髄腫を発病。化学療法にて寛解に至ったが，経過中左前胸部痛が出現し持続した。しかし種々の検査でも疼痛を説明できるような器質的異常は認められなかった。その後，数施設において pentazocine 筋注をはじめとする鎮痛薬投与，理学療法，硬膜外ブロックなどの治療を受けたが逆に疼痛は増悪傾向を示した。その経過の中で，精神的薬物依存や抑うつ状態が出現したため，当科紹介入院となった。

入院時現症：左前胸部〜季肋部（Th4〜6 の領域）に自発痛を認めた（温痛覚，触覚は正常）。

検査所見：血清免疫電気泳動にて IgG λ 型，M 蛋白陽性，尿中 Bence Jones 蛋白陽性，胸腹部単純 X 線・頭部 CT・胸椎 MRI・^{99m}Tc 骨シンチでは異常を認めなかった。

心理テスト：CMI；II 領域，SDS；72 点，YG；D 型。総合的には，「強い抑うつ傾向を認め，困った時にも他人に頼らず，問題を自分の努力だけで解決しようとする」という結果であった。

生育歴：7 人兄弟の長男として生まれ，小学校卒業後電気店に勤めた。40 歳で電気工事店を設立し，精力的に仕事をこなし事業を拡大した。社長職の他に町内会長など 20 もの役職を持ち，家庭内でも職場でもつねに指導的立場にあった。しかし多発性骨髄腫の発症と入院によりすべての役職を失い，仕事を長男に任せるようになった。

入院後の経過：入院後，局所の痛みに対して持続硬膜外ブロックを 6 時間毎に実施した。同時に抗うつ薬や抗不安薬の投与を行ったが，全体的に痛みの程度は変わらず，本人はむしろ入院後症状が悪くなったと訴えた。また患者個人に対しての心理療法には拒否的であった。

入院後の検査や行動観察から以下の情報が得られた。

①基礎疾患は存在するものの持続する疼痛を説明できるような客観的所見は局所には認められなかった。

②注射や投薬の時間が少しでも遅れると看護師に不満をいい，治療スタッフに対して攻撃的態度を示した。

③痛みや不眠に対して場合によってはプラセボが有効であった。

④左胸部痛以外にも，客観的所見に合わない腹部膨満感や便通異常の訴えがあり，腹部症状については過敏性腸症候群が疑われた。また腹部症状を強く訴える時には胸痛の訴えは減少し，症候移動が認められた。

これらの情報により，症状の持続には心理的要因が強く関与していると判断された。

症状の持続要因としては以下の仮説を考えた。

①多発性骨髄腫の発症による役割喪失と世代交代の葛藤によりうつ状態に陥ったことが痛みの初発因子となった。

②患者の疼痛に対する家族の擁護反応が患者の孤立を防ぎ，症状は家族の中で優位な地位を保つのに役立っている。またそのことが痛みの持続因子となっている。

③家族は，以前の患者優位の構造から長男夫婦が中心になるという世代交代の発達段階にある。

これらの仮説をもとにして，家族に患者を説得させながら世代交代を円滑に行わせるような方向へ進めることを目標とした。そのために治療の初期から家族同席面接（妻と長男夫婦が参加）を行った。ジョイニングの過程を経て，家族に対して患者を責める形にならないように配慮しながら仮説①を提示した。主治医が治療の主導権を握れない状況があったため，「痛みは必ず治癒する」と保証を行いながら，「病院だけの力では治療は困難であるため家族の方の協力が是非必要である」と説明し，家族療法を導入した。また家族面接に看護師も同席し，統一した治療システムを作るように配慮した。面接の場では治療スタッフと患者の交流がうまくいっていない点をあげ，治療方針を患者に理解してもらうように長男に説得させた。家族面接は約 2 週に 1 回の割合で合計 7 回実施したが，そのような面接を重ねていく中で患者の痛みの訴えは減少していき，治療スタッフに対する態度も次第に穏やかになっていった。しかしその経過の中で，患者は家族に対して退院を希望するようになった。このことは症状を「とられる」ことに対する患者の孤立への恐怖心の現れ，あるいは治療者に対して下位ポジションに立つことに対する嫌悪感の現れであると推察された。治療者はその状況を利用して，医学的にはあまり有効であるとは思われなかった持続硬膜外ブロックや鎮痛薬の処置を中止し，また現在の家族構造を再構造化するよいチャンスであると考え，現在の痛みについては心療内科で必ず改善することができると伝えたうえで，家族に以下の指示を出した。

①退院の話は長男を中心に家族全員で相談のうえで決めること。

②退院後もし症状が再増悪する時には，家族で当院への再入院を促すこと。ただし再入院時には治療者の指示に全面的に従うこと。

家族との話し合いの後，最終的には患者は退院（入院後約 4 か月）することになった。その際，涙を流しながら生きがいを失ってつらかったことなど内的感情体験を表現し，家族への依存も初めて示すことができた。退院にあたっては，紹介医にも病状経過の説明と再増悪時の当院への再入院を促すことを依頼し，慢性疼痛に関しては当院のみで治療が行えるようなシステムを作った。外来は２週に１度家族同席（おもに妻と娘が参加）で実施したが，患者は軽度の腹部症状を訴えるのみで，痛みの訴えは消失した。また外来では，患者は症状に対する治療者の説明にも耳を傾けるようになった。

症例２

患者：14歳，男性，中学校２年生。

主訴：腹痛。

家族構成：父（47歳），母（38歳），弟２人（13歳，11歳）の５人暮らし。

現病歴：約９か月前より頭痛や腰痛のため登校できないことが多くなった。３か月後腰痛の増悪のため整形外科を受診したところ腰椎分離症と診断された。痛みはコルセットの装着により一時的に改善したが，その後症状の増悪のため歩行困難となり整形外科入院となった。しかし再び腰痛が増悪し，股関節の屈曲がほとんど不能となり臥床状態になったため，当科に紹介入院となった。

検査所見：腰部単純Ｘ線写真および腰部MRIにて腰椎分離すべり症を認めた。

心理テスト：CMI；III領域，YG；A型，SDS；44点。MMPIを含めた総合的評価では「内向的で社会性に欠け欲求不満耐性が低い。他人にどうみられるか敏感で，感情を抑圧する傾向が強い」という結果であった。

心理的背景：患者は３人兄弟の長男で両親は共働き。患者の幼少時より両親は嫁姑関係や父親の兄弟の金銭問題のため喧嘩が絶えなかった。母親は眩暈や頭痛で寝込むことが多く，その時は患者が母親代わりになって弟たちの世話をしていた。

入院後の経過：入院後の検査所見および患者の行動観察より，以下の点で症状には転換機制が強く働いていることが疑われた。

①器質的要因として腰椎分離すべり症を認めたが，自他覚所見に比べてその程度は軽度であること。

②夜間睡眠中には股関節は十分屈曲していること。

③昼間でもベッドから起き上がる時などにいつも以上に股関節が屈曲している時があること。

また，家族面接での情報から病態メカニズムとして以下の仮説を考えた。

①精神的に不安定でよく寝込んでいた母親にとって，患者の症状は「心の張り合い」として，看護人の役割を与えられた母親の精神安定に役立っている。

②患者に暴力をふるうか，距離をとって，かかわろうとしなかった父親と症状を通して接することが可能になった。

③患者は両親に代わって弟たちの面倒をみたり家計の心配をすることにより，いわゆる「代理親」の役割を演じていた。

④結果として患者の症状は両親の葛藤回避に役立ち，家族のまとまりを作っている。逆にそのことが症状の持続要因になっている。

⑤不登校については，患者の社会性の欠如や対人緊張の問題はあるが，おもに両親の精神的支えの不足による。

治療目標は両親の連合関係および患者と父親の心理的距離の接近を図り，その結果として患者と両親との間に世代間境界を作る方向に家族の面接を進めることとした。

家族面接は２週に１回の割合で合計８回実施し，両親と本人の同席で実施した。まず上記の仮説を提示し，症状のポジティブな面を強調することにより，患者の家族の中で果たしている代理親としての役割を評価し，間接的に「症状処方」を行った。次に面接の場で以下のような動きを作った。患者から離れて座っていた父親を，患者の隣に座っていた母親の椅子と交代させ，父親と患者が直接話をしやすい状況を作った。面接の中では，父親と患者が話を始めると，母親がその話を中断させ，母親と患者の会話に代わるという交流パターンが頻繁にみられたため，母親の介入をブロックし，父親と患者の会話を続けさせた。次に両親に，「夜間は股関節が屈曲しているのに昼間は屈曲できないのは恐怖心が強いからである」と説明し，直接父親に足を持ち上げさせ，他動的に股関節を屈曲させることを指示した。その際，母親には患者を励ますよう指示した。面接直後は患者は腰痛の増悪を訴えたが，回を重ねる度に父親による他動的股関節屈曲後の腰痛の程度および回復の時間は減少した。治療の後半には患者は，「将来に対する不安感はなくなり，家庭内での心配事も減った。学校にもなんとか行けそうだ」と述べるようになった。患者は入院後約４か月で退院し，その後杖を使って隔日に登校できるようになった。中学校卒業後も股関節は完全には屈曲できなかったが，寮生活をしながら養護学校で勉学に励んでいる。

2）考察

症例１では，治療者は家族に対して，「社会的役割を失った患者にとって，疼痛は家族との唯一の交流の手段である。症状がない場合，患者は家族とのかかわりを失い，精神的により不安定な状況になる」と説明し，症状の肯定的な側面を強調した。また，入院治療の行き詰まりや患者の退院希望という状況を利用して，長男に患者を説得させるという形で長男夫婦優位の階層形成を促進した。一見強引に患者を抑えつけているようにみえるが，そこに起こっているコンテキスト（状況，文脈）は家族との言語交流と年齢相応の家族内ポジションの獲得である。そのことが患者の精神的身体的症状の安定をもたらすということがシステム論の考え方である。また，相互に大きな影響を与えた看護師や紹介医を含めた治療システムも考慮に入れたことが症状の改善に役立ったと思われる。

症例2では，「精神的に不安定であった母親に子どもを看護する役割を与えることによって，患者の症状が母親を健康にするのに役立つ」というメッセージを出し，システムの動揺を促した。面接場面では，両親が座っている場所の移動，父親による他動的な患者の腰の屈曲，そして母親の父親への激励という方法により，両親連合や世代間境界の設定という再構造化を促進した。患者や家族との十分なジョイニングがあれば，構造的方法も自然な形で行うことが可能である。

D　予後と注意点

システム論的家族療法では，治療の過程で得られたシステムの変化は治療後も維持されると考えられるため，システム内での新しい問題の発生に対しても，家族自らがある程度柔軟に対応できることが期待される。すなわち治療が同時に再発の防止になるため，退院後の家族を中心とした生活を考えると，個人療法よりも根治的であるといえる。

円環的因果律の立場から考えると，家族関係そのものが患者の症状（生理的変化）の原因であるとはいえず，逆に患者の症状が，家族関係に与える影響も多大なものがあるという視点も，同時に考慮に入れる必要がある。症状の原因や持続因として，なんらかの問題のある家族関係を修正することが治療の目標ではなく，症状を含んだまま硬直的に持続しているコンテキストの変化を，なんらかのメタファーを用いて作り出すことを目標とする。その結果として，症状の変化を期待する（症状もそのコンテキストの一部分であるから，コンテキストの変化は症状の変化と連鎖的であるとの仮説に基づく）。すなわち，家族療法とは，症状を除去するために家族というコンテキストを利用する治療であり，家族関係が問題だから行うものではない。社会構成主義の考え方に立てば，現実とは各人1人ひとりが構成するイメージであり，現実をどのように構成し直せば目の前のコンテキストの変化に役立つのかを問うことが家族療法の前提にある。例えば，「症状の原因は何なのか，夫婦関係は良好か，母子関係は密着しているか」は必要な情報ではなく，「誰がそのことに注目し，問題としているか，あるいは問題にしていないか，そしてその結果何が起きているか」といった人間関係についての情報が必要である[8, 9]。システム論では，人の思考や行動はその人の置かれた状況によって左右されると考える。したがって，その人がそのように考え行動せざるを得ない状況について，周囲の環境や人間関係の相互作用という点から考えることが必要である。

―<文献>―

1) 遊佐安一郎：家族療法入門―システムズアプローチの理論と実際．星和書店，東京，1984
2) 北原貞輔：システム科学入門．有斐閣，東京，1986
3) バーカー F著，中村伸一訳：家族療法の基礎．金剛出版，東京，1993
4) ミニューチン S著，山根常男監訳：家族と家族療法．誠信書房，東京，1984
5) ヘイリー J著，佐藤悦子訳：家族療法―問題解決の戦略と実際．川島書店，東京，1985
6) ワツラウィック P，他著，長谷川啓三訳：変化の原理―問題の形成と解決．法政大学出版局，東京，1992
7) 小森康永，野口裕二，野村直樹：ナラティヴ・セラピーの世界，日本評論社，東京，1999
8) 東　豊：セラピスト入門―システムズアプローチへの招待．日本評論社，東京，1993
9) 吉川　悟：家族療法システムズアプローチの「ものの見方」．ミネルヴァ書房，京都，1993

3-8 ブリーフセラピー

1980年代に入るにつれ，米国を中心に心理療法の短期化，効率化への動きが著しくなってきた。その背景には，まずは，ブリーフセラピー brief therapy[注1]と称せられる一群の心理療法の台頭がある。と同時に，米国の管理医療 managed care システムの進展により，心理療法においても，患者・家族にとっての効果を明確に示すことが求められるようになってきた。ここにはさらに，最近の医療全般における evidenced-based medicine（EBM）への動きからの影響もある。しかし，心理療法の世界に短期化・効率化といった観点を持ち込むことに対しては，従来からの医学心理学のモデルに基づく多くの臨床家には抵抗があるのも事実で，実際，次のような批判を耳にする。

(1) 患者・家族の問題がそんなに「短期」かつ「簡単」に解決するはずがない。
(2) 仮に「短期」に解決したとしたら，もともとその患者・家族の健康度が高いか，もしくは問題が軽症だったからではないか。
(3) したがって，ブリーフセラピーの適応となるのはきわめて限られた患者・家族なのではないか。

これらに加えて，治療者主導による特殊な技法を駆使するような治療のイメージがある。そうした批判に対してブリーフセラピーはシンプルにかつ自信を持って，「必ずしもそうではない」と答える。では，いったいその根拠はどのようなものであろうか。そこで，以下，それらの根拠を示すべく，ブリーフセラピーの位置づけ，その適応と効果，基本的な考え方および治療の実際について紹介することにする。

A 治療法の位置づけ

ブリーフセラピーの源流は，1950年代後半より独自の催眠療法をベースに多くの困難なケースを短期かつ効率的に治療していたエリクソン Erickson M と，対人コミュニケーション研究の中から家族療法の基礎ともなる統合失調症の二重拘束理論を提唱したことで知られているベイトソン Bateson G のグループとの対話から発している。特に，このグループに参加していたウィークランド Weakland JH とヘイリー Haley J は，Erickson に大きな影響を受けブリーフセラピーの発展に大きく寄与した。Weakland は，1960年代なかばより Mental Research Institute（MRI）における新しい認識論に基づく心理療法研究プロジェクトの中心的存在となった。このプロジェクトに与えられた名称がほかならぬブリーフセラピーであり，MRI モデルと呼ばれている。

一方，Haley は，家族療法の中にブリーフセラピーの発想を取り入れる形で独創的な仕事を成した。彼のアプローチはストラティジック（戦略的）アプローチと呼ばれている。このように，ブリーフセラピーと家族療法は歴史的にはいわば「二卵性双生児」のごとき関係にあり，今日，家族療法の内から発展してきたシステムズアプローチやナ

注1："brief" という言葉を冠する心理療法には，もう1つブリーフサイコセラピー "brief psychotherapy" がある。この源流はフロイト Freud S の精神分析療法にある。本療法は，緊密な治療関係（転移関係）に基づき，長期にわたって患者の人格の再構成を目ざすものであるが，同時に，多くの患者のニーズに応えるための現実的な治療法としての限界も浮きぼりになってきた。そこで，より短期でかつ患者の問題について限局化した力動心理療法が開発されてきた。アレキサンダー Alexander F による修正情動体験，マン Mann J の時間制限療法，シフネオス Sifneos PE の短期力動療法などが代表的なものである。いずれも，その適応に関しては厳密な患者選択の基準が設けてある。しかし，ブリーフサイコセラピーとブリーフセラピーの2分法は必ずしも明確に用いられているわけではなく，むしろ，「短期」という点も含め，患者・家族への効果的な援助という観点からブリーフサイコセラピーを広義にとらえようとする考え方もある。

ラティヴセラピーとの間にも密接な関連性がある。そして，1980年代以降，ブリーフセラピーの中で最も影響力を発揮し，わが国でも大いに関心が広がりつつあるのがディ・シェーザー de Shazer S およびキム・バーグ Kim Berg I によって開発されてきた解決志向アプローチである。また，Erickson のアプローチはその後多くの優秀な弟子たちに引継がれエリクソン学派としてブリーフセラピーの一躍を担っている。

以上のように，ブリーフセラピーも歴史的にはある流れをもってはいるが，しかし，他の心理療法各派のようにそれ自体確定したものがあるわけではないし，そもそも，ブリーフという名称自体「短期」もしくは「簡潔」ということ以外にその本質的な意味を示すものはない。そうした事情もあってブリーフセラピーの何たるかを理解することはなかなか難しいようである。しかし，今日においては，ブリーフセラピーおよびそれと関連の深いシステムズアプローチやナラティヴセラピーなどのベースとなるものを社会構成主義 social constructionism と呼ばれる人間のこころと行動に関する新たな認識方法によってとらえようとする動きが活発になっており，ホイト Hoyt MF は，これらを構成主義的心理療法 constructive therapies という名のもとにまとめようとしている。

なお，わが国でのブリーフセラピーに関する臨床研究はこの10数年さまざまな領域で発展しており，心身医療の現場でも後述するように多くの有効な治療実践報告がなされている。さらに，他の心理療法各派との対話も積極的に進められてきており，とりわけ，わが国固有の心理療法である内観療法との関連に関する議論は興味深い。

B 適応と効果

冒頭でも述べたように，多くの臨床家がブリーフセラピーに寄せる最大の関心（と同時に懸念）は，やはりその「短期」という点であろう。そこには，われわれの内に根づいている「心理療法は時間がかかるものだ」もしくは「時間をかけるだけ効果がある」という常識が関係している。ところが，これまでのブリーフセラピーによる多くの臨床研究からすると，そうした常識は，案外，臨床家側の思い込みではなかったかと思い知らされるのである。

そこで，ディヤング Dejong P らの解決志向アプローチによるブリーフセラピーの治療成績を紹介しておこう。275ケース中80%以上のケースが4回以下の面接，全体の26%が1回の面接で終了し，平均面接回数は2.9回であり，さらに，それらのケースの中からDSM-Ⅲ-Rにより5ケース以上の診断がつき，かつ追跡調査（7～9か月後）によって回答の得られた87ケースについての解決率は平均で79%であったという（表V-24）。しかも，診断カテゴリーでは，抑うつ，不安などの情動，行為障害を伴う適応障害やADHDなど臨床的には困難と思われるケースに相当の効果を示している点は特筆すべきことである。この治療報告には個々のケースについての具体的な症状記述はなされてはいないものの，特に不安や抑うつを伴う適応障害と診断されたケース

表V-24 解決志向アプローチのDSM-III-R診断による最終帰結[1)]

診断カテゴリー	ケース数	目標の達成	多少の進歩	進歩なし
気分変調症	6	33（%）	17（%）	50（%）
適応障害（抑うつ気分）	6	67		33
（不安気分）	7	14	71	14
（混合した情動像）	23	48	35	17
（行為障害）	6	33	50	17
（情動と行為の混合）	15	53	40	7
反抗挑戦性障害	11	18	45	36
注意欠陥多動障害	13	31	54	15
合計	87	39	40	21

の多くがおそらくなんらかの身体症状をもあわせ持っていることは臨床的にも十分に予測されるところであるから，この結果は心身医学にとっても大いに参考になると思われる。

事実，わが国の心身医療の現場でも，これまでに小関，内田，三島，松林，東，坂本らが各種の心身症にこのアプローチも含めたブリーフセラピーのモデルを適応した治療成果を報告している。摂食障害に関しては，マクファーランド McFarland B が解決志向アプローチ，伊藤らがこのアプローチに家族療法に基づく心理教育的アプローチを加味した集団療法による効果的な成果を示しており，ナラティヴセラピーの立場からも興味深い結果が報告されつつある。さらに，ブリーフセラピーはアルコール依存症，解離性障害，妄想性障害，パーソナリティ障害さらには虐待や暴力といった問題についても，従来のアプローチでは示し得なかった効果と治療における貴重なガイドラインを示している。

以上より，ブリーフセラピーの適応となるのは，予想に反して，身体的および心理・社会的に多くの問題をかかえ慢性化した言いかえれば難治例ほどよいといえそうである。では，いったい，このような効果を示すブリーフセラピーとはどのようなものであろうか。

C　基本的な考え方

従来の多くの医学心理学モデルは，問題に焦点をあてその背景にある原因についての情報収集から解決を求めてゆく。したがって，臨床研究の多くは，患者個人や家族関係などの心理学的特性や精神病理およびそれと現症との関連の把握が中心となる。そのようにして得られた理論がある普遍性を持つことになり，次に，治療者はそれらの理論に則って患者の治療にあたる。もしくは，一定の人間学的な本質論から患者のありようを判断する。しかし，患者・家族はもとより専門家も含めて広く社会的に受け入れられているこうした考え方や治療関係のあり方そのものがかえって治療の効率性を低下させているのではないかという疑問がブリーフセラピーの実践を通じて徐々に沸き起こってきたのである。そこで，次に，ブリーフセラピーのごく基本的な考え方を紹介する。

1．治療的プラグマティズム

森は，ブリーフセラピーの 1 つの本質を次のように明快に論じている。

「ブリーフセラピーには，『役に立つこと』を『よいこと』とするプラグマティズムの考え方が浸透している。どんな高尚な理論であろうと，実際に役に立たないものは現場では意味がない。やってみてよい結果がでたら，それを冷静に見つめて，何がよかったのかについての可能性を整理し，それらを再び試してみる。そこで再現性が確認されれば，それはよいことである」（一部，筆者により改変）。

要するに，専門家によって普遍的かつ一般的に正しいとされる理論よりも，それが目の前の患者に役に立つかどうかによってその治療理論の妥当性が計られるということである。例えば「思春期心身症は母子関係に問題がある」という理論は，専門家のみならず，多くの患者・家族にも普遍的かつ一般的なものとして認識されている。しかし，実際には，そうした理論そのものによって，むしろ治療が膠着化し長期化している場合が決して少なくない。だからといって，この理論自体が誤りであるともいえない。何より重要なのは，治療者側の理論に患者・家族を合わせるのではなく，それぞれの患者・家族の個別性に焦点をあてるということである。Duncan や Miller らは，難治例の多くが実は治療者側の自らの理論や技法への固執によって生まれることを指摘している。

2．社会構成主義

人は，単に外的な環境や世界からの情報を受け取るだけではない。むしろ，積極的にそこに意味やストーリーをつくりだしつつ，実際に行動しながら，自らの新たな心的現実や世界観を構成していくのである。そして，この構成において最も大きな役割を果たすのが他ならない言語であり，それはまた，社会における人々との相互作用のうちに生じてくるものなのである。ところが，そのようにして一旦構成されてしまった言語を，われわれは，それがすでに現実に実在するものであるかのように認識しがちである。例えば，ある子どもの行動を「攻撃的である」という言葉で記述した時，ほとんど同時に，われわれはこの子どもの内に「攻撃性」を帰属させてしまい，この子どもイコール攻撃性というストーリーをつくってしまう。同様の事態が，患者・家族との言語的なやりとりの中でも生じる。要するに，人は，構成された言語によって喜びを得たり，場合によっては悩んだりしたりするものである。したがって，そうした言語による相互作用のあり方や文脈が変われば新たな意味やストーリーがつくられることになる。こうした点から，ブリーフセラピーは，言語活動そのものが人の認知・情動・行動さらに対人関係に与える影響の大きさを強く認識するようになっている。

3．患者・家族に固有の解決能力と変化への信頼

従来の多くの心理療法は，患者・家族は変化できずにいることを前提とした上で，その変化を促すためのそれぞれの理論と技法を発展させてきたといえる。しかし，ブリーフセラピーでは，いかなる問題をかかえた患者・家族であれ，彼らの苦悩を十分に承認しながらも，すでになんらかの解決能力を有していること，また常に変化し続けていることへの冷静な認識が求められる。その点についてKim Bergは「・・・『不変とは，束の間の記憶の幻想に過ぎない』という仏教徒の思想のように，解決志向ブリーフセラピーは，絶え間なく変化する過程として人生を見なしている」と述べている。このような治療者側の態度いかんが患者・家族の変化への希望をいかに左右するかは言うまでもない。実際，そのようにして患者・家族との面接に臨んでみると，たとえ些細なことであれ，彼らがすでにさまざまな努力を払ってきていることが理解される。それらを丁寧に引き出していくのが治療者の役割である。もちろん，治療者側からの説明や解釈さらになんらかの技法（ブリーフセラピーに固有のものとは限らない）を提案することもある。しかし，それらは単に治療者側の一方的なものではなく，その患者・家族にフィットしたものでなければならず，治療者は彼らからのフィードバックを受けつつ，自らの仮説を常に検証していかなければならない。こうして，ブリーフセラピーの治療は患者・家族と治療者の共同作業となる。

D　治療の実際

1．同じことの繰り返し doing more of the same を避けること

特に初回面接においては，ブリーフセラピーにおいても，まずは，患者・家族が抱えている問題について丁寧に傾聴するところから始めることに違いはない。ただし，彼らが語る内容のどこに焦点をあてて聴くかという点で従来のアプローチとは大きく異なる。ブリーフセラピーでは，症状や問題そのものよりも，彼らのそれまでの解決努力（問題についての認知や実際の解決行動，さらに過去の治療体験や家族・社会からの影響など）と，それらが実際にどれくらい彼らにとって役に立ってきたかという点に注目する。もし，それらの解決努力が彼らにとって不満足なものであれば，たとえ専門的な立場からは正当かつ一般的なものと考えられようとも治療者はまずその繰り返しを避けるのが当然の理である。ともかく，患者・家族に対してはもちろんのこと治療者自らも同じ解決策の繰り返しを避けることが求められる。

2．問題を患者・家族の病理に帰属させない

図V-9の左側の円で示したものが，従来からの問題と患者の関係のとらえ方である。ここでは，問題と患者がほぼ同一円のものとして認識されている。すなわち，問題の原因となるものが患者自身である。したがって，治療では，そうした患者のあり方自体が問題とされ，それが変化しなければ解決はないとする考え方になる。それに対して，右側の円では，患者はたしかに問題を持っており，その影響によって現実生活はさまざまに制限され苦悩を負ってはいるが，それは，あくまで患者の一部なのだという見方である。そうすると，それ以外の部分は，実は問題が起きていない時であり，もしくは患者なりにすでに行っている

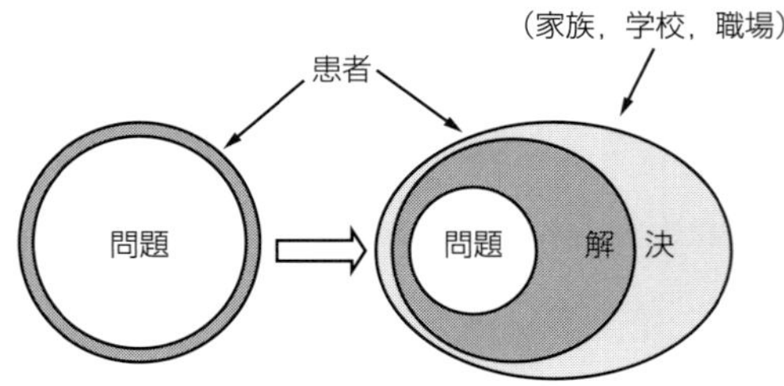

図 V-9　問題と患者の関係

解決の部分であり，強さということになる。ブリーフセラピーでは，この部分に焦点をあて，それを引き出しながら増幅したり，問題についての患者・家族を含めた関係者の中でつくられた意味づけやストーリーを変換したりしながら援助していく。その1つの有力な方法が「問題の外在化」と呼ばれるものである。そうすることのほうが，患者・家族は自己効力感 self-efficacy と自己責任性を高め，新たな解決への一歩を踏み出しやすくなる。

3．効果的な治療的会話の開発

今日のブリーフセラピー各派に共通しているのは，Erickson と Bateson 以来の治療的相互コミュニケーション論の伝統に加えて既述した社会構成主義の言語観に基づいた効果的な治療的会話の開発にある。治療関係における言葉のやりとりは単なる情報交換でもなく，また，患者の言葉は単なる表現物でもない。むしろ，治療者側の応答いかんによって，新たな解決への治療的現実がつくられるものである。したがって，治療者側が患者の語る言葉の裏の意味や表現内容の適否などを判断して解釈や説明を与えるような方法よりも，語られた言葉をそのまま受け取りながら，患者に固有の解決を引き出す方法が中心となる。そのためのさまざまな質問法が開発されてきているが，ここではそれらについて詳述する余裕がないのでそのごく基本的な点だけを示しておく（**表 V-25**）。ちなみに，なぜ「会話」という言葉を用いているかといえば，治療場面とはいえ，まずもって「語る-聴く」という人間の癒しにとって最も基本となる営みを重視するからである。

表 V-25　効果的な治療的会話の開発

(1) 個々の患者の言葉や考え方をそのまま受け取りかつ用いる。
(2) できる限り，生活場面での具体的かつ行動的な描写を促す。
(3) 患者と重要な他者（家族など）との相互作用に焦点をあてる。
(4) 患者の長所，強さなどを引き出すコンプリメント（賞賛）の工夫。
(5) 解決目標は，現実的で実行可能な小さな変化に焦点をあてる。
(6) 患者の反応性，変化への準備状態に細心の注意を払う。

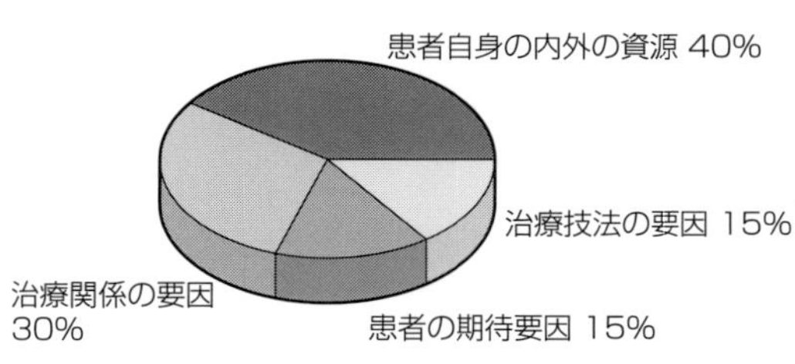

図 V-10　治療的変化をもたらす要因
Factor Influencing Successful Outcome[10)]

4．治療から治療サービスへ

従来の治療者主導による治療システムは，無理なサービスと無駄なサービスに陥りがちであった。それよりも治療を受ける側のユーザーとしての患者・家族へのサービスという視点を重視するのがブリーフセラピーである。したがって，薬物を含めた医学的処置もまた重要な患者へのサービスの一環としてとらえるのである。

おわりに

こうしてみると，いかにもブリーフセラピーが他のどの治療法よりも短期で効果的な治療成果をあげているように思われるかもしれない。しかし，Miller らによる最近の心理療法の効果研究に関するレビューによれば，ブリーフセラピーに限らずいかなる学派のアプローチであっても，数年にわたり 50，60 回といった面接回数を重ねるような治療はむしろ例外であり比較的短期の期間で行われていること，問題のいかんを問わず患者にとってなんらかの有効な治療的変化は 6～7 回で生じること，また，治療期間の長短と治療効果の間には関連性が薄いことなどが報告されている。さらに，心理療法において治療的変化をもたらす要因として，最大のものが患者自身が有している内外の資源(40%)，続いて，治療関係の要因(30%)，そしてわれわれ専門家が盛んに論じてきた治療者側のすなわち治療技法の要因は，患者の期待要因とともにそれぞれ15%にすぎないことが明らかにされている(図V-10)。したがって，ここで新ためて確認できることは，心理療法においては，患者の病理を明らかにしたり，どのような治療技法を用いるかということよりも，彼らがすでに有している内外の資源をいかに引き出すか，そのためにいかに治療関係を組み立てるかがまずもって求められるということになる。そして，そのことが結果的には治療をブリーフすなわち「短期」へと導くということになろう。

―<文献>―

1) Dejong P, Kim Berg I：Interviewing for Solutions. Brooks/Cole, Pacific Grove, 1997(玉真慎子，住谷祐子監訳：解決のための面接技法．金剛出版，東京，1998)
2) Duncan BL, Hubble MA, Miller SD：Psychotherapy with "Impossible" Cases — The Efficient Treatment of Therapy Veterans. WW Norton, New York, 1997(児島達美，日下伴子訳：「治療不能」事例の心理療法-治療的現実に根ざした臨床の知．金剛出版，東京，2001)
3) 東　豊，美根和典，久保千春，他：NUDのシステム論的家族療法—「家族の問題」の取り扱いをめぐって．心身医 35：473-482, 1995
4) Hoyt MF：The Handbook of Constructive Therapies — Innovative Approach from Leading Practitioners. Jossey-Bass, San Francisco, 1998(児島達美監訳：構成主義的心理療法ハンドブック．金剛出版，東京，2006)
5) 伊藤順一郎編：家族で支える摂食障害—原因探しよりも回復の工夫を．保健同人社，東京，2005
6) 児島達美，小関哲郎，三島徳雄：ブリーフセラピーが心身医学に寄与する可能性．心身医 40(2)：97-103, 2000
7) 児島達美：内観療法とブリーフセラピー—その共通要因をめぐって．内観医学 5(1)：3-16, 2002
8) 児島達美：可能性としての心理療法．金剛出版，東京，2008
9) McFarland B：Brief Therapy and Eating Disorders. Jossey-Bass, San Francisco, 1995(児島達美監訳：摂食障害の「解決」に向かって．金剛出版，東京，1999)
10) Miller SD, Duncan BL, Hubble MA：Escape from Babel-Toward a unifying language for psychotherapy practice. WW Norton, New York, 1997(曽我昌祺監訳：心理療法・その基礎なるもの—混迷から抜け出すための有効要因．金剛出版，東京，2000)
11) 宮田敬一編：医療におけるブリーフセラピー．金剛出版，東京，1999
12) 森　俊夫：ブリーフセラピーのものの見方・考え方．宮田敬一編：学校におけるブリーフセラピー 29，金剛出版，東京，1998
13) 小関哲郎，児島達美：心療内科における解決志向アプローチの実践．宮田敬一編：解決志向アプローチの実際，pp243-262，金剛出版，東京，1997
14) 内田　郁，黒丸尊治：耳鼻咽喉科領域でのブリーフセラピーによる心身症(めまい)の治療—フォリューション・フォーカスト・アプローチの立場から．心身医 41：199-204, 2001
15) White M, Epston D：Narrative Means to Therapeutic Ends. WW Norton, New York, 1990(小森康永訳：物語としての家族．金剛出版，東京，1992)

3-9 バイオフィードバック療法

バイオフィードバック biofeedback（以下 BF）療法は，心身医学的治療法の１つとして長い歴史を持ち，心身医学の専門家の多くがその名称は知っている。しかし，その活用は限られており，日本バイオフィードバック学会の活動もあまり活発ではない。このような中で BF 学会会員を中心に活性化のための取り組みがなされ，徐々に BF も変化をみせている。本項では心身医学治療法として発展してきた BF 療法を中心に紹介し，新しい動向も紹介する。

BF では，普段は意識していない身体内の情報を生理学的に取り出し，工学的な方法を用いて被験者本人に知覚できるようにさせ，その身体反応を，訓練を通じて制御させようとする。この時，身体反応は，視覚や聴覚などの変化といった人間が知覚しやすい情報に変えられて本人に示される。したがって，その変化により本人は自分の身体内の局部的な動きや変化を知ることができる。しかし，これが BF の最終的な目標ではない。BF の目標は，工学的な方法を用いずとも自分の力だけで制御する能力を獲得することである。ある身体反応の自己制御可能性を検証する実験目的で BF が用いられることもあるが，この方法を治療目的に用いた場合に BF 療法と呼ばれる。なお，本質的には身体内の情報は生理学的な情報のみには限られない。身体内変化をほぼリアルタイムでフィードバックすることができるならば，生化学や免疫学などの情報でも使用可能と考えられる。したがって，BF で使用する身体反応は技術の進歩とともに変化する可能性がある。

A 治療法の位置づけ

BF は，1950 年代に実験された自律性反応の道具的条件づけに関する研究にその流れを遡ることができる。当時，Miller，DiCara らが動物実験により心拍数や腸管機能などの道具的条件づけの研究を行った[1)]。その後，高血圧症治療に実験的に用いられた。このように条件づけの考え方を基に発展してきた BF は，学習理論を基盤とする治療法という意味では行動療法の１つとして位置づけられていた。なお，道具的条件づけの詳細は学習理論の章を参照されたい。

実際の BF 療法では，少なくとも２つの道具的条件づけが含まれている。１つは BF 装置を用いた条件づけであり，ここでは狭義の道具的条件づけと呼ぶ。これは被験者が提示された身体反応を制御するために工夫する中で，反応の制御（強化対象の行動）が可能になると，フィードバック信号が望ましい方向に変化する（強化子）という形で示される。もう１つの道具的条件づけは BF 療法の治療構造そのものである。BF のセッションで患者が身体反応をコントロールする方法を学習するという行動（強化対象の行動）が起こり，これにより症状が改善する（有害反応の消去）と，これが強化子として働く。以上の条件づけをここでは広義の道具的条件づけと呼ぶ。

通常は BF セッション内での学習に力点がおかれるため，狭義の道具的条件づけが注目される。しかし，治療の有効性を保つには広義の道具的条件づけの観点も重要である。逆にいえば，身体反応は学習されているにもかかわらず症状の改善が認められない場合には，広義の道具的条件づけが成立していない可能性を検討する必要がある。

B 適応

BF に用いる身体内の情報と病態との関係により，BF は直接法と間接法に分かれる。直接法は疾患や病態を形成する本質的な変化と密接に関連していると考えられる身体反応を BF による制御の対象とする方法である。これに対して間接法の場合には，より一般的な状態で治療上有効なもの（例えば，リラクセーション）を BF により実現し，その状態が治療効果を発揮することを期待する方法である。仮に，痙性斜頸の患者を例にあげ

表 V-26 バイオフィードバックによく用いられる身体情報

呼吸(数,リズム,胸式・腹式のバランスなど)
心拍(数,心拍変動など)
筋緊張(表面筋電図,筋電位(注1))
発汗(GSR などの皮膚電気活動)
皮膚温(または皮膚表面血流量)
脳波(脳波を使用した場合に neurofeedback と呼ばれることがある)

注1:筋電図 BF という言い方が一般的であるが,実際に用いるのは筋電位である。

(米国 AAPB のホームページ[2] において H18 年 12 月 20 日に検索した結果得られた Slides.pdf に基づき,著者が改変)

ると,この疾患では片側の胸鎖乳突筋の緊張が異常に高まって制御できなくなり,頭部の姿勢異常をきたす場合が多い。これに対して,患側の胸鎖乳突筋に電極を装着して筋電図 BF を行い,当該筋の筋弛緩を学習させる場合は,直接法になる。一方,皮膚温や皮膚電気活動などを用いて BF を行い,全身のリラクセーションを学習させ,それによる治療効果を期待する場合は間接法になる。

表 V-26 に示すように,さまざまの生体情報が BF に対して用いられてきた[2]。これらの情報自体は,直接法,間接法にかかわらず用いられる。これらの違いはあくまでも病態との関連で決まってくる。また,今後も利用可能な身体反応の種類は増加するものと考えられるが,身体反応の選択にあたって次の 4 点に注意しておく必要がある。

(1) 客観性:対象とする反応が正確に連続して測定可能であること。
(2) 数量化:ある変化の有無といった all or none の反応ではなく,強さ,大小,頻度などのようにある程度の連続量として測定可能であること。
(3) 操作性:その変化を BF 信号に置き換えてフィードバックすることが可能であり,その結果として報酬や罰刺激との組み合わせが可能であること。
(4) 病理性:その変化が病態(ないしは目的とする状態)を反映していること。

間接法としての治療において適応を考える場合に必要なことは,自律訓練法の標準練習や筋弛緩法を適用する場合と大きな違いはない。直接法としての治療では,その病態が不適切な学習の結果として出現したと考えられる場合で,かつ現時点でその身体反応をフィードバックすることができる装置が入手できる場合ということになる。

他の条件として患者側の条件がある。高齢者などで BF 装置に対する親和性がない場合やその目的を理解できない場合には適応がない。例えば,いくら説明しても BF 装置が変化を引き起こしてくれると考え,自己制御の概念が理解されず,その努力をしようとしない場合である。また,BF 装置は個室に置かれることが多いため,閉所恐怖のような症状がある場合には,なんらかの工夫が必要になる。年齢については,小児では BF 装置のフィードバックプログラムにゲーム的な要素を取り入れることにより対応できる場合がある。高齢者の場合は学習が可能と考えられるかを考慮する必要があるが,眼瞼痙攣のように,比較的高齢の患者が多い疾患でも適応となる場合もある。

C 治療のポイント

1. 汎化・転移

汎化とは,すでに学習したことを,少し違う状況で応用して適用することをいう。BF が行われる場は治療室であるが,実際に症状を軽減する必要がある場は実社会である。一般的に,治療室で学習したことがただちに実社会で実現できるとは限らない。環境や人間関係などが治療室と異なる状況では,学習済みの自己制御が不可能になる場合もある。特に,治療室だけでなく日常生活の中でも自己制御が可能となるように汎化のプロセスを進める時に,転移と表現する場合もある。

1) セッション内における汎化の手続き

治療セッションの初期は,学習しやすい状況で BF を行う。基本を習得すれば,より日常生活に近い状況での訓練を段階的に行い,日常生活での応用が可能な状態を目ざす。例えば,書痙治療の場合は,最初は筆記具の保持のみで筋弛緩を学習させる場合が多い。それが可能になると,単純な記号を書字させながら練習を行う。さらに進めば,ひらがなや漢字の書字に移る。

2）セッション間における汎化の手続き

BF セッション中の訓練のみが治療ではない。次のセッションまでの間にどのような練習をするかが重要である。BF セッション中に気づいた感覚を，BF 装置がない状態でも再現できるようにする必要がある。入院と外来の違いはあるものの，初期には治療室に近い状態で練習するほうが再現しやすい。治療の進展に伴い，さまざまな部屋や環境で練習するようにすれば汎化が起こりやすい。

2．シェーピング shaping

段階的に目標を設定し，簡単な目標を達成したら次の段階の目標に移る，というように少しずつ目標に近づいていくやり方をシェーピング（以下 SP）という。BF の治療では汎化とともに重要なポイントである。

1）病態理解の重要性

簡単な課題から難しい課題へ，が SP の原則であるが，実は簡単な課題と困難な課題を区別するのは容易ではない。区別するには病態を正しく理解する必要がある。これが簡単なはずだと治療者の思いこみで治療すると，失敗することがある。治療開始前の評価で多面的に多くの条件で検討しておくことが重要である。と同時に，患者とコミュニケーションを十分にとり，患者の主観的なイメージも十分に考慮する。

2）目標課題によるシェーピング

最も単純な SP である。BF 装置を用いて目標値（閾値）を設定する場合に，どの値（閾値）を超えたら信号をフィードバックするか，また，どの程度の変化（例えば，筋弛緩）でフィードバック信号を変化させるかを決めるが，これらの設定を変えることにより SP を行う。当然，少ない変化でも信号が変化するようにしたほうが，簡単な課題となる。この SP は装置の設定を変えるのみなので，手続き的には簡単である。

3）訓練条件によるシェーピング

同じ目標値（閾値）でも，訓練条件により課題の困難さが変化する。例えば痙性斜頸の場合は，一般的には，背もたれにゆっくりともたれかかって練習するほうが筋弛緩を学習しやすく，背もたれがない状態や立位のほうが筋弛緩は困難となる。ただし，この場合に困難さの程度を変化させるには工夫を要する。リクライニングシートであれば，角度の変更により SP をすることができる。椅子の性状によっても負荷が変わることがあるので，治療者が創造力を働かせて SP を考える必要がある。

4）負荷条件によるシェーピング

これは汎化・転移にもかかわる重要な SP である。目標値や訓練条件が同じ場合でも，なんらかの作業を BF 訓練中に行わせると，困難さの程度が変化する。例えば，書痙の場合は練習する際の書字内容（記号～ひらがな～漢字）や単位時間あたりの書字量によって変化する。さらに，対人緊張が関連する場合には，練習場面に第三者がいるだけでも困難さが変化する。痙性斜頸の場合は，上肢の動作を加えると筋弛緩が困難になる場合があるので，動作内容を変えることにより SP をすることもできる。負荷の与え方は病態理解と密接に関連しており，患者との共同作業でより正確に病態を把握しておくことが重要である。

3．そのほかに考慮すべきこと

1）患者自身が治療プロセスを理解する

身体反応の制御を学習するプロセスを患者自身が理解することは再発の予防に重要である。将来，再発しそうな時に，BF 治療中のやり方を患者が再現できれば，悪化を防ぐことができる。

2）治療者の役割

治療者の役割は，病態を適切に評価し，それに基づいて患者が学習しやすい訓練状況を設定することである。患者が自分の身体感覚をうまく説明できない場合もあるので，身体感覚に治療者が体感として共感する必要がある。ほかに重要なことは，測定の精度を保ち，正確な信号が患者にフィードバックされるようにすることである。このため，治療者は BF 装置の使用方法に習熟しておかなくてはならない。

3）研究目的の場合

フィードバック信号を参考に目標を達成する方法を発見するのは，患者（被験者）自身の課題であり，研究的な治療ではこの自己発見の原則を守る必要がある。他の方法を併用した場合には，その旨を記載する。

一方，臨床現場では，自己発見の原則を尊重する程度は，治療者の考え方による。自律訓練法やジェイコブソン Jacobson E の漸進的筋弛緩法などを併用することは，よく行われる。

D 治療の実際

以下に入院での治療手順を述べる。外来の場合は受診の頻度により一部を省略する場合もある。

1．導入・動機づけ

BF 療法でも他の治療法と同様に患者の動機づけが治療の流れに大きく影響する。治療者が BF 療法の適応だと判断しても，患者がすぐにそれに同意するとは限らない。患者が治療法を理解しないままに BF 治療を開始すると，脱落する可能性が高い。ただし理解とはいっても本質的な理解は治療が始まってみないとわからないが，概念的な理解であれ，患者が理解できるように援助するという治療者の姿勢が重要である。

実際の対応では，BF が適応だと考えられる理由を説明することになるが，その後すぐに開始するわけではない。時間が許すならば患者が自分なりに考えて，治療を受けてみようという意思表示をした時点で開始することが望ましい。この際に患者自身の目標を明確化することも重要である。抽象的にただ「治す」という目標では，非現実的な高い目標を持ちかねない。「どのような状況で，どのような行動をとれることが重要か」について患者と話し合う。この段階で複数の目標が出てくる可能性がある。治療者としては，より現実的で実現可能と思われる目標を勧めたくなるであろうが，患者自身の選択が最も重要である。このプロセスをとることで，最初に余分な時間を要するかもしれないが，患者自身の動機づけが高い状態で治療が進むことのメリットは大きい。

2．評価・ベースラインの測定

BF 装置を使って治療を開始する前に，医学的診断とは別に，BF の治療計画の立案のために病態の詳細な評価が必要である。この評価に BF 装置を用いることもあれば，ポリグラフなどの機器を用いることもある。そして，この測定が治療開始前のベースライン測定にもなる。ここでは痙性斜頸や書痙を例にして説明する。

可能な限り多チャンネルを用いて，症状出現に関連していると思われる複数の筋群を同時に評価することが望ましい。これにより次のような点を評価することが必要である。

a. 症状がある中でも相対的に安定した状態の確認

相対的に症状が軽く BF 治療を開始する場合に，最も始めやすい条件を見つける必要がある。

b. 負荷をかけた場合の変化

痙性斜頸の場合は，座位と臥位，安静時と運動時，などにより変化する。書痙の場合は，書字内容や書字スピード，書字量などにより変化する。また，いずれの場合も，対人場面で緊張が高まり，症状出現につながることもある。

c. 日常生活の動作時の状態

患者は日常生活で症状が消失することを希望してくるのが普通である。患者にとって重要な日常生活での動作において，どのように緊張状態が高まるかを評価する。これは複数の負荷を同時にかけた状態と考えることもできる。

d. 変動の有無と変動幅

筋弛緩を維持できる場合は，筋電図の変化は少なく安定しているはずであるが，筋緊張が高い場合には，状態が時系列的に変化することがある。その場合は，振戦のようなリズミカルな変化か，持続的な変化か，という点を評価する。一般的には，振戦が認められる部位は，初期の目標筋群とするのは好ましくない。

e. 一次的変化と二次的変化

発症から時間が経過すると，病状が発症時から変化している場合が多い。変化には病態そのものが変化したと考えられる場合（一次的変化）もあるが，患者が日常生活を送るために自ら修正して変化している場合（二次的変化）もある。しかも，時間が経つと意識的努力が習慣化して一次的変化と区別するのが難しくなる。これらの変化をできる限り区別する必要がある。

一次的変化と二次的変化の区別は重要だが難しい問題である。普通は二次的変化のほうがBFによる修正は容易である。例えば，痙性斜頸の場合に右の胸鎖乳突筋の異常緊張で頭位が右傾左旋した場合，頭位を直立させて正面視できるように右肩を挙上し上半身を右に捻っていることが多い。これは無意識のうちに行われているのが普通である。この場合，一次的変化の部位は右胸鎖乳突筋であるが，二次的変化である右肩の僧帽筋などの筋群も高い筋電位を示す。姿勢や作業負荷による筋電位の変化により一次的変化と二次的変化の区別ができる場合もあるが，常にできるとは限らない。治療経過により判断せざるを得ない場合も多い。

治療前の評価は厳密に行えば，かなりの時間を要する。厳密さを追求する場合には，日内変動や測定日による違いも検討したほうがよい。しかし，外来の場合は，評価のためだけのセッションを繰り返すと脱落するおそれがあり，必要最低限にとどめざるを得ないことが多い。

ところで，最近はBF装置が進歩し，PCをコントロール機器として使った小型で比較的安価な多チャンネル装置が多くなった。このような機器を使うことができる場合は，同一情報の多チャンネル測定のみならず，多種類の情報の同時測定が可能である。これについては最近の動向において紹介する。

3．治療セッション中に行われること

BF療法のセッションにおいて行う内容について，治療の流れ，セッション内の流れ，他の治療法との組み合わせ，の3点を中心に説明する。ここでも痙性斜頸や書痙などに対する筋電図BFを念頭において説明する。

1）治療の流れ

治療の流れは大きく初期，中期，終期の3つに分けることができる。

a. 初期：基本の学習

最初は患者にとって筋弛緩が何を意味するか全くわかっていないのが普通である。したがってこの時期の目標は，練習しやすい条件でBFを行い，筋弛緩を体得することである。ジストニア傾向の強い不随意運動を認める場合は，この段階に長時間を要することもある。また，一次的変化と二次的変化のいずれから始めるかは，慎重に考える必要がある。二次的変化のほうが弛緩させやすく相対的に容易に変化する可能性があるが，前述の症例の場合，僧帽筋の筋弛緩により（少なくともBFセッション中は）頭位の変化が強くなったように感じられる場合がある。

b. 中期：応用

基本的な筋弛緩が負荷の少ない状態で可能になってきたら，次は，軽い負荷をBF訓練中にかけるようにする。どのような負荷から入るかは，SPの考え方による。BF開始前の評価内容を検討してSPの計画を立てるが，治療経過に伴って病態も変化する可能性があるため，最終的には患者の考えや希望も確認しながらSPのプロセスを決めていく。改善のプロセスには波がある場合も多いので，柔軟に対応する。

c. 終期：日常生活への汎化・転移

負荷の程度や種類を変えても目標とする状態がセッション中に実現できるようになれば，治療の最終段階になる。日常生活での行動を意識したSPの計画をたてて実践することになる。治療を終結する前段階として，BFセッションの間隔を徐々にあけてゆき，患者自身でコントロールする部分を次第に増やしていくこともある。この間隔が1か月以上あくようになれば，実質的にはフォローアップ期間に入ることになる。

2）セッション内の流れ

1回のBFのセッションは，次のように行われることが多い。なお，セッションが長時間になると疲労などの影響もでてくるので好ましくない。

原則として1時間を超えないように注意する。

a. 前週の経過の確認

BF 訓練に入る前に前回のセッションからの変化を短時間の面接（会話）で確認する。

b. 当日のベースライン（初期値）

対象とする筋群に電極（ないしは必要とする身体情報を測定する電極）を装着して，フィードバック信号を与えない状況で測定する。時間は3〜5分間のことが多い。初期には単純に安静時のみの測定を1回だけすることが多いが，負荷をかけ始めた時には，負荷をかけない状態とかけた状態で別々に測定するのが普通である。

c. BF によるコントロール

実際にフィードバック信号を与えながら患者自身が目的とする身体反応を制御する訓練を行う。初期には，信号がどのように変化すれば目標に近づいていることになるかを，開始前に患者に説明しておく必要がある。訓練は，1回あたり3〜5分間で，3〜5回程度の訓練を途中に30秒〜1分間程度の休息をおいて行う。信号の種類や与え方，信号の変化の強弱や閾値などについては，訓練の進み具合や SP の状況に応じて変化させる。

フィードバック信号の選択や閾値の設定には，細かい配慮が必要である。訓練で実際に目標とする閾値と，BF 装置に設定する閾値は必ずしも一致させる必要はない。BF 装置によっては，設定閾値以下になると全く信号がフィードバックされなくなる場合がある。目標閾値以下であっても変化の情報をフィードバックしたい場合には，BF 装置で設定する閾値は，実際よりも低めにすることもある。ただしこの場合は，閾値の意味を明確に患者に伝えておく必要がある。さらに，フィードバック信号の種類の選択も治療者が注意深く決める必要がある。特に，閉眼で練習する場合は聴覚（音）によるフィードバックが中心になる。眼瞼痙攣のように，開閉眼が病態に影響する場合は，開眼して訓練すること自体が負荷になることに注意する必要がある。

d. 結果の確認

訓練が終わったら，PC 画面や印刷出力を参考に，訓練経過と患者の訓練中の行動とを照らし合わせる。患者の努力や工夫と測定値の変化の関係を検討し，値が目標とする方向へ変化している時には，どのような努力が変化につながったか，逆に目標から離れて（逆方向へ変化して）いる場合には，どのような努力をしないほうがよいか，といった点を患者と対話して患者自身が気づくように促す。値が好ましい方向へ変化した場合には患者の努力を承認し賞賛する。値が逆方向へ変化した場合には，直前の訓練における努力とは別の方法について可能性を検討する。可能な限り患者自身で気づくように，治療者は会話を通して援助するが，どのようにしても患者に気づきが生まれない場合は，最後の手段として，別のやり方を選択肢として提案することもある。

e. 課題

最後に，次の BF セッションまでの間にする課題を検討する。初期で望ましい行動にまだ患者が気づいていない場合は，どのようなやり方が考えられるかを観察するように促す。望ましい行動を理解し始めた時には，BF セッション中の感覚を日常生活の中で思い出して練習するように促す。ただしこの場合に，難しいと思った時には無理をしないように説明する。

BF によるコントロール（c）が終わった後に，再度，無信号で測定のみを行い，どの程度自己制御が可能になったかを確認する場合もある。これにより BF セッション中の学習状況を把握することが可能になるが，練習が長時間にならないように注意する。実際に BF 治療の効果が上がってくると，初期値（b）が次第に下がってくる。

4. 他の治療法との組み合わせ

厳密に BF を用いる場合には，どのような努力が目標とする変化につながるかを見つけるのは患者の仕事であり，治療者はそのような学習が起こりやすい訓練状況をつくることが仕事となる。その場合には，治療者はどのような努力をすべきであるかを指摘することはしない。しかし，臨床では努力のためのヒントを与える必要が出てくる場合がよくある。その場合に用いられることの多い手続きは Jacobson の漸進的筋弛緩法の簡易法との組み合わせである。緊張と弛緩の練習をBFコントロール中に行い，弛緩の感覚をつかむ手がかりにさせることがある。この場合に，BF装置が複数の閾値を設定できるようになっていれば，本来の閾値は低いほうで設定し，高いほうに緊張の目安となる閾値を設定することもある。

より積極的に他の治療法と組み合わせる場合に，最も多いのは自律訓練法である。これにはいくつかのやり方がある。BFをしていない時間帯に行う治療法として導入し，BF訓練は普通に行う場合，BFセッション中のコントロール方法として自律訓練法を用いるようにする場合，BF治療が終期になり，終結後のフォローアップが不可能な場合に，自己練習の方法としてBFから自律訓練法へ移行させる場合，などがある。

5．治療セッション外に行われること

BFセッション中に行われることのみがBF療法ではない。仮にセッション中のみリラックスする努力をして，それ以外の日常生活では何もしなければ，リラクセーションの効果が上がりにくいのは容易に想像できるであろう。BFで学習したことを日常生活の中でいかに活かしていくか，という点もBF療法の重要な一部である。

前述のように，次のセッションまでにすべきことを課題として患者に与える。課題としては，難しいものは避け，努力すれば達成可能な課題とする。初期は安静にしてリラックスするといった一般的な課題になるが，中期以降は日常生活への汎化を目ざす課題を与える。この時期になれば患者が望む行動に近づくための課題となり，意欲的に課題に取り組むようになるはずである。仮に，課題を与えても取り組む意欲が見えてこない時には，課題が難しすぎる場合や課題が患者自身の（真の）目標とずれている場合が考えられる。その場合には，治療目標を再検討する必要が出てくる。

治療者に必要な作業は，BFセッション中の測定値の変化を一覧表やグラフにまとめて，経過を検討することである。このような経過に関する情報を，適宜患者と共有して，治療の大きな流れを検討することも，大きな意味がある。患者は各セッション中に訓練がうまくいったかどうかに関心を持ち，どうしても近視眼的になりがちである。うまくいかない状態が続くと治療意欲が低下するおそれが出てくるが，全体的な経過では改善傾向にあることが理解されれば，治療意欲を維持することにもつながる。

6．終結

BF療法に特異的な終結のしかたがあるわけではない。他の治療法と同じく，患者の治療目的が達成されれば治療の終結となる。ただし，不随意運動のようになんらかの身体的変化が病態の基礎にあると考えられる場合は，学習した自己制御の感覚を維持するために，治療終了後も定期的にフォローアップのセッションを設けることもある。

E　予後および注意点

治療経過が良好でない時に検討すべきことがいくつかある。

1．狭義の道具的条件づけの観点

自己制御の可能性が高いにもかかわらずセッション中のBF訓練がスムーズにいかない場合に，まず，BF装置を用いた測定の精度やSPに基づく訓練中の負荷の一貫性を確認しておく必要がある。これらに問題がなければ，患者が訓練中にどのように学習しようとしているかを検討する。この場合に自律訓練法でいう受動的注意集中と類似の概念が必要になる場合がある。患者はリラックスしようとするあまりに，無意識のうちに力を入れてしまうことがある。何故なら，前述の二次的変化のように，力を入れて制御するという行動を症状形成の過程で学習している場合が多いからである。時に患者が，「BF中にいろいろとやってみたがうまくいかなかったので，コントロールすることを諦めたところ，うまくいき始めた」との内省を報告する場合がある。この場合は，BFセッション中の課題として，何も努力しないようにして自然な流れを知ることや，Jacobsonの漸進的筋弛緩法を組み合わせることを検討す

る。

2．広義の道具的条件づけの観点

セッション中には自己制御の学習を示す変化が認められるにもかかわらず，臨床的には改善が認められない場合がある。この場合には広義の道具的条件づけが成立しているかを検討する必要がある。すなわち，症状の改善が強化子としての意味を持たない場合にこのような事態が発生するおそれがある。この場合は，治療目標を再検討するとともに，解離性障害の合併の有無や，転換反応としての症状の可能性を検討する必要がある。

治療の経過は疾患によっても異なる。例えば，痙性斜頸の場合は異常な筋緊張の弛緩を学習することができれば，それに伴って症状も徐々に改善するのが普通である。しかし，書痙の場合は単純な筋弛緩の練習のみでは改善しないことが多い。何故ならば，患者は発症後にさまざまの工夫をして何とか書字動作を続けようとしているのが普通で，筆記具の持ち方や力の入れ方などが変化し，好ましくない学習をしている場合が多い。すなわち，初診時の状態がすべて不随意運動による変化とは限らない。したがって，治療としては，無理のない筆記具の持ち方を見つけ，必要最低限の筋緊張の下でスムーズな書字動作が可能となるように学習することが目標になる。

F 最近の動向

1．バイオフィードバック療法の認識度

平成13年に日本BF学会の有志により大学病院の臨床講座（神経内科，精神神経科，心療内科，リハビリテーション部門，総合診療部）を対象として行われた質問紙調査[3]では，回答した154講座のうち65講座（42%）がBFを「よく知っている」と答え，69講座（45%）が治療で使ったことがあると答えた。今後も使用を予定している講座は52（34%）であった。潜在的なBFへの関心は高いと考えられたが，BF学会の現状を見ると，関心が実質的な活動に結びついていない。

2．肛門など排泄関連への応用[4]

この応用方法の基本的な考え方は従来の流れの延長上にある。肛門機能の低下による失禁などの症状のコントロールのためにBFを用いた研究である。身体情報としては筋電図や直腸内圧などが用いられ，着実に成果を上げている。対象は高齢者が多く，今後の社会の高齢化に伴い，重要な応用法になる可能性がある。

3．新しい発想

新しい流れとして，心身医学領域でのBF活用について関西医大グループ（竹林ら）は応用精神生理学としての位置づけで研究を進めている[5]。自己制御という狭い概念だけでなく，多種類の生体反応を同時測定し，ストレス反応なども評価して，患者のストレスプロフィールとして検討している。生体反応の中からフィードバック信号を選択して通常のBF療法に用いる場合もあれば，他の治療法の効果評価のために用いたりもしている。このようなやり方が可能となってきたのは，多チャンネルの測定装置が安価に入手されるようになってきたこと，PC上の制御ソフトウェアが充実してきたことによると考えられる。

近年の心拍変動（heart rate variability；HRV）の研究の進展により，HRVを用いたBFにも関心が高まっている。その中でLehrerら[6]は，生体にとって最も自然治癒力が発揮されやすい状態を呼吸とHRVを用いて評価し，その状態を学習するためのBFシステムを開発している。

4．日本バイオフィードバック学会

日本BF学会はわが国で唯一の，BFを専門的に研究する学会で，医学，心理学，工学などの専門家からなる学際的な学会（http：//www.jsbr.jp/）である。平成21年には第37回学術総会を開催するなど，長い歴史を持っているが，会員の努力にもかかわらず，会員数は増えていない。

学会が活性化し，さらに発展するために，日本BF学会ではいろいろな取り組みをしてきた。その1つに認定バイオフィードバック技能師の制度がある。これは，優れた学識と技能を有する専門

技能者の養成およびバイオフィードバック科学の進歩・発展を目的として，1988年度より始まった。BF学会に所属し一定の学識と技能を有する会員に対し，その資質を認定するものである。この資格がなければBFができないというものではないが，幅広く正しい知識を持った上でBFを活用することは，心身医学療法としてのBFを発展させるためにも重要である。是非，多くの専門家が学会に参加されることを期待したい。

――<引用文献>――

1) シュワルツ GE，平井 久，渡辺尊己編：バイオフィードバック（上・下）．誠信書房，東京，1975/79
2) Association for Applied Psychophysiology and Biofeedback (AAPB). http://www.aapb.org/i4a/pages/index.cfm?pageid = 1
3) 三島徳雄：シンポジウムの目的とアンケート結果について―大学病院を対象としたバイオフィードバック療法に関するアンケート調査から―．バイオフィードバック研究 29：5-13, 2002
4) 豊田正美，高野正博：排便機能障害におけるバイオフィードバック療法について．バイオフィードバック研究 31：35-36, 2004
5) 竹林直紀，神原憲治，三谷有子，中井吉英：臨床精神生理学の可能性～研究から実践への架け橋～．バイオフィードバック研究 32：27-32, 2005
6) Lehrer P, Vaschillo E：Heart rate variability biofeedback；A new tool for improving autonomic homeostasis and treating emotional and psychosomatic diseases. バイオフィードバック研究 30：7-16, 2003

――<参考文献>――

1) 斎藤 巌，白倉克之，筒井末春監訳：バイオフィードバック―実践のためのガイドブック―．新興医学出版社，東京，1992
2) 佐々木高伸，志和資朗：心身症―バイオフィードバック療法の基礎と臨床．新興医学出版社，東京，1989
3) Schwartz MS et al：Biofeedback；A practitioner's guide. 2nd ed, Guilford Press, New York, 1995
4) Japanese Society of Biofeedback Research：Current Biofeedback Research in Japan 1992, 1993, 1994, 1995-1996

3-10 芸術療法

A 芸術療法とは

芸術療法発展の糸口は主に統合失調症の絵画表現の研究にあったが，うつ病や神経症の表現の研究へと対象が拡大され，絵画表現が精神療法に応用されるようになった。その後，個人の内面に着目した精神療法，方法論化された医療として発展してきている[1)]。

現在，芸術療法の範囲はきわめて広い。音楽・詩歌・箱庭・陶芸・物語・ダンスや身体表現・心理劇などさまざまな方法論が実践されている。

これらの治療法においては，さまざまな表現形態を用いて自己の内面の情動や感情，あるいは抽象的な概念が「表現」される。患者の創作行動（プロセスと結果）に内包される心身の「表現」を，治療者は治療の枠組の中で心身の安定化に有用なものとして位置づけ，さらに表現を促す。

治療的に意味があるのは患者の「表現」という行為であり，作品はその結果である。ここで重視されるのは作品のできばえではなく，患者の表現のありようである。

B 治療法の位置づけ

心身症に対しては，その診断や治療に心理的な因子についての配慮が特に重要な意味を持つ。心理的な因子のかかわり方は，症例によってさまざまであり，現実心身症的なものから性格心身症的なものまでの広がりがあるが，基本的には，「精神的な不安や葛藤が身体の方向に表現される」といえよう。この自らの感情への気づきやその言語的表現が制限されている状態には，表現の適切な手段や場の欠如や，感情の抑制・抑圧，あるいは失感情傾向によるものなどが認められる。その言語交流は感情を伴いにくい特徴を持ち，言語を主体とした精神療法では，短期間に十分な効果をあげにくいとされる。このような症例に対しては，非言語的，全心身的活動を媒体として，表出・表現を促し，心身全体の統合とホメオスターシスの回復を目ざすアプローチが，基本的に重要であると考えられる。

表現を促す治療で用いられる媒体としては，絵画，指絵，粘土，工作，音楽，舞踊，箱庭，詩歌，替え歌などがあげられる。これらは各々独立した治療法としての存在意義を持っており，また言葉を用いるものも含まれているが，ここでは便宜上，非言語的媒体を用いた治療法として一括して述べる。

1．非言語的治療法の特徴

言語は優れた伝達手段であり，ほとんどの治療法が言語をおもな媒体として用いている。しかし時として，言葉では個人の心身を含めた内面を必ずしも十分に表現できない。場の状況やそこにいる人との関係による意識的・無意識的防衛，内面を言葉に置き換えることの限界，内面に対する無自覚（失感情傾向）などは，言葉による内面の表出を制限する。このような状況に対し，非言語的媒体の導入は適度な退行を促し，防衛を緩め心身の活動をより活発にする。心身を用いた活動をその場で体験すること，および活動の結果として新たな心身の状態を味わうことや作品ができあがることを通して，内面の表出や表現が促進される。非言語的媒体を用いることで言葉で表現できるものに加え，体験される心身の感じや言葉にはならないが媒体があれば表現が可能なものをも含めて治療が進展する。

非言語的な働きかけで最も日常的な媒体は音楽である。障害のある患者や高齢者に対しても音楽は大きな力を発揮する。音楽は言語を介さずに直接的に人に働きかけ，その同質性によって心を癒し，異質性によって治療的に望ましい方向に道筋をつける[2)]。

音楽療法は受動的なものと能動的なものに大別

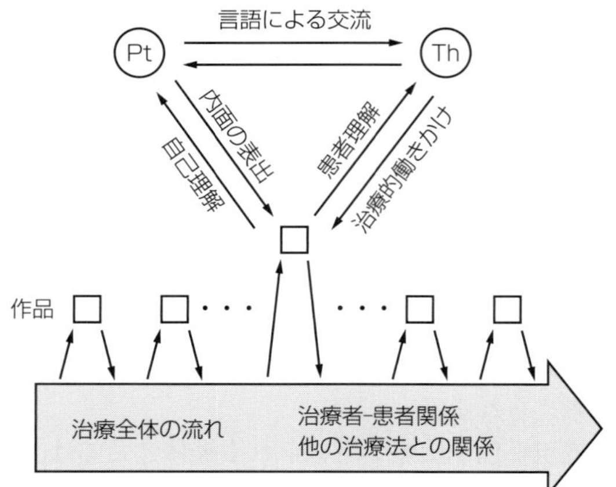

図V-11　媒体を用いた治療

される。薬物療法モデルは音楽そのものの持つ治療的作用を利用して，患者の好みやその時の症状にあわせて音楽を処方する（受動的音楽療法）。音楽を聴くことによる心身医学的な変化も研究されている。気管支喘息患者が歌唱や吹奏楽器によって腹式呼吸を訓練する等の工夫も軽度の喘鳴のコントロールに役立つ[3)]。

能動的な音楽療法は患者の表現を重視する。心身症の患者は言語による表現が乏しい傾向が認められるものも多く，言語を介さない音楽はコミュニケーションや表現の手段として有効であると考えられる。音楽療法中に症状の軽快が認められることもあり，心身相関の理解も促せる可能性がある。楽器の演奏や歌唱，身体運動や舞踊を伴った音楽療法は集団で行うことで患者の協調性を高め，交流を促進するのにも有効であると考えられる。

なおここで言葉を用いる詩歌（詩，短歌，俳句，川柳など）や替え歌（作詞）について触れておく。これらの制作行為は非言語的媒体を用いる時と同様，作者の内面や感情への直面を促す。感情を伴った言葉がそのまま表出される時は，フィンガーペインティングやなぐり描きのように自由な表現が促され，しかも話し言葉とは異なり，枠組みがあるために患者にとって重要で，焦点があたるところが表現されやすい。その結果，カタルシスと内面や感情の整理が効率よく行われる。また作品を推敲するプロセスは，ジェンドリンのフォーカシングのプロセスと同様であると考えられる。作品と患者の内面や感情との一致がみられた時，推敲がうまくいったと感じられる。また1つの気持ちに焦点があたり，言葉に表現された後，それまでは意識しなかった別の気持ちに焦点があたり，内面への気づきが促される場合もある。

図V-11は媒体を用いた治療の流れを示している。患者と治療者の言語による交流に加え，セッションごとに作られた作品や制作のプロセスに現れた患者の内面を共有し，体験を分かち合う。この積み重ねが治療を進める。

水島[4)]は，非言語的治療法について一概に規定できないとしながらも，心理療法としての重要なポイントとして，「その根底にイメージ的ないし身体的自己表現があり，それが概念以前の感情，全心身的リズムを表し，したがって通常の防衛を越えて真の自己に迫り得る過程があるという点」をあげている。そして，「成人では概念化（洞察）により，概念以前の全心身的流れを現実に定着させていく過程が必要である」としている。

また中井[5)]は，前エディプス的な領域が治療の問題となる患者の個人的精神療法の場における芸術療法の有益性を述べている。要約すると，①「関与しながらの観察」の最も初歩的で単純な形，最も確かな形を提供する，②媒介物の存在により，行動化や転移が和らげられる。また媒体が与える多くの手がかりは，性急な解釈を防ぐだけでなく，解釈の誤りを大幅に減少させる力がある，③芸術療法は何かを語るのではなく「示す」ものである。そしてただ「示す」だけでなく，「語る」ことを助ける，④（特に前エディプス的な領域に問題を持つ症例では）不安定な2人からなる対象関係に第3の対象を導入する。治療者が作品の「審査員」に堕さないかぎり，どちらかの強弱，当否が問題となりやすい2人関係の危険をいくぶん和らげ，やや変則的にしても一種の“三点性”を持つ対象関係に治療の場を近づける。治療者も患者もこの第3の媒体によって，治療的余裕を持つ可能性が大きくなる，などである。

治療メカニズムとして徳田[6)]は，絵画療法について「治療者・患者間の非言語的コミュニケーションの基本には，患者側における描く・表出するという自己治癒作用的意味のもとにカタルシス・昇華作用，そしていくつかの防衛機制などが働き，また治療者側においてはそこに投影されたイメージ絵画的情報を通じて，言語性を越えた心的内容の把握理解が可能となる」，「媒体としてのイメージ絵画表現は，この2者間にあって第3者として双方に働きかけることにより新しい治療状況を生み出す。1対1の緊張した治療関係において双方に対して距離をおくことを可能にし，したがってそこに生じる退行化・転移・行動化といった治療上の契機や危機状況を容易に乗り越えさせるものにもなる」と述べている。

作品をとおして意識化を促す場合や解釈の際には，制作プロセスおよび作品に対する患者の主観的体験やイメージを十分に聞き，治療者の先入観を排除することが大切である。作品の見方については患者の現実的な状況に即して考えることもできる。また作品に表現されたものを象徴的にとらえることもできる。空間や事物の持つ象徴的意味，お伽噺や物語りに現れるモチーフやテーマは，患者の内面の理解を深め，治療の方向性を探るきっかけにもなる。作品から読み取れることと患者に伝えることとは必ずしも一致しない。患者に伝えることの第1は，制作行為そのものができてよかったことである。まとまった作品が完成しない場合も，できない状況そのものを受け入れることが大切である。主観的な解釈や早すぎる解釈は，特に治療関係が安定していない時には弊害をもたらすことが多いので注意するべきである。治療関係が安定し，患者の自己表現や自己理解が自発的に進む場合は，治療者は見守り，待つことが大切である。しかし，心身症の患者の中には見守り，待っても，治療的進展がなかなか得られない症例も多い。そのような場合には治療関係や治療全体の流れに作品を位置づけ，症状の消失につながると推測されるイメージを読み取り，患者にとって適切な時期と方法で治療的に働きかけることも重要である。

C 適応と禁忌

心療内科で芸術療法を導入，併用して有効な結果が得られた疾患を示す。気管支喘息，アトピー性皮膚炎，神経性嘔吐，潰瘍性大腸炎，慢性疼痛障害，虚偽性障害，愛情遮断性小人症，摂食障害，夜尿症，不登校などである。年齢は12〜75歳である。いずれも言語を主体とした面接治療で難渋した症例である。難渋した背景としては，①面接での言語表現に感情が伴いにくい，②失感情傾向が認められる，③場面緘黙が認められ，治療関係を築くのが困難である，④知的レベルの問題のため適切な言語表現がかなわず，患者の内面の把握が困難である，⑤基本的信頼感に乏しく極端な認知の歪みが認められ，現実的な治療関係の確立が困難である，⑥ストレス耐性が低く行動化が目だつ，⑦表現の手段および場の欠如，などがあげられる。非言語的媒体を用いて表現できる領域を治療に組み入れるという点では導入の時期と方法が適切であればほとんどの症例に有用であると考えられる。しかし実際には言語的アプローチで奏効しにくい症例に導入することが多い。

媒体として何を選択するかについては，まず提供できるものを簡単に紹介し，患者自身の趣味や興味，志向性を尋ね，それに沿った媒体を提供できるよう心がける。導入当初は患者もどんなことをするのか不安を抱く場合が多いので，治療者も作業を一緒に始めて不安を和らげ，モチベーションを高めるなどの工夫をする。受け皿のない媒体の希望があった場合には，一概に否定せず患者と相談のうえ，提供できる部分と提供できない部分を示し，可能なかぎり希望を受け入れるよう努める。患者との相談のプロセス自体が治療的意味を持つ。また，選択にあたってのもう1つの重要なポイントは，患者にとってなぜ非言語的アプローチが必要か，どの部分に働きかけるべきかを考慮に入れることである。非言語的アプローチの場合，言語的アプローチよりも防衛が緩み退行しやすくなるのでどの程度の退行を必要とし，かつ許容するかを検討する。例えば，不安が強い場合には，不必要な退行は避けて手順や枠組みがしっかり決まっている工作や模写をとりあえず導入するのが望ましい。感情の活性化を促す場合には，描きなぐりやフィンガーペインティングを導入すると有効である。この点について中井[5)]は，「絵画療法の場合，彩具についていえば，硬いものほど知的，防衛的となり，柔らかいものほど感情のあふれた退行的，衝動的，満足許容的なものとなる」とし，「色鉛筆を他方の極みとすればフィンガーペインティングは他極である」としているので参考にするとよい。また神田橋[7)]は，芸術療法を円環的物差しのうえに位置づけているので，それも参考になる。なお，媒体の選択や導入の時期は，治療の進展，治療者-患者関係の質（ラポールのつき方）などによって柔軟に変化させることが重要である。例えば，治療関係をまず作る時には工作や歌などの体を用いてするもの，手順や枠組みが決まっているもの，すぐに完成するもの，楽しい気持ちが味わえるくらいの適度な退行を促す媒体が適している。なお，症状が強い時は無理な導入は控える。また芸術療法の導入により感情や衝動が治療者の統制できる範囲を越えて表出される場合は，導入の時期や治療関係の安定度，媒体の選択について，再検討する必要がある[8)]。

D 治療の実際

媒体を用いた制作プロセスが治療的にどのように作用するかについて示す。

図V-12は健康成人の描画である。自分の内面に目を向けて心身の状態を感じとり，それを紙に表現するという教示の下で15分ほどの描画を終えた後の制作者の説明である。『描画前には「崖っぷちに立つ1本の枯木」のイメージが浮かんでいた。描き始めた後，寂しい感じが浮かび，枯れ木をだんだん生き生きした大木に変えていった。そのうち1本では寂しくなり，周りに沢山の木を描いてうっそうとした林にしてみた。空は光りもささぬほどに暗くしていたが，真っ暗な中に光があってほしいと感じた。暗い空に光がさしているところを描いているうちに，光が当たったところには下草がはえてくるだろうなという気持ちで下草をいくつか描いてみた。そしたら花も咲くだろうなという気持ちがしてきて，小さな花を大木の根元に描いた。1本の木は自分だと思う。好きなところは最後に描いた小さな花である』という。描いたものを見ることで自分の内面が変化している。その変化を表現し，それを見ることでさらに内面の変化が生じている。自分と作品との間に起こる交流が，枯れ木という自己イメージを生き生きした大木に変化させている。そこに芽生えた花は描画中に生じた新しい自分を象徴的に示していると考えられる。ここでは心理療法の過程でよく認められる『死と再生』のプロセスがわずか

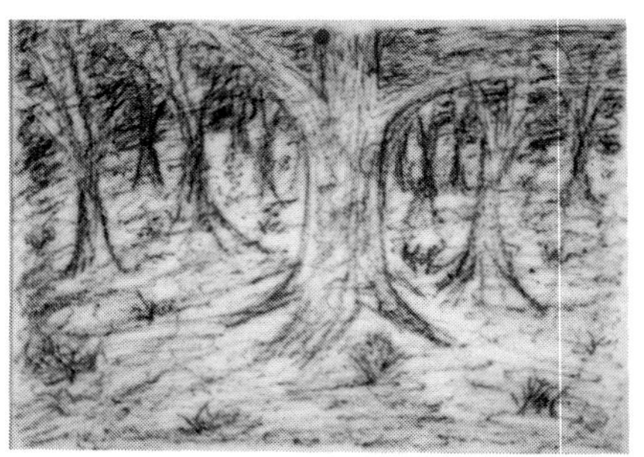

図V-12 自分の内面を描いた作品

15分の描画行為で生じている。制作者の心身の状態がある程度安定しており，自由に描画できる場と，内面をみつめる姿勢が整えば，自発的にこのようなプロセスが展開する。治療者の解釈や働きかけよりもまず保護された場を提供し，患者の自然治癒力を最大限に引き出すことが基本的に重要である。しかし症状を抱え自然治癒力が発揮できない状態にある患者の場合は，適切な退行を促し，モチベーションを高め，状況に合わせ媒体の選択や適切な治療的働きかけを行うことが必要である。

次に芸術療法が奏効した症例を示す。

症例1

60歳，男性。無職（元鉄骨鳶職）で，47歳の時，重症のバージャー病発症。当時は鳶職として成功し活躍していた矢先であった。患者は棟梁としてつねに過労状態であったが，疲労感はほとんど覚えず1日に日本酒1升，たばこ120本，仕事が忙しい時は不眠不休で日本酒を1日3升飲んで現場に出ていた。患者はバージャー病になることで経済的基盤と健康感を喪失し，両下肢切断の恐怖も加わり抑うつ状態になっている。バージャー病と高血圧のためのたばことアルコールの減量は，緊張や疲労の解消手段を制限し慢性の緊張状態をもたらしたと考えられる。そのような状況で財産相続をめぐる長兄との確執により，頭に突きあげてくる発作が出現し増悪。心療内科を紹介されデプレッション，恐慌性障害の診断で入院加療。主訴である症状は軽快したが，病棟の規則をめぐる主治医との行き違いに反発し，治療を進めるうえでまず現実原則を重視する立場を取らざるを得ない主治医に対して強い攻撃的衝動を感じ，患者の受け止め方では事故退院となっている。続く外来での治療においても処置をめぐる行き違いから主治

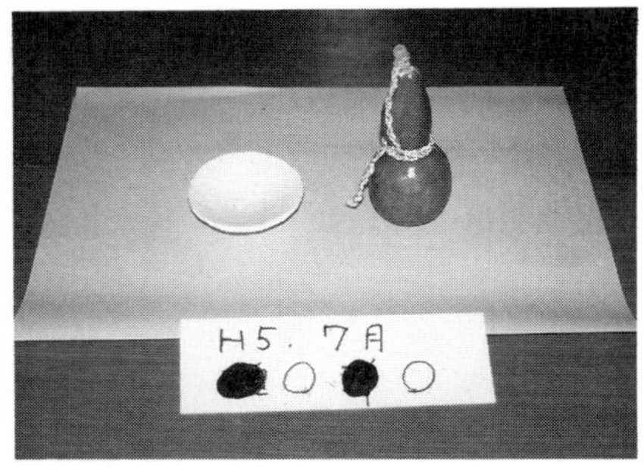

図 V-13　好きなお酒が飲めないので，とっくりを作った粘土作品

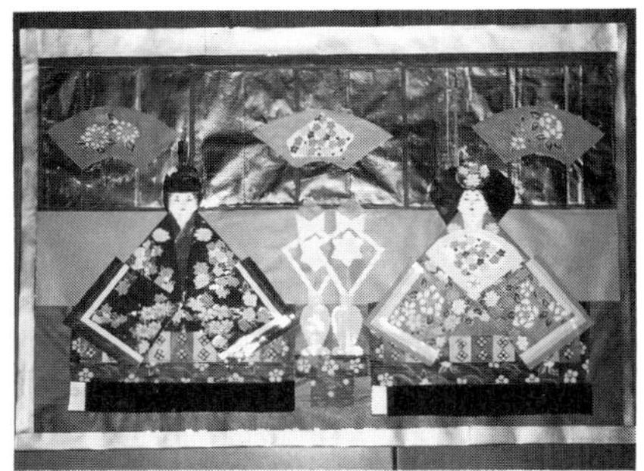

図 V-14　貼り絵

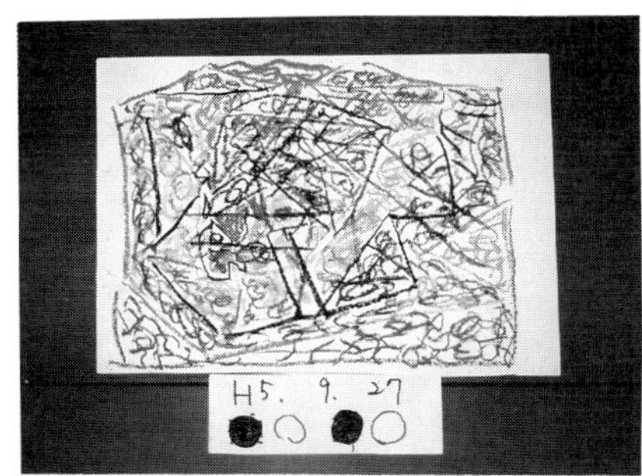

図 V-15　頭にきた感じを描いた作品

医から放置され見捨てられたように感じて攻撃的感情を爆発させ，治療関係は膠着状態になっていた。生育歴からまず患者を母親的に受容することが必要と考えられた。しかし主治医が父母両面の役割を取ることは治療の混乱を招く可能性が高かったためチームを組み，父母の役割を分担するとともに攻撃的衝動の処理と昇華を目的に粘土制作や描画を中心とした芸術療法を導入した。

芸術療法場面ではまず患者の訴える主治医への攻撃的感情を受け止めながら粘土制作や描画を促した。粘土をこねる，撫でる，クレパスで描く，歌うなどの身体的活動プロセスは感情表出や沈静化を促し，すっきりした感じや楽しい感じを患者は報告している。図 V-13〜15 は作品の一部である。初期は模写が中心であったが徐々に創作に意欲的になっている。図 V-15 は病院事務との間でトラブルがあり，怒鳴り込んでやると息巻いていたため，患者の攻撃的な感情の表出を促しながら描画に導入した時の作品である。頭にきた感じを描いていく過程で感情が沈静化している。この頃より症状は落ち着き主治医との関係も良好になり，心身ともに安定し家庭でも創作活動に励んでいる。作品をポジティブに評価し病棟のロビーに飾ること，それに対する治療スタッフのポジティブな評価が患者の受容につながり，治療関係をいっそう安定化させていった。

本症例では，主治医と臨床心理士は父母の役割をとるとともに，言語表現が可能な領域はおもに主治医が，非言語的媒体を用いて促進される感情表出や交流の領域は，おもに臨床心理士が受け持ち，相補的なかかわりを持ったことが治療をより円滑に進めるのに役だった。

次に箱庭を併用した症例を略述する。

症例 2

患者は 46 歳，女性，主婦で気管支喘息である。喘息症状のほかに多彩な症状を訴え，視線恐怖を認め，先端恐怖のために動脈血の採血も拒否。男性に体を触られるのが嫌との理由で，男性である主治医の診察を拒否するものの，主治医が患者の病状に気づかないと激しく罵り，治療者に対して神聖化，万能視する一方，思い通りにならない時は一転して価値のない存在として卑下する状況であった。激しい攻撃的感情が治療スタッフ全体に向けられ，1 人の治療者ではその処理が困難だと考えられたためチームを組み，箱庭療法を併用し，患者が体験する主観的世界と現実の世界との区別を行い，具体的な事柄を取りあげてズレを修正する面接を主治医と臨床心理士が協力して行った。現実と主観的世界との区別の必要性を患者自らが自覚できるきっかけとなった箱庭作品を次に示す。図 V-16 は甘いものが好きな患者と一緒に砂でおはぎを作った作品である。しかし患者はできあがったおはぎが「じとっと睨む生首」に見えると述べている。外界を主観的，被害的に歪めて受け止めていることや，玩具などまわりの現実にはほとんど関心が向けられない状況がうかがえる。その後もまわりの現実には目が向かず砂のみ

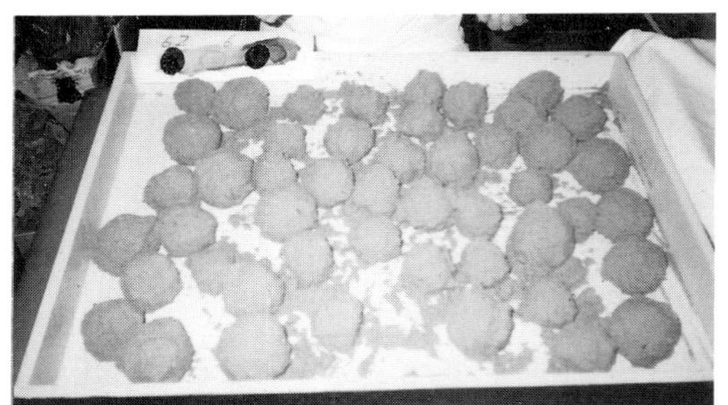

図 V-16 「おはぎ」のつもりで作った団子が最後には「生首」に見えた作品

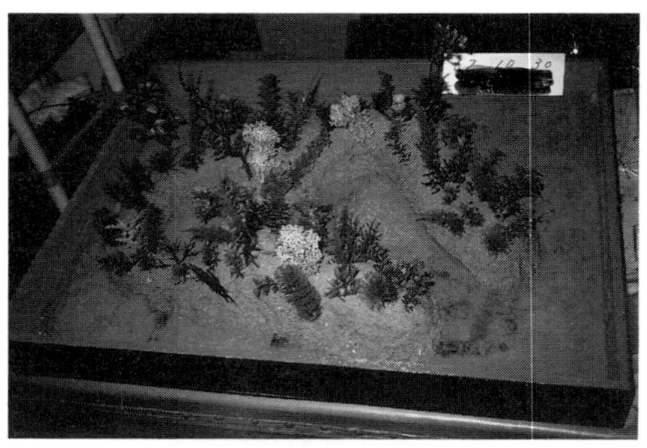

図 V-17　玩具にも眼が向いた時期の作品「島に草木がはえる」

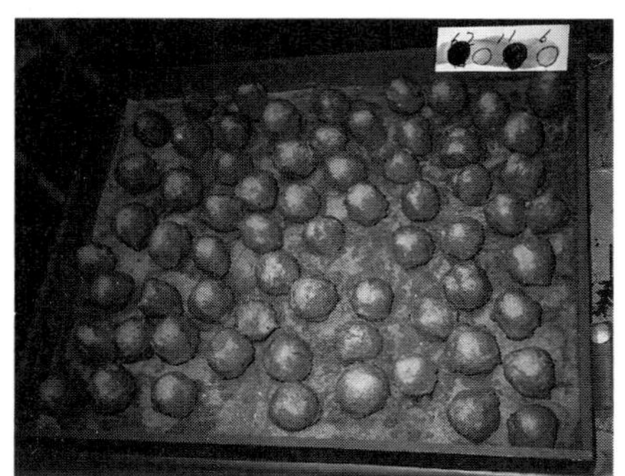

図 V-18　最後まで「おはぎ団子」に見えて嬉しかったので，きな粉をまぶした作品

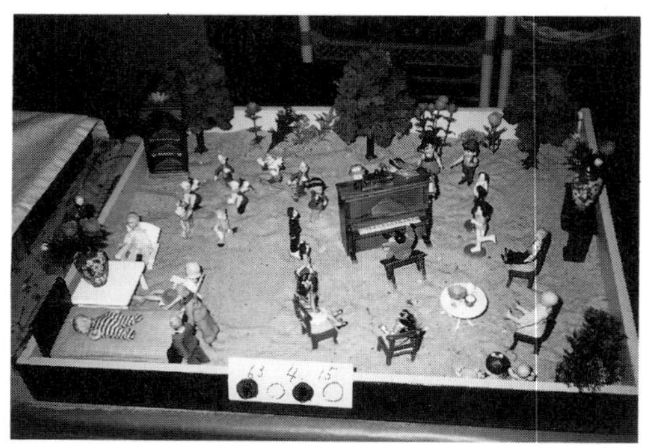

図 V-19　現実的になってきた作品「病院への見舞い，家族でピアノを聞く」

の作品が続いている。図 V-17 は，「島に草木が生える」という作品である。患者は砂しか使えない自分に対して違和感を覚えるようになっていたため，草木が使えたことをとても喜んでいる。図 V-18 はおはぎを作り終えて，最後までおはぎが生首に変化せず嬉しかったのできな粉をまぶしたという作品である。ここではおはぎが患者の主観的な受け止め方で，生首に変化せず，おはぎであるという現実が受け入れられている。

図 V-19 は周囲に対する受け止め方が現実的になり，外界への関心や興味が広がった頃の作品である。その頃より根気強く現実と主観的世界との区別をつけていく治療面接が効を奏し始めている。本症例での箱庭制作の意味は，箱庭という媒体により患者の強い攻撃性や病的側面が作品に表出され患者の現実感が回復しやすくなったこと，また治療者に向けられる攻撃的感情や転移がある程度和らいだこと，作品を患者とともに時には作り，また見ながら話し合うことで患者の内面がより理解でき治療的対応が適切になったことだと考えられる。また本人は歌を歌うことが好きだったため，歌唱も行った。認知の歪みが大きく被害的になっていた頃は，自発的に歌うことができなかったので，治療者が童謡などを歌って聞かせている。現実感が回復した頃から 1 人で熱心に歌えるようになっている。歌唱の前後で本人が肺機能を測定し上昇傾向がみられたこともモチベーションを高めた。

本症例は喘息の背景に人格障害が認められる症例である。境界例に対する箱庭の導入は慎重を要し，本症例でも初期の砂のみの作品は荒廃し危険性をはらんでいるものが多かったが，箱による枠組みと主治医と心理士の密接な連携および治療者の受容とで持続させることができた[9]。

症例 3

症例は 75 歳，女性，主婦。診断はびまん性食道痙攣。2～3 年から胸の痛みが始まり，以後徐々に増悪。入院後の心理面接で辛かった嫁としての生活が語られ，姑や夫に対して抑圧してきた攻撃的感情が噴出した。面接では過去の出来事に対する際限のない恨みが繰り返され，主訴である胸痛は怒りとともに増悪する状況となった。言葉による面接では患者の怒りの処理が困難だと考えられたために芸術療法を導入した。当初は言葉による怒りの受容を心がけ，ついで怒り中心の生活に変化をもたらすために音楽療法を導入した。集団での歌唱に誘ったところ，患者は当初は痛みをこらえて参加していた。しかし自ら民謡を歌い始め，参加者の1人が自身の気持ちを込めた替え歌を歌うのを聴いて共感し，患者自ら替え歌の制作を希望した。

治療者と共同で患者の辛かった過去を歌詞に盛り込んだ替え歌を制作して歌を披露したところ，集団音楽療法の仲間や主治医から拍手喝采をあびた。患者は気をよくして歌唱に励み，以後歌唱中は痛みの消失が認められた。その後は歌唱で痛みのコントロールが可能になり退院した。

辛かった過去を歌詞に盛り込んで歌うことでカタルシス効果が認められたこと，歌詞の制作で過去が整理できたこと，現状を受け入れて人生に対する見方が肯定的に変化したこと，また歌唱によって痛みへのとらわれが減少したことが軽快因子と考えられた。

以下が患者の過去を盛り込んだ替え歌の歌詞である。歌詞の内容は患者の人生に焦点が当たっており，患者の心を十分に表現している。その意味では詩歌療法ともいえる。

「涙のくらし」
1　新妻の私は　夢見ていたけれど
嫁いだところは　怖い鬼の宿
もういや　もういや
赤鬼青鬼の　顔を見ながらいるなんて
だから涙そっと　隠れてまた拭いて
子どもを支えに　生きてきた私
2　スキ，クワ片手に　朝起き夜なべ
ぞうりをはく足　雪に埋もれて
あと追う子どもが　後ろ髪を引く
死ぬ気で生きよと　泣いて言う
だから涙そっと　隠れてまた拭いて
いつかは幸せ　夢見た私
3　寝たきりの鬼たち　食事に洗濯
オムツもかえて　耐えてきた私
もういや　病気で私が辛いのは
今から楽しく　暮らしたい
だから涙捨てて　笑って歌うのよ
この手で幸せ　つかみとるのよ

E　予後と注意点

治療の予後や見通しは媒体を通じて現れやすい。

アトピー性皮膚炎で32歳の男性の描画の一部を示す。図V-20は入院直後の作品である。「夜明けの暗闇で入院して不安な気持ち」との説明がある。しかしわずかな曙光がみえ，不安とともに期待や意欲もうかがえる。

図V-21は治療が始まりまさに綱渡りをしているような心境をよく表している。本人が綱の半分まできて前向きに立っていることは，治療を積極的に受けようとする気持ちと，ここで失敗すれば転落するという気持ちが交錯していると考えられる。治療的対応として十分に支え，失敗に対する極度の恐れを和らげていけば治療への積極的な取り組みは維持できると考えられた。

図V-22は治療中期の作品である。1本の道は治療目標に向かって進む姿勢を示すとともに，途中から暗い色が塗られており，今からの困難をも予想させる。しかし希望は持てている。目標がま

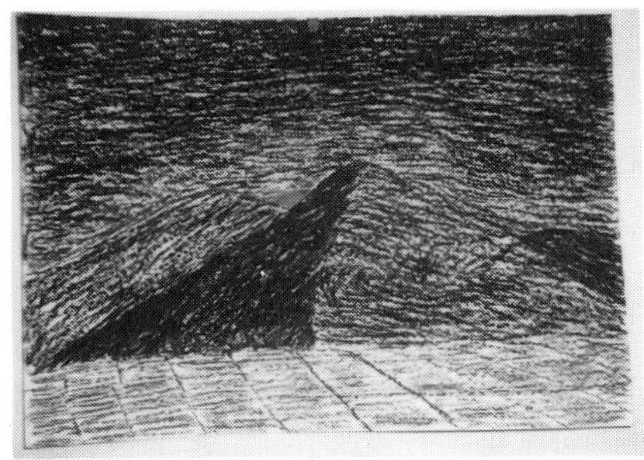
図V-20　入院直後の作品「夜明け」

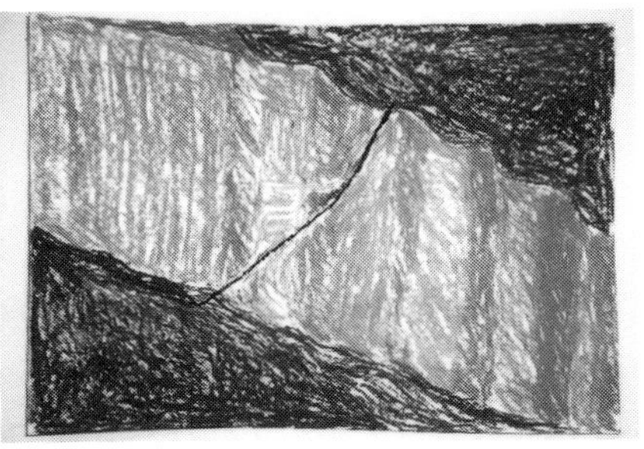
図V-21　治療初期の作品「綱渡り」

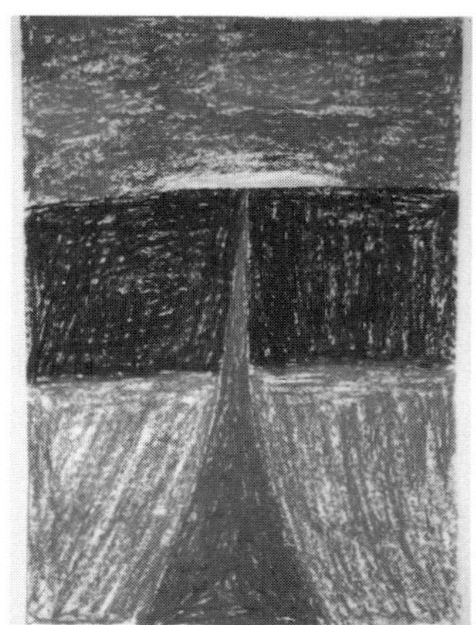

図V-22 治療中期の作品「道」

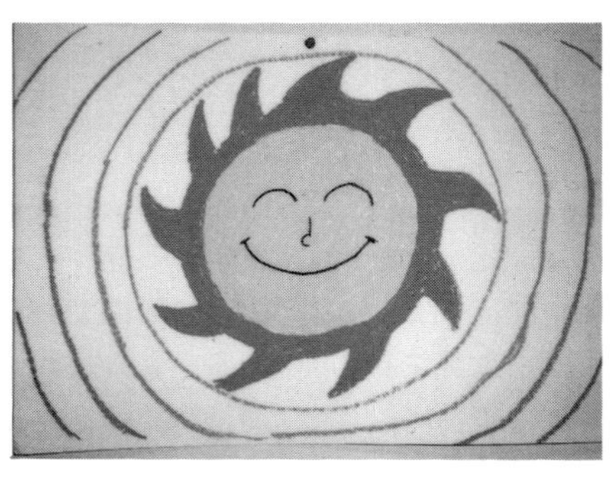

図V-23 退院前の作品「お陽さま，こんなふうになれたらいいな」

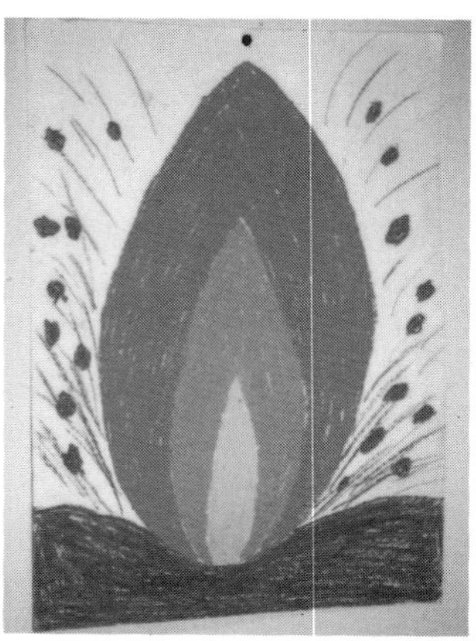

図V-24 退院前の作品「こんなふうに，ドーンと爆発できるようなものがあったらいい」

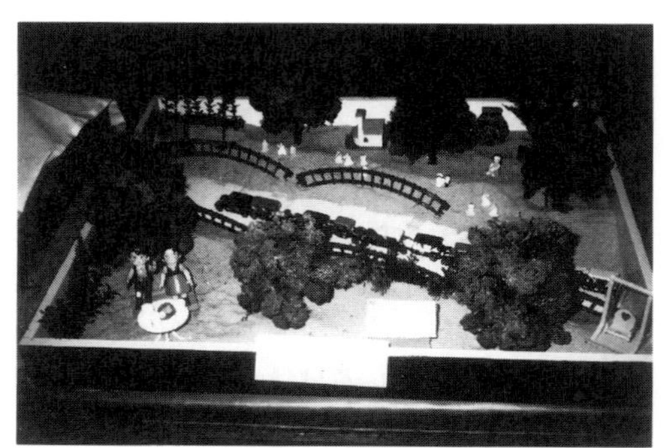

図V-25 退院前の作品「故郷へ向かう汽車」

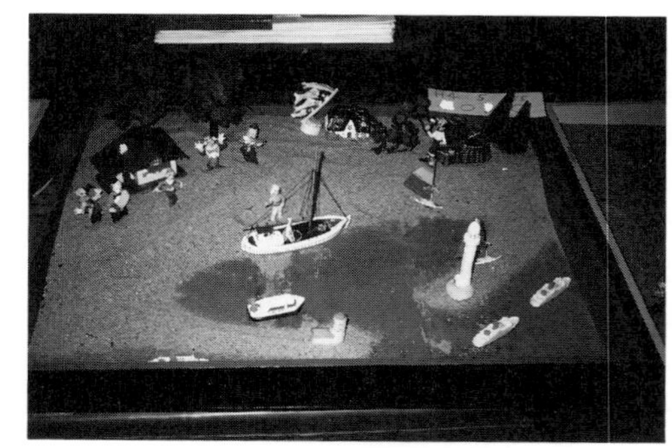

図V-26 退院前の作品「私の船出」

だ漠然としており具体性に乏しいと推測されるので，目標となるべき具体的なイメージを検討していくことが治療を進めることにつながると考えられた。図V-23とV-24は退院前の作品である。希望に満ちた部分と，治療中に時に表出された攻撃的な，積極的な内面の力強さを表現していると考えられる。このエネルギーを具体的な目標に注ぐようにできれば，予後は悪くないと考えられる。

図V-25とV-26は喘息の女性の退院前の作品である。どちらも旅立ちのテーマであり，外来フォローが可能な程度に症状は軽快している。しかし図V-25は自分を表していると考えられる人物像がいまだ幼いことや，汽車が建築中の家の方向に向かっていることなどから今後の本人の成長にはまだまだ時間がかかり，外来治療で成長を支えていくことが必要だと考えられる。図V-26は船出する女性は成人であること，目標が現れやすい右上に本人が帰るべき家と自分のもう少し先の姿が置かれていることなどから予後はよいことが予測される[10)]。

以上，表現を促す媒体を用いた治療について述べた。治療を進めるにあたって最も重要なことは，治療者が適切な場を提供することである。心身症の患者の表現は，抑制されていることが多いが，媒体や治療者の態度が患者の表現の枠を適度に緩める（治療に必要な退行状況）ことができると，患者は自らの枠をはみ出し変容が可能になる。そこで新たな治療的展開の可能性が生じる。しかしはみ出しが大きすぎる時には，表現は枠から大きく逸脱して情動や行動は衝動的に表出され，症状の増悪などの危険性も伴う。この場合は治療者が適切な枠を作り，表出の統制をはかり患者を保護する機能を果たすことが必要である。

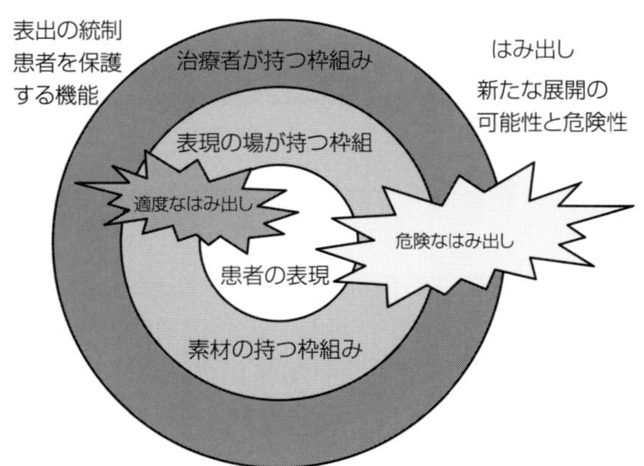

図 V-27　患者に提供する枠組み

治療者は適切な枠を提供できるように素材を選び，適度はなみ出しを促し，患者の症状消失に向けて見守りつつ介入と保護を繰り返すことが必要である (図 V-27)。

また，媒体で表現されたものと言葉で表現されたものとを相補的に組みあわせて患者の表現を豊かにしていくこと，治療者はいつでも表現のモデルになる準備をしておくこと，治療チームを組む時は連携を円滑にして患者にとってよい枠を提供することなどに留意する。

＜文献＞

1) 徳田良仁，他監：芸術療法 1　理論編．岩崎学術出版社，東京，1998
2) 村井靖児：音楽による癒し．徳田良仁，村井靖児編 アートセラピー，日本文化科学社，東京，1988
3) 吉田　聡：呼吸と音楽．坂東　浩，吉田　聡編：音楽と癒し (現代のエスプリ 424)，至文堂，東京，2002
4) 水島恵一：深層の自己探求．大日本図書，東京，1973
5) 芸術療法の有益性と要注意点．中井久夫著作集 2 巻，治療，pp176-187，岩崎学術出版社，東京，1985
6) 徳田良仁：絵画療法．精神医学大事典，p109，講談社，東京，1984
7) 神田橋條治：精神療法面接のコツ．岩崎学術出版社，東京，1990
8) 芸術療法講座 1-3．星和書店，東京，1981
9) 荒木登茂子：心身症に対する箱庭療法．心身医 32；159-166, 1992
10) 荒木登茂子：心身症と箱庭療法．中川書店，福岡，1994

3-11 絶食療法

心身症治療における絶食療法は，1つの治療モデルとして，あるいは，心身症の治癒過程を明らかにするうえで重要な研究的意義を有すると考えられる。

絶食療法を患者に導入した場合，行動制限という枠によって，患者の持つ心理・社会的問題点が，あたかも顕微鏡のフォーカスを合わせた時のように明確化される。

また，その治療的意味は，患者の症状をめぐっての悪い条件づけを修正する機会を与えることであり，また治療者側の視点からいえば，患者に適した心理療法を展開しやすい条件をつくることといえる。さらに重要な点は，絶食というストレス状況を乗り越えた場合，それが患者にとって1つの克服体験をもたらすという点である。そのことが後述するように長期予後を支える重要な因子となる。

絶食療法に関する歴史的変遷については，東北大の鈴木らの，1972年の精神身体医学雑誌の総説に述べられている[1)]。それによれば，絶食療法を近代医学的に治療に取り入れたのは，高比良英雄であり，次いで九嶋と長谷川らが，婦人の自律神経失調症に応用し，89.8％の奏効率をあげたという。ただし，絶食期の苦痛を緩和するために，クロルプロマジンの筋注を行いながらの12～14日間の完全絶食で，内科系心身症にそれを応用した場合，絶食中期から復食期にかけて，著明な肝障害を示すことを鈴木らは指摘している。

さらに鈴木らは，1972年より，肝庇護を目的とした補液を行いながら絶食療法を施行し，肝障害を起こすことなく安全に治療効果をあげていることを報告している。

以来，絶食療法は，鈴木らを中心とする東北大グループによって進められ，絶食療法による身体的変化，心理的変化についてのさまざまな研究が発表されるに至っている。

当科においても，十川らを中心に気管支喘息患者に施行され，良好な治療成績をおさめている[2)]。また小牧らは，絶食療法患者における内分泌学的変化に関して興味深い報告を行っている(後述)。

また過敏性腸症候群，non-ulcer dyspepsiaなどの消化器系心身症に対して，森田療法と併用して適用され，かなり治療効果が得られるようになった。

A 絶食療法による身体的変化

生体は，絶食によってさまざまな変容を示す。

1．糖代謝，脂質代謝

絶食における糖脂質代謝は以下の図のように変化する。

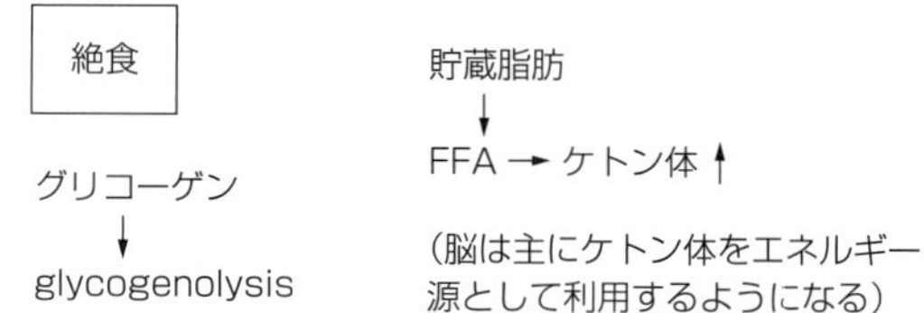

2．内分泌系への変化

1) カテコラミン

一時的に賦活されるものの，絶食の持続によって抑制される[3,4)]。成長ホルモンはカテコラミンと同じ動きをする。しかし絶食後は，カテコラミンはその代謝効率(回転)は絶食前より速くなるといわれ，いみじくも心身症患者の背景にあるうつ状態の改善は，カテコラミン代謝効率の改善によるものと考えられる。

2) インスリン，グルカゴン

絶食中は，糖質摂取がないためインスリン分泌は低下し，拮抗ホルモンであるグルカゴンは上昇する。

3）下垂体-副腎皮質系

一時的に賦活され，血漿コルチゾールは上昇する。これは絶食および行動制限という枠が，生体にストレスフルに作用する結果と考えられる。

4）視床下部，下垂体，甲状腺系

FT3，T3，TSH レベルは絶食中に有意に減少し，rT3 は有意に上昇する一方，FT4 および T4 レベルは正常範囲であることを，小牧は報告している[5)]。

5）β-エンドルフィン

小牧によれば，内因性オピオイドホルモンといわれるβ-エンドルフィンは，絶食早期には上昇するが長期に絶食に耐え得る症例は，その上昇度は短期絶食グループより低いと報告されている[6)]。

3．免疫系の変化

古暮らの報告では，血中免疫グロブリン濃度は上昇し，末梢血中の白血球数，好中球数，リンパ球数は減少する。また血清コルチゾール濃度の上昇により，ヘルパーT細胞の減少が認められる[7)]。これらはいずれも絶食というストレスによる免疫系の変化と考えられる。また当科の久保は，ラットを使った絶食に関する基礎的実験において，絶食によって脾におけるTリンパ球の増加を証明し，さらに絶食群の寿命の延長も指摘した[8)]。

4．脳波の変化

山本によれば，絶食中はα波が徐波化し，Q波が増加する。そして絶食療法後はα波が増大するという。すなわち絶食療法後に脳はより安定化すると考えられる[9)]。この脳波上の変化は，脳におけるカテコラミン代謝の変化との相関性を示唆していると思われる。

B　心理学的変容

札幌医大の八代らによれば，絶食療法後の心理学的変容として，MAS（Taylor の顕現性不安検査）を指標とした顕現性不安水準の軽減，P-F study を指標としたフラストレーション反応態度の改善などが指摘されている[10)]。

また日記や感想文では，絶食期初期においては，身体的，精神的に苦しみを訴えるが，それを乗り越えて，治療前の患者自身の抱えていた家庭や社会での対人関係の問題点に対しての気づきが促進されていく過程がつづられる。さらに復食期に入ると，食べる喜び，活動する喜びなどがつづられるようになる。治療前にはみられなかったような感情的なよみがえりを示す文章がみられるようになる[11, 12)]。

C　絶食療法の実際

絶食療法という枠組みの中で，患者は，食事も含めた行動を制限されるわけで，医師-患者関係あるいは看護師と患者との関係はある意味では濃厚になる。一方で行動制限，面会謝絶などにより，患者を苦しめていたさまざまな刺激から患者は解放されるとも考えられ，なんらかの心理療法が奏効しやすい状況を絶食療法は生み出すともいえる。また適切な心理療法と組み合わせることによって相剰的効果が期待できる。絶食療法は，いろいろな施設でいろんな心理療法と併用されている（内観療法，交流分析，行動療法，森田療法など）。

当科では現在，森田療法と組み合わせて，かなりの治療効果を得ている。森田療法と組み合わせた場合，食事量と作業量をパラレルに増加させることができ，両療法は合理的な組み合わせができると考えられる。

以下に当科での絶食療法のプロトコールを示す（表V-27）。次に，第1期（絶食期）から第4期（普通食期）までの心理的変容を，当科にて経験した症例の感想文をもとにまとめると，以下のように要約できる。

第1期（絶食期・絶対臥褥期）→苦痛，煩悶

第2期（復食期・軽作業期）→感情，身体感覚の蘇生

第3期（普通食期・重作業期）→不安と症状の再燃

表 V-27　絶食森田療法プロトコール

第 1 期（絶食期・絶対臥褥期）：10 日間（個室内）
起床 7 時　就寝 9 時 読書・テレビ・ラジオ・面会・電話・手紙禁止 トイレ・洗面以外臥床 主治医訪室：1 日 1～2 回（短時間） 日記あるいは感想文：就寝前 30 分 夕方：点滴ソリタ T3　500 ml（ソービタ，ビタミン C） 採血，検尿（1，3，5，7，10 日目）：一般検尿，血計，血液生化学，MHPG，消化管ホルモン，NK 活性

第 2 期（復食期・軽作業期）：10 日間（個室内）
行動制限少しずつ解除（電話・手紙・面会は禁止） 食事内容 1 日目：流動食 2～ 4 日目：5 分粥 5～ 7 日目：7 分粥 8～10 日目：全粥 軽作業 室内作業 散歩：1～ 3 日目：病棟内自由 4～ 6 日目：病棟内・院内 7～10 日目：病棟内・院内・構内 シャワー，洗髪，入浴： 1～ 2 日目：自分で清拭 3～ 5 日目：シャワー・洗髪可 6～10 日目：入浴・シャワー・洗髪可 採血，検尿（5，7，10 日目）：項目は 1 期と同じ 日課 7：00- 8：00　起床，洗面，食事など 8：00- 8：30　古文音読，AT 8：30- 9：00　散歩 9：00-11：00　室内作業 11：00-12：00　ベッド上安静 12：00-13：00　食事，安静 13：00-14：00　散歩 14：00-16：00　室内作業，安静（時間配分は本人にまかせる） 16：00-19：00　病棟内自由（夕食も含む） 19：00-20：00　室内作業，安静（時間配分は本人にまかせる） 20：00-21：00　AT，感想文（あるいは日記），就寝

第 3 期（重作業期・普通食期）：10 日間（大部屋）
行動制限解除 日課 7：00- 8：00　起床，AT，朝食 8：00-10：00　読書（高良武久著「生きる知恵」）・安静（時間配分は本人にまかせる） 10：00-12：00　室内作業 12：00-13：00　昼食・安静 13：00-15：00　外出（スイミング，アスレチック，散歩） 15：00-17：00　室内作業・安静（時間配分は本人にまかせる） 17：00-19：00　病棟内自由（夕食も含む） 19：00-20：00　室内作業 20：00-21：00　感想文（あるいは日記），AT，就寝 採血，検尿（5，7，10 日目）：項目は 1 期，2 期と同じ

第 4 期（社会復帰準備期）：10 日間
ナイトホスピタル 7：00　起床，AT 帰院～ 19：00　夕食，病棟内自由 19：00-20：00　軽作業・安静 20：00-21：00　感想文（あるいは日記），AT，就寝 採血，検尿：通常通り

第 4 期（普通食期・社会復帰準備期）→行動様式の変容（回避行動の減少）

すなわち絶食前，絶食，絶食後といった経過をたどる中で，徐々に心身相関への気づきが深まっていくのだと考えられる。

D　適応

絶食療法の心身症に対しての適応範囲は広く，その適応疾患について以下に示す。

(1) 消化器系疾患：過敏性腸症候群，non-ulcer dyspepsia，胆道ジスキネジー，術後腹部不定愁訴，その他
(2) 循環器系疾患：本態性高血圧症，境界域高血圧症，心臓神経症，その他
(3) 内分泌代謝性疾患：糖尿病，肥満症，痛風，甲状腺機能亢進症，その他
(4) 神経系疾患および精神疾患：筋緊張性頭痛，片頭痛，うつ病，不安性障害，チック，腰痛症，痙性斜頸

絶食療法の適応にあたって，注意すべき点は患者への動悸づけと患者の自我レベル（絶食に耐え得るかどうか）の的確な評価である。自我の確立が未熟で，情緒的に不安定な患者には，適応にあたっては慎重な配慮が必要である。また根底に反社会的パーソナリティ障害や精神病質的要素を有している場合，絶食期に顕在化することがあり，

そういった症例に対しては適応は禁忌である。したがって，絶食療法を施行するにあたっては，外来あるいは入院時における観察期間において，心理学的評価やパーソナリティ障害の有無に関する評価（各種心理テストの施行，インテーク面接など）を十分に行う必要がある。また当然のことながら，全身性の器質的疾患を有する症例（肝疾患，消化性潰瘍，腎疾患，心疾患，肺疾患，血液疾患など内科的，外科的に治療を要する器質的疾患がある場合）に対しては，絶食療法を行うことは難しいと考えられる。また絶食期に強い不安を訴える患者には精神薬を使いながら，絶食期を乗り切ることもあるが，基本的には，絶食期は，患者自身の力で乗り越えるというところに意味があり，精神薬は可能な限り使用しないほうが望ましい。

また，当然のことながら，患者の治療意欲が絶食を遂行していくにあたって欠かせない要因であるが，患者の過剰な期待や，断食修行といった観点は修正する必要がある。

以上の点に注意して，絶食療法を行えば，かなりの治療効果と治療が固着した症例に対してはダイナミックな変化を期待することができる。

E 予後および注意点

絶食療法は，先にも述べたように患者自身の治癒力に大きく依存しており，したがって絶食療法による症状の寛解や，社会適応性の改善や拡大は，他の心理療法に比べて永続性があり，薬物からの離脱も，この治療を契機に容易に行うことができる。それだけに心身ともにダイナミックな変化が患者の中で生じるためにその変化に対して，逆に強い不安感を訴えることがある。その不安感に対しては，できるだけ薬物は使わずに対処することが望ましい。もちろんあらかじめ，絶食療法中あるいは復食の過程において，いろいろな心身の変化が生じることを患者に十分伝えておくことが重要である。またそういった心身の変化に対する不安は，日常生活に徐々に復帰していく過程の中で薄らいでいくことを伝え，また患者自身もその薄らいでいく感覚を体験することが重要である。結果として治療前に比較して，行動様式なり，思考様式なり，無理のない，より自然な状態に近づくことが可能となっていく。したがって絶食療法後の外来での治療が治療の成果をフィードバックしていく重要な場である。

以上，絶食療法について概説と私見を述べてきたが，絶食療法を遂行していく際の最も重要な因子は，いうまでもなく治療者と患者との間の信頼関係である。

＜文献＞

1) 鈴木仁一，山内祐一，他：新しい絶食療法の方法と治療成績．精神医 12(5)：290-295, 1972
2) 十川　博：気管支喘息に対する絶食療法．医学のあゆみ 146(9)：634, 1988
3) Bleich NL, Boro ES：Fasting, feeding and regulation of the sympathetic nervous system. N Engl J Med 298：1295-1301, 1978
4) 山内祐一，鈴木仁一，山本晴義：絶食療法の適用と限界．心身医 19(2)：105-114, 1979
5) Komaki G, Tamai H, Kiyohara K et al：Changes in the hypothalamic-pituitary-thyroid axis during acute starvation in non-obese patients. Endo-crinol Japon 33(3)：303-308, 1986
6) Komaki G, Tamai H, Sumiok H et al：Plasma beta-endorphin during fasting in man. Horm Res 33：239-243, 1990
7) 古暮恒夫，鈴木仁一，村中一文，他：絶食療法の免疫系に及ぼす影響について．心身医 29(2)：179-183, 1989
8) 久保千春，十川　博，中野　博，他：絶食・断眠ストレスと免疫．心身医 32：59-65, 1992
9) 山本晴義：絶食療法の脳波学的研究．心身医 20(4)：325-335, 1980
10) 八代信義：絶食療法の臨床心理学的ならびに病態生理学的研究．札幌医誌 55(2)：125-136, 1986
11) 美根和典，金沢文高，市川俊夫：過敏性腸症候群ガス型への森田療法の適用．メンタルヘルス岡本記念財団研究助成報告集(5)：253-256, 1992
12) Kanazawa F, Mine K, Andoh K：Application of the Morita therapy to the irritable bowel syndrome of gas type. J Morita Therapy 5(1)：171-174, 1994

3-12 森田療法

A 治療法の位置づけ

森田療法は，森田正馬（1874～1938）により，神経質（森田神経質）を対象として考案された日本独特の治療法であるが，心身医学にとっても重要な治療法の１つと考えられる。

池見のいうように，心身医学が神経症を研究する学問の延長上に位置するのではないという考え方が正しいとすれば，神経症の治療法である森田療法も心身医学に生かすにはそれなりの工夫や配慮が必要である。実際に心療内科や内科で森田療法を実施するには，特にこの治療法で重要な作業の場がないため，従来の森田療法（原法）は不可能であり，思い切った発想の転換が必要である[1)]。

森田療法は行動療法の一種と考えられるむきもあるが，行動療法をはじめ，他の治療法のほとんどは，すべての症状を取り去ることを目的としているのに比し，症状があるままで解決して行うというのがこの治療法の特徴であり，他の治療法と異なるところである。

1．神経質（森田神経質）の特徴と神経質症状

一般にいう神経質とは少しニュアンスが異なる。ここでいう神経質は，従来の日本人の特徴でもある几帳面，羞恥心の強さのみならず，自己内省力，執着心，よりよく生きようとする欲望（生の欲望）などが人一倍強い。そのため，自分の心身の状態や変調などに過敏に反応する傾向（森田はこれをヒポコンドリー性基調と呼んでいる）がある。そして誰にでもある生理現象（例えば，食後胃がもたれるとか運動後に動悸がする）にとらわれてしまう。その生理現象を自らなくそうと思えば思うほど，ますます胃や心臓に注意が集中し，胃のもたれ，心拍に対する感覚はさらに鋭敏となり，不安が強まり，実際に胃の不快感や動悸が強まる（精神交互作用，心身交互作用）。このようにして，いわゆる神経質症状を呈する。

しかし性格の片寄りが強かったり，「とらわれ」の内容が理解できないものは他の疾患を考えるべきである。

B 森田療法の適応疾患と禁忌

1．適応疾患

森田は，神経症を表V-28のように分類し適応疾患としたが，心療内科でも，胃腸神経症，不安神経症は診療の対象となることも多い。この場合，森田療法的アプローチが必要である。

また，表V-29の心身症（I）に分類したものには，森田の「とらわれ」によって発症していることがしばしばみられるので，森田療法を念頭においておくことが大切である。さらに最近増加している神経性過食症は，社交不安障害を持ったり，食物や肥満に対する「とらわれ」と考えられる症例もみられるので，森田療法がもっと力を発揮す

表V-28 森田療法の適応疾患（神経症）

a．普通神経質
　不眠症，胃腸神経症など
b．強迫観念（恐怖症）
　対人恐怖症，雑念恐怖症，不完全恐怖症
c．発作性神経症
　不安神経症，心臓神経症

表V-29 森田療法の適応疾患（心身症）

a．心身症（I）
　過敏性腸症候群，慢性胃炎，胃下垂，神経性嘔吐，腹部術後障害，胆道ジスキネジー，神経性食欲不振症（とらわれ），発作性頻脈，神経性咳嗽，神経性乏尿，過敏性膀胱，更年期障害，自律神経失調症，片頭痛，外傷後症候群，書痙，筋痛症など
b．心身症（II）
　気管支喘息，糖尿病，慢性肝炎，慢性関節リウマチなど

ることも予想される。

次に心身症（II）に属する，内科疾患により近い心身症にも森田療法の心得があれば，治療がよりスムーズに運ぶことが多い。例えば，不安や対人緊張に対する森田療法的アプローチにより改善した気管支喘息の症例や，不安感，脱力感に対する森田療法的アプローチにより200以上あったGOT，GPTの値が50以下になった遷延性慢性肝炎の症例がある。また，強迫的に職場に適応しようとして起こした高血糖，うつ状態が，森田療法的生活指導により改善した糖尿病患者もある。

2．禁忌または不適当な疾患

1）精神病および境界例

統合失調症への森田療法の試みもなされているようであるが，一般には精神病は禁忌である。

また，境界例や自我の弱い患者が森田療法を受けて，悪化したり心因反応を生じることもあるので，やはり禁忌とするのが妥当である。

2）ヒステリー

病気の背景にヒステリー機制のあるものに対しては，森田自身がしばしば述べているように，森田療法は適当でない。

3）重篤な身体疾患

背景に森田的な「とらわれ」があったとしても，重篤な身体疾患（発熱，外傷など）がある場合には，まず身体疾患を治してから森田療法を行うべきである。

3．神経質と対称的にみて意義のある疾患

神経質が心身ともに過敏すぎるとすれば，糖尿病，高血圧，慢性肝炎などには逆に鈍感すぎる（失感情症，失体感症）傾向がみられることが多い。検査成績が極めて悪いにもかかわらず，自覚症状や不安感をほとんど感じず，治療にもあまり熱心でない。これらの症例は真に精神的に安定しているとはいえない。特に糖尿病患者は，統計学的に自覚症状が乏しく心理テストでも不安感が低いことがわかった[2)]。この場合，森田的な不安を少しは持たせる意味もあり，自覚症状を強化させる必要から，血糖のバイオフィードバック（血糖値を予測させて，アントセンスⅢですぐフィードバックする）が有効である。食後2時間値が1,037 mg/dlもあった53歳の糖尿病患者は，自覚症状が全くなかったが，約20年間，インスリンを打ちながら，このバイオフィードバックを実施し，本人独特の体感（低血糖の時は頭がおさえられる感じがし，高血糖になると両膝がだるくなるなど）も出現し，コントロールにも関心を強め，軽快した。森田療法とは全く逆の治療法であるが，内科，心療内科では，神経質（森田神経質）と対称的にみて，失感情症や失体感症を訂正することにも役に立つといえる[3)]。

C　森田療法の実際

1．原法

気を紛らすこと（例えば，読書，テレビの視聴，会話，面会など）は一切禁止し，食事，用便，入浴のみ許可する，いわゆる絶対臥褥を5～7日間実施する。不安，恐怖などから逃げずにそれらを正面から受け止める態度の基礎となる。詳細は他の森田療法の本[4)]にゆずるが，その後は軽い作業から重い作業に入っていかせ，作業をどうすれば能率よく，スムーズにいくかを工夫させつつ作業そのものになりきる体験をさせる。主治医はその際，日記指導を通して，問題点やとらわれている点を指摘し，「とらわれ」た心を外に向け流れさせることにより，苦悩，不安，恐怖などがあっても，それらを消そうとする努力（はからい）をしなくても作業ができるという心境（あるがまま）を体得させることである。この原法に沿えば，神経質の「とらわれ」であれば2～3か月の短期間で変化し，治癒していくことが多い。外来治療や説得のみで効果があると強調する森田療法家もあるようだが，「とらわれ」がある程度進めば，この原法に沿った入院治療が不可欠であろう。

例えば，書痙などは「とらわれ」が強く，読書や説得では「とらわれ」をとるのは難しく，原法が必要と思われる[5)]。

ところで，患者は必ずしも入院が可能でないし，入院できたとしても都会の完備した病院では

作業員が配備されているため，むしろ作業内容が低下するし，総合病院の内科，心療内科では，原法の森田療法は不可能である。したがって，次のような変法をとらざるを得ない。

2. 面接＋日記指導＋仕事

絶対臥褥を行った後，作業に代わるものとして適当な仕事を捜させ，そこでの作業について日記に書かせて，週1～2回面接し，日記指導を行う。この場合，仕事場には，その仕事に習熟した指導者がおり，厳格に訓練する態勢がとられていることが望ましく，患者を病人として甘やかすことなく普通に扱ってもらう必要がある。そして仕事になりきる体験（不安や緊張などがあっても仕事に没入する体験）をして，「とらわれ」から解放されることを目標とする。職場で甘やかされ，ただ通うというだけではなんらの効果もない。

3. 歩行訓練療法（森田療法変法）

原法で述べたように，森田療法では作業が大切であり，その中で体得すべきものであるが，ビルの特徴を持つ病院での作業は極めて難しい。そこで作業に代わるものを思い切って「歩くこと」にのみ限定した歩行訓練療法（森田療法変法）を考案した[6]（表V-30）。これは限界があるが，外出恐怖を伴うものには極めて有効であり，歩行することで「あるがまま」を体得でき，ビル式の病院や外来でも実施可能であり，内科や心療内科で一番実施しやすい森田療法とも考えられるので，詳細に述べてみる。

表V-30 歩行訓練療法（森田療法変法）の特徴

1) 治療者が特別，森田療法の専門家でなくても誰でも実施できる。
2) 森田療法の原法が実施不可能な，都会のビル式で，完備した内科や心療内科の病棟または外来通院でも実施可能である。
3) 森田療法の原法についていけそうにない患者，例えば，うつ状態の患者にでも気軽に実施できる。
4) うつ状態，不安神経症，パニック障害の患者やそれが基盤となっている心身症など「外出恐怖」を伴うものに特に有効である。
5) 歩行を実行させるだけであるが，森田療法を説得だけで終わらせるよりは，体得できるという点で優れている。
6) 「外出恐怖」を伴わないものにはあまり有効でない。
7) 主治医は一貫して症状がとれたかどうかではなく，歩行できたかどうかを重視する態度が必要である。

1）準備段階

この治療法の準備段階としては，自宅または病院にて約1週間くらいは森田療法の絶対臥褥に近い状態で寝かせておく。この間，読書，ラジオ，テレビ，対話などは禁止する。うつ状態を伴うものは抗うつ薬を投与するが，1週間くらいは眠気を伴うことが多く，効果の発現に時間を要する点からもこの間は絶対臥褥が適当と考えられる。約1週間を過ぎてから洗面，着替えなど日常最低限の必要なことを行わせ，同時に玄関先まで歩かせる。症状の強弱により，準備段階にかける日数を加減する（表V-31）。

2）実施方法

次に歩行実施段階に入るが，表V-32のように行う。①まず主治医と目標地点を決める。目標地点としては歩いて片道20～30分くらいの所で，電車やバスの停留所などが適当である。②歩く

表V-31 歩行訓練療法（森田療法変法）の準備段階

1) 約1週間ぐらい絶対臥褥とする。
2) その後，洗面，着替えなど日常最低限の必要なことを行わせる。
3) 玄関先まで歩かせる。
4) 症状の強弱により，準備段階にかける日数を加減する。

表V-32 歩行訓練療法（森田療法変法）の実施方法

1) 目標地点を決める。
2) 歩くコースを決める。
3) 歩く時刻を定める。
4) 歩く速さは本人のスピードにまかせる。
5) 1人で歩かせる。
6) 可能な距離から始め徐々に延ばさせる。
7) 昨日歩いた距離は今日必ず歩かせる。
8) 目標地点まで到達した後，日に2回歩くことを始めさせる。
9) 症状がとれたかどうかで評価するのではなく，歩けたかどうかで評価する。
10) 日記指導を行い，歩行以外の身辺の作業を徐々に増やす。

コースを決める。日によって歩く方向を変えているとどれだけ距離が延びたかわからないし，ただの散歩と区別する意味でもコースを一定にしておくほうがよい。停留所が近い場合は遠回りしたコースを選ばせる。③歩く時刻を定める。午前10時頃とか午後2時頃というふうに大体の時刻を決めておいて日に1回歩かせる。④歩く速さは本人のスピードにまかせる。したがって日により，歩行の遅速はあってもかまわない。⑤人に付き添わせて歩かせるのではなく，1人で歩かせる。⑥歩行距離は初めから目標地点まで歩かせてしまうのではなく，本人のペースで可能な距離を徐々に延ばしていくことである。⑦この項目は非常に大切で，この治療の骨子ともなるべきところである。すなわち，昨日歩いた距離は今日必ず歩かせるということである。不安やいやな気分がして歩きたくなくても，いやいやながら，昨日の到達地点までは歩行を実行させることである。雨天や猛暑の日でも，傘や帽子を着用させて歩行させるが，ただし高熱や重篤な身体疾患がみつかった時には，中止する必要がある。⑧目標地点まで歩けるようになれば，時刻を変えて，日に2回歩くことを始めさせる。また目標地点をバスや電車の駅にしておけば，そこから乗物に乗らせることも有効である。「外出恐怖」を持つ患者はたいていの場合，乗物に乗る不安を持っているので，乗物で行く距離を徐々に増やすようにし，必要に応じ買物や入院中のものには帰宅させるのもよい。目標地点まで歩行できるようになった頃にはかなり改善されているので，治療初期のような厳密さよりも，少々歩行のコースを変更するなどの融通を持たせてもよい。⑨森田療法的見地からみて，この治療を通じ治療者が一貫して守るべき態度は，症状がとれたかどうかで評価するのではなく，歩けたかどうかで評価しつづけることである。⑩治療を通じて，日記指導を行い，歩行以外の身辺の作業を徐々に増やす方向に指導することが望ましい。

症例

患者：43歳，女性
主訴：外出恐怖，動悸，不整脈
診断：パニック障害
家族歴：幼少時，実母を亡くし継母に育てられる。

既往歴：特記すべきことなし。

現病歴：24歳時，流産する。長女出産後，隣の子どもがよく遊びにきては，長女の手をかむことが多く，その悩みを夫や他の人に訴えたが相手にしてもらえず自己嫌悪に陥る。娘が2歳になっても，やはり隣の子どもにかみ続けられ，ある日急に脈拍が180/分になり，救急車で大学病院に運ばれたが異常を認めなかった。以後同様な発作が起こることが多く，約20年間1人では外出できなくなる。X－3年，近医で森田療法の本を紹介されたが十分な指導を受けられず，X年1月，当院を受診した。

初診時現症：身長145 cm，体重41 kg，体温36.7℃，血圧146/86 mmHg，脈拍137/分。

検査成績：血液一般，検尿，検便，血液生化学に異常を認めず，心電図は正常。

心理テスト：SDS＝18，エゴグラム（CP7，NP14，FC14，AC17）

心理社会的背景：幼少時に実母を亡くし継母に育てられる。継母からの愛情を十分受けずに過ごし，自分を抑える性格になっていった。そのような中で，不安，緊張が強く，こだわりやすい性格も手伝って，隣の子どもとのトラブルから外出恐怖を伴うパニック障害へと発展していった。

治療経過：X年1月当院初診時は不安が強く，脈拍が137/分もあったので，clotiazepam（5 mg）2Tを朝夕投与した。2月初めより歩行訓練療法（森田療法変法）を実施し，目標地点を片道20分くらいの駅とした。2月末にはすでにその中間地点まで歩行でき，3月末には目標地点である駅に到着している。夫不在の時外出不能であったが，この頃にはそれもクリアでき，涙が出るほど嬉しいと告白している。4月中旬には，坂道で動悸が激しく不安になったが，主治医を信じ，昨日の距離は歩行できている。当院で実施している集団療法である森田療法実践の会（黒川タンブラーの会）でも自分の体験を話し，他の人たちからも認められ，また他の人の悩みも理解できるようになっている。5月中旬には大阪市に向かって1駅乗れるようになった。人や周囲の景色を観察するようになり，森田療法の本を読んで理解も深まる。6月に入り大阪市に向かって乗る駅の数が急に増え，6月上旬には大阪市の終着駅まで乗れている。約20年間1人でこられなかった土地の変化に驚きと興味を示している。家事や趣味のパッチワークなどやるべきこともさっさとできるようになる。以前は強くなろうと思っていたが，そうでなくて

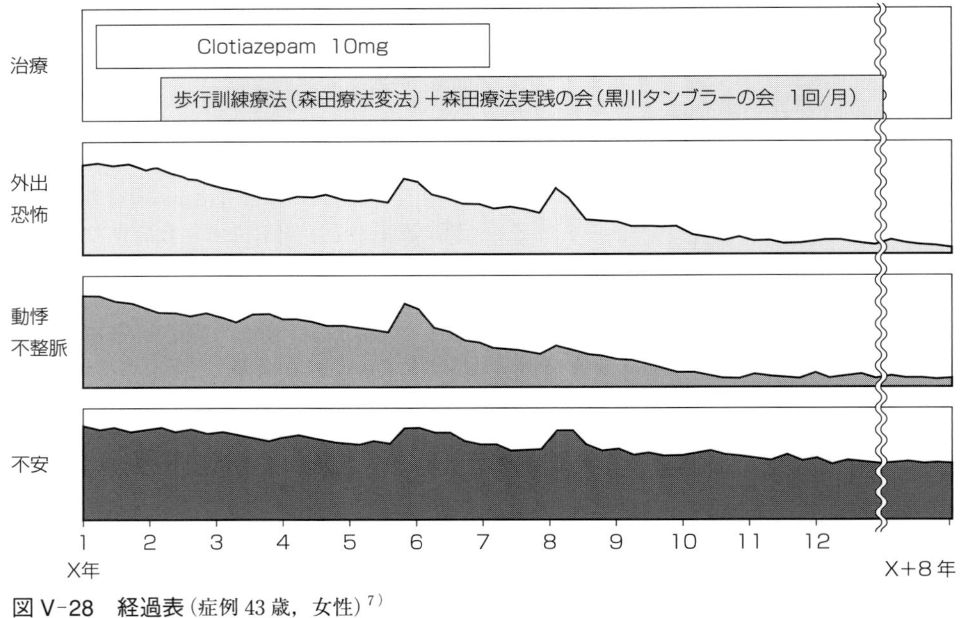

図V-28　経過表（症例43歳，女性）[7)]

もよいと思え，ドキドキしてもかまわないと思うとかえって動悸しないことがわかる（精神交互作用の打破）。7月からは，clotiazepamをほとんど服用しなくてもすむようになる。7月中旬，血圧が高くなったのではと不安になったが，主治医の指示で終着駅まで行けてさらに自信がつく。8月に入り，3〜4日間隔をあけても終着駅まで電車で行ける。この頃には家に誰かが居ないとパニックになるのではないかと不安で風呂に入れなかったが，1人だけで入浴できるようになる。9月には7〜10日あけても終着駅に行け買い物もできるようになる。また，すべてに遠慮ばかりしていたが，夫や子どもにも主張できるようになる。10月には妹と何年ぶりかで芝居にも行け，不安も多少あったが最後まで観劇することができている。今までは同窓会も夫に自動車で送ってもらい，やっと出席していたが，この度は，電車で友人と行くことができた。このようにして経過表に示すように外出恐怖や動悸，不整脈は徐々に減ってきたが，その割に不安は余り減少していない。すなわち，森田の教えのように不安があるままで外出が実行できている（あるがまま）ことが証明されている（図V-28）。

この症例は，X＋8年後も再発することなく，電車に乗れ，週5日のパートに行けている。

4．「啐啄(そったく)同時」，「窮(きゅう)すれば通ず」

「とらわれ」のため，限界状況に自ら追い込まれ，その時適切な言葉や機会を与えられることにより急激な心理的転回が起こり，一度に「とらわれ」から解放されることがある。雛がかえる時，親鳥が外から殻をつつくのと雛が内からつつくのとは卵の機が熟した時，同時でないとうまくかえらないことに例えて，急にあるきっかけで悟ることを禅語で「啐啄(そったく)同時」といわれている。「窮(きゅう)すれば通ず」というのも同じ意味である。心臓神経症や神経性食欲不振症（とらわれ）で，本人が生か死かというところまで行き詰まって，適切な言葉や機会を得ると，このように忽然と治ることがある。これは森田療法では，よく知られた現象で，治癒像は森田療法による場合と同じで，治療するにあたって念頭においておく必要があろう。

図V-29は「啐啄(そったく)同時」の症例である。

これは25歳の男性で，神経質（森田神経質）である。神経質の特徴として「生の欲望」が強いが，裏返せば，死に対する恐怖も強く，それだけに，身体にも敏感ということになる。

Aの段階では両者がつり合って，健康であったが，Bに至り胃の具合いが悪く，近医で胃透視を受けた結果「胃下垂」と診断される。敏感なう

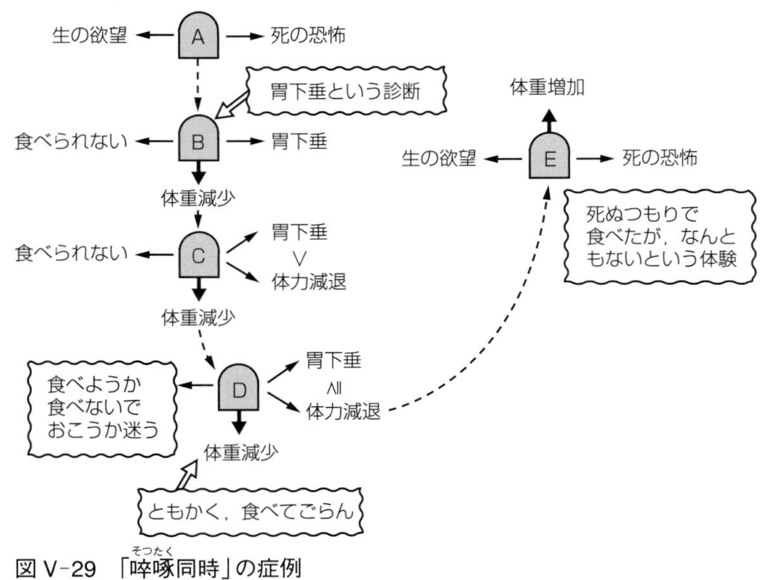

図V-29 「啐啄(そったく)同時」の症例

えに，医師の説明が不十分だったため，「大変なことになってしまった(ヒポコンドリー性判断)」と思い，「死の恐怖」の対象は「胃下垂」一色となり，食べることにとらわれ，実際食べられなくなる。それにつれ体重は徐々に減少し，体力は減退して行きCに至る。しかし，この段階では「死の恐怖」の対象はまだ「体力減退」より「胃下垂」のほうが強く，結果としては食べられないので，さらに体重が減ってくる。Dに至ると「胃下垂」も気になるが，体重減少による「体力減退」も気になり出す。ここで，この男性は「食べようか，食べないでおこうか」迷いに迷う。実際に死ぬかも知れないというところまで追いつめられたこの時，主治医から「ともかく，食べてごらん」という言葉をかけられ，心が動かされる。死んでもともとという気分で，お粥やスープを飲み出したが，あれだけ不安だった胃はなんともないという体験から，この男性は「とらわれ」がとれ，体重も徐々に増加し，健康になっていった。「啐啄(そったく)同時」，「窮(きゅう)すれば通ず」の例である。

全く同様な経験をニチイ副社長の時経験されたメンタルヘルス岡本記念財団理事長岡本常男氏は，著書『自分に克つ生き方』[8]で詳しく述べておられる。

同氏は切羽詰まった時，森田療法の本が役立ったとして，定年後の生涯を森田療法の啓発にかけておられる。また同じようなことを心臓神経症であった森田正馬自身が経験している。すなわち，心臓神経症で悩んでいた学生時代，動悸は気になる，進級できるかどうか試験勉強も迫っている，そのうえ，親が都合でお金を送ってこないなど，種々の条件が重なり追いつめられる。とうとう死んでもともとと思い，薬もかなぐり捨てて，試験勉強に没頭し，死ぬどころか，心臓神経症は治り，成績優秀で進級できたのである。森田はこの体験をもとに森田療法を考案したといわれている。

5. 社交不安障害

多勢の人たちの前や緊張する場面で，赤面や冷や汗，声の震えなど恥ずかしい思いをするような症状に恐れを持つ社交不安障害が最近注目されている。SSRI(選択的セロトニン再取り込み阻害薬)が有効であるとする人もいる。

これは神経症であり心身症ではないが，心身症の背景にこの病態が存在することが多々あるので取りあげてみよう。わが国では，ずっと以前から類似の病態である対人恐怖症として森田療法が効果を示す神経症として知られてきた。心身症の中でも書痙，過敏性膀胱，過敏性腸症候群などはこの病態が背景に隠れていることが多い。対人恐怖症は，歩行訓練療法（森田療法変法）の適応ではなく，入院して原法の森田療法を受けるか，外来通院や当院で実施している森田療法の集団療法（黒川タンブラーの会）などが必要である。筆者は社交不安障害が完治するには自分の悩んだことを告白することが大切であると強調しているが[9]，同様に池見も次のように述べている。「もともと劣等感は，これを払いのけてしまうことによってではなく，これを越えた世界に出ることによって，解決の道が開けるものなのである。自分が劣等感を，人に公表できるようになったのも，劣等感とのムダな戦いをやめて，ようやく，このような世界に近づけたからだと思う」[10]。このように森田のいう対人恐怖症は，自分の悩みを恥ずべきこととして隠すことにより症状を長引かせ深刻化していることが多いが，おおっぴらに人に話せること，すなわち告白が，完治し建設的な生活態度に導く重要なポイントと考えられる。

D 予後および注意点

森田療法の特徴は，症状をとろうとせず，前向きの姿勢を貫くところである。症状をとろうとしない治療法は森田療法以外にあまりない。したがって，作業や仕事，歩行あるいは「啐啄（そったく）同時」などで，症状があってもそのままで何事でもできること（あるがまま）を体得すれば，再発することはほとんどなく予後良好である。症状が多少あっても前向きの姿勢がくずれないからである。この点から，森田療法を行う場合は，症状をとることに重点を置くべきではない。

しかし，森田自身がしばしば述べているように，本を読ませたり，説得するだけでは体得に至ることが少なく，観念的な理解のみで終わっていることが多い。心身医学での森田療法的アプローチという場合，この点も注意が必要である。

また，一般の森田療法の文献では触れていないことであるが，心療内科や内科では，次の点でも注意が必要である。すなわち，筆者が経験した慢性関節リウマチの主婦（34歳）は，16歳時に不安神経症にかかり，入院森田療法により治癒している。しかし，結婚後，夫の両親と同居してから慢性関節リウマチに罹患し，重症化した。この場合，夫の両親に対し気をつかいすぎたり，家事に専念しすぎるなど森田療法的に過剰適応し，感情を抑圧したことが大きな原因の1つと考えられた。彼らとの関係を改善し，感情の抑圧をとるため，絵画療法やゲシュタルトのチェア・テクニックが必要であり，実際，その導入により発散がみられ軽快した[11]。このように，たとえ神経質（森田神経質）であっても，環境的な問題があったり，過剰適応がみられる場合，森田療法のみではいっそう過剰適応を促進することになるので，その点に十分注意し，環境改善や森田療法以外の治療法も導入すべきである。

なお，最近，森田療法と認知行動療法が類似していることが指摘されているが，根本的には違っている点も多いので，容易に同一視してはならないと考える。

＜文献＞

1) 黒川順夫：心身医学領域における森田療法的接近．（続）森田療法ワークショップ '86～'88．pp24-28，星和書店，東京，1990
2) 黒川順夫，他：糖尿病の自覚症状についての心身医学的研究—失体感症に関する研究—．心身医 22：196-199，1982
3) 黒川順夫：糖尿病と失感情症，失体感症．Diabetes J 19(3)：111-114，1991
4) 森田正馬：神経質の本態および療法．白楊社，1960
5) 黒川順夫：書痙．中川哲也，吾郷晋浩編：症例に学ぶ心身医学，pp26-35，医歯薬出版，東京，1988
6) 黒川順夫：歩行訓練療法（森田療法変法）．心身医 28：507-513，1988
7) 黒川順夫：心療内科外来で体得させるには—歩行訓練療法（森田療法変法）で体得改善した20年来の外出不能患者の1例—．第17回日本森田療法学会プログラム・抄録集，39，東京，1999
8) 岡本常男：自分に克つ生き方．ごま書店，1989
9) 黒川順夫：「対人恐怖症」全治における告白の意義．日森田療会誌 16：147-154，2005
10) 池見酉次郎：劣等感と私．セルフ・コントロール No.150，日本心身医学協会，福岡，2004
11) 黒川順夫：入院患者及び長期療養患者の精神療法．岩井寛編：実地臨床に活かす精神療法，pp291-303，ライフ・サイエンスセンター，1986

3-13 内観療法

内観療法は，森田療法と同じく日本で生まれた心理療法である。内観3項目（お世話になったこと，お返ししたこと，迷惑をかけたこと）に沿って内省し，これまでの「自己本位の生き方」や「愛されて生きてきた事実」に自ら気づき，人に対する安心感や基本的信頼感を再認識することで，内面的成長が促されるといわれている。

また，以下に述べるように内観療法にはさまざまな種類があり，内観療法の効果，特徴，適応や他の心理療法との併用を理解し，内観療法の導入を検討していく必要がある。

A 内観療法の歴史

内観療法は，1941年頃に吉本伊信が修行法の1つで自己反省法であった「身調べ」を改良し，秘密性，苦行性，宗教性を取り除き，万人向けのものとしたものが基礎になったといわれている。その後，1968年に内観3項目である「お世話になったこと，お返ししたこと，迷惑をかけたこと」が確立され，心理療法の1つとして医療機関で使用されるようになった[1]。

B 治療法の位置づけ

内観療法は，自分の一生を回想し，自己を洞察し，自己を分析していく作業であるため，池見は一種の「自己分析療法」と考えていた[2]。自己分析という観点では，内観療法は無意識を扱う精神分析的療法や対人関係を洞察する交流分析に近いものと考えられる。そのため，内観療法は現実生活場面での行動を治療のターゲットとする行動療法とは異なった性質のものと考えられている[3]。しかし，内観を通して認知の変容が起こった場合には，それを実生活の中で実践することやそれによって良好な人間関係が保たれることを経験することが重要である。したがって，内省することによって過去や深層にアプローチしていくだけでなく，「今，ここ」における現実世界での適応が可能となるようにさまざまな治療法と組み合わせることで治療の幅が広がってくると思われる。

1．内観療法の種類

内観療法には大きく分けて分散内観（日常内観）と集中内観がある。両者とも内観3項目を対象人物ごとに年代を区切って内観する。

集中内観では，入院にて約1週間，毎日起床後より就寝前まで特定の対象人物に対する特定の年代の一区分を1～2時間かけて内観し，そのたびごとに治療者の面接を受ける。患者はその時間に調べた内容を話し，治療者はその内容を傾聴する。

分散内観は，日常生活の中で毎日30～60分間程度，集中内観と同様に内観3項目をとおして自己分析を行う。

このほか，自分の身体について内観する身体内観[4]や内省する課題を内観3項目以外に嘘や盗み，病気，学業，仕事や家事・育児，酒や薬物，体形と食事，恋愛や結婚，人生，死などに設定した内観療法[5]がある。身体内観に関しては，フォーカシングに似た部分があり，「人生について」の内省課題は，実存分析（ロゴセラピー）に応用できると考えられる。

2．効果

内観3項目の「お世話になったこと」を内観することにより，家族や今までにかかわってきた人たちから愛されてきたことや恩恵を受けてきたことを思い出し，周囲の人たちに対して感謝の気持ちを持つようになることが多い。また，「お返ししたこと」を内観することにより，自分がほとんどお返ししていないことに気づき，自己中心的態度を想起することが多い[1]。さらに，「迷惑をかけたこと」を内観することにより，自分が迷惑をかけたことの多さに気づき，反省とともに謝罪の気持ちが多く出現する。罪悪感とともに感謝の気持ちが出現した場合には，その後の対人関係や行動の変容が起こり，症状の改善や良好な社会適応がみられることが少なくない[6]。つまり，内観療法は対人関係における自己の態度や行動を客観的に見つめ直すことによって自己の認知を修正し，新しい対人関係を築く心理療法といえる。

また，集中内観では1週間の集中内観が終了すると達成感や克服体験が得られることが多い。

3．特徴

内観療法の主な特徴として，原則的に現在の問題となっている症状を直接取り扱わないことや，治療構造が強固であり，患者・治療者間の転移・逆転移が起こりにくいといったことなどがあげられる[1, 7]。「迷惑をかけられたこと」は内観3項目に含まれないため，攻撃性が増強されないような構造となっている。

また，対象者を限定し，主体的に内観することにより，治療者に対して直接的に依存や攻撃や転移が起こりにくい構造となっている。意識下に抑圧したものに対して抵抗を示す場合であっても，相手の立場に立つことで間接的に，また自分のペースで内観していくことができる。

さらに，幼少時から現在までの対人関係を想起し，客観的に自己を見つめ直し，これまでの人生を振り返ることでさまざまな気づきが得られ，自己成長が認められることが多い。

4．他の心理療法の併用

他の心理療法を組み合わせることにより，良好な治療結果が認められる場合がある[3, 8]。治療構造が集中内観と一部共通しているため，集中内観と絶食療法の併用は，高い効果をあげている。また，内観療法において認知の変容が起こるため，内観療法の前後に認知療法を用いることで，その後も治療効果が持続することが多い。さらに，自律訓練法で心身をリラックスさせた状態で内観することで，より防衛が緩んで，情動を伴った深い内観ができることも少なくない。

C　適応と禁忌

1．適応

主な適応として以下のものがあげられる。

(1) 薬物療法，支持的心理面接，環境調整などの治療を継続しても効果が上がらず，現在の対人関係上の問題が病態と深くかかわっていると考えられる場合。ただし，幼少期から十分に愛情を受けていないと人に対する安心感や基本的信頼感が希薄なため，逆に症状が増悪する危険性があることを念頭においておく。

(2) 内観に対するモチベーションが高い。ただし，内観療法を受けるだけで症状が改善するといった過度の期待を持っていたり，受動的な態度でいたりしないように注意する必要がある。自分の過去を振り返り，自分を変えたいといったモチベーションを持っていることが重要である。

(3) 導入には，治療者-患者間の信頼関係があるほうが望ましい。

(4) 対象疾患としては，不安障害，心身症，遷延化したうつ病性障害，身体表現性障害，アルコール依存，摂食障害など多岐にわたる。

(5) 適応年齢は，小学生高学年から高齢者まであるが，それぞれの年代に応じてアルバムを用いるなどの工夫が必要である。

2．禁忌

心療内科で治療することはほとんどないが，急性期の統合失調症，躁うつ病，自傷・他害のおそれのある場合や衝動性が強い場合などは，避けたほうが望ましい。アルコール依存，薬物依存は，離脱症状に注意する。また，禁忌ではないが，精神発達遅滞，認知症などには効果が上がらない場合が多い。

実際に内観療法を行っている時に，病的な罪悪感が出現したり，他人に対して攻撃的感情が出現したり，幻覚や妄想が出現したりすることもあるため，治療中にはこういった言動に注意が必要である。

D　治療の実際

1．集中内観

当科における集中内観は，個室入院にて約7日間行っている。その前後それぞれ最低1週間は，心理テストや身体状況の検査を行うための入院期間を設けているため，トータルで最低3週間の入院期間となる。

1）導入

病歴を聴取する際に，生育歴，特に両親との関係を詳細に聴取する。対人関係が病態とかかわっていると考えられる場合には，適応や特徴などを考慮し，適切な時期に内観療法を導入する。内観療法の説明をしたうえで，以下の病棟での約束が守れることを確認する。

＜病棟での約束事＞

(1) 内観療法期間中（7日間）は洗濯をする時間がないため，内観期間中使用する着替えを用意してもらう。
(2) 集中内観期間中は注意集中のため，面接者以外との会話や家族との連絡は禁止（緊急時は除く）。談話室で過ごしたり，テレビを見たり，雑誌，新聞を読んだり，音楽を聴いたりなども集中内観期間中は禁止。
(3) 携帯電話を持っている場合は，集中内観期間中，看護詰所で預かる。
(4) 内観期間中はトイレ，洗面，入浴以外は内観しているベッドサイドを離れないようにする。
(5) 自動販売機でのジュースの購入，店での買い物は禁止。必要であれば，あらかじめ7日間分の買い置きをしてもらう。
(6) 集中内観期間中，禁煙できない者は主治医に申し出て，主治医との取り決めを行う。
(7) お風呂は病棟で決められた男女別の時間内に入浴する。

2）方法

個室で，内観3項目（お世話になったこと，お返ししたこと，迷惑をかけたこと）を対象人物ごとに年代を区切って内観する。対象人物は無条件の愛を受けた相手から，年代はその無条件の愛を受けた時期から内観を始めるほうが取り組みやすいと考えられる。このため，内観の対象には母親，父親から行い，年代は乳幼児期より現在へと経時的に順を追って内観していく。内観療法のスケジュールの一例を表V-33に示す。空白のところには主治医と話し合ったうえで，内観したい人を選出して内観したり，再度，両親・兄弟を内観したりする。

内観期間中の対人関係は一切遮断され，治療期間中接触が許されるのは，基本的に治療者との面接時だけとなる。こういった行動制限を用いることで，回避的行動を遮断し，内観に集中するような治療構造となる。ただし，医療行為が必要な時には，主治医や看護師が対応する。入浴以外は個室で過ごし，食事も個室で摂ってもらう。姿勢は特に決まりはなく，内観に集中できるよう各人に任せられるが，臥床すると眠気が生じるため禁止している。

食事に関しては，内観をしている場所と仕切られたカーテンの外のテーブル上に配膳される。食事が終わったら，再びカーテンの外のテーブル上に出しておく。配膳，下膳時にも会話は禁止される。

面接は，通常1回につき数分程度で，内観した内容を患者が報告するのを傾聴する。報告は要点のみで，話したくないことは話さなくてもよいことになっている。面接における患者からの質問に対しては，受容することを基本にして，評価したり，指導したりすることがないように注意する。土日は原則的に面接を行わないが，平日と同様に6：30より19：30まで内観を行う。土日の内観は，以下のように記録内観を行う。

＜土日の記録内観＞

(1) テーマは，金曜日の午後に渡す。
(2) 平日同様に内観を行う。面接の代わりに記録内観用紙に内観した内容を記録してもらう。
(3) 書き方は，「日付」「誰に対しての自分を調べるのか，いつの期間を調べるのか（例：『7～12歳，父親に対して』）」を書いたうえで，「1. お世話になったこと，2. お返ししたこと，3.

表V-33　内観療法のスケジュールの一例

Aさん　内観療法スケジュール

日付・時間		7/31(月)	8/1(火)	8/2(水)	8/3(木)	8/4(金)	8/5(土)	8/6(日)
6：00	起　床	母 0～6歳	父 0～6歳	姉 0～6歳	兄 0～6歳			
6：30-8：00	内　観							
8：00-8：30	朝　食							
8：30-9：30	内　観							
9：30	第一回面接							
		母 7～12歳	父 7～12歳	姉 7～12歳	兄 7～12歳			
10：00-12：00	内　観							
12：00-12：30	昼　食							
12：30-13：00	内　観							
13：00	第二回面接							
13：30-14：00	入　浴	母 13～20歳	父 13～20歳	姉 13～20歳	兄 13～20歳			
14：00-16：30	内　観							
16：30	第三回面接							
		母 21歳～現在	父 21歳～現在	姉 21歳～現在	兄 21歳～現在			
17：00-18：00	内　観							
18：00-18：30	夕　食							
18：30-19：30	内　観							
19：30	第四回面接							

排便，排尿回数：朝食札に記入
食事量：夕食札に記入

ご迷惑をおかけしたこと」を書いてもらう。

＜記録内観におけるアドバイス＞

(1) 普段同様，できるだけ具体的に記入してもらう。

(2) 何かを思い出しても，すぐに書かずに，まずはじっくりと思い出してもらう。記録する事にも意味はあるが，すぐに書いてしまうと，そこで記憶が途切れてしまう可能性があるためである。また，じっくり思い出している時こそが，本当の内観の時間であるから。

3）1週間の集中内観期間

行動や対人接触の制限があり，孤独でさみしいと感じることもあり，本人にとっては快適なものではない。また，最初の2～3日はあまり内観ができないことが多いが，その後洞察が進んでいくのを見守っていく。内観においてさまざまな葛藤や抵抗があり，最初のうちは自己紹介，自慢話，他人紹介といった回想内容がみられることがある[9]。

内観3項目に関しては，「親孝行ができればよかったが，できずに迷惑をかけました」といった抽象的な話や仮定の話ではなく，具体的な事実を内観することが大切である。また，当時のことを詳細にイメージできるように内観していく。そうすることによって，「今，ここ」に再体験することが可能となる。

内観の対象者に対して攻撃性が認められる場合には，迷惑をかけたことの想起に対して，抵抗を示すことがある。なかには恨みごとばかり思い出して，迷惑をかけたことを想起することが困難な場合もでてくる。こうした場合には，自分が迷惑をかけたことをわずかでも思い出すことによって，愛されてきたことを少しずつ実感することが治療につながっていくことを伝えるようにしている。

迷惑をかけたことが想起できるようになると，罪悪感が増大してくる。この罪悪感は，うつ病などにみられる病的な罪悪感とは質的に違う罪悪感であり，三木はこの罪悪感を病的罪悪感と健康な罪悪感に区別している[10]。病的な罪悪感には，①客観的事実に基づかないまたは不相応に強い反応である，②本質的に自己の罪を認めていない，③他者に対する攻撃が内在する，④過去にこだわり，未来に絶望している，⑤他者への「甘え」的執着が強い，⑥不安が強い，⑦被害者意識がある，⑧自己防衛的である，⑨退行した精神状態である，といった特徴がある。病的な罪悪感が出現する場合には，内観療法の一時中断を考慮するが，そうでない場合には，そのまま内観を継続する。次第に，他人に対する感謝の気持ちが出現し，謙虚さや穏やかさを持つようになってくる。

2．分散内観

分散内観は，一日 30〜60 分間程度，内観 3 項目を対象人物ごとに年代を区切って行う内観である。内観記録用紙に内観したものを記録して，外来に持参してもらうこともある。

E　予後および注意点

1．予後

疾患別，重症度別による治療効果の違いは，いくつか報告されているが，系統的に調査されたものはない。無作為化対照試験による内観療法の有効性は示されていないため，今後は質の高いエビデンスを作っていく必要がある。

2．注意点

(1) 相手の立場に立って内観することが重要であり，自己本位なままで内観を継続しないように注意する。
(2)「お世話になったこと」と「お返ししたこと」は，ギブ・アンド・テイクで想起しやすい事柄であるが，これは条件つきの愛情であって，本来は見返りを求めない無条件の愛情を内観によって気づき，理解していくことが重要である。
(3) 抑圧してきたものとの直面化に対して準備ができていない場合には病理を掘り起こす危険性があるため，適応を考慮したうえで，適切な時期を選んで行う必要がある。
(4) 過剰適応がみられる場合は，よい患者にみられようとする傾向があり，本当に深い内観ができているかどうかを見極める必要がある。

おわりに

内観することで，自分自身と向き合い，自己を客観的にみることができるようになる。これまでの生き方をみつめ直し，今後の人生をどう生きていくかを考えることが重要である。内観療法を通じて，病気や周囲に起こるでき事の意味を理解し，受け入れることができるように治療者が支援していくことが大切なのかもしれない。

<文献>

1) 川原隆造：内観療法の原理と応用．心身医 42：356-362, 2002
2) 池見酉次郎：内観法と心身医学．佐藤幸治編：禅的療法・内観法．pp293-300, 文光堂，東京，1972
3) 川原隆造：内観療法．新興医学出版社，東京，1996
4) 高口憲章：身体内観（自分の体を内観の対象とすること）第 1 報．内観研究 4：67-73, 1998
5) 杉田　敬：自分を知りたい，自分を変えたい．星和書店，東京，1998
6) 竹元隆洋：心身医学と内観療法．心身医 43：333-340, 2003
7) 長山恵一，清水康弘：内観法．日本評論社，東京，2006
8) 王　紅欣，貫名　秀，亀井誠幸，他：内観療法の適応拡大と技法の修正．臨精医 32：1161-1168, 2003
9) 柳田鶴声：内観実践論．いなほ書房，1995
10) 三木善彦：内観療法入門．創元社，大阪，1976

3-14 ヨガ，気功

当科では1975年より，心身症の治療の一環としてヨガ，気功法（当初は太極拳であった）を取り入れてきた。本項では，これらの東洋的技法の心身症の治療法としての位置づけ，医学的治療と併用する際の注意点について述べたい。

A 治療法としての位置づけ

まずヨガ，気功法，太極拳の共通した効果として，ストレス反応に拮抗する生体反応を生じる点があげられる。つまりこれらの技法は視床下部-下垂体-副腎皮質系，交感神経-副腎髄質系，交感神経-レニン系を抑制し，迷走神経機能を賦活する。その結果，炎症反応に対しては抑制性に作用し（交感神経-副腎髄質系の亢進は炎症性サイトカインの産生を亢進し，迷走神経機能の機能亢進はそれを抑制するため），免疫に対してはTh1/Th2バランスをTh1優位状態に誘導する。また，東洋的技法を定期的に行うと不安，抑うつ気分，怒りなどの精神愁訴を軽減し，精神的健康度を改善する。さらに心身症の治療過程においては，心身相関に関する洞察を促し，ストレス対処行動，認知をストレス軽減的，適応的なものに変容させる効果がある。その一方で，ヨガ，気功法の単独療法が医学的治療より優れているかどうかに関して検討した報告は限られている。したがって現時点では，ヨガや気功を単独で疾患の治療法として選択するのではなく，現代医学による治療と並行して，それを補う形で用いるべきであろう。

ヨガ，気功法などの東洋的技法を積極的に導入する目安としては，以下の点に着目するとよい。

1．治療初期から積極的に併用する場合

- 患者が興味を示す時。ヨガ，気功法は抗ストレス作用，精神愁訴改善作用を持ち，深いリラクセーションをもたらす。したがって後述する禁忌の状態でなければ，すべての心身症患者に試みてよい方法であるが，患者が興味を持つことが前提条件となる。
- 症状の形成と増悪に姿勢，筋緊張，不規則な呼吸パターンが関与し，その修正が治療的に有用であると考えられる時。筋骨格系の訴えや，静的疲労に基づく訴えを含んでいる時。
- 緊張状態と弛緩状態，およびその差を意識化させたい時。
- 心理療法に抵抗する時や，失体感症，失感情症の状態である時。

2．治療の中期で導入する場合

- 心理療法が進展しない時。特に患者の緊張状態が強いにもかかわらず，それを意識化できない時，もしくは心理面に関する話題に対して抵抗を示す時。
- 治療者に対して依存傾向が強くなった時に行動療法的に。

3．治療の仕上げとして導入する場合

- 心身相関に関する洞察が得られた後，具体的なセルフコントロール法を習得させたい時。
- 薬剤の減量を図りたい時。
- 健康促進的習慣を身につけさせたい時。

B 適応と禁忌

1）適応

これらの東洋的技法は，最近さまざまな疾患，病態に対する相補的治療として試みられ，医学的効果に関する報告も数多くなされるようになってきた。ヨガを取り入れたプログラムにより，健常者，認知症の介護者，癌患者，HIV/AIDS患者の不安，抑うつ，怒りが軽減し，自己効力やウェルビーイングが向上したなど，心理面への有用性

を示す多くの報告がある。また下痢型過敏性腸症候群，気管支喘息[1,2]，痙性斜頸[3]，高血圧，冠動脈疾患，糖尿病，慢性疼痛の身体症状およびリスクの軽減効果，薬剤の軽減効果も報告されている。気功を取り入れたプログラムでも，化学療法中の癌患者において，ヨガと同様の心理的効果と身体症状および免疫の改善効果が報告されている。高血圧患者では定期的に気功を練習することで長期的な降圧効果が得られる。

したがって，ヨガや気功法はストレス性疾患全般によい適応であるが，特によい適応となるのは，①ストレス状態におかれ，不安や，抑うつ状態など心理的不健康状態を自覚し，それを自らの力で解決しようという動機づけのある人，②身体疾患患者で，医学的治療との相乗効果を期待する動機づけられた人である。

2）禁忌

健常者が行うにあたっては禁忌はない。しかしながら，疾患の治療として用いる場合は，以下のような注意が必要である。

身体面からの注意点としては，ます発熱時，出血時，また患者の抱えている疾患が炎症性，疼痛性疾患の急性期である場合，気管支喘息や狭心症などの発作直後やコントロール不良な時期，もしくは患者が極度の疲労消耗状態である場合など，医学的に安静が望ましい時期における導入は避けるべきである。

ヨガのポーズは日常生活ではあまり行わない伸展，屈曲動作を含んでいる。したがって骨粗鬆症，副腎皮質ホルモン使用時，骨転移している癌患者では，病的骨折の危険性を念頭においてポーズを選択する必要がある。また高血圧，虚血性心疾患，脳血管障害，片頭痛患者では息を止めたり，頭を下げる体位は避けるべきである。ヨガのポーズが原因と考えられる脳梗塞の症例報告もあり，動脈硬化の進んでいる患者では頸部を屈曲，伸展させるポーズは慎重に行う必要がある。

ヨガ，気功法では呼吸数が減少し呼吸終期の動脈血中 CO_2 濃度が増加する反面，長期間ヨガを行うと CO_2 に対する感受性が低下する。したがって慢性閉塞性肺疾患患者にヨガ，気功法を行うと，呼吸困難感が改善しても $PaCO_2$ の改善を伴わない可能性がある。ヨガ，気功法が慢性閉塞性肺疾患患者の自覚症状，病態に与える影響については十分検討されていないため，注意が必要である。

精神，心理的面からの注意点としては，ヨガ，気功法に対する動機づけのない人，手順を覚えることが困難な人に対しては導入は困難である。

双極性障害患者に対しては，ヨガの指導は注意深く行う必要がある。ヨガは抑うつ気分を改善する反面，双極性障害患者に対しては軽躁状態にする可能性があるからである。

心身症患者においては，完全癖の強い人，強迫的な認知，行動が問題である場合，ポーズを完璧に行おうとし，1日も練習を欠かさないことが病態の増悪，遷延化の要因となっていることがある。患者の完全癖，強迫性を助長しない指導が必要である。

身体症状が現実回避，疾病利得の意味を持つ場合，治療的効果は期待できない。むしろ直視すべき問題を回避できる新たな口実を与えてしまい，かえって何にもしなかったほうがよかったということになりかねないため，導入には慎重であるべきである。

依存性の高い人に対しては，導入が困難であるが，本人の自主的練習を評価するなど行動療法的に用いれば有意義なものとなる。

C 治療の実際

当科では，1970 年代から心身症治療におけるヨガ，気功法の有用性に注目してきたが，ヨガ，気功法が継続的に行われてきたわけではない。その理由の1つは，ヨガや気功法が心理士，医師のボランティアによって行われてきたことによる。現在のように，診療活動に経済性，採算性が求められ，医師自身も時間に追われ疲弊している状況では，いくら患者の評判がよくても，医療施設での継続，普及は不可能に近い。その一方で，今やヨガや気功法はカルチャーセンターやスポーツセンターで広く行われているので，ヨガ，気功法の教室の指導者と協力しながら行うのが現実的であり健常者のストレス管理の一貫としてはそれで十分である。しかしながら今後，特定の疾患の治療法として発展させてゆくためには，まだまだ研究を深め，エビデンスの集積が必要な段階であり，ヨガ，気功法と心身症治療の両方に通じた者が医療，もしくは研究施設で行うことが望ましい。そこで，筆者自身が九大心療内科で行っていた方法の実際と，その有用性，注意点につて述べる。

1．入院患者の指導

主治医から依頼があった入院患者は，週に一度，主治医とともに集団でヨガないし気功法のプログラムに参加し，他の日は各自の自習という形をとっている。主治医から依頼があった場合，指導者は依頼の目的と，参加する患者の病名，病状，そして心理的状態について事前に把握しておく。さらに病状が悪化した場合，処置を行える体制を整えておく。ヨガの場合，週に一度のセッションは約 90 分で構成され，柔軟体操の後，体位法を 60 分，呼吸法および瞑想を 30 分行う。上半身の筋緊張をゆるめ，疲労をきたしている筋肉をストレッチし伸縮性を増し，呼吸を浅く不規則なものにしている不良姿勢（多くの場合前屈み姿勢）と胸郭，横隔膜の可動性を増し，その結果，身体が軽く感じられ，また呼吸が深くなるようプログラムを組んでゆく。指導中は対人緊張の強い患者への配慮から，他の患者の興味半分の見学は断っている。一方，入院患者が退院後も参加を希望した場合は参加を認めている。

体位法は参加した患者の柔軟性や基礎疾患に応じて適宜変更するが，よく用いるものを図 V-30 に示す。ポーズとポーズの間には屍のポーズを入れ，体位法により次第に筋肉がほぐれて呼吸が深くなり，リラクセーションが深まる感覚を味わってもらうようにする。その際，床が冷たいと拡張した末梢血管は収縮し，弛緩した筋肉も収縮してしまう。コンクリートのじか張りや板の間で行う場合は断熱性に富むカーペットやマットを使用するべきである。

喘息患者では，ヨガ中に痰が切れやすくなるので，痰が出せるように準備しておくことが大切である。細心の注意を払っていても，ヨガ中もしくは直後に喘息発作が生じる場合がある。また過換気症候群患者で，ヨガ中，過換気発作が生じた者

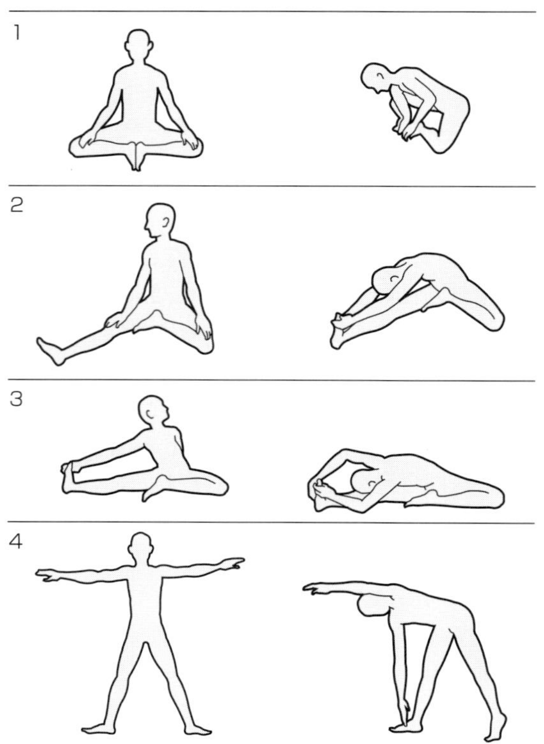

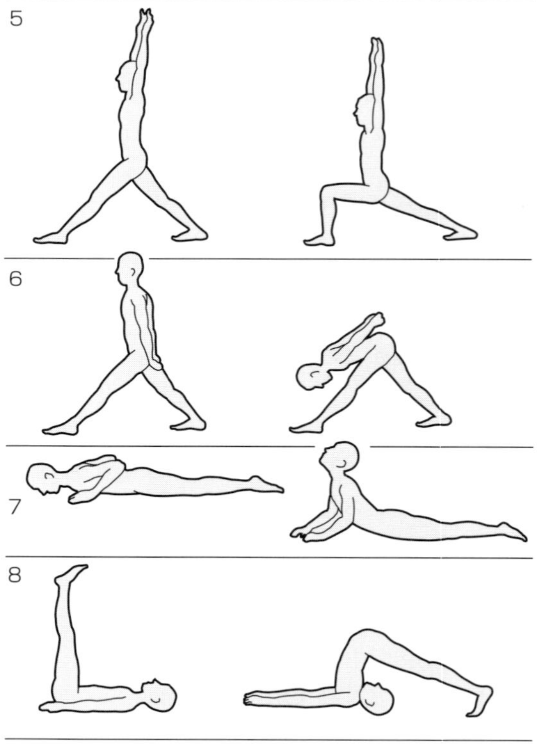

図 V-30　ヨガ療法プログラムで行う体位法の例

がいた。したがって，病人にヨガ，気功法を指導する場合には，このような事態が生じても対処できるよう準備しておく必要がある。

2．外来患者の指導

多忙な外来診療においては，入院患者と同じ指導を行うことは困難である。しかしながら呼吸法や，次に示す簡単なポーズの指導，もしくは患者との会話の間のとり方を注意することによって，満足すべき効果が得られる。

a. 合蹠前屈のポーズ baddha kanasana（図V-31）

まず患者を診察台の上に図のように座らせて，ゆっくりと上体を前屈させる。その際，仙骨部からゆっくり力を抜いていくのがコツで，そうすると呼吸が深くなる。逆に頭を床に着けようと頭から前屈させてしまうと呼吸は浅くなってしまう。このポーズをとると胸郭の動きが比較的制限される一方で，腹筋の緊張がとれ，腹部が動きやすくなる。また横隔膜は臥位では立位に比べて高位となるため，肺活量は約7%低下する。したがって起きた状態から徐々に身体を前屈させると自ずからゆっくりとした呼気の状態となり，逆の動作は吸気を伴う。また，このポーズでは大腿内側，背筋のストレッチを伴うため，体性感覚に意識が向けやすく，ストレッチに引き続いて生じるリラックス感を体験しやすい（実際，患者の内省報告では肩の力が抜けるとするものが最も多い）。そのため自律訓練法や腹式呼吸がなかなか理解できない者でも容易にリラクセーションを伴った腹式呼吸が得られ，外来診察室でも十分指導が可能である。ただし男性と肥満型の女性に比べ，痩せ型の女性にとっては，このポーズは苦痛となることがある。その場合，足をあぐらにさせたり，正座のまま行うように指導している。

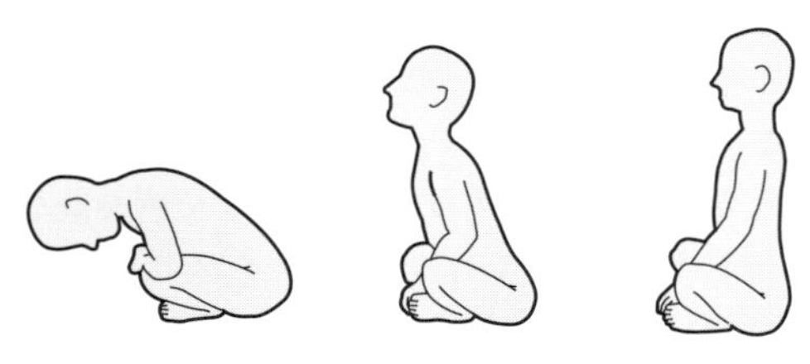

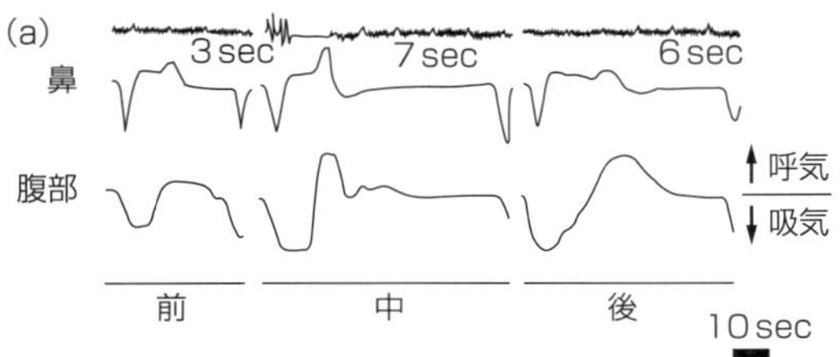

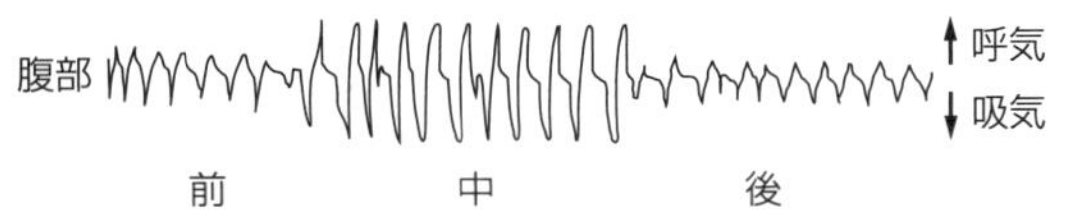

図V-31　合蹠前屈のポーズで得られる呼吸曲線の変化[4]
呼吸困難感を訴える気管支喘息患者に合蹠前屈のポーズを指導した。ポーズを行うことにより呼吸パターンは自然に深く，長く，呼気中心の腹式呼吸になり，この規則正しい呼吸パターンはポーズ終了後も持続していることがわかる。

b. 気管支喘息患者に対するヨガの効果

当科では入院治療を必要とする難治性気管支喘息患者に対して，医学的治療，心理療法に加えてヨガ療法を取り入れてきた。図V-31に示した通り，ヨガのポーズは呼吸を深く，長く，規則正しい腹式呼吸にするため，気管支喘息患者には有用である。気管支喘息に対する当科ヨガプログラムの効果をまとめると以下の通りである。

ヨガプログラム直後に得られる短期効果としては，

心理的効果：POMS，STAIを用いて検討したところ，ヨガ後，不安，抑うつ，倦怠感，混乱の得点が低下し，活気の得点が増加した。

身体症状の改善：ヨガ後，87.5%の患者で喘息に関連した身体症状が改善した。特に息苦しさ，全身倦怠感が改善し，腹式呼吸が容易になった。

肺機能の改善効果：ヨガ後，肺機能のうちFVCが有意に増加し，PFRの増加傾向がみられた（図V-32）。

ほとんどの患者で自覚症状が改善したものの，ヨガによる肺機能の改善率はFVCで4.0%，PFRで4.6%とわずかであった。そこで肺機能と自覚症状との関連性を検討したところ，自覚症状の改善はヨガ前後での肺機能の改善率とは関連せず，ヨガ前に肺機能の悪い者ほど自覚症状の改善が顕著であった[5]。次に練習効果に関して検討した。心理的効果は練習回数が増すにつれ顕著となった

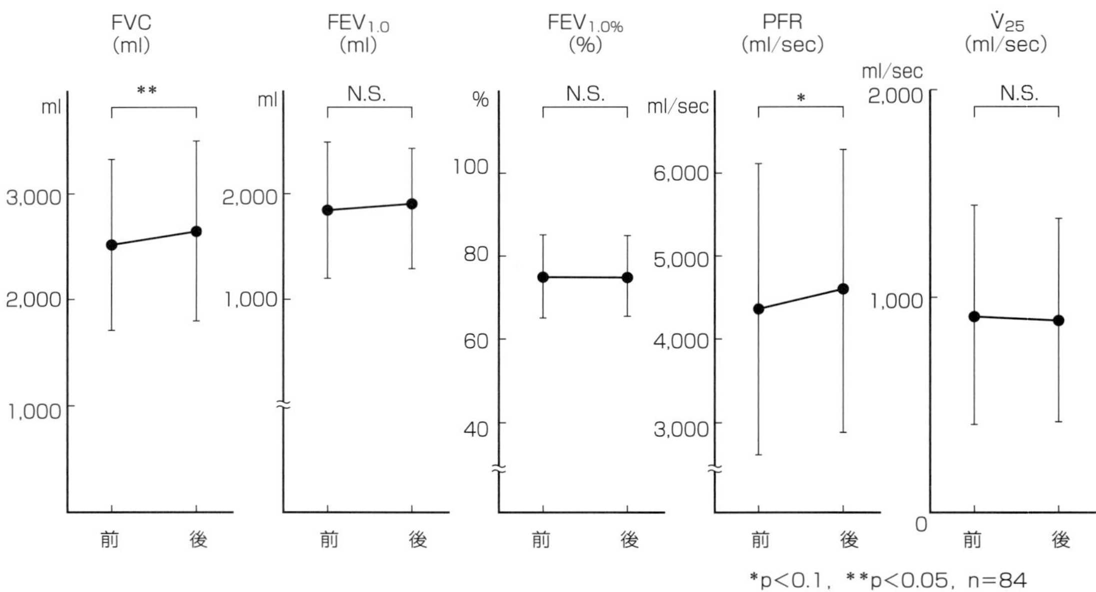

図 V-32 気管支喘息患者におけるヨガ療法前後での肺機能の変化[5)]

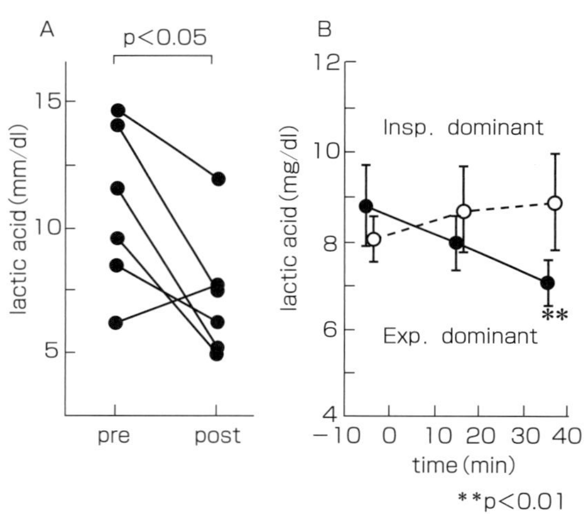

図 V-33 ヨガ (A) および呼吸パターンの違い (B) が血中乳酸値に及ぼす影響

気管支喘息患者においてヨガを1時間行ったところ，安静時より有意に血中乳酸レベルが低下した(文献6より引用)(A)。また健常者において，呼気の長い呼吸パターン (呼気：吸気が2：1，10呼吸/分，Exp. dominant) では血中乳酸レベルが低下したが，吸気の長い呼吸パターン (呼気：吸気が1：2，10呼吸/分，Insp. dominant) では乳酸レベルは変化しなかった (B)。このことはただ安静にしているよりも，ヨガを行ったり，意識的に呼気の長い呼吸を行うほうが，よりリラクセーションが促されることを示している。

が，肺機能の改善効果は練習回数に関連しなかった[4)]。非発作時の呼吸抵抗の高い患者ではヨガ後，呼吸抵抗が低下することが多く，ヨガ後，血中乳酸レベルは低下した (図 V-33)。血中コルチゾール値も低下する傾向がみられたが，血中ノルアドレナリン値はむしろ増加傾向を示した[6)]。このことから，当科ヨガプログラムは交感神経の緊張を維持しながら生体をリラックス状態に誘導し，精神症状，身体症状および肺機能を改善し，気管支喘息の治療としては有用であると考えられた。

c. 心身相関の治療的洞察を促すヨガ

ヨガ，気功のもう1つの特徴として，心身相関の洞察を促し，ストレス軽減的，適応的な行動変容を導くという点があげられる。したがって言語的心理療法では，心身相関に関する治療的洞察が得られなかったり，認知行動療法では効果が不十分な症例に対して試みる価値がある。難治性再発性胃潰瘍患者の例を示す。

症例 1

患者：32 歳，女性，主婦。

主訴：心窩部痛

家族歴，既往歴：特記すべきことなし。

生活歴：コーヒー（－），酒（－），喫煙 15 本/日。

現病歴：X － 7 年，夫が仕事で長距離トラックに乗るようになった頃より心窩部痛を覚えるようになり，胃潰瘍の診断のもと内服治療を受けていた。X － 2 年，夫が交通事故で入院した。子どもが小学生になったばかりで心労が重なり，再び心窩部痛を生じるようになった。近医で内服治療を受けたが治癒しないため，X － 1 年 10 月，当科を受診した。胃角部の胃潰瘍が H_1 stage のまま瘢痕化しないため，X 年 5 月心療内科外来受診となった。

現症：身長 153 cm，体重 48 kg。心窩部に圧痛。手掌発汗著明。

経過：初診時の面接で，ストレスに感じることと，その対処に関しては「自分は夫に甘えたいほうだが，夫は 3 人兄弟の末っ子で逆に夫が私に甘えてくるので，我慢して姉さん女房の役割を果たしている。井戸端会議が唯一のストレス解消法だったが，夫が自分の悪口を言われるみたいと嫌うのでやめている。自分さえわがままを言わなければ家庭は成り立っていくので，いろいろな面で我慢している」ことが語られた。潰瘍に関する心身相関および対処法に関しては「家のゴタゴタや，夫のことで心配事が増えると胃が痛むのはわかっているが，心配事が減らない現状では，どうしようもない」と考えていることがわかった。面接の印象から，患者は洞察能力は十分あるため，セルフコントロール法を習得すれば，後は自分なりに工夫してやっていけるであろうと判断した。そこで合蹠前屈のポーズと自律訓練法を指導した。

患者はポーズを行うと深く整った腹式呼吸となり，精神的にくつろいだ状態になることが理解できた。ある日，ポーズを行うと心窩部痛が消失した（症状消失体験）。それがきっかけとなり，認知レベルでは「自分は大ざっぱな人間だと思っていたが，けっこうクヨクヨするところがあり，緊張が強いことがわかった。潰瘍が治らないのを夫のせいにしていたが，クヨクヨしてもしょうがないと思えるようになり，夫を責める気持ちも薄らいだ」と述べた。行動レベルでは「以前は痛くても我慢して家事をしていたが，少し横になってからしたほうが痛みは少ないし，能率も上がることがわかった。リラックスして呼吸を整えると痛みは楽になる」と語るようになった。喫煙量も自然に減っていった。このような治療を開始して 1 か月後，潰瘍は S_1 stage となった[7]。

症例 2

患者：40 歳，男性，電子部品製造。

主訴：心窩部痛

既往歴：X － 9 年，X － 3 年にも胃潰瘍の既往。

生活歴：コーヒー 3 杯/日，酒，ビール 2 本/日，喫煙 15 本/日。

現病歴：X 年に入り空腹時，心窩部痛を覚えるようになったが我慢していた。同年 3 月，会社の検診で胃潰瘍を指摘され薬物療法が開始された。しかしながら胃角上部小彎側の潰瘍は H_1 stage のまま治癒しないため，10 月，当科を紹介され受診した。

現症：身長 162 cm，体重 50 kg。心窩部に圧痛。眉間に皺が寄り，瞬目が頻回。

経過：心身相関に関する気づきと対処に関して，「神経を使う仕事で，特に自分は神経を使うほう。仕事が忙しかったり，部下が言うことを聞かずイライラすると胃が痛む。だから余計なことは考えないように努力している。家では仕事の事は考えないようにし，くつろいでいるつもり。うちの会社は仕事柄，潰瘍の人が多く，職業病と諦めている。タバコはストレス解消の方法なので，なかなか減らせない」と述べた。そこで症例 1 と同様のアプローチを試みたところ，「仕事の忙しさそのものは変わらない。以前は少しの事でイライラしていたが，今はまたやっているなという離れた気持ちで見る事ができるようになった。以前はリラックスという本当の意味がわかっていなかった」と変化し，潰瘍も瘢痕化した。

2 症例に共通しているのは，①慢性的な過緊張状態にあるため，リラックスしようと努力しているがリラックス反応は生じていない。そのため②イライラ，精神的緊張と自覚症状との関連性については自覚し，自分なりの対処法を試みているが，その対処はうまく機能せず，どうしようもないと諦めている点にある。このような患者に対しては，ヨガ，呼吸法によって緊張状態を解消する具体的手段を与えると，患者は普段，リラックスしているつもりでも実は過緊張状態にあったことに気づく。元来，現実検討能力はあり，解決の努力をしている患者であるので，緊張状態と自覚症状はコントロール可能であると理解できると，治療者が具体的な認知行動療法をしなくても，患者は自分なりの解決法を見いだしてゆく。このようなヨガ療法を併用する時の治療者の役割は，心身相関に関する治療的洞察を患者自身の言葉で言語化できるよう援助し，対処行動が適切かどうか，患者と一緒に検討し，適切な対処法が実生活の中で定着するよう援助することにある。

D 予後および注意点

a. 予後

ヨガ，気功で得られる心理，生理的効果は，習慣化することで持続する。

b. 注意点

練習は食事や入浴の直後は避ける。服装は軽装で行う。快適な温度，湿度，照度の静かな部屋で行うのが望ましい。

禁忌の項目で述べた通り，年齢，疾患によってヨガのポーズを検討すること。

自分に合ったものを選択すること。ヨガ，気功法，太極拳は心身症の治療法としての位置づけは同様であり，得られる心理的，医学的効果も似ている。したがって本人が続けられるものを選択することが大切である。例えば，更年期症状の改善のためにヨガなどの代替医療を用いるのは身体的活動性の高い女性であるであることがわかっている。太極拳は約 4 METs，最大酸素摂取量の 50% 以下の運動強度であるため，高齢者の心臓リハビリにはヨガよりも適していると考えられるが，台湾で太極拳をしない人の理由の 1 つは，太極拳が複雑すぎるというものである。心理的，医学的効果は，定期的な練習によってもたらされるものが多い。本人が楽しくやってゆけるものを選択すべきである。

c. 医学的治療，管理を行いながら行う

ヨガ，気功の指導者の中には，薬剤をすべて中止するようにと指導する者もいると聞く。しかしながら現時点で，ある疾患の治療という観点からは，ヨガ，気功法の単独治療が医学的治療に比べてより有効であるというエビデンスはない。薬によっては，急速に中断すると離脱症状を招いたり，生命に危険をもたらすものもある。疾患によっては定期的なヨガ，気功の練習によって薬剤の減量は可能であるが，その際には主治医とよく相談しながら行うべきである。

d. 研究のための注意点

ヨガ，気功法，太極拳に関する論文の多くは，身体的活動，呼吸制御，瞑想の 3 つの要素のうち，複数の要素からなるプログラムを作り，その効果を検討している。しかも，そのプログラムで用いられている呼吸法，瞑想などの具体的な方法，内容はそれぞれ異なっている。したがって，ヨガ，気功法の効果といっても，異なった方法を評価していることになる。医学的効果を正しく評価するためには，今後，統一されたプログラムによって評価することが望ましい。

―― <文献> ――

1）Goyeche JRM et al：Asthma；The yoga perspective, Part I. J Asthma Res 17：111-121, 1980
2）Goyeche JRM et al：Asthma；The yoga perspective, Part II. J Asthma Res 19：189-201, 1982
3）岡　孝和，他：ヨガが有効であった痙性斜頸の 1 例．心身医 28：627-631, 1988
4）岡　孝和，他：気管支喘息患者に対するヨガ療法の試み（2）―呼吸抵抗に及ぼす影響の検討．呼吸器心身症研会誌 6：141-144, 1990
5）岡　孝和，他：気管支喘息患者（心身症）に対するヨガ療法の試み（第 1 報）．呼吸器心身症研会誌 5：17-20, 1989
6）岡　孝和，他：気管支喘息患者におけるヨガ療法の relaxation response に関する検討．呼吸器心身症研会誌 7（2）：81-85, 1991
7）岡　孝和，他：心身医学的治療が著効した難治性胃潰瘍の 2 例．心身医療 2：1744-1748, 1990

3-15 最近の心理療法-PRISM

PRISM (Pictorial Representation of Illness and Self Measure) は，Büchi ら[1]により開発された方法である。疾患の個人に与える影響の大きさあるいは衝撃の強さを評価する方法として提案された。PRISM は疾患の個人的な意味を，画像を用いることで簡便かつ包括的に評価する方法である。Büchi らは PRISM を発展させ，病気を心理社会的側面から理解することを可能にする PRISM ＋を提案している。PRISM ＋に関する検討はまだ十分になされているとは言い難い。しかし病気を心理社会的にとらえるという観点は，多くの心身医学療法で行われていることであり，治療が奏功するためには患者によるそうした理解が重要な要因になる。

本項では，Büchi らにおいて報告されている PRISM の方法と知見を示し，筆者の心療内科での使用経験を紹介したい。

A PRISM の施行法

A4 サイズの白い紙 (図 V-34) を対象者に対し横置きに提示する。用紙の右下には直径 6 cm の黄色い円が描かれている。対象者には現在の生活を用紙全体，黄色の円を自分自身と見立ててもらう。直径 4 cm の赤い (朱色の) 円盤を手渡し，それを自分の病気と見立ててもらい，「現在のあなたの生活のどこにありますか」と尋ね，用紙上に置くように伝える。もう 1 つ青い円盤も使うことができる。例えば，自分自身にとって家族や仕事が重要な位置を占めているならば用紙のどこに置くか，もし重要でなかったらどこが適当かと置いてみせる (表 V-34)。

病気と自分の円の中心の距離を測ってそれを SIS (Self-Illness Separation) とする。最後に対象者には，どのように考えて病気の円盤をそこに置いたのかを説明してもらう。

以上が Büchi ら[1]の手続きである。Büchi ら[2]では，PRISM の改変版として PRISM ＋が提示されている。ここで Büchi らは A4 版の紙の代わりに金属製のボードを用い，そのボードには PRISM 同様に黄色の円が描かれている。ただし PRISM ＋では直径が 7 cm であり，PRISM より 1 cm 大きくなっている。病気の赤い円盤も 5 cm となっており，裏が磁石になっていて，ボードに貼りつけることができ，かつ容易に移動できるようになっている。定量的な目的での主な指標は SIS であり，その範囲は 0 cm から 27 cm となる。さらに PRISM ＋では治療的に用いるために工夫がなされた。病気の円盤以外に患者の生活に重要な事象を置くことができ，そのために 7 種類の病気とは異なる色 (青，白，茶，黒，緑，レモン，灰色) の円盤 (直径 5 cm) が用意されている。

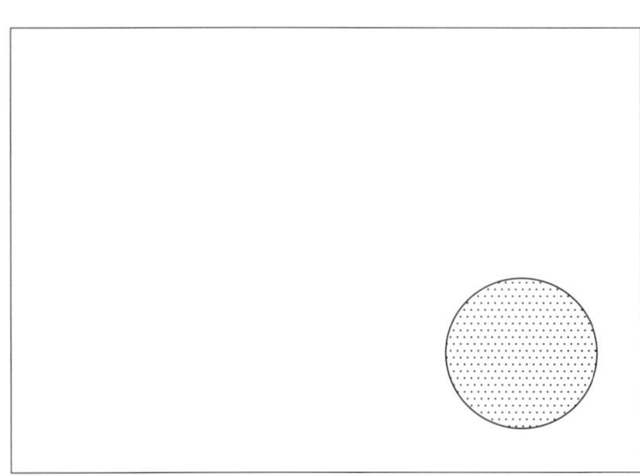

図 V-34　PRISM 用紙 (プレート)

B PRISM で何が測定されているか

Büchi ら[1,2]は，PRISM により「患者自身が知覚している病気による苦悩や負担の大きさ」を評価していると述べている。また SIS には「病気の侵入性と病気や症状に対するコントロール可能性についての患者の認知が反映する」ことが，心理尺度との関係から裏づけられている。彼らは外来通院する関節リウマチの患者 24 名に PRISM を実施し，心理面の評価を心理テストおよび Visual

表 V-34 PRISM の教示法

私たちはあなたの病気（病気について触れる）が現在のあなたにとってどのような影響を与えているのかを，よりよく理解したいと思っています。 この白いボード（用紙）が現在のあなたの生活を表していると見立ててください。 右下の黄色い円を「あなた自身」と見立て，この赤い丸をあなたの病気と見立ててください。 病気—赤い円盤—は，現在のあなたの生活での重要さを反映させるとどこに置いたらいいですか？［赤い円盤を手渡す］ たいていの人は円盤を何処に置いたらいいか直感的に理解できるが，上の教示で理解できない場合は，次のように説明を加える。 あなたの生活の中に病気を置いてみるというのは変わった方法ですので，別の例を話させてください。 青い円盤があなたの仕事や職業を表すとします。ある人にとって仕事がその人の生活にとって欠くことのできないものであれば，仕事によってその人自身の認識も全く異なります。そのような人は「仕事」の円盤を「自分」の丸の真上に置くかもしれません［置いてみせる］。他の人にとって仕事はそれほど重要ではないのです。例えば彼らはお金を稼ぐためだけに働いているかもしれません。そのような人は「仕事」の円盤を「自分」の円から遠く離れたところに置くかもしれません［置いてみせる］。 病気—赤い円盤—は，現在のあなたの生活での重要さを反映させるとどこに置いたらいいですか？［赤い円盤を手渡す］ 2つの円の中心の距離—自分と病気の間隔（SIS）—を測定する。

Analogue Scale により行った。その結果，SIS は痛みの強さおよび抑うつ感情の程度と統計的に有意な負の相関があり，痛みを強く感じていたり，憂うつな気分の強い人ほど病気のディスクは自分自身を表す黄色い円の近くに置かれた。また生活上のトラブルをうまく対処することができるという見通しを持っている人ほど，病気のディスクはより遠くに置かれた。

C PRISM ＋による治療的応用

PRISM は，個人と病気との直接的な関係についての情報を示している。これに対し PRISM ＋は，生活の重要な側面も含めて，その人の生活全般の中で病気を理解するのに役立つ。ただし Büchi らも PRISM ＋で測定する内容は複雑であると述べており，定式的な解釈は今のところ困難である。しかし個々の患者に用いると，PRISM ＋を製作する過程で，患者はより広い視野に立って自身の状況をみることができるようになる。あるいはそれまでに考えていたことを明確に認識し，回復のきっかけを得る機会になっているようである。Büchi らは「（PRISM ＋は）病気を bio-psycho-social な文脈の中に位置づけることができる。PRISM は患者が病気をよりよく理解し，より自己制御する機会を与える」と解釈している。

富岡ら[3)]は心療内科での治療に PRISM ＋を利用した2症例を報告している。そこで現れた PRISM ＋の特長として，以下に詳述する (1) 〜 (7) があげられる。

(1) 心身症の患者の場合には，治療の進展に伴い病気が自分自身に近づく場合がある

心身症者の場合，心療内科での治療の初期段階では身体症状の原因を器質的な異常と考え，その異常が発見され，適切な治療を受ければよくなると考えていることが少なくない。心身医学的治療の進展に伴い，自分の病気には自分の行動パターンや性格傾向がかかわっているとの認識が高まる。そうなると，病気は自分自身の問題とかかわりがあることになるので，PRISM ＋上では病気が自分の円に近接するようになる。体のどこかに問題があると考えている時，特に自分の性格などの心理的な要因を認めたがらない時には，逆に自分から遠くに置かれる傾向があるようである。この点は Büchi らの一連の報告と異なる点であり，恐らく心身症患者の特徴と考えられる。

(2) 置かれた事象に対する印象の違いが，選ばれる色に反映される

PRISM ＋では，病気のほかに対象者にとって重要な人や物が置かれるが，その際に気がかりの度合いが大きいものも重要なものとして置かれる。重要というのは大切とか貴重という意味もあれば，非常に気がかりであったり，考えると不安や憂うつな気分を引き起こしたりという意味でもある。そのため治療の初期段階で否定的な意味で重要であったものが，治療を通じて問題が解決したり，不安が解消したりするとPRISM上では色の変化として表現されることがよくある。多くの場合には黒や茶色といった暗い色彩のものから，明るい色彩の円に変化する。

PRISM＋における色彩の選択における変化はこれまでのところ十分に検討されてきていない。そのためどのように変化したら問題が解決したと判断できるのか，といった診断的な用い方はまだできない。

(3) 病気以外の事象は自己との距離だけでなく，病気との距離にも病態が反映された

富岡[3)]で示されている症例では，病気と関連のある事象が病気の円と関係をもって置かれた。具体的には，腹痛を伴う不登校の症例であり「学校」という事象は考えるだけでプレッシャーを感じるものであり，それが病気を引き起こすものとして病気の近くに置かれた。

これは心身医学的な治療を行ううえで非常に重要である。患者は自分自身の病気に学校という社会的な事象が関係している，という認識があることを示している。PRISM＋の場合，その認識は無意識のものかもしれないし，意識されているものかもしれない。意識されているものであれば，直接的にその事象をコントロールすることの働きかけを患者とともにすることができる。無意識に置かれた場合でも，PRISM＋上では表現されているわけであるから，病気の近くに置かれたことの意味を患者に問い返すことで，心理社会的事象と病気との関係の気づきを促すきっかけになる。

(4) 心理面接では語られていなかった心配材料が語られたこと

面接を繰り返していると，自由に話したいことを話してよいという設定で面接を行っているにもかかわらず，語られる内容が偏ることがある。治療者の話題の取り上げ方もかかわるし，患者自身がこんなことは話すべきではないとか，これは話すほどのことではないといったフィルターにかけて，語らないまま終わることもあるだろう。

PRISM＋では，それを作成している患者のその時その場での心境が，比較的素直にそのまま表現されるようである。その中にはそれまでのインテーク面接や通常の面接セッションで語られてきたことが含まれるし，時にはそれまでの面接では全く語られなかったことが突然置かれることもある。

富岡ら[3)]では，休学していた学校への登校が再開されていたことがPRISM＋の実施によって明らかになっている。恐らくそれまでの治療により一定の改善がみられ，再登校が可能になったと思われる。このような「よいこと」は，面接では病気と関係ないものとして語られないままになっていたのかもしれない。しかし，登校の開始により対人関係が増えることで，もともと対人コミュニケーションに問題を抱えていた患者にとっては，潜在的にストレス状況を抱えることになる。そうした不安や葛藤がPRISM＋上に表現され，その後の説明では素直に苦悩の状況が語られた。

(5) 語られていた内容であっても，PRISM＋を介して語る内容は異なっていた

患者にPRISM＋を作成してもらった後に，置かれた事象をそれぞれ説明してもらうが，そこで語られる内容は，とても示唆に富むものである。自分の悩みを人に説明することは，簡単ではないことが多い。悩んでいる状況であるから，考えが混乱している場合もあるし，対人恐怖的な症状がある場合にはなおさらである。

PRISM＋作成時やそれを説明している時には，治療者も患者も視線がPRISM＋に向いている。そのため対面して面接する時の視線を交わしている場合と比べると，緊張が和らいでいる可能性がある。またPRISM＋上に病気を置き，それを説明しているという状況は，問題の外在化[4)]の作業に相当するであろう。そのため自身の状況をより客観的に観察しやすくなる。また治療者と共同で外在化された問題の対処法を探しているという雰囲気になり，安心感も高まっているのかもしれない。

(6) PRISM＋の作成が患者の思考を整理した

PRISM＋の製作後の各事象に関する患者の説明は，よく整理されていて治療者（実施者）にとって了解しやすいように思える。(5) に記したようにPRISM＋は患者の語りやすさを高める。さらに患者の作成過程からうかがわれることであるが，患者はPRISM＋を作成しながら思考を整理しているようである。

作成のしかたが人それぞれなのは当然であるが，PRISM＋はいくらでも修正がきくという特徴がある。置かれる円（ディスク）は，一旦プレート（用紙）上に置いた後も移動させることができる。最初に病気が置かれるが，他の重要な事象を置くことでそれとの関係性が生じる。どちらのほうが自分にとって重要なのか，これは病気と関係があるのか，ないのかなど，さまざまなことを考えながら置かれる。病気と関係が強ければ2つの円は近づくし，関係なければ離れたところに置かれる。はじめ無造作に隣り合わせておいたが，近くに置いておきたくないという感情が湧くこともあるようで，微調整をしながら作られる。ある患者は将棋の一手を指すかのごとく慎重に1つひとつの事象を配置した。

(7) PRISM＋が治療効果を的確に評価した

治療の終結時にはBüchiら[1,2,5]の報告のように，病気の円は自己から離れた場所に置かれるようになる。病気による苦悩の程度がPRISM＋上で自己と病気との距離として現れる。苦悩の程度は病気に対する統制可能性controllabilityに影響を受ける。つまり，症状の程度を自分の対処のしかたでコントロールできる程度とか，どのように自分の病気とつき合っていったらよいかの理解の程度が高いほど，病気の円は自己から遠ざかって置かれる。

富岡ら[3]では，治療経過中には自己と接して病気が置かれていたのが，終結時には自己と距離をおいて置かれた。終結時の病気についてのコメントは，Büchiらの研究報告を反映しており，「（病気とは）気長につき合っていきましょう。調子悪いながらも落ち着いている。暴れん坊が出てこない」であった。暴れん坊とは，衝動的に突き動かされるような感情のことである。

症例

30歳，男性，会社員

主訴：会社に行きたくない。憂うつ。倦怠感。

現病歴：X－5年4月，大卒後就職したが体調を崩し，同時に抑うつ状態となり近医心療内科受診。同年9月九州大学病院心療内科を紹介された。うつ病と診断され，5か月間外来で薬物治療とカウンセリングを行い体調はよくなった。X－4年転職した。この間も抑うつ感は遷延していた。X－1年，うつ症状が再燃し半年間休職。その後外来で治療を行い，徐々に薬物を増量したが症状は改善せず。X年7月，治療目的で当科入院となった。

心理社会的背景：両親と本人，妹の4人家族。養育の中心は母親であり，しつけや勉強に関して過干渉であった。中学，高校時代は友達が多く，何か困ったことがあっても，率先してサポートしてくれる友人がいた。一浪したのち大学進学したが，不本意な進学であったため，周囲に違和感があり，アルバイト中心の大学生活であった。就職した会社では社風になじめず休職した。転職後，当初は仕事も順調だったが，徐々に業務内容をこなしきれず不眠が始まり，職場の人間関係がわずらわしくなり休職となった。

入院時病態仮説：過干渉な養育態度という家族背景から，自分ひとりで問題を解決しにくく，依存心が強く，プライドの高い性格傾向が備わったと考えられた。そうした性格傾向のため社会人としての生活では，対人関係の問題や仕事上の責任が増えると問題を解決することが困難で，ストレスがたまりやすく，抑うつ感が高まっていた。しかし解決困難な問題が生じた原因を他者に求めるにとどまり，自分自身が抱える問題の認識には至っていなかった。

PRISM＋の適用：治療では薬物療法に加え，緊張状態の改善のため自律訓練法を施行した。また前述の病態仮説から患者に職場での問題生起に自分自身の問題がかかわっているという気づきに乏しいため抑うつ症状が遷延していると考え，そうした気づきを促す目的で主治医による心理面接を行った。PRISM＋は入院時の病態評価を目的に入院後間もなく施行した。なおここでは，Büchiらが使用している8色の円盤に加え，4色（水色，紫，ピンク，赤）の比較的明るい円盤を用いている。

入院時PRISM＋：入院当初の心境を表現したのが図V-35で示したPRISM＋であり，置かれた事象に関して以下のように語られた。

自己（1）（黄色）―気が長く，1つのことを続けていても苦にならない。面倒くさがり屋。

病気（2）（オレンジ）―「うつ病。一度治ったけれど，再発している」。（病気が悪くなってくると）「基本的に会社の人や友人を信用していないのが，より構えてしゃべるようになり，自分からは話さなくなる。調子のよい時には流せたことも，ズルズルと引きずるようになる」。

電子手帳(3)(青色)とパソコン(4)(赤色)-「毎日身近にあったものなのでなくてはならないもの。仕事のことは忘れたいけれど，仕事の業界のホームページを見て，動向を探りたくなる。(入院した頃と比べると)この2つが離れてきて，病気を治せたらいいなと思えてきている」。

病院での生活(5)(水色)—「このまま先生たちの指示に従っていってよい方向に行けばいい。自分の近くにパソコンと電子手帳を置いているけど，治ることのほうが先かな」。

2つ目のPRISM＋：最初のPRISM＋では，患者が病気の原因をどのように考えているのか明らかにならなかったため，再発した頃を思い出して作ったのが図V-36のPRISM＋であり，次のように説明してくれた。

人の冷たさ(1)(茶色)—「仕事のことで上司に聞いても返事がなく，接し方が冷たいこと。初めは返事や指示をしてくれていても，再度確認すると返ってこなかったり，つっけんどんに返される」。

煩わしい人間関係(2)(黒色)—「会社のメーリングリストを使って皆が大人数でくだらない喧嘩をしていたりする。そういうことが続いていると，この人たちは何を考えて仕事をしているのだろうと考えるようになります」。

病気の再発(3)(オレンジ)—「病気が治った直後は気持ちが切り換えられるけど，つい考え始め，止まらなくなると調子が悪くなる。そうなると茶(人の冷たさ)と黒(煩わしい人間関係)が出てきて頭の中から押し出すことが自分ではできなくなる。そうしてる内に病気が(矢印のように)自分に近づいてきて，自分の中で大きく占めるようになる。そうなるとあまり外に出ようとしなくなり，内向的になり用事がなければ一切外に出ず，ひたすら寝ているか，考え事をしているようになる」。

両親を加えてのPRISM＋：最初の2枚のPRISM＋を作った1週間後，両親を加えてのPRISM＋を作るように依頼した。それが図V-37である。

自分自身(1)(黄色)—「初めての子どもだったので大切に育てられ，甘やかされた。それで多少わがままなところがある。ねばり強さとか努力するという点で劣っていたのかなと今になって思います。新しい仕事を始める時や初対面の人と会う時，人前で何か話す時，責任がかかることがあると，すごく緊張します」。

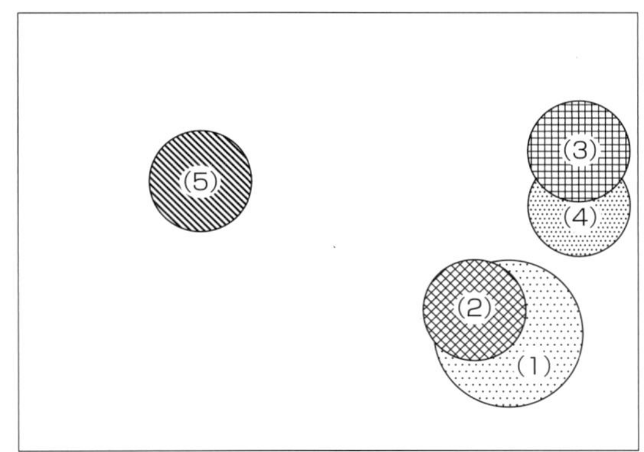

図V-35　入院時のPRISM＋
カッコ数字は本文中の解説のため付記した。

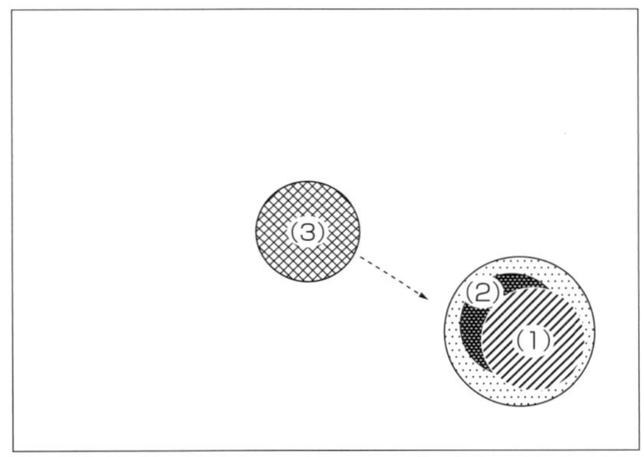

図V-36　再発時のPRISM＋
カッコ数字と矢印は本文中の解説のため付記した。

(2)～(5)は初回のPRISM＋と同じである。

母親(6)(ピンク)—「自分に近い。優しい。病気にも理解がある」

父親(7)(灰色)—始め点線で描いた円の位置に，病気に重ねて置かれたが，その後病気とは距離をおいて置かれた。「体が強く，仕事がよくできる人なので病気のことが理解できない。病気のこと以外ではアドバイスをくれるので，病気がなければ母と同じくらいの位置になる」。

治療経過：入院治療は復職へ向けての準備でもあったが，地元の支社に勤務できるよう主治医に診断書の作成や上司への説明を母親同伴で要望してきた。これに対し，病気を治すためには，PRISM＋にもあるように他者への批判だけでは困難であり，不得意な対人関係でも自らの責任で努力を続け，交渉するのが大切であることを本人に説明した。さらに，ロールプレイで面談の練習をしたところ，「自分にも落ち度があった。入院

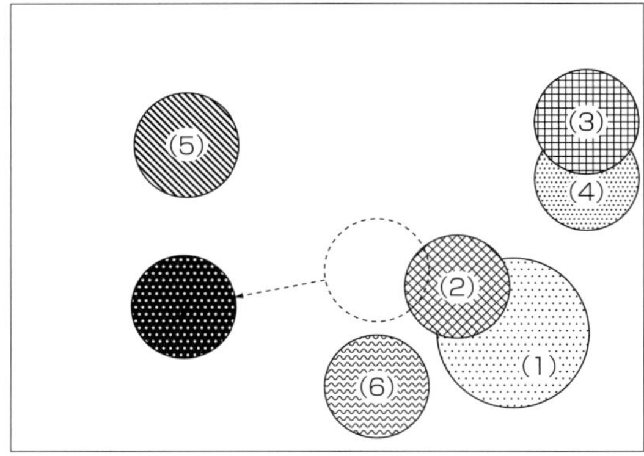

図V-37 一週間後のPRISM＋
カッコ数字と点線，矢印は本文中の解説のため付記した。

前のパターンですね」と内省し，時間をかけて自ら上司に自分の仕事能力の限界を含め説明した。その結果，むしろ自己評価が上昇し，退院5か月後に復職することになった。「無理せずもう一度やるだけやってみます。自分のできることを説明し，職場で受け入れられないなら，うつになる前に，自分から退職して別に仕事を探します。何をしても生きていけますから」と語った。

D 症例の考察

最初のPRISM＋では，入院生活での気がかりが表面的に語られた。それに対し再発時を想起して作成された2つ目のPRISM＋では，他者の冷たさなど他罰的な面が語られた一方で，自分自身にも悪い部分があることが語られた。対人関係で困難な状況に出会うと，自ら対人コミュニケーションをシャットアウトして，内にこもってしまうところが自分にはあると語られた。それを語っている時の患者には，PRISM＋上で病気が自分に近づいたり離れたりと，動いているように感じられていた。その動きが患者に何らかの葛藤を感じさせたようである。

本症例は自尊心が高く他者に依存的で，職場では他責的な思考パターンが存在し抑うつ状態が遷延していた。そうした他責的な側面が対人コミュニケーションを滞らせていたことは，外来治療でも明らかになっていたが，その変容にまでは至らなかった。ところがはじめのPRISM＋の実施から1週間後のPRISM＋では自分自身の問題点，短所が明確に語られていた。支持的心理療法では，変化させることが困難であった強固な他責的思考パターンに対し，PRISM＋による環境因子や思考パターンの視覚化を行った。その結果，職場での自身の対処法と病状が関係していることの受け入れが容易になった。視覚化という手続きにより，自分自身の問題を外在化し，より冷静に客観視することが可能になったものと考えられる。対人関係において自分自身の問題点を他者に転嫁するパターンがあったが，自尊心が高いためそれを自分の問題として受け入れることが困難であった。PRISM＋により自己に対する認識が変容することで，その後社会性の向上や自己責任の大切さを促す対応の介入も容易になり，退院5か月後に復職が可能になった。

おわりに

PRISMを治療的に用いる試みは，現在までのところ限られた報告しかない。患者をBio-psycho-socialな側面からみることで，治療を進める心療内科での治療においては，本法は評価法として有用であるばかりでなく，治療的な有用性も高いと考えられる。提示した症例では，現在の状況についてだけでなく，「再発した時」を想起，作成してもらうことで治療に役立つ結果になっている。過去ばかりでなく逆に未来という方向性もあり得る。解決志向アプローチで用いられるミラクル・クエスチョンのように「病気が治っている状況」を作成することも患者の認知，認識を変容させることに有効かもしれない。本法が今後さらに検討を重ねられることで，心療内科での治療的応用法が発展するのではないだろうか。

（本項で提示した症例は，九州大学病院心療内科の河合啓介先生と雄勝中央病院産婦人科の椿洋光先生に提供していただいた。感謝申し上げます。）

＜文献＞

1) Büchi S, Sensky T, Sharpe L et al：Graphic representation of illness；A novel method of measuring patients' perception of the impact of illness. Psychother Psychosom 67：222-225, 1998
2) Büchi S and Sensky T：PRISM-Pictorial representa-

tion of illness and self measure；A brief nonverbal measure of illness impact and therapeutic aid in psychosomatic medicine. Psychosomatics 40 (4)：314-320, 1999
3) 富岡光直，荒木登茂子，早川　洋，他：PRISM．心療内科 7 (1)：40-46, 2003
4) 加来洋一，村上雅彦：心理療法における外在化の理論．小児科 44 (6)：1003-1010, 2003
5) Büchi S, Buddeberg C, Klaghofer R et al：Preliminary validation of PRISM (Pictorial Representation of Illness and Self Measure)；A brief method to assess suffering. Psychother Psychosom 71 (6)：333-341, 2002

4　心身症の看護

対象である患者を全人的に理解したうえで看護介入を行うことは看護の基本である。心身症の患者は，生育歴の問題，職場や学校における不適応，家庭内における葛藤，人間関係のトラブルなど心理社会的背景に諸問題を持ち，身体症状はさまざまである。そのため，心身症の看護では，患者の病態を理解したうえで，それまでの生活背景やパーソナリティーを知り，身体面の援助に加えて心理面に配慮した個々の患者にあわせた対応が求められる。また，入院治療における看護師の役割は，患者にとって身近な立場から日常生活全般にかかわり援助を行い，円滑に入院生活を送ることができ，病棟がよりよい治療の場になるよう整えることであり，看護師はチーム医療の一員として大きな役割を果たしている。

そこで，チーム医療における看護の役割，患者対応時の留意点について述べる。

A　看護の役割

1．情報収集と観察

看護に必要な患者情報として，診断，主訴，既往歴，現病歴，家族構成，健康認識などについて情報収集する。生育歴，生活環境，職場や学校の環境や人間関係，家族との関係，病気に関する考え方などの心理社会的背景についての情報は，病態との関係も深いため重要である。患者の心理面や病態に対する認識を把握するため，『入院時質問表』を作成して，入院についてどのように説明されているか，今，一番困っていること，入院して困ることがあるか，困った時の相談相手は誰かなどについて，患者が自由に記載できるようにして情報を得る方法もある。看護師は患者が言葉では表現できない内面までも把握することができる。入院時にできるだけ多くの患者情報を得ることは大切である。入院時の情報収集は，患者の負担を軽くするため，医師の面接，病歴聴取に同席し情報を得る。患者の訴えや愁訴をありのままに受け止め，否定せずに傾聴し，患者との信頼関係が育まれるよう配慮する。更に，患者の話し方の速度，内容，癖や行動様式，性格傾向（内向的か外交的かなど）について把握することが個々の患者にあわせた対応につながる。

入院時の観察のポイントは，患者の最初の状態を心身両面から細かく観察することである。患者に落ち着きがない，視線が定まらないなど言語的に表現されない状態がある時は，不安や緊張，焦燥感がある場合が多いので注意する。観察項目として，バイタルサイン，身体的な状態（苦痛，疲労感，衰弱感，倦怠感），患者の話し方（自発的に話す，質問されて話す，言葉につまりながら話す，声が大きい，吃音がある，なげやりな話し方，一言一言かみしめるような話し方），表情（穏やか，笑顔がみられる，堅い，生気がない），目つき（注視する，目をそらす，絶えず目を動かしている，目がすわっている），しぐさ（落ち着いている，絶えず体を動かしている，貧乏ゆすりがある，咳払いが頻繁にある）などがあげられる。

入院中の観察のポイントは，バイタルサイン，症状の有無と程度，食事量，体重の変化，排泄の状況，セルフケアの程度などの身体面の観察に加え，患者の日常生活行動（一日の生活パターン，睡眠状況，身だしなみなど），心理面の変化，人間関係の特徴（異性とはよく話すが同性とは話さない，他患者に過干渉である，依存欲求が強いなど）を注意深く観察する。入院時と異なった行動パターンはないか，どんな場合に症状が出現しているのか，症状の悪化や改善は心理社会的背景と関連があるのか，問題となる行動はないか注意して観察する。不自然な行動，言動があれば観察を細かく行い，看護師の「もしかしたら」という直感的な疑問をあいまいにしないことも大切である。具体的で詳細な観察によって得られた情報が病態評価の重要な情報となり得ることもある。新たな情報はその都度加えていく。チーム医療においては，患者の病態や患者に関するさまざまな情報を医療者間で共有することが重要である。情報を共有するため，外来主治医，主治医，臨床心理士，看護師が合同で定期的にカンファレンスを行う必要がある。

2. 日常生活援助

心身症の治療は，患者の日常生活そのものが治療と深く関連している。そのため，患者1人ひとりに対し，行動範囲，移動，清潔，通信，面会などについて医師の指示がある。看護師は，医師の治療方針に基づき患者の状態にあわせて看護計画を立て，その患者に対して全員が統一した看護ケアを行うことが重要である。栄養，排泄，清潔，移動，睡眠などのセルフケアの程度にあわせて，食事内容の工夫や水分摂取の声かけ，清拭や介助入浴，付き添い歩行などの援助が必要とされる。患者は新しい環境に入り不安と緊張で戸惑うことも多いため，援助する際は患者のペースにあわせて無理強いしないよう配慮する。

3. 治療環境の調整

患者の治療には医師，臨床心理士，作業療法士，看護師がそれぞれの立場で関与している。入院経過の中では，患者同士，患者と医療者間などさまざまな対人関係が生じる。看護師は24時間患者と接し日常生活に深くかかわっていることから，患者と治療者間の意思の疎通を援助し，緩衝地帯となって有効な治療的環境を提供する役割を担っている。

患者間では，入院による環境的要因や疾患の特性から感情的な行き違いが起こることがある。患者がそれぞれ自分の言い分を看護師に訴えた場合は，個々の訴えを十分聞き，当事者以外の患者からの情報も把握し，双方の立場を尊重した中立的な対応を心がける。患者と治療者間においては，「先生はわかってくれない」などと看護師に訴えることがある。治療方針を念頭において訴えを傾聴し，患者が少し落ち着いたところで，例えば，「どうして先生はそんなふうに言ったんでしょうね」と患者が本来の課題に目を向けられるよう配慮して，言葉をかけ対応する。

4. 円滑な共同生活の提供

入院時に入院生活全般について詳細にオリエンテーションを行っていても，「聞いていない」という言葉が聞かれる。病棟の規則から逸脱した場合は，患者がなぜ規則を破るのかという視点でとらえ，説明不足はなかったか，患者は理解しているのか，治療に対して納得しているのか把握する必要がある。患者の性格や心理状態にあわせて感情的にならず，冷静に注意するよう心がける。患者との信頼関係が構築されていれば，してはいけない行動であるという看護師の注意も愛情をこめたメッセージとなり得る。

個々の患者が安心して有意義な日常生活を送ることができ，入院という共同生活を円滑に過ごすことができるよう援助していく必要がある。

5. 事故防止

心身症の患者の看護では，自殺企図と離院の予防が大切である。そのため，治療者全員で患者の危機的な状況を共有し，患者が入院を継続できるよう援助していく必要がある。

希死念慮や自殺企図がある患者は，「生きていてもしかたがない」「死にたい」といった言葉を口にしたり，打ち沈んだ表情がみられ不眠が持続することがある。自殺の予防として，患者に対して共感的態度で接し，心理状態を理解し精神的苦悩を受け止め，常に見守り続けることが重要である。患者には，現在の苦悩状態が永遠に続いていくのではないかという不安が強くなり，無力感や絶望感などから「死にたい」と考える一方で，「自殺してはいけない」とも考える内面的な感情の葛藤が生じている。このような患者の心理状態を理解して，言動，表情，睡眠状態，行動に十分注意して観察をより細かく行い，少しの変化も見逃さないようにする。そして，看護師が患者の精神的苦悩を受容し受け止めたことを患者にフィードバックし，死んではいけないことを繰り返し伝える。自殺を決行するような危険な物品（刃物，ひも類，薬物など）は身の回りに置かないよう注意し，場合によっては一時的に預かり看護師管理とする。患者の状態により個室管理とし家族付き添いとしたり，必要時は同意を得て監視カメラにて室内を監視する。

離院の可能性がある患者は，家族からの隔絶による不安を感じて「さびしい」「家に帰りたい」と言ったり，落ち着きがなく自室にじっとしていられないことが多い。また，患者に話しかけても返事がなく目をそらし，落ち着かずそわそわしていることがある。離院の背景には，入院による環境や病棟規則に対する不満が強い場合，治療に対して患者と治療者に認識の相違がある場合がある。患者は辛い状況に直面化することに耐えられずに，自宅に帰りたいという欲求のまま離院することがあり，行動化を防ぐ必要がある。離院の予防として，患者に対して共感的態度で接し信頼関係を育み，患者の辛さや不満などを早めに把握することが大切である。例えば，しきりに電話をしているなど患者にいつもと違う様子がみられる場合は，頻回に訪室して患者の言動を細かく観察し，「何かありましたか」とさりげなく声をかける方法もある。そして，患者がおかれている状況を理解したうえで，患者の気持ちが和らぐような雰囲気を作り，患者の思いや辛さを把握するよう努める。離院をした時の対応は，患者は何時頃まで在院していたのか，どんな服装であったか（寝衣のままか，着替えているか，スリッパか靴か），自宅や知人に連絡していないかなど，あらゆる情報を順序だてて整理する。離院をただちに察知し，治療者間で手分けして病院内を捜索し，家族や知人に連絡を取り，患者の居場所が確認できたらすぐに連絡するよう依頼する。

6．家族との連携と支援

患者にとって家族は地域社会における最も身近な存在であり，家族のかかわりは患者の病状にも大きな影響を及ぼす。患者の病気を受け入れ難いことや，発症に対して自責の念を抱いている家族は少なくない。入院に至る経過のなかで疲労困憊している家族も多いことから，家族の労をねぎらい共感的にかかわり信頼関係を築くことが大切である。家族の疾患に対する認識の度合いや，治療方針に対する理解度を把握しておくことが重要である。

B　患者対応時の留意点

1．基本的な対応

多くの患者は，内心の不安や緊張，悲しみや怒りなどの感情をコントロールできずに疲弊，うつ状態にある。そのため，看護のなかで重要なことは，共感的態度で患者の訴えや話を傾聴することである。例として，患者の話を傾聴している際に「きついです」というような言葉が聞かれた場合，「きついのですね」と復唱することが，患者の悲しみや苦しみを共感することにつながる。看護者が共感的態度で接することにより，否定的な自己認知が肯定的なものへと修正されることもある。患者は患者自身の問題について認識し，患者が自ら行動を変えていくことへの援助につながる。さまざまな患者の状況を受け入れ，傾聴することによって，患者には看護者に受容されているという安心感，尊重され大切にされているという感覚がもたらされる。患者が，自分のことを理解してくれる人がいることを実感することによって，信頼関係が構築されていく。

傾聴する場合は，苦悩している患者に対して心を添えて話しを聞く姿勢を示し，アイコンタクトをとりながら，患者の言葉をさえぎらないようにして辛抱強く最後まで聞くことに徹する。煩雑な業務のなかでゆとりがなく，傾聴する時間がとれない場合などは「少し待っていただけますか，10分程したら必ず声をおかけします」というように具体的な声かけをして，必ず後で時間を設ける。また，話の内容によっては，患者にとって安全でプライバシーが確保される場を提供する必要があり，面接室などを使用する。患者の訴えに対して看護師1人では対処できない場合は，リーダーや医師に報告しどのように対応するか対策をたてる。

2. 看護上対応に困る患者に対する留意点

操作的で自分に注意をひこうとする患者は，過度に攻撃的になったり，対人関係でトラブルを起こすことが多い。患者の病態，パーソナリティの未熟さ，対人関係の中での不適切な行動パターン，特定の人への依存の有無を把握する。患者が何を得ようとして操作的行動をとっているか，客観的にとらえる必要があり，患者の訴えや行動に大げさに反応しないよう心がける。看護師は患者に過度に気にいられようとしていないか，過度に同情してはいないか，患者の問題を自分１人で何とかしなければと考えてはいないかなど，自分自身の気持ちを客観的に見つめ，患者との適切な距離を保つ必要がある。また，操作性のある患者は，看護師に話をした後に「内緒にしてほしい」と言うことがある。このような場合は，話の内容が情報として重要であり内緒にできない場合が多い。患者には，看護師も治療者の一員として患者の治療に携わっていること，治療において大切な情報は内緒にはできず治療者全員で共有する必要があることを伝え理解を得ることが大切である。

治療初期の慢性疼痛患者は，頻繁に痛みを訴えて鎮痛薬や処置を要求したり，治療者に過度に攻撃的になったり依存的な態度をとることが多い。つねに治療者間で情報交換を行い，治療方針や病態評価を共有する必要がある。看護師が症状や訴えに過度に関心を示せば，患者の症状への執着を増したり症状がより複雑になる傾向があるため，痛み以外の訴えに耳を傾けるよう努める。鎮痛薬の増量を望む気持ちが根底にあるような操作的な訴えに対しては，感情を交えず中立的立場で医師の指示通りに迅速に鎮痛処置を行う。

転換性障害患者は，多様な症状の出現や症状のとらわれがある。症状の出現やとらわれが日常生活にどの程度影響を及ぼしているか把握し，患者自身でできること，できないことを見極めたうえで必要な援助を行う。援助の内容については医師の指示に従う。看護師の対応が統一されていない場合や，取り決めとは違う援助行為に対して，「○○さんはしてくれたのに○○さんはしてくれなかった」，「先生からはいいと言われています」など，治療者を操作して信頼関係を乱すような言葉が聞かれることも少なくない。患者の言動に振り回されず冷静に対応し，取り決めに沿った対応であるか確認する。新たに取り決めが必要な援助内容については，その都度主治医に報告し対策を立てる。

おわりに

チーム医療における看護の役割，患者対応時の留意点について述べてきた。

心身症の看護においては，患者をありのままに受け入れ，共感的態度で接し信頼関係を構築したうえで，患者の状況にあわせて対応することが重要である。操作性のある訴えや，攻撃的な言動が持続する状況にある患者との対応には難しさがあるが，状況の変化を客観的にとらえて，何をすべきか考えて一貫した姿勢で対応することが求められる。

＜文献＞

1) 鬼村和子：看護における心身医学的アプローチ．石川中編：心身医学ハンドブック．pp239-245，メヂカルフレンド社，東京，1985
2) 長谷川浩，石垣靖子，川野雅資編：共感的看護．医学書院，東京，2002
3) 小松美穂子，奥宮暁子，前田和子，堀内（巻田）ふき：人間理解のための看護的アプローチ．医学書院，東京，2001

和文索引

ち

て

と

な

に

の

は

ひ

り

る

れ

ろ

わ

欧文索引

G

H

I

J

K

L

M

N

O

P

R

S

T

U

V

W

Y